王付内科杂病选方用药技巧

王 付◎主编

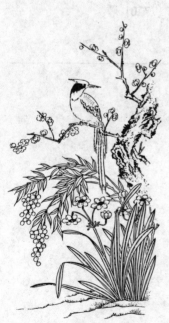

河南科学技术出版社
·郑州·

U0221938

内容提要

医生最大的愿望就是在治病过程中能够取得最佳治疗效果，辨治内科杂病选方用药的最佳方法是将辨证用方与用方辨证有机地融为一体，以此实现治病用方取得最佳预期疗效。本书包括肺系病证用方、心系病证用方、脾胃系病证用方、肝胆系病证用方、肾系病证用方、气血精津液病证用方、骨节肌腱骨骼肌病证用方，以及头面颈项及发热病证用方。本书既突出辨证用方的治病思维方法，又突出用方辨证的治病思辨技巧，并将临床治病案例贯穿于辨证用方及用方辨证之中。全书重在启迪思维，拓展思路，尤其是切合实际，指导临床，便于操作，可供医学院校学生及临床医生参考学习。

图书在版编目（CIP）数据

王付内科杂病选方用药技巧／王付主编. —郑州：河南科学技术出版社，2016. 10（2023.3重印）
ISBN 978 - 7 - 5349 - 8270 - 5

Ⅰ.①王… Ⅱ.①王… Ⅲ.①内科杂病－中医治疗法
Ⅳ.①R25

中国版本图书馆 CIP 数据核字（2016）第 177201 号

出版发行：河南科学技术出版社
　　　　地址：郑州市经五路 66 号　　邮编：450002
　　　　电话：（0371）65737028　65788629
　　　　网址：www.hnstp.cn
责任编辑：邓　为
责任校对：柯　姣
封面设计：张　伟
责任印制：朱　飞
印　　刷：三河市同力彩印有限公司
经　　销：全国新华书店
幅面尺寸：170mm×240mm　　　印张：39　　　字数：590 千字
版　　次：2023 年 3 月第 4 次印刷
定　　价：198.00 元

如发现印、装质量问题，影响阅读，请与出版社联系并调换。

本书编写人员名单

主 编　王　付

编 委　（按姓氏笔画为序）

　　　　王　付　王林玉　王帮众　王帮民

　　　　王虎成　卢　菲　史德科　关芳芳

　　　　李新建　张　业　张心愿

前　言

　　作为医生最大的愿望就是在治病过程中能在较短时间内控制或消除病证表现，并能取得最佳预期治疗效果。在临床实际中怎样才能更好地辨清病变本质，怎样才能更准确地选择治病方药，又怎样才能使方药更好地切中病变证机？结合临床治病体会，掌握辨证用方是辨治疾病的一般思维与方法，非此不能入门；娴熟用方辨证是辨治疾病的独有思维与方法，非此不能入室。只有运用辨证用方才能切中病变证机，只有运用用方辨证才能拓展用方思路。运用辨证用方是辨治疾病的基本思路与方法，掌握用方辨证是辨治疾病的基本技能与技巧。权衡辨证用方的特点是方证对应，亦即有是证即用是方；权衡用方辨证的特点是方证既对应又非对应，亦即有是方即治是证。

　　辨证用方的基本思路，一是辨清患者是什么样的病即西医的病，二是辨清西医的病是中医的什么证，三是辨清西医病与中医证之间有何内在的必然联系，四是以西医病、中医证确立最佳治病方药。如在临床实际中根据患者症状务必辨清病是西医的什么病如慢性阻塞性肺疾病，再根据西医的病如慢性阻塞性肺疾病的病证表现辨清中医证是什么证如寒饮郁肺夹热证，然后辨清如西医慢性阻塞性肺疾病与中医寒饮郁肺证之间的内在相互关系，最后以西医病、中医证而确立最佳治疗方药是以小青龙加石膏汤为基础方。

　　用方辨证的基本思路，一是辨识方中用药及用量之间的内在必然联系，二是辨识方药及用量之间相互作用的内在复杂关系，三是辨识方药及用量与病证之间的内在相互关系，四是辨识方药及用量与病证之间的对应关系，五是辨识病证和病证之间与方药及用量之间的非对应关系。如研究桂枝汤方药及用量之间的内在必然联系是既可温通又可补益，辨识桂枝汤用药用量相互作用的内在复杂关系既可辨治外感病又可辨治内伤杂病，更可辨治内外夹杂病变，辨清桂枝汤治疗病证并不局限于太阳中风证，辨明桂枝汤与太阳中风证之间是方证对应关系，运用桂枝汤辨治慢性鼻窦炎、支气管炎、支气管肺炎、支气管扩张、间质性肺疾病、慢性阻塞性肺疾病属于肺卫虚弱证；辨治感冒、流行性感冒、感染性疾病、发热性疾病属于外感卫强营弱证；辨治肠胃性感冒、急慢性胃炎、急慢性肠炎、急慢性胆囊炎、慢性肝炎、慢性胰腺炎属于脾胃虚弱证；辨治原因不明性内分泌失调、甲状腺功能亢进症、自主神经功能紊乱、结核病、风湿病、亚健康属于内伤卫强营弱证；辨治心肌炎、心肌病、扩张性心肌病、肥大性心肌病、心律不齐属于心气血虚证。即运用桂枝汤辨治肺卫虚弱证、外感卫强营弱证、脾胃虚弱证、内伤卫强营弱证、心气虚弱证之间是非对应关系，可见，用方辨证旨在点拨思路，启迪灵感，达到灵活用方辨治诸疾以取得最佳预期治疗效果。

在临床中怎样才能更好地辨治病证，怎样才能更好地用方治病，又怎样才能实现既辨证准确又用方确切的最终目标与宗旨，这是每个临床工作者追求的最佳目标与宗旨，在临床中只有重视运用辨证用方与用方辨证，并将辨证用方与用方辨证有机地相互结合，才能实现治病救人的理想目标与宗旨。

结合临床数十年治病体会，从理论探索到临床验证，从临床疗效到理论总结，再仔细研究、全面剖析、系统总结，客观务实地检验临床治病用方体会，始有所得。撰写本书既突出辨证用方的基本思维方法，又突出用方辨证的应用思辨技巧。以脏腑气血疾病分类为纲，以宏观辨证分型为目，以同中求异选方为切入，以审证求机、用药定量为指导，以理论指导临床实践为中心，阐明临床辨治杂病选方用药技巧的基本思路、方法及运用技能。编写本书虽尽最大努力，仍难免不足，恳请读者提出宝贵意见，以便今后修订与提高。

王 付

2016 年 3 月 12 日

目 录

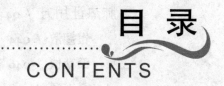

CONTENTS

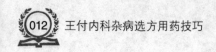

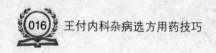

注：书中方剂后均附出处，目录为简明扼要，不列出处，特此说明。

第 1 章　肺系病证用方

【概要】中医之肺与西医之肺不同，西医之肺即肺泡周围毛细血管里血液中的二氧化碳透过毛细血管壁和肺泡壁进入肺泡，通过呼气排出体外；肺泡吸入自然界之气交换为氧气并透过肺泡壁和毛细血管壁进入血液以供机体需要。中医之肺即呼吸系统（包括鼻、咽喉、气管、支气管、肺）、皮肤毛窍、部分免疫功能、部分循环系统功能、部分泌尿系统功能。从中医肺系辨治西医疾病包括呼吸系统疾病、部分皮肤疾病、部分免疫性疾病、部分泌尿系统疾病等。

肺系疾病是临床中最为常见的疾病，从西医角度认识呼吸疾病主要有鼻咽病变、气管支气管病变、肺部病变和肺部传染病等。从中医辨治疾病的重点是辨清西医疾病并根据症状再结合患者的具体病情进一步辨病变证型，辨肺部的基本症状有鼻部症状、咽部症状、气管症状、肺部症状。

咽部症状主要有咽痒、咽肿、咽痛、咳嗽。

气管及肺部症状主要有咳嗽、气喘、咯痰、胸闷以及胸痛。

鼻是呼吸道的起始部分，是气体进出的门户。鼻由外鼻、鼻腔、鼻旁窦三部分构成。外鼻位于面部中央，由骨、软骨构成支架，外覆软组织。鼻腔是位于两侧面颊之间的腔隙，鼻腔呼吸区黏膜的无纤毛柱状细胞表面有丰富的微绒毛，黏膜下层含丰富的黏液腺和浆液腺及杯状细胞，能分泌大量的黏液和浆液，黏膜下毛细血管丰富，当冷空气进入鼻腔，鼻甲和鼻道黏膜下血管对空气起到调温作用。鼻窦开口于鼻腔，两者黏膜互相移行连为一整体，又称鼻旁窦。鼻旁窦黏膜通过各窦开口与鼻腔黏膜相续，鼻旁窦可协助调节吸入空气的温度和湿度。鼻腔和鼻旁窦的黏膜相延续，鼻腔炎症可引起鼻旁窦发炎，鼻部常见主要症状有鼻塞、鼻涕、鼻干、鼻痒。辨治鼻炎的基本分型是鼻寒证、鼻热证、鼻寒热夹杂证，对此还要针对鼻寒证、鼻热证、鼻寒热夹杂证的同中求异选用用药，以此才能取得最佳治疗效果。

咽喉既是呼吸气流出入的通道，又可调节吸入之气的温度、湿度及清洁

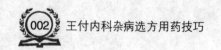

度；既是主声使声音清晰，悦耳和谐，又是免疫器官能保护机体。

气管及支气管是连接喉与肺之间的管道部分。气管由软骨、肌肉、结缔组织和黏膜构成。支气管乃是由气管分出的各级分支，由气管分出的一级支气管，即左、右主支气管。管腔以黏膜表面覆盖纤毛上皮，黏膜分泌的黏液可黏附吸入空气中的灰尘颗粒，纤毛不断向咽部蠕动将黏液与灰尘排出，以净化吸入的气体，气管及支气管不仅是空气进入肺中的管道，还能清除异物，调节进入气管及支气管空气的温度及湿度。

肺是人体的呼吸器官，位于胸腔，左右各一，覆盖于心之上。肺是以支气管反复分支形成的支气管树为基础构成的，肺中的支气管经多次反复分支成无数细支气管，它们的末端膨大成囊，囊的四周有很多突出的小囊泡，即为肺泡。肺泡周围毛细血管里血液中的二氧化碳透过毛细血管壁和肺泡壁进入肺泡，通过呼气排出体外。

中医认为肺主呼吸之气和一身之气，为水之上源，司通调水道即部分泌尿系统功能，既宣发于上又肃降于下，辅佐心主血脉即部分循环系统功能，以完成气及水液的代谢功能，并主皮毛即部分免疫功能及开窍于鼻。

肺气与外界之气直接相通，自然界之气有清气、浊气、疫气及毒气。清气为人所用，浊气可引起诸多肺系疾病，疫气可引起诸多肺系传染病，毒气可引起危及生命类疾病，所以呼吸系统疾病发病率较高。对呼吸系统疾病要引起高度重视，对此既要科学辨证又要科学用方，更要因人辨治，以此才能更好地治疗肺系疾病。

从中医分型辨治肺系疾病的基本证型有肺热证、肺寒证、寒热夹杂证、肺虚证、虚实夹杂证，辨治肺热证又有诸多方药，而诸多方药又有诸多不尽相同的作用；又如肺热可能夹痰，也有可能夹瘀，更有可能夹郁，临证以辨治肺热证用方，还要特别重视同中求异以选择最佳方药，以取得最佳治疗效果。

肺主气既宣发于上又肃降于下，以吸清呼浊为主。邪气侵袭于肺，扰乱肺气宣发于上及肃降于下，导致肺气不降而上逆，以此演变为咳嗽、气喘；肺气虚弱，不能职司宣发肃降功能，引起肺气不能正常肃降，导致气逆于上而演变为咳嗽、气喘。

肺为水之上源，肺主行水，司通调水道。邪气侵袭于肺，扰乱肺气不能主水，水不得下行，留结于肺，变生为痰，痰上逆而演变为咳痰；痰内阻而演变为胸闷；水不得下行，滋溢于肌肤可演变为水肿。

肺开窍于鼻，鼻以肺气宣发而职司其能，邪气侵袭鼻，肺气不能宣发鼻气，鼻窍壅涩则演变为鼻塞；肺气不能气化水津，水津不得所行可演变为鼻涕。

咽喉是气流之通道，是主声之门户；亦即咽喉为肺气之门户，肺气与咽喉相通，邪气侵袭，肺气不得所主，邪气乘机郁结于咽喉，可演变为咽喉痒、咽喉痛，以及声音重浊嘶哑。

肺寒证用方

肺寒证的基本症状有咳嗽，气喘，咯痰，或鼻塞，或咽痒；辨治要点是舌质淡、苔薄白，脉浮。

桂枝汤(《伤寒杂病论》)

运用桂枝汤并根据方药组成及用量的配伍特点，可辨治肺卫虚弱证、外感卫强营弱证、脾胃虚弱证、内伤卫强营弱证、心气虚弱证；辨治要点为汗出，咳嗽，舌质淡、苔薄白，脉弱。

【组成】桂枝_{去皮，三两}（9 g）　芍药_{三两}（9 g）　甘草_{炙，二两}（6 g）　生姜_{切，三两}（9 g）　大枣_{十二枚，擘}（12 枚）

【用法】用水 490 mL，煮取药液 210 mL；每次温服 70 mL，若一服病愈，则停止服药；若病证仍在，可继续服药。

【功效】解肌发表，调和营卫。

1. **辨治慢性鼻窦炎、支气管炎、支气管肺炎、支气管扩张、间质性肺疾病、慢性阻塞性肺疾病属于肺卫虚弱证，以咳嗽、汗出为基本特征。**

【适用病证】

主要症状：咳嗽，气喘。

辨证要点：口淡不渴，舌质淡、苔薄白，脉浮弱。

可能伴随的症状：汗出，或手足不温，或头痛，或鼻塞不通，或面色萎黄，或呕吐，或胃脘不适等。

2. **辨治感冒、流行性感冒、感染性疾病、发热性疾病属于卫强营弱证，以感冒汗出为基本特征。**

【适用病证】

主要症状：发热，恶寒，或咳嗽。

辨证要点：汗出，口淡不渴，舌质淡、苔薄白，脉浮弱。

可能伴随的症状：手足不温，或气喘，或头痛，或鼻塞不通，或倦怠乏力，或肌肉疼痛，或关节疼痛，或呕吐，或胃脘不适等。

3. **辨治肠胃性感冒、急慢性胃炎、急慢性肠炎、急慢性胆囊炎、慢性肝炎、慢性胰腺炎属于脾胃虚弱证，以脘腹不适、汗出为基本特征。**

【适用病证】

主要症状：脘腹不适，或疼痛，或拘急。

辨证要点：口淡不渴，汗出，舌质淡、苔薄白，脉虚弱。

可能伴随的症状：手足不温，或面色萎黄，或头晕目眩，或肌肉酸困，或不思饮食，或怕冷，或呕吐，或恶心等。

4. **辨治原因不明性内分泌失调、甲状腺功能亢进症、自主神经功能紊乱、结核病、风湿病、亚健康属于卫弱不固证，以自汗、怕风为基本特征。**

【适用病证】

主要症状：自汗，怕风，容易感冒。

辨证要点：活动后汗出加重，舌质淡、苔薄白，脉虚弱。

可能伴随的症状：手足不温，或半身汗出，或神疲乏力，或面色不荣，或周身酸痛等。

5. **辨治心肌炎、心肌病、扩张性心肌病、肥大性心肌病、心律不齐属于心气虚弱证，以心悸、心痛、倦怠乏力、脉弱为基本特征。**

【适用病证】

主要症状：心悸，或心痛，心烦。

辨证要点：倦怠乏力，口淡不渴，舌质淡、苔薄白，脉沉弱。

可能伴随的症状：手足不温，或失眠，或健忘，或形寒怕冷，或头晕目眩，或肢体酸痛等。

【解读方药】方中用辛温药2味，桂枝偏于温通，生姜偏于宣散；芍药味酸补血敛阴；益气药2味，大枣偏于补血，甘草偏于生津。又，方中用辛温药配伍敛阴药，辛散于外酸敛于内，以治营卫不和；辛散药配伍益气药，辛甘化阳以补气，以治阳气不固；敛阴药配伍益气药，以治气阴两虚，方药相互为用，以温通宣散，益气补血为主。

【配伍用药】咳嗽甚者，加半夏、杏仁，以降逆止咳；若心悸者，加酸枣仁、茯苓，以宁心安神；若头痛甚者，加大芍药用量，再加白芷，以辛散缓急止痛；若气喘甚者，加杏仁、桔梗，以宣降平喘；若痰多者，加白芥子、莱菔子，以降逆化痰；若汗多者，加五味子、牡蛎，以收敛止汗；若怕冷甚者，加大桂枝用量，再加附子，以温通散寒；若不思饮食者，加大生姜用量，再加生山楂，以消食和胃；若恶心者，加大生姜用量，再加陈皮，以降逆止逆等。

【临证验案】

1. 鼻咽炎、鼻窦炎

马某，男，58岁，郑州人。有20余年鼻咽炎病史，10年前又有鼻窦炎，近因病证加重前来诊治。刻诊：鼻塞不通，头痛，遇凉加重，汗出，咽喉不利，咯痰爽利，流清稀鼻涕，有时夹黄鼻涕，咽干欲饮水，手心烦热，大便干结，舌质淡红、苔薄黄，脉细弱。辨为营卫虚弱，阴虚内热证，治当调补营卫，滋阴利咽，兼以益气，给予桂枝汤与麦门冬汤合方加味：桂枝10 g，白芍10 g，生姜10 g，麦冬170 g，生半夏24 g，红参10 g，大米15 g，大枣12枚，桔梗12 g，薄荷12 g，炙甘草10 g。6剂，第1次煎35 min，第2次煎25 min，合并药液，每日1剂，每次服150 mL左右，每日分早、中、晚3次服。

二诊：鼻塞减轻，大便略溏，易前方减麦冬为80 g，6剂。

三诊：头痛减轻，鼻塞较前又有减轻，口渴基本缓解，以前方麦冬为50 g，6剂。

四诊：仍有轻微鼻塞、头痛，手心发热消除，以前方加白芷10 g，6剂。

五诊：仍有轻微鼻塞，头痛止，咽喉不利基本消除，以前方变白芷为12 g，6剂。

六诊：诸症状基本缓解，又以前方6剂继服。

之后，为了巩固疗效，又以前方治疗20余剂，随访1年，一切正常。

用方体会：根据鼻塞、头痛、遇凉加重、汗出辨为卫虚不固，再根据咽干欲饮水、手心发热辨为阴虚内热，因鼻涕时夹黄色辨为寒热夹杂，又因脉细弱辨为气阴两虚，以此辨为营卫不固，阴虚内热证。方以桂枝汤调补固护营卫；以麦门冬汤滋阴清热，利咽降逆，兼以化痰，加桔梗、薄荷，宣利咽喉，开达鼻窍，方药相互为用，以奏其效。

2. 小肠间质瘤术后，发热，腹痛

黄某，男，46 岁，保定人。1 年前因发热，腹痛，经多地多家医院检查诊断为肠间质瘤，手术后仍然发热，腹痛，服用中西药未能改善症状，近由病友介绍前来诊治。刻诊：发热（有时自觉发热即体温正常，有时体温 37.5 ℃ 左右），腹痛，汗出甚于中午，不思饮食，手心烦热，足心怕冷，大便时溏时干，口渴喜饮热水，舌质淡红、苔薄黄略腻，脉浮弱。辨为营卫虚弱，湿热内蕴证，治当调补营卫，清热燥湿，兼以益气，给予桂枝汤、芍药甘草汤与半夏泻心汤合方加味：桂枝 10 g，白芍 20 g，生姜 10 g，黄芩 10 g，黄连 3 g，生半夏 12 g，红参 10 g，五灵脂 10 g，干姜 10 g，大枣 12 枚，生山楂 24 g，生附子 3 g，炙甘草 20 g。6 剂，第 1 次煎 35 min，第 2 次煎 25 min，合并药液，每日 1 剂，每次服 150 mL 左右，每日分早、中、晚 3 次服。

二诊：足心怕冷减轻，以前方减生附子为 2 g，汗出较前减少，6 剂。

三诊：足心怕冷虽减轻且仍有，腹痛好转，以前方变生附子为 3 g，6 剂。

四诊：手心烦热及足心怕冷基本消除，腹痛止，以前方减白芍为 10 g，6 剂。

五诊：汗出及腹痛未再出现，体温正常，可时时仍有自觉发热，大便正常，未有其他明显不适，以前方加桂枝为 12 g，生姜 15 g，6 剂。

六诊：诸症状基本解除，又以前方 6 剂继服，以巩固治疗效果。随访 1 年，一切正常。

用方体会：根据发热、汗出甚于中午，脉浮弱辨为营卫虚弱，再根据不思饮食、大便时溏时干辨为脾胃不和，因口渴喜饮热水辨为寒热夹杂，又因舌苔薄黄且腻辨为湿热，以此辨为营卫虚弱，湿热内蕴证。方以桂枝汤调补营卫；以芍药甘草汤益气补血，缓急止痛；以半夏泻心汤清热燥湿，温中益气；加生山楂消食和胃，生附子以温中散寒助阳，方药相互为用，以奏其效。

麻黄汤(《伤寒杂病论》)

根据方药组成及用量的配伍特点，运用麻黄汤可辨治卫闭营郁证、肺寒气逆证、寒凝经筋证；辨治要点是无汗，舌质淡、苔薄白，脉浮或正常；另外，运用麻黄汤可辨治头部症状、鼻部症状，以麻黄汤为基础方进行辨治，常常能取得良好治疗效果。

【组成】麻黄_{去节,三两}（9 g）　桂枝_{二两}（6 g）　杏仁_{去皮尖,七十个}（12 g）　甘草_{炙,一两}（3 g）

【用法】用水 630 mL，先煎麻黄 10 min，去其沫，加入其余诸药，煮取 210 mL；每次温服 70 mL，药后取暖轻微汗出，不需喝热粥助药力，其他服用方法可参照桂枝汤。

【功效】温肺散寒，宣肺平喘。

1. 辨治感冒、流行性感冒、上呼吸道感染，以及原因不明发热属于卫闭营郁证，以无汗、口淡不渴为基本特征。

【适用病证】

主要症状：发热，恶寒，头痛。

辨证要点：无汗，舌质淡、苔薄白，脉浮或紧。

可能伴随的症状：身体疼痛，肌肉疼痛，或烦躁不安，或鼻塞，或流清稀鼻涕等。

2. 辨治感冒、流行性感冒、支气管炎、支气管肺炎、支气管哮喘、慢性阻塞性肺疾病、慢性鼻炎属于肺寒气逆证，以咳喘、气急为基本特征。

【适用病证】

主要症状：气喘，咳嗽，胸闷。

辨证要点：无汗，舌质淡、苔薄白，脉浮或浮紧。

可能伴随的症状：痰多色白，或胸满，或胸闷，或发热，或恶风寒，或头痛等。

3. 辨治风湿性关节炎、类风湿关节炎、强直性脊柱炎，以及皮肌炎、硬皮病等属于寒凝经筋证，以关节疼痛、筋脉活动不利为基本特征。

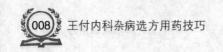

【适用病证】

主要症状：关节疼痛，筋脉活动不利。

辨证要点：无汗，舌质淡、苔薄白，脉浮或浮紧。

可能伴随的症状：怕冷，或手足不温，或发热，或头痛，或肌肉疼痛等。

【解读方药】 方中用发汗药2味，麻黄偏于发汗通络，桂枝偏于发汗通经；治咳喘药2味，麻黄偏于宣肺，杏仁偏于降肺；炙甘草益气生津，缓急止痛。又，方中用发汗药配伍宣肺药，宣散肺卫；发汗药配伍降肺药，宣透肺气；发汗药配伍益气药，防止发汗药耗散正气；宣肺药配伍降逆药，宣降肺气；宣降药配伍益气药，宣降不伤气，方药相互为用，以奏发汗解表，宣肺平喘之效。

【配伍用药】 若咳嗽甚者，加大杏仁用量，再加紫菀、款冬花，以宣降止咳；若气喘甚者，加大麻黄、杏仁用量，再加苏子、陈皮，以宣降平喘；若痰多甚者，加白术、茯苓，以健脾燥湿，利湿化痰；若关节疼痛者，加大桂枝用量，再加川乌，以通经散寒止痛；若鼻涕多者，加蔓荆子、细辛，以宣散止涕；若咽痒者，加大甘草用量，再加桔梗，以宣利咽喉；若不思饮食者，加大生姜用量，再加生山楂，以消食和胃；若怕冷甚者，加大桂枝用量，再加附子，以温阳散寒等。

【临证验案】

1. 慢性支气管炎、慢性胃炎、心动过缓

曹某，女，41岁，郑州人。有多年慢性支气管炎、慢性胃炎、心动过缓病史，近由病友介绍前来诊治。刻诊：咳嗽，痰多色白，胸闷，无汗，胃痛，胃胀，食凉加重，心悸，动则气喘，心胸烦热，大便溏泄，舌质淡红、苔黄白夹杂，脉沉弱。辨为寒郁气虚夹热证，治当宣降肺气，健脾益气，兼以清热，给予麻黄汤、桂枝人参汤、黄连粉方与赤丸合方：麻黄10 g，桂枝12 g，杏仁15 g，红参10 g，生半夏12 g，制川乌6 g，细辛3 g，茯苓12 g，白术10 g，干姜10 g，黄连10 g，炙甘草12 g。6剂，第1次煎35 min，第2次煎25 min，合并药液，每日1剂，每次服150 mL左右，每日分早、中、晚3次服。

二诊：咳嗽好转，大便溏泄减轻，以前方6剂继服。

三诊：心胸烦热减轻，心悸好转，以前方减黄连为6 g，6剂。

四诊：痰量减少，胸闷减轻，胃痛基本消除，仍有动则气喘，以前方变白术为15 g，6剂。

五诊：痰多基本消除，咳嗽未再发作，心胸烦热止，以前方减黄连为3 g，6剂。

六诊：诸症基本缓解，又以前方6剂继服。

之后，为了巩固疗效，又以前方治疗30余剂，随访1年，一切正常。

用方体会：根据咳嗽、痰多色白辨为肺寒，再根据胃痛、食凉加重辨为胃寒，因心悸、动则气喘辨为心气虚，又因心胸烦热、苔黄白夹杂辨为寒郁夹热，以此辨为寒郁气虚夹热证。方以麻黄汤温肺宣肺，降肺止逆；以桂枝人参汤温补脾胃，调理中气；以黄连粉方清泻郁热；以赤丸温通心脉，温化寒痰，方药相互为用，以奏其效。

2. 皮肌炎、慢性支气管炎

詹某，男，62岁，郑州人。有多年慢性支气管炎病史，4年前皮肤出现紫暗色丘疹、丘斑，肌肉疼痛，肌无力，经多地数家省市级医院检查诊断为皮肌炎，服用中西药但症状未见明显好转，近由病友介绍前来诊治。刻诊：紫暗色丘疹、丘斑，肌肉疼痛，肌无力，声音嘶哑，吞咽不利，咳嗽，轻微气喘，咯痰，手足不温，口淡不渴，舌质暗淡瘀紫、苔薄白，脉沉弱略涩。辨为肺寒夹瘀夹虚证，治当辛温宣发，燥湿化痰，益气活血，给予麻黄汤、半夏厚朴汤与桂枝茯苓丸合方加味：麻黄10 g，桂枝12 g，白芍12 g，杏仁15 g，生半夏24 g，厚朴10 g，生姜15 g，茯苓12 g，苏叶6 g，桃仁12 g，牡丹皮12 g，生附子6 g，红参10 g，炙甘草6 g。6剂，第1次煎35 min，第2次煎25 min，合并药液，每日1剂，每次服150 mL左右，每日分早、中、晚3次服。

二诊：肌肉疼痛略有好转，咳嗽减轻，以前方6剂继服。

三诊：手足转温，咯痰明显减少，以前方变生附子为3 g，6剂。

四诊：皮肤丘疹、丘斑减少，吞咽不利减轻，以前方6剂继服。

五诊：肌肉疼痛基本缓解，声音嘶哑好转，以前方6剂继服。

六诊：诸症明显趋于缓解，又以前方6剂继服；之后，为了巩固疗效，以前方因病情变化酌情加减治疗50余剂，诸症悉除。随访1年，一切正常。

用方体会：根据丘诊丘斑、肌肉疼痛、苔薄白辨为寒郁肌肤，再根据咳嗽、咽喉不利、手足不温辨为寒郁肺咽，因舌质暗淡瘀紫辨为寒瘀，又因脉沉弱辨为虚，以此辨为肺寒夹瘀夹虚证。方以麻黄汤宣发肌肤，温通散寒；以半夏厚朴汤利咽降逆，理气化痰；以桂枝茯苓丸活血化瘀散结，加生附子温阳散

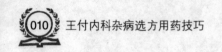

寒，红参补益正气，方药相互为用，以奏其效。

荆防败毒散(《太平惠民和剂局方》)

根据方药组成及用量的配伍特点，运用荆防败毒散可辨治肺寒痰湿证、风寒感冒实证、经络风寒证；辨治要点是咳嗽，无汗，舌质淡、苔白腻，脉浮或正常；另外，运用荆防败毒散辨治肺部症状、头部症状，以荆防败毒散为基础方，常常能取得良好治疗效果。

【组成】羌活　独活　柴胡　前胡　枳壳　茯苓　荆芥　防风　桔梗　川芎各一钱五分（各5 g）　甘草五分（2 g）

【用法】水煎服。用汤剂可在原方用量基础上加大1倍。

【功效】发汗解表，祛风胜湿。

1. 辨治感冒、流行性感冒、免疫能力低下，以及原因不明发热属于风寒表实证，以无汗、口淡不渴为基本特征。

【适用病证】

主要症状：发热，恶寒，头痛。

辨证要点：无汗，胸闷，舌质淡、苔白腻，脉浮。

可能伴随的症状：身体疼痛，或肌肉疼痛，或身痒，或怕冷，或不思饮食，或鼻塞，或流清稀鼻涕等。

2. 辨治支气管炎、支气管肺炎、支气管哮喘、慢性阻塞性肺疾病、间质性肺疾病等属于肺寒痰湿证，以咳嗽、无汗、口淡不渴为基本特征。

【适用病证】

主要症状：咳嗽，痰多色白。

辨证要点：无汗，舌质淡、苔白腻，脉浮。

可能伴随的症状：气喘，或胸闷，或发热，或鼻塞，或头痛，或大便不调等。

3. 辨治神经性头痛、血管性头痛、三叉神经痛、肌肉疼痛、关节疼痛属于经络风寒证，以头痛或肌肉疼痛、无汗、口淡不渴为基本特征。

【适用病证】

主要症状：头痛，或肌肉疼痛。

辨证要点：无汗，头沉，舌质淡、苔白腻，脉浮或紧。

可能伴随的症状：身体疼痛，关节疼痛，或手足不温，或发热，或肌肉酸困等。

【解读方药】方中用辛温药有 4 味，荆芥偏于辛燥，防风偏于辛润，羌活偏于祛一身在上风寒湿，独活偏于祛一身在下风寒湿；理气药 2 味，柴胡偏于升举，枳壳偏于降泄；益气药 2 味，茯苓偏于渗利，甘草偏于生津；化痰止咳药 2 味，桔梗偏于宣肺，前胡偏于降肺；川芎理血行气。又，方中用辛温药配伍理气药，宣畅气机；辛温药配伍益气药，补益肺卫；辛温药配伍化痰药，治痰郁于肺；化痰药配伍活血药，以治痰瘀阻滞；益气药配伍化痰药，治痰气郁滞，方药相互作用，以发汗解表，祛风胜湿，宣降肺气为主。

【配伍用药】若咳嗽甚者，加大前胡、桔梗用量，再加杏仁，以宣降止咳；若气喘甚者，加麻黄、杏仁，以宣降平喘；若痰多甚者，加大桔梗、茯苓用量，以健脾燥湿，宣降肺气；若胸闷甚者，加大枳壳、柴胡用量，以升降气机；若关节疼痛甚者，加大独活、羌活用量，以辛散通经止痛；若肌肉酸痛甚者，加大羌活、独活、川芎用量，以通络胜湿，行气活血；若不思饮食者，加大枳壳用量，再加生山楂，以消食和胃；若痰多者，加大前胡、桔梗、茯苓用量，以宣降渗利化痰等。

香薷散(《太平惠民和剂局方》)

运用香薷散并根据方药组成及用量的配伍特点，可辨治寒湿夹表证、脾胃寒湿证；辨治要点是无汗，舌质淡、苔白腻，脉浮或沉；另外，运用香薷散可辨治肺部症状、脾胃症状，临证以香薷散为基础方，常常能取得良好治疗效果。

【组成】香薷_斤（500 g） 白扁豆微炒 厚朴姜制,各半斤（各 250 g）

【用法】将药研为细散状，每次服 9 g，用冷开水酌情加入白酒；连续服用 2 次，也可不拘时候服用。用汤剂可用原方量的 1/50。

【功效】辛温解表，化湿和中。

1. 辨治感冒、流行性感冒、上呼吸道感染、慢性支气管炎，以及原因不明发热属于寒湿夹表证，以感冒、口腻、不渴为基本特征。

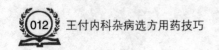

【适用病证】

主要症状：发热，恶寒，头痛。

辨证要点：口淡不渴，舌质淡、苔白或腻，脉浮或浮紧。

可能伴随的症状：脘腹痞满，或不思饮食，或咳嗽，或痰多，或鼻塞，或无汗，或肢体沉重，或头沉，或头昏等。

2. **辨治急慢性胃炎、急慢性肠炎、肠易激综合征等属于脾胃寒湿证，以脘腹不适、口淡不渴为基本特征。**

【适用病证】

主要症状：脘腹痞满，胸闷不饥。

辨证要点：口淡不渴，肢体困重，舌质淡、苔白腻，脉沉或浮。

可能伴随的症状：不思饮食，或恶心，或呕吐，或无汗，或头沉，或头昏，或大便不畅，或小便不利等。

【解读方药】 方中用香薷辛温解表散寒；扁豆健脾益气化湿；厚朴苦温化湿下气。又，方中用辛温药配理气药，以治气机郁滞；辛温药配伍益气药，以防辛温伤气，兼益中气；健脾药配伍化湿药，以治湿阻气机，方药相互为用，以辛温解表，化湿和中为主。

【配伍用药】 若头痛甚者，加桂枝、白芷，以辛散通经止痛；若胸闷甚者，加藿香、薤白，以行气宽胸；若不思饮食者，加山楂、麦芽，以消食和胃；若鼻塞者，加细辛、辛夷，以辛散通窍；若呕吐者，加陈皮、半夏，以降逆和胃；若大便溏泄者，加白术、山药，以健脾止泻；若头沉者，加川芎、白芷，以行气活血，化湿除湿；若痰多者，加麻黄、苏子、白芥子，以宣肺降逆化痰等。

三拗汤(《太平惠民和剂局方》)

运用三拗汤并根据方药组成及用量的配伍特点，可辨治肺寒夹湿证；另外，因人调整方中用药，可取得预期治疗效果。

【组成】 麻黄 不去节　杏仁 不去皮尖　甘草 不炙，各等分　（各10 g）

【用法】 先将药研为细散状，每次煎药15 g，并加入生姜5片，可每日分3次温服；亦可用作汤剂。

【功效】宣肺降逆，止咳平喘。

辨治感冒、流行性感冒、支气管炎、支气管肺炎、支气管哮喘、慢性阻塞性肺疾病、慢性鼻炎属于风寒袭肺证，以咳嗽、口淡不渴为基本特征。

【适用病证】

主要症状：咳嗽，咽痒。

辨证要点：痰稀色白，舌质淡、苔薄白，脉浮。

可能伴随的症状：无汗，或鼻塞，或流鼻涕，或头痛，或肢体酸困，或发热，或恶寒等。

【解读方药】方中用宣降止咳平喘药2味，麻黄偏于宣肺，杏仁偏于降肺；甘草益气和中，兼制麻黄、杏仁宣降伤气。又，方中用宣肺药配伍益气药，宣不伤肺，兼益肺气；降肺药配伍益气药，降不伤肺，方药相互作用，以宣肺降逆，止咳平喘为主。

【配伍用药】若咳嗽甚者，加大麻黄、杏仁用量，再加桔梗，以宣降肺气止咳；若气喘甚者，加大麻黄、杏仁用量，再加款冬花，以宣降肺气，止咳平喘；若痰多者，加皂角、陈皮，以燥湿化痰；若头痛者，加白芷、川芎，以辛散温通止痛；若身疼痛者，加桂枝、防风，以通经止痛；若不思饮食者，加生山楂、莱菔子，以消食和胃；若倦怠乏力者，加人参、白术，以健脾益气等。

止嗽散（《医学心悟》）

运用止嗽散并根据方药组成及用量的配伍特点，可辨治风寒犯肺证；辨治要点是无汗，舌质淡、苔白腻，脉浮或正常。另外，运用止嗽散最好能与麻黄汤合方，常常能取得预期治疗效果。

【组成】桔梗_炒　荆芥　紫菀_蒸　百部_蒸　白前_{蒸,各二斤}　（各1 000 g）　甘草_{炒,十二两}（360 g）　陈皮_{去白,一斤}（500 g）

【用法】将药研为细散状，每次服9 g，开水调服，饭后服用，亦可在睡觉前服用，病初感风寒，以生姜汤调服。用汤剂可用原方量的1/100。

【功效】疏散风寒，宣利肺气。

辨治上呼吸道感染、慢性支气管炎、过敏性哮喘、过敏性支气管炎属于风寒犯肺证，以咽痒咳嗽、口淡不渴为基本特征。

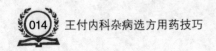

【适用病证】

主要症状：咳嗽，咽痒。

辨证要点：痰稀色白，舌质淡、苔薄白，脉浮。

可能伴随的症状：无汗，或胸闷，或腹胀，或鼻塞，或流鼻涕，或头痛，或肢体酸困，或发热，或恶寒等。

【解读方药】 方中用荆芥辛温疏风散寒；宣肺药2味，桔梗偏于利咽，白前偏于发散；润肺降气药2味，百部偏于下气，紫菀偏于消痰；陈皮理气化痰；甘草益气和中。又，方中用散寒药配伍宣肺药，以治肺寒；散寒药配伍降肺药，以治肺逆；散寒药配伍理气药，以治肺气郁滞；宣降药配伍益气药，宣降肺气不伤肺，兼益肺气，方药相互为用，以疏散风寒，宣利肺气为主。

【配伍用药】 若咳嗽甚者，加大百部、紫菀用量，再加麻黄、杏仁，以宣降肺气止咳；若气喘甚者，加麻黄、杏仁、款冬花，以宣降肺气，止咳平喘；若痰多者，加大陈皮用量，再加半夏、茯苓，以醒脾燥湿化痰；若咽痒甚者，加薄荷、牛蒡子，以利咽止痒；若鼻塞者，加细辛、辛夷，以宣散开窍；若头痛者，加川芎、蔓荆子，以通经止痛；若不思饮食者，加生山楂、生麦芽，以消食和胃；若腹胀者，加厚朴、枳实，以行气除胀等。

【临证验案】 过敏性哮喘、慢性结肠炎

李某，男，52岁，郑州人。有多年过敏性哮喘、慢性结肠炎病史，服用中西药未能有效控制症状，近由病友介绍前来诊治。刻诊：咳嗽，气喘，痰稀色白，手足不温，时有腹痛，大便溏泄5～6次/d，口淡不渴，舌质淡，脉沉弱。辨为肺脾虚寒证，治当温肺散寒，健脾益气，给予止嗽散与桂枝人参汤合方加味：桔梗15 g，荆芥15 g，紫菀15 g，百部15 g，白前15 g，陈皮15 g，白术10 g，干姜10 g，红参10 g，桂枝12 g，赤石脂50 g，炙甘草12 g。6剂，第1次煎35 min，第2次煎25 min，合并药液，每日1剂，每次服150 mL左右，每日分早、中、晚3次服。

二诊：大便溏泄减轻，咳嗽减少，以前方减赤石脂为30 g，6剂。

三诊：大便溏泄较前又有减轻，气喘好转，以前方减赤石脂为15 g，6剂。

四诊：大便溏泄基本消除，仍有气喘、脉弱，以前方变白术为15 g，6剂。

五诊：大便恢复正常，仍有轻微咳嗽，以前方去赤石脂，加麻黄10 g，6剂。

六诊：诸症状基本消除，以前方 6 剂继服。

之后，为了巩固疗效，又以前方治疗 50 余剂，诸症悉除。随访 1 年，一切正常。

用方体会：根据咳嗽、痰稀色白辨为肺寒，再根据大便溏泄、手足不温辨为脾胃虚弱，因口淡不渴辨为阳虚，又因脉沉弱辨为肺脾虚，以此辨为肺脾虚寒证。方以止嗽散温肺宣肺，降逆平喘；以桂枝人参汤温补脾胃，调理中气，加赤石脂固涩止泻。方药相互为用，以奏其效。

麻黄附子细辛汤(《伤寒杂病论》)

运用麻黄附子细辛汤并根据方药组成及用量的配伍特点，可辨治阳虚感冒证、筋脉寒凝证、血脉寒滞证；辨治要点是无汗，舌质淡、苔薄白，脉浮或沉。

【组成】麻黄_{去节,二两}（6 g） 细辛_{二两}（6 g） 附子_{炮,去皮,破八片,一枚}（5 g）

【用法】用水 700 mL，先煎麻黄 10 min，煮取药液 210 g，每日分 3 次温服。

【功效】温壮阳气，解表散寒。

1. 辨治感冒、流行性感冒、上呼吸道感染，以及原因不明发热属于阳虚感冒证，以发热、恶寒、手足不温、脉沉为基本特征。

【适用病证】

主要症状：发热，恶寒，头痛。

辨证要点：手足厥逆，口淡不渴，舌质淡、苔薄白，脉沉。

可能伴随的症状：无汗，或身体疼痛，或关节疼痛，或小便清长等。

2. 辨治类风湿关节炎、风湿性关节炎、强直性脊柱炎、骨质增生属于筋脉寒凝证，以关节疼痛、手足不温、脉沉为基本特征。

【适用病证】

主要症状：关节疼痛，无汗。

辨证要点：手足不温，口淡不渴，舌质淡、苔薄白，脉沉。

可能伴随的症状：形寒怕冷，或肌肉疼痛，或头痛，或小便清长等。

3. 辨治心肌炎、心肌病、扩张性心肌病、肥大性心肌病、心律不齐属于血脉寒滞证，以心痛、手足不温、脉沉为基本特征。

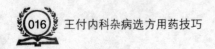

【适用病证】

主要症状：心痛，胸闷。

辨证要点：手足不温，无汗，口淡不渴，舌质淡、苔薄白，脉沉。

可能伴随的症状：形寒怕冷，或心悸，或胸胁疼痛，或肢体酸痛，或小便清长等。

【解读方药】方中用透散药2味，麻黄偏于宣发，细辛偏于温通；温阳药2味，附子偏于温壮阳气，细辛偏于温阳散寒；即细辛与麻黄配伍以解表，与附子配伍以温里，方药相互作用，以温壮阳气，解表散寒为主。又，方中麻黄发汗治感冒，宣散通筋脉，温通治血脉；附子辛热强筋骨，救逆壮阳气；细辛发汗治感冒，温通治筋脉，温阳壮心气，方药相互为用，以奏温壮阳气，解表散寒之效。

【配伍用药】若头痛甚者，加桂枝、芍药，以温通缓急止痛；若肌肉疼痛甚者，加麻黄、桂枝，以宣通透达止痛；若关节疼痛者，加川乌、桂枝，以温通止痛；若心痛者，加川乌、半夏，以温通壮阳止痛；若胸胁疼痛者，加薤白、桂枝，以通阳行气止痛；若肢体酸痛者，加川芎、羌活，以行气通经止痛；若小便清长者，加大附子用量，再加干姜、巴戟天，以温阳固摄等。

【临证验案】

1. 原因不明低热、关节疼痛

蒋某，女，36岁，开封人。有2年原因不明低热、关节疼痛病史，在省市级多家医院检查均未发现明显器质性病变，服用中西药未能有效控制症状，近由同事介绍前来诊治。刻诊：低热（37.3 ℃左右），关节疼痛，无汗，手足不温，少气乏力，口干咽燥欲饮热水，舌质淡、苔薄白，脉沉弱。辨为营卫筋骨寒郁证，治当温阳散寒，温通筋骨，给予麻黄附子细辛汤与通脉四逆加猪胆汁汤合方：麻黄6 g，细辛6 g，制附子5 g，生附子8 g，干姜10 g，猪胆汁3 mL（冲服），炙甘草6 g。6剂，第1次煎30 min，第2次煎25 min，合并药液，每日1剂，每次服150 mL左右，每日分早、中、晚3次服。

二诊：体温37.1 ℃左右，关节疼痛减轻，以前方6剂继服。

三诊：体温37.0 ℃左右，关节疼痛较前又有减轻，以前方6剂继服。

四诊：体温36.9 ℃左右，关节疼痛止，以前方6剂继服。

五诊：体温36.8 ℃左右，诸症状基本消除，以前方6剂继服。

之后，为了巩固疗效，又以前方治疗 12 剂，随访半年，一切正常。

用方体会：根据关节疼痛、舌苔薄白辨为寒，再根据手足不温、少气乏力辨为阳虚，因低热、口干咽燥欲饮热水辨为阳虚浮越，以此辨为营卫筋骨寒郁证。方以麻黄附子细辛汤温阳通阳，散寒通脉；以通脉四逆加猪胆汁汤温通阳气，兼益阴津，制约阳虚浮越。方药相互为用，以奏其效。

2. 扩张性心肌病、脑梗死引起半身不遂

常某，男，51 岁，郑州人。2 年前因脑梗死入院，经检查有扩张性心肌病，经西医治疗后出院，仍半身不遂，言语不利，出院后又用中西药治疗，但症状未见明显好转，近由病友介绍前来诊治。刻诊：右半身不遂，语言不利，口水多，倦怠无力，胸闷，心悸，手足不温，口腻不渴，舌质暗红瘀紫、苔黄腻，脉沉弱。辨为寒瘀夹虚夹热证，治当温壮阳气，益气通脉，给予麻黄附子细辛汤、半夏泻心汤与失笑散合方加味：麻黄 6 g，细辛 6 g，制附子 5 g，黄连 3 g，生半夏 12 g，黄芩 10 g，干姜 10 g，大枣 12 枚，红参 10 g，五灵脂 10 g，蒲黄 10 g，炙甘草 10 g。6 剂，第 1 次煎 35 min，第 2 次煎 25 min，合并药液，每日 1 剂，每次服 150 mL 左右，每日分早、中、晚 3 次服。

二诊：口腻减轻，胸闷好转，以前方 6 剂继服。

三诊：手足较前转温，口水较前减少，以前方 6 剂继服。

四诊：仍倦怠乏力，以前方变红参为 12 g，6 剂。

五诊：说话较前略有好转，以前方 6 剂继服。

六诊：诸症状较前又有好转，以前方 6 剂继服。

七诊：诸症基本趋于好转，以前方因病情变化而酌情加减用药治疗 180 余剂，右侧下肢活动基本恢复正常，右上肢较前虽有明显改善，但较正常人仍有不利，为了巩固疗效，将前方制为散剂，每次 3 g，每日分早、中、晚 3 次服。随访 1 年，身体基本恢复正常。

用方体会：根据右半身不遂、手足不温辨为寒，再根据舌质红、苔黄腻辨为湿热，因舌质暗红瘀紫辨为瘀，又因口水多辨为寒湿，以此辨为寒瘀夹虚夹瘀证。方以麻黄附子细辛汤温通阳气；以半夏泻心汤清热温通，健脾益气；以失笑散活血化瘀通络。方药相互为用，以奏其效。

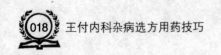

杏苏散(《温病条辨》)

运用杏苏散并根据方药组成及用量的配伍特点，可以辨治凉燥伤肺证；辨治要点是无汗，口干不欲饮水，舌质淡且燥、苔薄白，脉浮或正常。另外，运用杏苏散最好能与麻黄汤合方，常常能取得预期治疗效果。

【组成】 苏叶（9 g） 杏仁（9 g） 生姜 桔梗 半夏（各6 g） 甘草（3 g） 前胡 茯苓（各9 g） 橘皮 枳壳（各6 g） 大枣（2枚）（原方未注用量）

【用法】 水煎服。

【功效】 轻宣凉燥，理肺化痰。

辨治上呼吸道感染、慢性支气管炎、支气管哮喘、慢性阻塞性肺疾病属于凉燥伤肺证，以咳嗽、口干不欲饮水为基本特征。

【适用病证】

主要症状：咳嗽，咽干。

辨证要点：痰稀，口干不欲饮水，舌质淡、苔薄白，脉浮或浮紧。

可能伴随的症状：咽干口燥，或干咳无痰，或咽痒，或鼻塞，或头痛，或发热，或恶寒等。

【解读方药】 方中用辛温发散药2味，苏叶偏于行气，生姜偏于温中；化痰药5味，桔梗、前胡偏于宣肺，杏仁、半夏偏于降肺，茯苓偏于健脾渗湿；理气药2味，陈皮偏于行散，枳壳偏于降泄；益气药2味，甘草偏于和中，大枣偏于生血。又，方中用辛温药伍化痰药，以治痰蕴于肺；辛散药配伍益气药，以治肺气虚弱；化痰药配伍理气药，气顺则痰消；宣肺药配伍降肺药，以治肺气上逆；诸药配伍，以奏疏散风寒，轻宣凉燥，理肺化痰之效。

【配伍用药】 若头痛甚者，加桂枝、蔓荆子，以通经止痛；若咽干甚者，加玄参、薄荷，以滋利咽喉；若咽痒者，加大桔梗用量，再加薄荷，以利咽止痒；若痰多者，加大半夏、陈皮用量，以燥湿化痰等。

二陈平胃散(《症因脉治》)

运用二陈平胃散并根据方药组成及用量的配伍特点，可以辨治痰湿蕴肺证、脾胃痰湿证；辨治要点是口腻，肢体沉重，舌质淡、苔白腻，脉沉或滑。另外，运用二陈平胃散最好能因人再调整用方用药，以此用之常常能取得预期治疗效果。

【组成】熟半夏（12 g）　白茯苓（15 g）　广皮（12 g）　甘草（10 g）　熟苍术（12 g）　厚朴（12 g）

【用法】水煎服。

【功效】燥湿化痰，行气降逆。

1. 辨治上呼吸道感染、慢性支气管炎、支气管哮喘、慢性阻塞性肺疾病属于痰湿蕴肺证，以咳嗽、食后痰多为基本特征。

【适用病证】

主要症状：咳嗽，咳声重浊。

辨证要点：痰多，口腻，舌质淡、苔白腻，脉沉或沉滑。

可能伴随的症状：胸闷，或胃脘痞满，或痰稠成块，或呕吐食少，或身体困倦，或食后痰多，或食油腻加重等。

2. 辨治慢性胃炎、慢性肠炎、慢性胆囊炎、慢性胰腺炎属于脾胃痰湿证，以胃脘痞闷、痰阻咽喉为基本特征。

【适用病证】

主要症状：胃脘痞闷，不思饮食。

辨证要点：口腻不渴，舌质淡，苔白厚腻，脉沉或沉滑。

可能伴随的症状：腹胀，或胃脘疼痛，或头沉，或呕吐食少，或身体困倦，或大便不爽，或食油腻加重等。

【解读方药】方中用化痰药 2 味，熟半夏偏于醒脾燥湿，广陈皮偏于理气和胃；化湿药 2 味，熟苍术偏于醒脾燥湿，厚朴偏于行气降逆；理气药 2 味，陈皮偏于行散，厚朴偏于下气；益气药 2 味，白茯苓偏于渗湿，甘草偏于生津。又，方中用化痰药配伍化湿药，以绝痰湿之源；化痰化湿药配伍理气药，气顺则痰消；化痰化湿药配伍益气药，以气能化痰化湿；理气药配伍益气药，

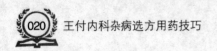

理气化痰不伤气，诸药相互为用，以奏燥湿化痰，行气降逆之效。

【配伍用药】若咳嗽甚者，加紫菀、款冬花，以宣降肺气；若口腻甚者，加大苍术、陈皮用量，以芳香化湿；若胸闷甚者，加大陈皮、厚朴用量，以宽胸行气；若食少者，加大半夏、陈皮用量，再加生山楂、神曲，以消食和胃；若胃脘疼痛者，加桂枝、芍药，以通经缓急止痛等。

【临证验案】慢性支气管炎、慢性胆囊炎

侯某，女，61岁，郑州人。有多年慢性支气管炎、慢性胆囊炎病史，多次服用中西药，但未能有效控制症状，近由病友介绍前来诊治。刻诊：咳嗽，咯痰色白，胸闷，短气，胁胀，时有胁痛，不思饮食，大便时干时溏，小便正常，口苦口腻，舌质红、苔黄略腻，脉沉弱。辨为寒痰郁肺，胆胃郁热证，治当温肺化痰，清胆和胃，兼益中气，给予二陈平胃散与小柴胡汤合方加味：生半夏12 g，茯苓15 g，陈皮12 g，苍术12 g，厚朴12 g，黄芩10 g，生姜10 g，大枣12枚，红参10 g，柴胡24 g，生山楂30 g，麻黄12 g，生甘草10 g。6剂，第1次煎40 min，第2次煎25 min，合并药液，每日1剂，每次服150 mL左右，每日分早、中、晚3次服。

二诊：咯痰减少，胸闷好转，以前方6剂继服。

三诊：咳嗽减轻，胸闷，以前方减麻黄为10 g，6剂。

四诊：口腻消除，饮食好转，以前方减山楂为24 g，6剂。

五诊：口苦消除，咳嗽止，咯痰不明显，胁痛未作，以前方6剂继服。

六诊：病情稳定，未有明显不适，又以前方6剂继服；之后，为了巩固疗效，以前方因病情变化酌情加减用药治疗50余剂，诸症消除。随访1年，一切尚好。

用方体会：根据咳嗽、咯痰色白辨为寒，再根据不思饮食、大便时干时溏辨为脾胃不和，因口苦口腻、舌质红辨为湿热，又因脉沉弱辨为虚，以此辨为寒痰郁肺，胆胃郁热，夹有气虚证。方以二陈平胃散温中燥湿化痰；小柴胡汤清热调气益气，加麻黄宣肺平喘止咳，生山楂消食和胃，方药相互为用，以奏其效。

三子养亲汤(《韩氏医通》)

运用三子养亲汤并根据方药组成及用量的配伍特点，可以辨治痰湿蕴肺证、痰湿阻心证；辨治要点是口腻，食后痰多，舌质淡、苔白腻，脉沉或滑。另外，运用三子养亲汤最好能因人再调整用方用药，以此用之常常能取得预期治疗效果。

【组成】白芥子　苏子　莱菔子（各9g）

【用法】将药研为细散状，每次服9g，以茶水服用，且不宜煎熬太过；或睡前加熟蜜少许服用；若在寒冬可加生姜3片。

【功效】温肺降气，化痰消食。

1. 辨治慢性支气管炎、慢性阻塞性肺疾病、支气管哮喘属于痰湿蕴肺证，以咳嗽、食后痰多为基本特征。

【适用病证】

主要症状：咳嗽，咳声重浊，哮喘。

辨证要点：食后痰多，口腻，舌质淡、苔白腻，脉沉或沉滑。

可能伴随的症状：胸闷，或气喘，或气急，或喉中痰鸣，或但坐不能卧，或痰稠成块，或呕吐食少，或身体困倦，或食油腻加重等。

2. 辨治心肌炎、心包积液、胸腔积水、风湿性心脏病属于痰湿阻心证，以心悸、胸闷为基本特征。

【适用病证】

主要症状：心悸，胸闷，或咳嗽。

辨证要点：食后痰多，口腻，舌质淡、苔白腻，脉沉或沉滑。

可能伴随的症状：胃脘痞闷，或恶心，或呕吐，或咽中夹痰，或大便不调，或身体困重，或食油腻加重等。

【解读方药】方中用降肺化痰药2味，白芥子偏于通络，苏子偏于除满；莱菔子消食化痰，方药相互为用，以温肺降气，化痰消食为主。又，方中白芥子治肺可降肺化痰，治心可化饮宁心；苏子治肺可降气止逆，治心可宽胸降逆；莱菔子消食行气和胃。诸药相伍，以奏温肺降气，化痰消食之效。

【配伍用药】若咳嗽甚者，加紫菀、款冬花，以宣降肺气；若口腻甚者，

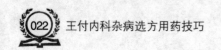

加大苍术、陈皮用量，以芳香化湿；若胸闷甚者，加大陈皮、厚朴用量，以宽胸行气；若食少者，加大半夏、陈皮用量，再加生山楂、神曲，以消食和胃；若胃脘疼痛者，加桂枝、芍药，以通经缓急止痛等。

射干麻黄汤（《伤寒杂病论》）

运用射干麻黄汤并根据方药组成及用量的配伍特点，可以辨治寒痰郁肺结喉证；辨治要点是喉间痰鸣似水鸡声，舌质淡、苔白腻，脉沉或滑。

【组成】射干十三枚（9 g）　麻黄四两（12 g）　生姜四两（12 g）　细辛　紫菀　款冬花各三两（各9 g）　五味子半升（12 g）　大枣七枚（7 枚）　半夏大者,洗,八枚（12 g）

【用法】用水 840 mL，先煎麻黄去上沫，加入其余诸药，煮取药液 210 mL，每日分 3 次温服。

【功效】温肺化饮，下气祛痰。

辨治支气管哮喘、急慢性支气管炎、慢性阻塞性肺疾病、肺源性心脏病属于寒痰郁肺结喉证，以咳嗽、喉中痰鸣为基本特征。

【适用病证】

主要症状：咳嗽，气喘。

辨证要点：喉间痰鸣似水鸡声，舌质淡、苔白腻，脉弦紧或沉紧。

可能伴随的症状：胸中似水鸣音，或胸膈满闷，或吐痰涎，或手足不温，或面色青晦，或形寒怕冷，或胸中憋闷，或气急等。

【解读方药】方中用宣肺化饮药 4 味，麻黄偏于宣发，细辛偏于化饮，生姜偏于宣散，款冬花偏于宣润；降肺化饮药 3 味，半夏偏于醒脾燥湿，射干偏于利肺消痰，紫菀偏于下气消痰；五味子敛肺益气；大枣益气和中。又，方中用宣肺药配伍降肺药，以调理肺气；宣降药配伍敛肺药，以宣降收敛肺气；宣降药配伍益气药，宣降不伤肺气，方中诸药相互为用，以奏温肺化饮，下气祛痰之效。

【配伍用药】若咳嗽甚者，加大紫菀、款冬花用量，再加白前，以宣降肺气；若气喘甚者，加大麻黄用量，再加杏仁，以宣降平喘；若手足不温者，加附子、干姜，以温阳散寒；若苔腻甚者，加大半夏用量、再加苍术、陈皮，以降逆燥湿；若胸中憋闷者，加全瓜蒌、薤白，以宽胸通阳化痰等。

【临证验案】

1. 过敏性哮喘、迁延性肺嗜酸粒细胞浸润症

苗某，男，52 岁，郑州人。有多年过敏性哮喘病史，在 2 年前出现咳嗽、呼吸不规则、发热、咯少量稀薄黏液痰、盗汗，经检查诊断为肺嗜酸粒细胞浸润症，服用中西药未能有效控制症状，近由病友介绍前来诊治。刻诊：低热，盗汗，咳嗽，痰清稀，呼吸不利，不思饮食，时有胸痛如针刺，手足不温，少气乏力，痰稀黄白夹杂，舌红少苔，脉沉细弱。辨为寒瘀夹阴虚证，治当散寒化瘀，益阴清热，给予射干麻黄汤、百合地黄汤与失笑散合方加味：射干10 g，麻黄 12 g，生姜 12 g，细辛 10 g，紫菀 10 g，款冬花 10 g，五味子12 g，大枣 7 枚，生半夏 12 g，百合 15 g，生地黄 50 g，五灵脂 10 g，蒲黄10 g，红参 10 g，莱菔子 24 g。6 剂，第 1 次煎 40 min，第 2 次煎 25 min，合并药液，每日 1 剂，每次服 150 mL 左右，每日分早、中、晚 3 次服。

二诊：低热减轻，咳嗽好转，以前方 6 剂继服。

三诊：饮食增加，大便略溏，以前方减生地黄为 40 g，6 剂。

四诊：自觉低热消退，手足转温，胸痛减轻，仍然倦怠乏力，以前方变大枣为 12 g，6 剂。

五诊：少气乏力好转，咳嗽明显减少，盗汗止，以前方减生地黄为 30 g，6 剂。

六诊：少气乏力较前又有好转，饮食尚可，以前方减红参为 6 g，莱菔子为 15 g，6 剂。

七诊：胸痛未作，诸症均有明显好转，以前方 6 剂继服。

之后，为了巩固疗效，又以前方治疗 40 余剂，经检查迁延性肺嗜酸粒细胞浸润症痊愈，过敏性哮喘未再明显发作。随访 1 年，一切正常。

用方体会：根据咳嗽、痰多色白辨为肺寒，再根据盗汗、舌红少苔辨为阴虚，因胸痛如针刺辨为瘀血，又因痰稀黄白夹杂辨为寒郁夹热，以此辨为寒瘀夹阴虚证。方以射干麻黄汤温肺化饮，降肺止逆；以百合地黄汤滋补阴津；以失笑散活血化瘀，加红参补益肺气，莱菔子消食和胃。方药相互为用，以奏其效。

2. 慢性支气管炎、肺源性心脏病

党某，女，67 岁，郑州人。有多年慢性支气管炎病史，5 年前又诊断为肺

源性心脏病，服用中西药但症状未有明显改善，近由病友介绍前来诊治。刻诊：咳嗽，气喘，痰多色白，心悸，气短，胸闷，下肢水肿，手足不温，口淡不渴，舌质暗淡瘀紫、苔薄白，脉沉弱略涩。辨为寒瘀水气夹虚证，治当温肺化饮，温阳利水，兼以活血，给予射干麻黄汤、真武汤与失笑散合方加味：射干 10 g，麻黄 12 g，生姜 12 g，细辛 10 g，紫菀 10 g，款冬花 10 g，五味子 12 g，大枣 7 枚，茯苓 10 g，白芍 10 g，白术 6 g，附子 5 g，红参 10 g，炙甘草 6 g。6 剂，第 1 次煎 35 min，第 2 次煎 25 min，合并药液，每日 1 剂，每次服 150 mL 左右，每日分早、中、晚 3 次服。

二诊：咳嗽略有减轻，痰量较前减少，以前方 6 剂继服。

三诊：仍然手足不温，下肢水肿，以前方变制附子为生附子 5 g，生姜为 20 g，6 剂。

四诊：手足转温，水肿减轻，略有口干咽燥，减生姜为 15 g，以前方 6 剂继服。

五诊：水肿基本消退，咳嗽减少，以前方 6 剂继服。

六诊：痰多基本消退，气短好转，又以前方 6 剂继服；之后，为了巩固疗效，以前方因病情变化酌情加减治疗 60 余剂。随访 1 年，一切尚好。

用方体会：根据咳嗽、痰多色白辨为肺寒，再根据下肢水肿辨为水气，因舌质暗淡瘀紫辨为寒瘀，又因心悸、气短辨为心气虚，以此辨为寒瘀水气夹虚证。方以射干麻黄汤温肺散寒化饮；以真武汤温阳利水消肿；以失笑散活血化瘀，加红参、炙甘草补益正气。方药相互为用，以奏其效。

小青龙汤（《伤寒杂病论》）

运用小青龙汤并根据方药组成及用量的配伍特点，可以辨治感冒夹寒痰郁肺证、寒饮郁肺证、溢饮寒证，以及寒饮凌心证；辨治要点是咳嗽，或气喘，舌质淡、苔薄白或腻，脉沉或紧。

【组成】麻黄去节,三两（9 g）　芍药三两（9 g）　细辛三两（9 g）　干姜三两（9 g）甘草炙,三两（9 g）　桂枝去皮,三两（9 g）　五味子半升（12 g）　半夏洗,半升（12 g）

【用法】水煎服，每日分 2 次服。

【功效】宣降肺气，温肺化痰。

1. 辨治感冒夹慢性支气管炎、感冒夹慢性支气管哮喘、感冒夹慢性阻塞性肺疾病、感冒夹肺源性心脏病属于感冒夹寒饮郁肺证，以发热、怕冷、咳嗽、痰稀色白为基本特征。

【适用病证】

主要症状：发热，怕冷，咳嗽，气喘。

辨证要点：痰稀色白量多或呈泡沫状，无汗，舌质淡、苔白腻，脉浮紧或沉紧。

可能伴随的症状：头身疼痛，或胸中痞闷，或干呕，或倚息不得平卧，或头面四肢水肿，或身体疼重等。

2. 辨治慢性支气管炎、慢性支气管哮喘、慢性阻塞性肺疾病、肺源性心脏病属于寒饮郁肺证，以咳嗽、痰稀色白为基本特征。

【适用病证】

主要症状：咳嗽，气喘。

辨证要点：痰稀色白量多或呈泡沫状，无汗，舌质淡、苔白腻，脉浮或沉。

可能伴随的症状：胸中痞闷，或干呕，或倚息不得平卧，或头面四肢水肿，或身体疼重等。

3. 辨治肺源性心脏病水肿、支气管哮喘水肿、渗出性胸膜炎、慢性肾炎水肿、心脏病水肿、内分泌失调水肿、淋巴回流受阻水肿属于寒饮郁肺水肿证，以咳嗽气喘、肢体水肿为基本特征。

【适用病证】

主要症状：咳嗽气喘，肢体水肿。

辨证要点：口淡不渴，舌质淡、苔白腻，脉浮或紧。

可能伴随的症状：喘息不得平卧，或颜面水肿，或痰多清稀，或怕冷，或手足不温，或胸闷等。

4. 辨治心律不齐、室性房性心动过缓、心力衰竭、心包积液属于寒饮凌心证，以心悸、气喘为基本特征。

【适用病证】

主要症状：心悸，气喘。

辨证要点：口淡不渴，舌质淡、苔白腻，脉浮或紧。

可能伴随的症状：喘息不得平卧，或颜面水肿，或面色晦暗，或全身怕冷，或手足不温，或胸闷胸满等。

【解读方药】方中用辛温药4味，麻黄偏于宣散，桂枝偏于温通，细辛偏于温化，干姜偏于温中；半夏苦温降肺止逆；收敛药2味，芍药偏于酸寒补血，五味子偏于酸甘益气；炙甘草益气和中。又，方中用辛温药配伍降逆药，以调理肺气宣降；辛温药配伍收敛药，以调理肺气宣降收敛；宣降药配伍益气药，宣降肺气不伤气；辛温药配伍益气药，辛甘化阳以益卫，方药相互为用，以解表散寒，温肺化饮为主。

【配伍用药】若咳嗽甚者，加大麻黄、半夏用量，以宣降肺气；若气喘甚者，加大麻黄、半夏用量，再加杏仁、款冬花，以宣降平喘；若倦怠乏力者，加人参、白术，以健脾益气；若痰甚者，加大半夏用量，再加白术、茯苓，以降逆健脾，燥湿利湿；若心悸者，加大五味子用量，再加人参，以益气滋阴；若肢体水肿者，加茯苓、甘遂，以利水逐水等。

【临证验案】

1. 慢性阻塞性肺疾病、慢性胃炎

尚某，男，71岁，郑州人。有多年支气管哮喘病史，在3年前又诊断为慢性阻塞性肺疾病，多次服用中西药但未能有效控制症状，近由病友介绍前来诊治。刻诊：咳嗽，气喘，胸闷胸满，痰稀色白，烦躁，胃胀，不思饮食，恶心，手足不温，倦怠乏力，舌质暗淡边夹瘀紫、苔白略腻，脉沉弱。辨为寒饮郁肺，中虚夹瘀证，治当温肺散寒，健脾益气，活血化瘀，给予小青龙汤、理中丸与失笑散合方加味：麻黄10 g，桂枝10 g，细辛10 g，生半夏12 g，白芍10 g，干姜10 g，五味子12 g，红参10 g，白术10 g，杏仁15 g，五灵脂10 g，蒲黄10 g，炙甘草12 g。6剂，第1次煎40 min，第2次煎25 min，合并药液，每日1剂，每次服150 mL左右，每日分早、中、晚3次服。

二诊：气喘减轻，胸闷胸满好转，以前方6剂继服。

三诊：咯痰减少，仍有恶心，以前方加大半夏用量为18 g，6剂。

四诊：恶心消除，胸闷胸满较前又有好转，以前方减半夏为12 g，6剂。

五诊：舌质瘀紫减轻，手足仍不温，以前方去蒲黄，加生附子5 g，6剂。

六诊：手足温和，烦躁基本消除，又以前方6剂继服。

七诊：诸症基本趋于缓解，以前方治疗60余剂。之后，又以前方变汤剂

为散剂，每次 5 g，每日分早、中、晚 3 次服。随访 1 年，病情稳定，一切尚好。

用方体会：根据咳嗽、气喘、苔白辨为肺寒，再根据胃胀、不思饮食、苔白辨为胃寒，因倦怠乏力、脉沉弱辨为气虚，又因舌质暗淡边夹瘀紫辨为寒瘀，以此辨为寒饮郁肺，中虚夹瘀证。方以小青龙汤温肺宣肺，降肺平喘；以理中丸温补脾胃，调理中气；以失笑散活血化瘀，加杏仁温肺降逆，化痰平喘。方药相互为用，以奏其效。

2. 全心衰竭

马某，男，63 岁，郑州人。有多年冠心病病史，1 年前又出现全心衰竭，多次住院治疗，出院后又经多家医院中西药治疗，但未能有效控制症状，近由病友介绍前来诊治。刻诊：心悸，咳嗽，动则气喘，痰多清稀，胸闷，颜面及四肢水肿，倦怠乏力，手足不温，腹胀，恶心，大便溏泄，舌质淡、苔薄白，脉沉弱。辨为心肺阳虚，水气内停证，治当温补心气，益肺降逆，攻逐水气，治用小青龙汤与茯苓四逆汤合方加味。麻黄 10 g，桂枝 10 g，细辛 10 g，干姜 10 g，白芍 10 g，生半夏 12 g，五味子 12 g，茯苓 12 g，生附子 5 g，红参 10 g，甘遂 6 g，蛤蚧 1 对，大枣 10 枚，炙甘草 12 g。6 剂，第 1 次煎 35 min，第 2 次煎 25 min，合并药液，每日 1 剂，每次服 150 mL 左右，每日分早、中、晚 3 次服。

二诊：动则气喘略有好转，咳嗽减少，以前方 6 剂继服。

三诊：颜面及四肢水肿明显减轻，动则气喘较前又有好转，胸闷基本消除，以前方减甘遂为 5 g，6 剂。

四诊：动则气喘基本趋于缓解，手足转温，以前方去蛤蚧，变红参为 15 g，6 剂。

五诊：颜面水肿消退，下肢略有水肿，以前方减甘遂为 3 g，6 剂。

六诊：仍有轻微恶心，腹胀，以前方加陈皮 24 g，6 剂。

七诊：诸症基本趋于缓解，水肿消退，以前方治疗 60 剂。之后，以前方变汤剂为散剂，每次 5 g，每日分早、中、晚 3 次服，以巩固治疗效果。随访 1 年，一切尚好。

用方体会：根据心悸、动则气喘辨为心气虚，再根据咳嗽、动则气喘辨为肺气虚，因颜面及四肢水肿辨为水气浸淫，又因手足不温、舌质淡、脉沉弱辨为阳虚，以此辨为心肺阳虚，水气内停证。方以小青龙汤宣降肺气，化饮散水；以茯苓四逆汤温阳散寒，宁心安神，加蛤蚧补益心肺，摄纳元气，甘遂攻逐水饮。方药相互为用，以奏其效。

定喘汤(《摄生众妙方》)

运用定喘汤并根据方药组成及用量的配伍特点，可以辨治寒痰哮喘证、寒痰哮喘夹热证；辨治要点是咳嗽，痰稠色白或黄白夹杂，舌质淡红、苔白腻或夹黄，脉沉或紧。

【组成】白果_{去壳,砸碎炒黄,二十一枚}（10 g） 麻黄_{三钱}（9 g） 苏子_{二钱}（6 g） 甘草_{一钱}（3 g） 款冬花_{三钱}（9 g） 杏仁_{一钱五分}（5 g） 桑白皮_{三钱}（9 g） 黄芩_{一钱五分}（5 g） 半夏_{三钱}（9 g）

【用法】用水700 mL，先煎麻黄10 mL，再加入其余药，煮取药液210 mL，每日分3次服。

【功效】宣肺散寒，降肺化饮。

1. 辨治急慢性支气管炎、支气管哮喘、慢性阻塞性肺疾病、肺源性心脏病、百日咳、结核性渗出性胸膜炎、间质性肺疾病属于寒痰哮喘证，以咳嗽、痰稠色白为基本特征。

【适用病证】

主要症状：哮喘，咳嗽。

辨证要点：痰稠色白，舌质淡、苔白腻，脉滑或沉。

可能伴随的症状：气急，或胸闷，或咯痰不爽，或微恶风寒，或口渴欲饮热水等。

2. 辨治急慢性支气管炎、支气管哮喘、慢性阻塞性肺疾病、肺源性心脏病、百日咳、结核性渗出性胸膜炎、间质性肺疾病属于寒痰哮喘夹热证，以咳嗽、痰稠黄白夹杂为基本特征。

【适用病证】

主要症状：哮喘，咳嗽。

辨证要点：痰稠黄白夹杂，舌质淡红、苔白腻夹黄，脉滑或沉。

可能伴随的症状：气急，或胸闷，或心烦，或胸中烦热，或形寒怕冷，或咯痰不爽，或微恶风寒，或口渴欲饮热水等。

【解读方药】 方中用温宣药 3 味，麻黄偏于宣发，款冬花偏于润肺，白果偏于敛肺；温降药 3 味，苏子偏于消痰，半夏偏于燥湿，杏仁偏于润肺；寒凉降逆药 2 味，桑白皮偏于泻肺，黄芩偏于燥湿；甘草益气和中。又，方中用温宣药配伍温降药，以温肺宣肺降肺；宣降药配伍寒凉药，制约温热药不燥化，兼治夹热；宣降药配伍益气药，宣降不伤肺气，方中诸药相互为用，以奏宣降肺气，温肺化痰之效。

【配伍用药】 若咳嗽甚者，加大苏子、款冬花用量，以宣降肺气；若气喘甚者，加大麻黄、白果用量，再加五味子，以宣降平喘，敛肺止逆；若形寒怕冷者，加附子、干姜，以温阳散寒；若痰甚者，加大半夏、杏仁用量，再加陈皮，以燥湿理气化痰；若胸中烦热者，加大黄芩、桑白皮用量，以清热除烦；若苔腻甚者，加茯苓、陈皮，以渗利化湿等。

【临证验案】 间质性肺疾病、慢性结肠炎

梁某，女，54 岁，郑州人。有多年慢性支气管炎病史，在 1 年前经检查又诊断为间质性肺疾病，多次服用中西药但未能有效控制症状，近由病友介绍前来诊治。刻诊：胸中怕冷，胸满胸闷，咳嗽，气喘，痰稠色白，咯之不出，烦躁不安，不思饮食，手足不温，倦怠乏力，口淡不渴，舌质淡，苔白腻，脉沉弱。辨为寒痰郁肺夹虚证，治当温肺散寒，健脾和胃，给予定喘汤与橘枳姜汤合方加味：麻黄 10 g，白果 10 g，苏子 6 g，款冬花 10 g，杏仁 5 g，桑白皮 10 g，黄芩 5 g，生半夏 10 g，陈皮 50 g，枳实 10 g，生姜 24 g，生附子 5 g，红参 10 g，生甘草 12 g。6 剂，第 1 次煎 40 min，第 2 次煎 25 min，合并药液，每日 1 剂，每次服 150 mL 左右，每日分早、中、晚 3 次服。

二诊：胸中怕冷好转，烦躁不安减轻，以前方 6 剂继服。

三诊：咳嗽减少，咯痰较前爽利，饮食好转，仍手足不温，以前方减桑白皮为 6 g，变生附子为 9 g，6 剂。

四诊：胸中怕冷基本消除，手足转温，以前方减生附子为 5 g，6 剂。

五诊：咳嗽、气喘减轻，以前方 6 剂继服。

六诊：胸闷胸满减轻，减陈皮为 24 g，6 剂。

七诊：诸症基本趋于缓解，以前方 6 剂继服。之后，为了巩固疗效，又以前方因病证变化酌情加减治疗 50 余剂，病情稳定。随访 1 年，一切尚好。

用方体会：根据咳嗽、气喘、口淡不渴辨为肺寒，再根据胸闷胸满、不思饮食辨为气滞，因倦怠乏力、脉沉弱辨为气虚，又因痰稠色白、苔白腻辨为寒痰，以此辨为寒痰郁肺夹虚证。方以定喘汤温肺化痰，宣肺止咳，降肺平喘，寒药兼制温热药燥化；以橘枳姜汤行气宽胸，降逆除满，加红参补益肺气，生附子温阳散寒。方药相互为用，以奏其效。

华盖散(《太平惠民和剂局方》)

运用华盖散并根据方药组成及用量的配伍特点，可以辨治寒痰壅肺证；运用华盖散的辨治要点是咳嗽，胸闷，舌质淡红、苔白腻或夹黄，脉浮，以此用之常常能取得预期治疗效果。

【组成】麻黄_{去根节} 桑白皮_{蜜炙} 紫苏子_{隔纸炒} 杏仁_{去皮尖,炒} 赤茯苓_{去皮} 陈皮_{去白各一两}（各30 g） 甘草_{炙,半两}（15 g）

【用法】将上药研为散，每次煎药6 g，饭后温服。用汤剂可用原方量的1/2。

【功效】宣肺解表，祛痰止咳。

辨治感冒、流行性感冒、支气管炎、慢性阻塞性肺疾病、慢性鼻炎、间质性肺疾病属于寒痰壅肺证，以咳喘、胸闷为基本特征。

【适用病证】

主要症状：气喘，咳嗽，胸闷。

辨证要点：无汗，舌质淡、苔薄白，脉浮或浮紧。

可能伴随的症状：痰多色白，或胸胀，或气急不利，或咽中呀呷有声等。

【解读方药】方中用麻黄宣肺降逆；降肺药3味，桑白皮偏于清泻，紫苏子偏于泻肺，杏仁偏于通调水道；陈皮理气燥湿，和胃化痰；益气药2味，赤茯苓偏于渗利，甘草偏于生津，方药相互为用，以宣肺解表，祛痰止咳为主。又，方中用宣肺药配伍降肺药，以治肺气上逆；宣肺药配伍理气药，以治肺气不利；宣肺药配伍益气药，以治肺气夹虚，方中诸药相互为用，共奏宣降肺气，温肺化痰之效。

【配伍用药】若咳嗽甚者，加大苏子、款冬花用量，以宣降肺气；若气喘甚者，加大麻黄、白果用量，再加五味子，以宣降平喘，敛肺止逆；若形寒怕冷者，加附子、干姜，以温阳散寒；若痰甚者，加大半夏、杏仁用量，再加陈皮，以燥湿理气化痰；若胸中烦热者，加大黄芩、桑白皮用量，以清热除烦；若苔腻甚者，加茯苓、陈皮，以渗利化湿等。

二陈汤(《太平惠民和剂局方》)

运用二陈汤并根据方药组成及用量的配伍特点，可以辨治痰湿阻肺证、寒痰中阻证、痰湿阻心证、痰湿阻络证；辨治要点是咳嗽，胸脘痞闷，痞塞不通，舌质淡红、苔白腻。

【组成】半夏_{汤洗七次}　橘红_{各五两}（各 150 g）　白茯苓_{三两}（90 g）　甘草_{炙，一两半}（45 g）

【用法】将药研为细散状，每次服 12 g，用水煎时加入生姜 7 片，乌梅 1 个同煎，温热服用，可不拘时候。用汤剂可用原方量的 1/10。

【功效】燥湿化痰，理气和中。

1. 辨治急性支气管炎、大叶性肺炎、病毒性肺炎、支气管哮喘、嗜酸性粒细胞增多性肺炎属于痰浊阻肺证，以咳喘、胸闷为基本特征。

【适用病证】

主要症状：气喘或哮喘，咳嗽，胸闷。

辨证要点：痰多黏腻色白，舌质淡、苔白腻，脉滑或沉滑。

可能伴随的症状：胸满痞塞，或咯痰不利，或胸烦欲呕，或食少不消，或口黏不渴，或大便溏泄等。

2. 辨治慢性胃炎、慢性肠炎、慢性胆囊炎、慢性胰腺炎属于寒痰中阻证，以脘腹痞满、苔白腻为基本特征。

【适用病证】

主要症状：脘腹痞满。

辨证要点：口腻，肢体困重，舌质淡、苔白腻，脉沉或滑。

可能伴随的症状：不思饮食，或头昏，或头涨，或头沉，或胸胁胀满，或腹胀，或大便溏泄等。

3. 辨治心律失常、冠心病、风湿性心脏病、心肌肥大、扩张性心脏病、心脏右束支传导阻滞、神经衰弱属于痰湿阻心证，以心悸、胸闷，肢体困重为基本特征。

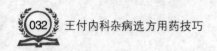

【适用病证】

主要症状：心悸，或怔忡，失眠。

辨证要点：肢体困重，口腻，舌质淡、苔白腻，脉沉或沉滑。

可能伴随的症状：头沉，或胸中痞闷，或健忘，或头晕目眩，或大便溏泄等。

4. 辨治良性肿瘤、恶性肿瘤、皮下囊肿、脂肪瘤、增生性病变、淋巴结肿大、肝硬化、脾大属于痰浊阻络证，以痞块、沉闷为基本特征。

【适用病证】

主要症状：痞块，咳嗽，沉闷。

辨证要点：肢体沉重，舌质淡、苔白腻，脉沉或滑。

可能伴随的症状：痞结不通，或气喘，或胸闷，或胸痛，或痰质稠黏等。

【解读方药】方中用化痰药3味，半夏偏于降逆燥湿，陈皮偏于理气化湿，生姜偏于调理脾胃；益气药2味，茯苓偏于健脾渗湿，甘草益气和中；乌梅收敛阴津。又，方中用化痰药配伍益气药，气以化痰；降逆药配伍理气药，以治浊气上逆；化痰药配伍收敛药，化痰不伤阴津，方药相互为用，以燥湿化痰，理气和中为主。

【配伍用药】若咳嗽者，加紫菀、款花，以宣降止咳；若气喘者，加麻黄、杏仁，以宣降平喘；若胸脘痞闷者，加厚朴、枳实，以行气除满；若痰甚者，加大半夏、茯苓用量，以燥湿理气；若头晕目眩者，加泽泻、白术，以利湿健脾；若痞块者，加三棱、莪术，以破积消块等。

麻黄汤(《伤寒杂病论》)与二陈汤(《太平惠民和剂局方》)合方

运用麻黄汤与二陈汤合方并根据方药组成及用量的配伍特点，可以辨治寒痰阻肺证；辨治要点是咳嗽，胸闷，痞塞不通，舌质淡、苔白腻。

【组成】

麻黄汤：麻黄_{去节,三两}（9 g） 桂枝_{二两}（6 g） 杏仁_{去皮尖,七十个}（12 g） 甘草_{炙,一两}（3 g）

二陈汤：半夏_{汤洗七次}　橘红_{各五两}（各 150 g）　白茯苓_{三两}（90 g）　甘草_{炙，一两半}（45 g）　生姜_{7片}　乌梅_{1个}

【用法】水煎服，每日分早、中、晚 3 次服。

【功效】温肺宣肺，降肺化痰，理气和中。

辨治急性支气管炎、大叶性肺炎、病毒性肺炎、支气管哮喘、嗜酸性粒细胞增多性肺炎属于寒痰阻肺气逆证，以咳喘、胸闷为基本特征。

【适用病证】

主要症状：气喘或哮喘，咳嗽，胸闷。

辨证要点：无汗，痰多黏腻色白，舌质淡、苔白腻，脉滑或浮。

可能伴随的症状：胸满痞塞，或胸胀，或头痛，或发热，或恶风寒，或咯痰不利，或胸烦欲呕，或食少不消，或口黏不渴，或大便溏泄等。

【解读方药】方中用宣降药 4 味，麻黄偏于宣肺，杏仁偏于降肺，桂枝偏于温肺，生姜偏于降逆；化痰药 2 味，半夏偏于醒脾燥湿，陈皮偏于理气和胃；益气药 2 味，茯苓偏于渗湿，甘草偏于生津；乌梅收敛益津。又，方中用宣降药配伍化痰药，以治痰郁肺气；化痰药配伍益气药，以气化痰湿；化痰药配伍收敛药，化痰不伤阴津；宣降药配伍收敛药，以使肺气内守，方药相互为用，以奏温肺宣肺，降肺化痰，理气和中之效。

【配伍用药】若咳嗽甚者，加大麻黄、杏仁用量，再加紫菀、款花，以宣降止咳；若气喘者，加大麻黄、杏仁用量，再加厚朴、枳实，以下气宣降平喘；若不思饮食者，加生山楂、莱菔子，以消食和胃；若痰甚者，加大半夏、陈皮、茯苓用量，再加白芥子，以燥湿理气，降逆化痰等。

【临证验案】哮喘性鼻炎、嗜酸性粒细胞增多性肺炎

梁某，女，38 岁，郑州人。有多年哮喘性鼻炎病史，在 2 年前经检查又诊断为嗜酸性粒细胞增多性肺炎，多次服用中西药但未能有效控制症状，近由病友介绍前来诊治。刻诊：咳嗽，咯痰清稀色白，鼻塞不通，形体消瘦，倦怠乏力，低热，盗汗，五心烦热，口淡不渴，舌质淡、苔白腻，脉沉细。辨为寒痰郁肺夹阴虚证，治当温肺散寒，醒脾化痰，兼益阴津，给予麻黄汤、二陈汤与百合地黄汤合方加味：麻黄 10 g，桂枝 6 g，杏仁 15 g，生半夏 15 g，陈皮 15 g，茯苓 10 g，生姜 24 g，乌梅 2 g，生地黄 50 g，百合 10 g，红参 10 g，白术 10 g，生甘草 12 g。6 剂，第 1 次煎 40 min，第 2 次煎 25 min，合并药液，每

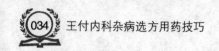

日1剂，每次服150 mL左右，每日分早、中、晚3次服。

二诊：盗汗减轻，咳嗽好转，以前方6剂继服。

三诊：低热减轻，咯痰减少，鼻塞减轻，仍然五心烦热，以前方加玄参30 g，6剂。

四诊：大便溏泄，五心烦热止，以前方去玄参，6剂。

五诊：咳嗽、咯痰明显减少，仍盗汗，以前方加牡蛎24 g，6剂。

六诊：低热消退，五心烦热未再出现，以前方减生地黄为24 g，6剂。

七诊：诸症基本趋于缓解，以前方6剂继服。之后，为了巩固疗效，又以前方因病证变化酌情加减用药治疗60余剂。随访1年，一切尚好。

用方体会：根据咳嗽、气喘、口淡不渴辨为肺寒，再根据低热、五心烦热辨为阴虚内热，因倦怠乏力、脉沉弱辨为气虚，又因痰稀色白、苔白腻辨为寒痰，以此辨为寒痰郁肺夹阴虚证。方以麻黄汤温肺宣肺，降肺平喘；以二陈汤燥湿化痰，理气降逆，兼防化痰药伤阴；以百合地黄汤滋阴清热生津，加红参补益肺气，白术健脾益气。方药相互为用，以奏其效。

二陈汤(《太平惠民和剂局方》)与
三子养亲汤(《韩氏医通》)合方

运用二陈汤与三子养亲汤合方并根据方药组成及用量的配伍特点，可以辨治寒痰阻肺证；辨治要点是咳嗽，胸闷，痞塞不通，舌质淡、苔白腻。

【组成】

二陈汤：半夏汤洗七次　橘红各五两　（各150 g）　白茯苓三两（90 g）　甘草炙,一两半（45 g）　生姜7片　乌梅1个

三子养亲汤：白芥子　苏子　莱菔子（各9 g）

【用法】水煎服。二陈汤用汤剂可用原方量的1/10。

【功效】燥湿化痰，理气消食。

辨治急性支气管炎、大叶性肺炎、病毒性肺炎、支气管哮喘、慢性阻塞性肺疾病、嗜酸性粒细胞增多性肺炎属于寒痰阻肺证，以咳喘、胸闷为基本特征。

【适用病证】

主要症状：气喘或哮喘，咳嗽，胸闷。

辨证要点：痰多黏腻色白，食少不消，舌质淡、苔白腻，脉滑或沉滑。

可能伴随的症状：胸满痞塞，或咯痰不利，或胸烦欲呕，或喉中痰鸣，或但坐不能卧，或痰稠成块，或口黏不渴，或大便溏泄，或身体困倦，或食后痰多，或食油腻加重等。

【解读方药】 方中用化痰药2味，半夏偏于醒脾燥湿，陈皮偏于理气和胃；降逆药4味，白芥子偏于化痰，苏子偏于泻利，莱菔子偏于消食，生姜偏于温宣；益气药2味，茯苓偏于渗湿，甘草偏于生津；乌梅收敛生津。又，方中用化痰药配伍降逆药，以治痰阻气逆；化痰药配伍益气药，益肺化痰；降逆药配伍益气药，以治气逆夹虚；宣肺药配伍降肺药，以宣降肺气；化痰药配伍收敛药，化痰不伤阴津，方药相互为用，以奏燥湿化痰，理气消食之效。

【配伍用药】 若痰甚者，加大半夏、陈皮、白芥子用量，以宣降止咳；若气喘者，加大苏子、莱菔子用量，再加木香、砂仁，以降逆理气调理肺；若不思饮食者，加麦芽、生山楂、莱菔子，以消食和胃；若心悸甚者，加大半夏、陈皮用量，再加人参，以燥湿理气、降逆止悸等。

苏子降气汤（《太平惠民和剂局方》）

运用苏子降气汤并根据方药组成及用量的配伍特点，可以辨治寒痰阻肺证；辨治要点是咳嗽，胸闷，吸气不利，舌质淡、苔白腻。

【组成】 紫苏子　半夏_{汤洗七次，各二两半}（各75 g）　川当归_{去芦，一两半}（45 g）　甘草_{炙，二两}（60 g）　前胡_{去芦}　厚朴_{去粗皮，姜汁拌炒，各一两}（各30 g）　肉桂_{去皮，一两半}（45 g）陈皮_{一两半}（45 g）

【用法】 将药研为细散状，每次服9 g，用水煎时加入生姜2片，枣子1个，苏叶5片同煮，温热服用，可不拘时候。用汤剂可用原方量的1/5。

【功效】 降气平喘，祛痰止咳。

本方是辨治慢性支气管炎、慢性阻塞性肺疾病、肺源性心脏病、支气管哮喘、间质性肺疾病属于肺实肾虚证，以咳喘、痰涎壅盛为基本特征。

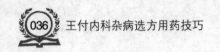

【适用病证】

主要症状：咳嗽，气喘，胸膈满闷。

辨证要点：吸气不利，舌质淡、苔白腻，脉沉或滑。

可能伴随的症状：咯痰不爽，或脘腹胀满，或短气，或腰酸，或面目水肿，或怕冷等。

【解读方药】 方中宣降肺气药3味，苏子偏于消痰，半夏偏于燥湿，前胡偏于化痰；理气药2味，厚朴偏于下气，陈皮偏于行散；当归补血助阴；肉桂温阳散寒；甘草益气和中。又，方中用宣降药配伍理气药，以气化痰湿；化痰药配伍补血药，化痰不伤阴血；补血药配伍温阳药，血以化阴，以治阴阳俱虚；宣降药配伍益气药，宣降不伤肺气，方药相互为用，以降气平喘，祛痰止咳为主。

【配伍用药】 若咳嗽甚者，加百部、白前，以宣降止咳；若气喘者，加麻黄、杏仁，以宣降平喘；若吸气不利者，加葫芦巴、阳起石、蛤蚧，以益肾纳肺；若胸闷甚者，加大半夏、苏子用量，再加薤白、全瓜蒌，以开宽行气等。

苏子降气汤(《太平惠民和剂局方》)与 三子养亲汤(《韩氏医通》)合方

运用苏子降气汤与三子养亲汤合方并根据方药组成及用量的配伍特点，可辨治肺实肾虚夹痰食证；辨治要点是咳嗽，胸闷，吸气不利，食后痰多等。

【组成】 苏子降气汤：紫苏子　半夏汤洗七次,各二两半（各75g）　川当归去芦,一两半（45g）　甘草炙,二两（60g）　前胡去芦　厚朴去粗皮,姜汁拌炒,各一两（各30g）　肉桂去皮,一两半（45g）　陈皮一两半（45g）

三子亲汤：白芥子　苏子　莱菔子（各9g）

【用法】 水煎时加入生姜2片，枣子1个，苏叶5片同煮，温热服用，可不拘时候。汤剂用苏子降气汤原方量的1/5。

【功效】 降气平喘，祛痰止咳。

本方是辨治慢性支气管炎、慢性阻塞性肺疾病、肺源性心脏病、支气管哮喘、间质性肺疾病属于肺实肾虚夹痰食证，以咳喘、食后痰多为基本特征。

【适用病证】

主要症状：咳嗽，气喘，胸膈满闷。

辨证要点：吸气不利，食后痰多，舌质淡、苔白腻，脉滑。

可能伴随的症状：咯痰不爽，或脘腹胀满，或短气，或喉中痰鸣，或但坐不能卧，或痰稠成块，或腰酸，或面目水肿，或呕吐食少，或身体困倦，或怕冷，或食油腻加重等。

【解读方药】方中宣降肺气药4味，苏子偏于消痰，半夏偏于燥湿，前胡偏于化痰，白芥子偏于通络化痰；理气药3味，厚朴偏于下气，陈皮偏于行散，莱菔子偏于降气；当归补血助阴；肉桂温阳散寒；甘草益气和中。又，方中用宣降药配伍理气药，以气化痰湿；化痰药配伍消食药，以治痰食积滞；化痰药配伍补血药，化痰不伤阴血；补血药配伍温阳药，血以化阴，以治阴阳俱虚；宣降药配伍益气药，宣降不伤肺气，方药相互为用，以降气平喘，祛痰止咳为主。

【配伍用药】若咳嗽甚者，加百部、白前，再加紫菀、百部，以宣降止咳；若气喘者，加大苏子、白芥子用量，再加麻黄、杏仁，以宣降平喘；若吸气不利者，加大肉桂用量，再加葫芦巴、阳起石、蛤蚧，以益肾纳肺；若胸闷甚者，加大半夏、苏子、莱菔子用量，再加薤白、全瓜蒌，以开宽行气等。

涤痰汤（《证治准绳》）

运用涤痰汤并根据方药组成及用量的配伍特点，可以辨治痰湿蕴肺夹虚证、痰浊蒙窍夹虚证、痰浊闭窍夹虚证；辨治要点是咳嗽，胸闷，或表情呆滞，肢体水肿等。

【组成】南星_{姜制} 半夏_{汤洗七次,各二钱半}（各7.5 g） 枳实_{麸炒} 茯苓_{去皮,各二钱}（6 g） 橘红_{一钱半}（4.5 g） 石菖蒲 人参_{各一钱}（各3 g） 竹茹_{七分}（2 g） 甘草_{半钱}（1.5 g）

【用法】将药研为细散状，用水煎时加入生姜5片同煎，饭后服用，每日分6次服。

【功效】涤痰开窍息风。

1. 本方是辨治慢性支气管炎、慢性阻塞性肺疾病、肺源性心脏病、支气管

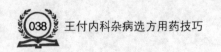

哮喘、间质性肺疾病属于痰湿蕴肺夹虚证，以咳喘、神志恍惚、痰壅心窍为基本特征。

【适用病证】

主要症状：咳嗽，气喘，神志恍惚。

辨证要点：烦躁不安，倦怠乏力，舌质淡、苔白腻，脉沉滑或沉弱。

可能伴随的症状：咯痰不爽，或撮空理线，或嗜睡，或昏迷，或肢体颤抖，或咯痰不爽，或抽搐，或表情淡漠等。

2. **本方是辨治老年性痴呆、脑血管性痴呆、混合性痴呆、脑萎缩、脑白质脱髓鞘、代谢性脑病、中毒性脑病属于痰浊蒙窍夹虚证，以智能减退为基本特征。**

【适用病证】

主要症状：智能减退（记忆力、判断力、计算力减退）。

辨证要点：表情呆滞，舌质淡、苔白腻，脉沉滑。

可能伴随的症状：言语词不达意，或心神不定，或喃喃自语，或呆若木鸡，或不思饮食，或头晕目眩，或肌肉萎缩，或脘腹胀满，或身体沉重如裹，或口多涎沫，或哭笑无常等。

3. **辨治面神经炎、多发性神经炎、脑血管疾病如缺血性中风和出血性中风、脑梗死、蛛网膜下腔出血属于痰浊闭窍夹虚证，以口眼㖞斜、两手握固为基本特征。**

【适用病证】

主要症状：口眼㖞斜，手指蠕动。

辨证要点：面色晦暗，舌质淡、苔白厚腻，脉沉或滑。

可能伴随的症状：头晕目眩，或牙关紧闭，或手足不温，或口角流涎，或舌强语謇，或半身不遂，或手足拘挛等。

【解读方药】方中燥湿化痰药 2 味，半夏偏于醒脾，天南星偏于通络；理气化痰药 2 味，陈皮偏于行散，枳实偏于降浊；解郁化痰药 2 味，石菖蒲偏于开窍，竹茹偏于降逆；益气药 3 味，人参偏于大补，茯苓偏于渗湿，甘草偏于平补。又，方中用化痰药配伍理气药，气顺痰消；化痰药配伍益气药，气以化痰；理气药配伍益气药，理气不伤气；化痰药配伍开窍药，以治痰阻气滞，方药相互为用，以涤痰开窍为主。

【配伍用药】若烦躁甚者，加大远志用量，再加石菖蒲，以开窍安神；若手指蠕动者，加藜芦、钩藤，以息风止动；若咳嗽者，加百部、桔梗，以宣降肺气；若气喘甚者，加麻黄、杏仁，以宣降平喘等。

【临证验案】高血压、脑梗

贾某，女，67岁，郑州人。有多年高血压病史，在1年前经检查又诊断为脑梗死，多次服用中西药但未能有效控制症状，近由病友介绍前来诊治。刻诊：头痛，头沉，头蒙，语言不利，口涎多，右侧半身不遂，倦怠乏力，面肌抽搐，右手指僵硬，口淡不渴，舌质淡、苔白腻，脉沉弱。辨为寒痰阻络夹气虚证，治当温阳化痰，健脾益气，给予涤痰汤、茯苓四逆汤、泽泻汤与藜芦甘草汤合方：姜南星15 g，生半夏15 g，枳实10 g，陈皮8 g，石菖蒲5 g，红参10 g，竹茹5 g，茯苓12 g，生附子5 g，干姜5 g，泽泻30 g，白术12 g，藜芦3 g，炙甘草10 g。6剂，第1次煎40 min，第2次煎25 min，合并药液，每日1剂，每次服150 mL左右，每日分早、中、晚3次服。

二诊：头沉略有减轻，以前方6剂继服。

三诊：头沉较前又有减轻，口涎减少，以前方减姜南星为12 g，生半夏为12 g，6剂。

四诊：面肌仍有抽搐，以前方变藜芦为4 g，6剂。

五诊：头蒙好转，口涎较前又有减少，以前方6剂继服。

六诊：头痛、头沉、头蒙基本消除，仍有倦怠乏力，以前方变红参为15 g，6剂。

七诊：手指僵硬好转，语言较前流利，以前方6剂继服。

八诊：诸症较前均有好转，又以前方因病证变化酌情加减用药治疗160余剂，身体活动虽未恢复如正常人，但已能自行活动，饮食及大小便可以自理。随访1年，一切尚好。

用方体会：根据头沉、头蒙、苔白腻辨为寒痰，再根据面部肌肉抽搐辨为风痰，因半身不遂、倦怠乏力、脉沉弱辨为气虚，又因语言不利辨为痰阻脉络，以此辨为寒痰阻络夹气虚证。方以涤痰汤温通涤痰；以茯苓四逆汤温阳散寒，益气和中；以泽泻汤健脾渗利痰湿；以藜芦甘草汤涤痰息风。方药相互为用，以奏其效。

真武汤(《伤寒杂病论》)

运用真武汤并根据方药组成及用量的配伍特点,可以辨治肺阳虚水气证、心肾阳虚水气证;辨治要点是咳嗽,胸闷,水肿,舌质淡、苔薄腻。

【组成】茯苓三两(9 g) 芍药三两(9 g) 生姜切,三两(9 g) 白术二两(6 g) 附子炮,去皮,破八片,一枚(5 g)

【用法】用水 560 mL,煮取药液 210 mL,每日分 3 次温服。

【功效】温阳利水。

1. **本方是辨治慢性阻塞性肺疾病、肺源性心脏病、支气管哮喘、间质性肺疾病属于肺阳虚水气证,以咳喘、水肿为基本特征。**

【适用病证】

主要症状:咳嗽,气喘,下肢水肿。

辨证要点:手足不温,舌质淡、苔白或腻,脉沉弱。

可能伴随的症状:面部水肿,或一身水肿,或腰酸,或头晕目眩,或小便短少,或面唇青紫等。

2. **辨治肾性水肿、心性水肿、肝性水肿、营养不良性水肿、内分泌失调水肿、功能性水肿属于肾阳虚水气证,以全身水肿、腹胀腰痛为基本特征。**

【适用病证】

主要症状:全身水肿,心悸,或腹胀,或腰痛。

辨证要点:口淡不渴,手足不温,舌质淡、苔白腻,脉沉弱。

可能伴随的症状:下肢水肿明显,或按之水肿凹陷不起,或颜面水肿,或倦怠乏力,或腰痛,或肢体沉重,或不思饮食,或形寒怕冷,或小便不利,或大便溏泄等。

【解读方药】方中温阳药 2 味,附子偏于壮阳温化,生姜偏于行散温化;健脾益气药 2 味,白术偏于燥湿,茯苓偏于利湿;治水药 2 味,生姜偏于散水,茯苓偏于利水;芍药补血敛阴缓急。又,方中用温阳药配伍益气药,以治阳虚;温阳药配伍收敛药,以制约温阳药伤阴;温阳药配伍治水药,以治阳虚水气;益气药配伍补血药,气从血化,方中诸药相互为用,以奏温阳利水之效。

【配伍用药】若咳嗽甚者，加大生姜用量，再加五味子、麻黄，以宣敛降逆；若水肿者，加泽泻、猪苓，以利水消肿；若腰痛者，加杜仲、川牛膝、怀牛膝，以壮肾止痛；若气喘甚者，加麻黄、杏仁、蛤蚧，以宣降纳气平喘；若心悸者，加龙骨、牡蛎，以潜阳安神止悸等。

【临证验案】慢性支气管炎、肺源性心脏病水肿、慢性胆囊炎

郑某，女，60岁，郑州人。有多年慢性支气管炎及慢性胆囊炎病史，在2年前经检查又诊断为肺源性心脏病，于9个月前出现呼吸困难，下肢水肿，经住院及门诊治疗，未能取得预期治疗效果，经某医院大夫推荐前来诊治。刻诊：咳嗽，活动后气喘、心悸，咯痰量多清稀，胸闷，时有胁痛，不思饮食，下肢水肿，小便不利，倦怠乏力，手足不温，口淡不渴，口唇青紫，舌质暗淡瘀紫、苔白腻，脉沉弱。辨为心肺阳虚，水气夹瘀证，治当温阳利水，补益心肺，给予真武汤与小青龙汤合方加味：白术12 g，茯苓10 g，白芍10 g，生姜10 g，附子5 g，生半夏12 g，麻黄10 g，桂枝10 g，细辛10 g，红参10 g，干姜10 g，五味子12 g，五灵脂10 g，甘遂3 g，炙甘草10 g。6剂，第1次煎40 min，第2次煎25 min，合并药液，每日1剂，每次服150 mL左右，每日分早、中、晚3次服。

二诊：咳嗽减轻，胸闷好转，以前方6剂继服。

三诊：下肢水肿减轻，小便较前通利，以前方6剂继服。

四诊：下肢水肿消退，心悸明显好转，以前方减甘遂为1.5 g，6剂。

五诊：咯痰减少，胸闷消除，下肢水肿未再出现，饮食好转，以前方减泽泻为15 g，白术为12 g，6剂。

六诊：胁痛消除，下肢水肿未再出现，以前方减甘遂，6剂。

七诊：诸症基本趋于好转，又以前方因病证变化酌情加减用药治疗80余剂，病情稳定，之后，又以前方变汤剂为散剂，每次6 g，每日分早、中、晚3次服。随访1年，一切尚好。

用方体会：根据咳嗽、咯痰量多清稀辨为寒痰，再根据心悸、胸闷辨为心气虚，因手足不温、脉沉弱辨为阳虚，又因口唇青紫、舌质暗淡瘀紫辨为瘀，以此辨为心肺阳虚、水气夹瘀证。方以真武汤温阳利水消肿；以小青龙汤温肺化饮，降逆消肿，加红参补益心肺，五灵脂活血化瘀，甘遂攻逐水饮消肿。方药相互为用，以奏其效。

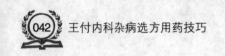

五磨饮子(《医便》)

运用五磨饮子并根据方药组成及用量的配伍特点，可以辨治肝肺气郁夹寒证、气机郁闭夹寒证、肝郁气逆证、肝郁气结证；辨治要点是咳嗽，胸闷，痞塞不通，或因情绪异常加重，舌质淡、苔薄。

【组成】沉香　槟榔　乌药　木香　枳实（各6 g）（原书未注用量）

【用法】将药研为细散状，以白酒磨服，每次服6 g，每日分2次服。

【功效】行气降逆平喘。

1. **辨治慢性支气管炎、慢性阻塞性肺疾病、肺源性心脏病属于肝肺气郁夹寒证，以咳喘、胸闷为基本特征。**

【适用病证】

主要症状：气喘或哮喘，咳嗽，胸闷。

辨证要点：因情绪异常加重，舌质淡红、苔薄，脉弦或沉弦。

可能伴随的症状：呼吸短促，或息粗气憋，或胸满胸痛，或咽中如窒，或喉中痰鸣，或忧虑不解，或表情沉默等。

2. **辨治低血压、晕厥、癔症、高血压脑病、脑血管痉挛、低血糖、心源性或出血性休克属于气机郁闭寒证，以突然昏倒、不省人事为基本特征。**

【适用病证】

主要症状：突然昏倒，不省人事。

辨证要点：因情绪异常诱发，舌质淡、苔薄，脉沉伏或弦。

可能伴随的症状：四肢厥冷，或呼吸气粗，或口噤不开，或两手握固，或大小便闭等。

3. **辨治膈肌痉挛、肠胃神经紊乱、慢性胃炎、胃扩张、胸腹腔肿瘤、尿毒症、脑血管病属于肝郁气逆证，以呃声有力、情绪异常加重为基本特征。**

【适用病证】

主要症状：呃声有力，胃脘不适。

辨证要点：因情绪异常加重，舌质淡红、苔薄，脉沉弦。

可能伴随的症状：脘腹胀满，或胸膈痞满，或嗳气纳减，或肠鸣矢气，或不思饮食，或大便干结等。

4. 辨治焦虑症、抑郁症、神经衰弱、癔症、精神神经紧张综合征、轻型精神分裂症属于肝郁气结证，以忧郁急躁、胸胁胀闷为基本特征。

【适用病证】

主要症状：忧郁急躁，胸胁胀闷。

辨证要点：口淡不渴，舌质淡、苔薄白，脉沉弦。

可能伴随的症状：情绪低落，或坐卧不宁，或多疑易惊，或情绪低落，或表情沉默，或善太息等。

【解读方药】方中用理气药 4 味，沉香偏于纳气，木香偏于导滞，槟榔偏于消滞，枳实偏于破气；乌药温通阳气，方药相互为用，以行气降逆为主。又，方中用理气药配伍温通药，以治气郁夹寒；纳气药配伍破气药，破滞不伤气；导滞药配伍温通药，以治气机壅滞，方中诸药相互为用，以奏行气降逆平喘之效。

【配伍用药】若气郁甚者，加大沉香用量，以宣降止咳；若气喘者，加大沉香、槟榔用量，再加蛤蚧，以降逆纳气调理肺；若不思饮食者，加神曲、生山楂、莱菔子，以消食和胃；若健忘甚者，加远志、石菖蒲，以开窍涤痰；若呃逆甚者，加陈皮、竹茹，以降逆止呃；若胸闷甚者，加薤白、全瓜蒌，以开胸行气等。

【临证验案】慢性支气管炎、围绝经期综合征

孙某，女，49 岁，郑州人。有多年慢性支气管炎病史，在 2 年前又出现围绝经期综合征，服用中西药但未能达到控制症状的目的，近由病友介绍前来诊治。刻诊：咳嗽，咯痰量多清稀，胸闷，急躁易怒，胸胁胀闷，淡漠人生，不思饮食，手足不温，口淡不渴，舌质淡红、苔薄白，脉沉。辨为寒饮郁肺，气机郁滞证，治当温肺化饮，疏利气机，给予小青龙汤与五磨饮子合方加味：麻黄 10 g，桂枝 10 g，白芍 10 g，干姜 10 g，细辛 10 g，生半夏 12 g，五味子 12 g，沉香 10 g，槟榔 10 g，乌药 10 g，木香 10 g，枳实 10 g，炙甘草 10 g。6 剂，第 1 次煎 35 min，第 2 次煎 25 min，合并药液，每日 1 剂，每次服 150 mL 左右，每日分早、中、晚 3 次服。

二诊：胸胁胀闷减轻，咳嗽减少，以前方 6 剂继服。

三诊：急躁易怒较前明显好转，饮食转佳，以前方 6 剂继服。

四诊：咳嗽、咯痰减轻，急躁易怒较前又有好转，以前方 6 剂继服。

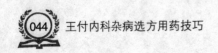
五诊：饮食正常，急躁易怒基本恢复正常，以前方减沉香、槟榔、乌药、木香、枳实各为6g，以前方6剂继服。

六诊：病情稳定，未有明显不适，6剂。

七诊：诸症基本消除，又以前方因病证变化酌情加减用药治疗40余剂，病情稳定。随访1年，一切尚好。

用方体会：根据咳嗽、咯痰量多清稀辨为寒饮郁肺，再根据急躁易怒、淡漠人生辨为气郁，因口淡不渴、手足不温辨为阳虚，以此辨为寒饮郁肺，气机不利证。方以五磨饮子疏利气机，破散郁结；以小青龙汤温肺化饮，降逆止咳。方药相互为用，以奏其效。

肺热证用方

肺热证的基本症状有咳嗽，气喘，咯痰，或鼻塞，或咽痒；辨治肺热证的基本要点是口渴，舌质红、苔薄黄，脉浮，运用方药辨肺热证只有重视同中求异，才能选择最佳切机方药而取得良好治疗效果。

银翘散（《温病条辨》）

运用银翘散并根据方药组成及用量的配伍特点，可以辨治风热感冒证（表寒里热证）、风热郁肺证、咽喉郁热证；辨治要点是咽痛，咳嗽，舌质红、苔薄黄，脉浮。

【组成】连翘一两（30g）　金银花一两（30g）　苦桔梗六钱（18g）　薄荷六钱（18g）　竹叶四钱（12g）　生甘草五钱（15g）　荆芥穗四钱（12g）　淡豆豉五钱（15g）　牛蒡子六钱（18g）

【用法】将药研为细散状，用水煎18g，加鲜苇根30g，视病情而决定服药时间与次数。

【功效】辛凉解表，清热解毒。

1. 辨治感冒、流行性感冒、上呼吸道感染，以及原因不明的发热属于风热感冒证，以感冒、口渴为基本特征。

【适用病证】

主要症状：发热，恶寒，头痛。

辨证要点：口渴，舌质红、苔薄黄，脉浮或浮数。

可能伴随的症状：身体疼痛，肌肉疼痛，或烦躁不安，或鼻塞，或汗出，或无汗，或咽痛，或咳嗽，或流黄鼻涕等。

2. 辨治支气管炎、支气管肺炎、肺炎、间质性肺疾病、肺脓肿属于风热郁肺证，以咳嗽、发热为基本特征。

【适用病证】

主要症状：咳嗽，气喘。

辨证要点：口渴，舌质红、苔薄黄，脉浮数。

可能伴随的症状：高热，或气短急促，或烦躁，或汗出，或无汗，或咯痰色黄，或胸中闷热，或胸闷，或胸满等。

3. 辨治咽炎、扁桃体炎、喉炎、腮腺炎、牙龈炎属于咽喉郁热证，以咽喉疼痛、吞咽不利为基本特征。

【适用病证】

主要症状：咽喉疼痛，吞咽不利。

辨证要点：口渴，舌质红、苔薄黄，脉浮数。

可能伴随的症状：高热，或气急，或心烦，或汗出，或无汗，或咽喉红肿，或胸中烦热，或大便干结等。

【解读方药】方中用辛凉药2味，牛蒡子偏于宣肺，薄荷偏于利咽；辛温药2味，荆芥偏于疏散，淡豆豉偏于透达；清热药4味，连翘、金银花偏于解毒，竹叶偏于泻火，芦根偏于生津；桔梗苦平宣肺利咽；生甘草清热益气。又，方中用辛凉药配伍辛温药，以透散外达；辛凉药配伍清热药，以透解热毒；辛温药配伍清热药，以防寒凉药凝滞；清热药配伍益气药，以防寒药伤气；辛凉药配伍利咽药，以治郁热结咽，方中诸药相互为用，以奏辛凉透表，清热解毒之效。

【配伍用药】若高热甚者，加大银花、连翘用量，以清热解毒；若咽痛甚者，加大薄荷、牛蒡子用量，以利咽止痛；若烦躁不安者，加大竹叶用量，再

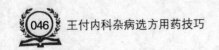

加黄连，以清热除烦；若咳嗽甚者，加大桔梗用量，再加杏仁，以宣降止咳；若胸中烦热者，加栀子、淡豆豉，以清热除烦；若口渴甚者，加大芦根用量，再加天花粉、麦冬，以清热生津等。

【临证验案】慢性扁桃体炎、慢性鼻炎

赵某，男，9岁，郑州人。其母代诉，在4年前因感冒引起扁桃体炎及鼻炎，多次服用中西药但未能达到治疗目的，仅仅是服药时症状缓解，停药则诸症状又出现，近因病证加重前来诊治。刻诊：咽痛，咽部红肿，咳嗽，鼻塞不通，流黄鼻涕，时时身热，口渴，舌质红、苔薄黄，脉略浮。辨为热郁鼻咽，清窍阻塞证，治当清宣郁热，疏利清窍，给予银翘散与麻杏石甘汤合方；连翘30 g，金银花30 g，苦桔梗18 g，薄荷18 g，竹叶12 g，荆芥穗12 g，淡豆豉15 g，牛蒡子18 g，苇根30 g，麻黄12 g，杏仁10 g，石膏24 g，生甘草15 g。6剂，第1次煎35 min，第2次煎25 min，合并药液，每日1剂，每次服150 mL左右，每日分早、中、晚3次服。

二诊：咽痛减轻，鼻塞好转，以前方6剂继服。

三诊：鼻塞减轻，咽部红肿明显消退，以前方6剂继服。

四诊：咳嗽止，咽痛消除，鼻涕止，以前方6剂继服。

五诊：诸症均有明显好转，以前方6剂继服。

六诊：诸症较前基本趋于缓解，以前方6剂继服。

七诊：诸症基本消除，为了巩固疗效，又以前方治疗12剂。随访半年，一切尚好。

用方体会：根据咽痛、咽部红肿、舌质红辨为热郁，再根据鼻塞、黄鼻涕辨为热扰，因口渴、咳嗽辨为肺热，以此辨为热郁鼻咽，清窍阻滞证。方以银翘散清利咽喉，消肿止痛；以麻杏石甘汤宣肺通窍，透散郁热。方药相互为用，以奏其效。

桑菊饮（《温病条辨》）

运用桑菊饮并根据方药组成及用量的配伍特点，可以辨治风热犯肺证，肺热伤血证；辨治要点是咽痛，咳嗽，舌质红、苔薄黄，脉浮。

【组成】 桑叶二钱五分（7.5 g）　菊花一钱（3 g）　杏仁二钱（6 g）　连翘一钱五分

（5 g）　薄荷_{八分}（2.4 g）　桔梗_{二钱}（6 g）　甘草_{生，八分}（2.4 g）　苇根_{二钱}（6 g）

【用法】水煎服，每日分 2 次温服。用汤剂可在原方量基础上加大 1 倍。

【功效】疏风清热，宣肺止咳。

1. 辨治急性支气管炎、急性扁桃体炎、流行性感冒属于风热犯肺证，以咳嗽、口渴为基本特征。

【适用病证】

主要症状：咳嗽，咽干。

辨证要点：痰黄，舌质红、苔薄黄，脉浮或浮数。

可能伴随的症状：气急，或咽痛，或气喘，或鼻塞，或流黄鼻涕，或头痛，或身体疼痛，或发热，或恶寒，或汗出等。

2. 辨治原发性血小板减少性紫癜、过敏性血小板减少性紫癜、溶血性贫血、血友病、维生素 C 缺乏症，以及造血系统疾病属于肺热伤血证，以出血、鼻燥为基本特征。

【适用病证】

主要症状：鼻出血，鼻燥，或牙龈出血。

辨证要点：口渴，舌质红、苔薄黄，脉浮。

可能伴随的症状：头痛，或鼻臭，或咳嗽，或身热，或恶风，或汗出，或痰少而黏等。

【解读方药】方中用辛凉药 3 味，桑叶偏于疏散营卫风热，菊花偏于辛透肺中郁热，薄荷偏于辛凉利咽；清热药 2 味，连翘偏于解毒，芦根偏于生津；宣降药 2 味，桔梗偏于宣肺利咽，杏仁偏于肃降肺气；甘草益气和中。又，方中用辛凉药配伍清热药，以清宣肺气；辛凉药配伍宣降药，以调理肺气；宣降药配伍益气药，宣降不伤肺气，方中诸药相互为用，以奏疏散风热，宣肺止咳之效。

【配伍用药】若咳嗽甚者，加大桔梗、杏仁用量，以宣降肺气；若咽干甚者，加麦冬、玄参，以滋润咽喉；若痰黄甚者，加黄芩、桑白皮，以清热燥湿化痰；若鼻出血甚者，加生地黄、白茅根，以清热凉血止血；若头痛者，加升麻、柴胡，以清利止痛；若鼻塞甚者，加柴胡、白芷，以辛散通窍等。

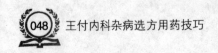

桑杏汤(《温病条辨》)

运用桑杏汤并根据方药组成及用量的配伍特点，可以辨治温燥伤肺证、肺热伤络出血证；辨治要点是咽痛，出血，咳嗽，舌质红、苔薄黄，脉浮。

【组成】桑叶一钱（3 g） 杏仁一钱五分（4.5 g） 沙参二钱（6 g） 象贝一钱（3 g） 香豉一钱（3 g） 栀皮一钱（3 g） 梨皮一钱（3 g）

【用法】水煎服。用汤剂可在原方用量基础上再加大3倍。

【功效】轻宣温燥，润肺降逆。

1. 辨治上呼吸道感染、急慢性支气管肺炎、支气管扩张咯血、百日咳属于温燥伤肺证，以咳嗽、痰少黄稠为基本特征。

【适用病证】

主要症状：咳嗽，咽干。

辨证要点：痰少黄稠，口渴，舌质红、苔薄黄，脉浮或浮数。

可能伴随的症状：咽喉干燥，或干咳无痰，或痰中带血，或鼻塞，或头痛，或发热，或喉痒等。

2. 辨治原发性血小板减少性紫癜、过敏性血小板减少性紫癜、溶血性贫血、血友病、维生素C缺乏症，以及造血系统疾病属于肺热伤络出血证，以痰中带血、咳嗽为基本特征。

【适用病证】

主要症状：痰中带血，咳嗽，或鼻血。

辨证要点：口渴，舌质红、苔薄，脉浮。

可能伴随的症状：头痛，或口干咽燥，或气喘，或身热，或喉痒等。

【解读方药】方中用清热药2味，桑叶偏于清宣，栀子偏于清降；益阴药2味，沙参偏于清润，梨皮偏于生津；降肺药2味，象贝偏于清降，杏仁偏于温降；香豉宣散郁热。又，方中清热药配伍益阴药，以治温燥伤津；清热药配伍降逆药，以治温燥伤肺气逆；益阴药配伍降肺药，以治阴伤气逆，方药相互为用，以奏轻宣温燥，润肺降逆之效。

【配伍用药】若咳嗽甚者，加大桑叶、杏仁用量，以宣降肺气；若咽干甚者，加大沙参、梨皮用量，再加薄荷，以滋利咽喉；若痰中带血者，加茜草、白茅根，以清热凉血止血；若身热甚者，加银花、连翘，以清热解毒；若头痛者，加川芎、蔓荆子，以通窍止痛；若鼻塞甚者，加大桑叶、贝母用量，再加白芷，以辛散滋润通窍等。

清燥救肺汤(《医门法律》)

运用清燥救肺汤并根据方药组成及用量的配伍特点，可以辨治温燥伤肺，气阴两伤证；辨治要点是咳嗽，咽干口燥，脉浮。

【组成】冬桑叶三钱（9 g） 石膏二钱五分（7.5 g） 人参七分（2 g） 甘草一钱（3 g） 胡麻仁炒,研,一钱（3 g） 真阿胶八分（2.4 g） 麦门冬去心,一钱二分（3.6 g） 杏仁去皮尖,炒,七分（2 g） 枇杷叶一片,刷去毛,蜜涂炙黄（3 g）

【用法】水煎服，每日分 6 次服。用汤剂可在原方用量基础上加大 1 倍。

【功效】清肺润燥，益气养阴，兼以化痰。

本方是辨治上呼吸道感染、急慢性支气管肺炎、支气管扩张咯血、百日咳、咽炎属于气阴两虚夹痰证，以咳嗽、咽干口燥、倦怠乏力为基本特征。

【适用病证】

主要症状：咳嗽，干咳，或痰少而黏。

辨证要点：咽喉干燥，神疲乏力，舌红少苔，或舌质红、苔薄黄，脉虚或数。

可能伴随的症状：气喘，头痛，或身热，或鼻燥，或痰中带血，或心烦，或咯痰不利，或咳声重着等。

【解读方药】方中用清热药 2 味，桑叶偏于清宣，石膏偏于清降；益阴药 2 味，麻仁偏于补血，麦冬偏于清热；阿胶补血化阴；宣降化痰药 2 味，杏仁偏于肃降，枇杷叶偏于宣利；益气药 2 味，人参偏于大补，甘草偏于平补。又，方中用清热药配伍益阴药，以治肺热伤阴；益阴药配伍补血药，血可化阴，以治疗阴血虚；清热药配伍益气药，以治肺热伤气；清热药配伍宣降药，以治肺热气逆；方药相互为用，以奏清肺润燥，益气养阴，兼以化痰之效。

【配伍用药】若干咳甚者，加大桑叶、石膏用量，再加沙参、贝母，以宣降肺气；若倦怠乏力甚者，加大人参用量，再加山药、黄芪，以补益肺气；若鼻燥者，加大石膏、桑叶用量，再加冰片，以清热润燥开窍；若心烦甚者，加

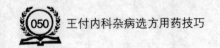

竹叶、黄连，以清心除烦；若盗汗者，加五味子、牡蛎，以敛阴止汗；若潮热者，加秦艽、地骨皮，以清退虚热等。

【临证验案】支气管扩张咯血、慢性胃炎

刘某，男，69岁，郑州人。有多年支气管扩张、慢性胃炎病史，多次服用中西药但未能有效控制咯血症状，只是服药期间能控制咯血，停药则咯血又出现，近由病友介绍前来诊治。刻诊：咳嗽，咯血，食辛辣即加重咯血，轻微气喘，饮食偏凉即胃痛，胃胀怕冷，手足不温，倦怠乏力，口渴不欲多饮，舌质淡红、苔薄黄，脉沉弱。辨为郁热蕴肺，寒凝胃脘证，治当清宣肺热，温胃散寒，给予清燥救肺汤与桂枝人参汤合方：桑叶20 g，石膏20 g，红参10 g，麻仁6 g，阿胶5 g，麦冬8 g，杏仁4 g，枇杷叶6 g，桂枝12 g，白术10 g，干姜10 g，生甘草6 g，炙甘草12 g。6剂，第1次煎35 min，第2次煎25 min，合并药液，每日1剂，每次服150 mL左右，每日分早、中、晚3次服。

二诊：咳嗽减轻，咯血未减轻，胃痛好转，以前方变阿胶为10 g，6剂。

三诊：咯血较前减少，胃胀怕冷好转，以前方6剂继服。

四诊：咯血止，仍有气喘，以前方变杏仁为12 g，6剂。

五诊：气喘明显好转，咯血未再出现，手足温和，以前方6剂继服。

六诊：胃痛、胃胀怕冷未再出现，以前方6剂继服。

七诊：诸症基本消除，为了巩固疗效，又以前方治疗30余剂。随访1年，未再出现咯血。

用方体会：根据食辛辣即加重咯血辨为热郁，再根据饮食偏凉即胃痛辨为胃寒，因手足不温、胃胀怕冷辨为阳虚，以舌质淡红、苔薄黄辨为寒热夹杂，以此辨为郁热蕴肺，寒凝胃脘证。方以清燥救肺汤清宣肺热，兼益气养阴；桂枝人参汤温阳散寒，补益脾胃。方药相互为用，以奏其效。

咯血方(《丹溪心法》)

运用咯血方并根据方药组成及用量的配伍特点，可以辨治肝火犯肺证；辨治要点是咯血，急躁易怒，脉浮。另外，运用咯血方最好能因人再合方用药，以此用之常常能取得预期治疗效果。

【组成】青黛（10 g）　瓜蒌仁_{去油}（12 g）　海粉（10 g）　山栀子_{炒黑}

（12 g）　诃子（9 g）［原方无用量］

【用法】 将药研为细散状，以蜜同姜汁为丸，口腔含化。

【功效】 清肝宁肺，凉血止血。

本方是辨治上呼吸道感染、急慢性支气管肺炎、支气管扩张咯血、百日咳、咽炎属于肝火犯肺证，以咳嗽、咯血为基本特征。

【适用病证】

主要症状：咳嗽，咯血。

辨证要点：因情绪异常诱发及加重，口渴，舌质红、苔薄黄，脉浮数。

可能伴随的症状：急躁易怒，头痛，或身热，或鼻燥，或咯痰不利，或两胁胀满，或两胁疼痛等。

【解读方药】 方中用清肺药2味，瓜蒌仁偏于化痰，海粉偏于散结；清肝凉血药2味，青黛偏于消斑，栀子偏于燥湿；诃子固敛收涩。又，方中清肺热药配伍清肝热药，以治肝肺郁热；清热药配伍固涩药，以治咯血。方中诸药相互为用，以奏清肝宁肺，凉血止血，化痰止咳之效。

【配伍用药】 若肝热甚者，加青黛、栀子用量，再加黄芩，以清泻肝热；若肺热甚者，加大瓜蒌、海粉用量，再加桑白皮，以清泻肺热；若咯血甚者，加棕榈、五倍子、海螵蛸，以收敛止血；若肝郁者，加柴胡、枳实，以疏肝解郁；若两胁胀痛者，加柴胡、白芍，以疏肝缓急止痛；若头痛者，加蔓荆子、薄荷，以清利止痛等。

葱豉桔梗汤（《重订通俗伤寒论》）

运用葱豉桔梗汤并根据方药组成及用量的配伍特点，可以辨治风热感冒证（表寒里热证）；辨治要点是发热，怕冷，头痛，脉浮。

【组成】 鲜葱白三至五枚　苦桔梗一至一钱半（3～4.5 g）　焦山栀二至三钱（6～9 g）淡豆豉三至五钱（9～15 g）　苏薄荷一至一钱半（3～4.5 g）　青连翘一钱半至二钱（4.5～6 g）生甘草七分至八分（2～2.5 g）　鲜淡竹叶三十片

【用法】 水煎服，每日分早、中、晚3次服。

【功效】 宣散清热，利咽解毒。

辨治感冒、流行性感冒、上呼吸道感染，以及原因不明的发热属于风热表

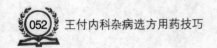

证，以感冒、口渴为基本特征。

【适用病证】

主要症状：发热，恶寒，咳嗽，或头痛。

辨证要点：口渴，舌质红、苔薄黄，脉浮或浮数。

可能伴随的症状：身体疼痛，或肌肉疼痛，或烦躁不安，或鼻塞，或汗出，或无汗，或咽痛，流黄鼻涕等。

【解读方药】 方中用辛散药3味，葱白偏于温通发散，淡豆豉偏于温通透达，薄荷偏于辛凉疏散；清热泻火药3味，栀子偏于燥湿，竹叶偏于利水，连翘偏于解毒；利咽药2味，桔梗偏于宣肺利咽，甘草清热益气利咽。又，方中辛散药配伍清热药，以治内外兼证即散寒于外泻热于内；清热药配伍利咽药，以治热郁咽喉，方中诸药相互为用，以奏宣散清热，利咽解毒之效。

【配伍用药】 若发热甚者，加大连翘用量，再加银花，以清泻郁热；若怕冷甚者，加大葱白、淡豆豉用量，再加桂枝，以温阳透达；若口渴甚者，加五味子、麦冬，以敛阴生津；若身体疼痛者，加川芎、桂枝，以温通经气；若汗出者，加牡蛎、五味子、白芍，以收敛止汗；若头痛者，加牛蒡子、薄荷、蔓荆子，以清利止痛等。

清金化痰汤(《医学统旨》)

运用清金化痰汤并根据方药组成及用量的配伍特点，可以辨治痰热蕴肺夹伤阴；辨治要点是咳嗽、气粗，痰稠色黄，苔黄腻。

【组成】 瓜蒌仁　橘红　黄芩　茯苓　栀子_{各一钱半}（各4.5 g）　桔梗_{二钱}（6 g）　桑白皮　麦冬　知母　贝母_{各一钱半}（各4.5 g）　甘草_{四分}（2 g）

【用法】 水煎服。用汤剂可在原方用量基础上加大1倍。

【功效】 清热化痰，宣降肺气，兼以益阴。

辨治急性支气管肺炎、病毒性肺炎、细菌性肺炎、支气管哮喘、间质性肺疾病属于痰热蕴肺夹伤阴证，以咳嗽、痰黄黏稠为基本特征。

【适用病证】

主要症状：咳嗽，咳声气粗。

辨证要点：痰多色黄，咽干，舌质红、苔黄腻，脉沉或沉滑。

　　可能伴随的症状：胸闷，或五心烦热，或气喘，或气急，或喉中痰鸣，或痰稠成块，或呕吐食少，或胸胁胀痛，或食油腻加重等。

　　【解读方药】 方中用清热药 4 味，栀子、黄芩偏于燥湿，知母偏于泻火益阴，桑白皮偏于泻肺利水；化痰药 4 味，瓜蒌仁、贝母偏于降肺润肺，桔梗偏于宣肺利咽，橘红偏于理气和胃；麦冬清热益阴生津；益气药 2 味，茯苓偏于渗利，甘草偏于和中。又，方中清热药配伍化痰药，以治痰热蕴结；化痰药配伍益阴药，兼防化痰药伤阴；清热药配伍益气药，既治郁热伤气又兼顾脾胃，方中诸药相互为用，以奏清热化痰，宣降肺气，兼以益阴之效。

　　【配伍用药】 若痰多者，加大瓜蒌、贝母用量，以清热化痰；若咽干甚者，加大麦冬用量，再加玄参、生地黄，以滋阴润燥；若五心烦热者，加地骨皮、丹皮，以清退虚热；若气喘者，加半夏、杏仁，以降逆平喘；若食少者，加莱菔子、生山楂，以消食和胃；若胸胀闷者，加薤白、枳实，以行气宽胸等。

清气化痰丸(《医方考》)

　　运用清气化痰丸并根据方药组成及用量的配伍特点，可以辨治痰热蕴肺夹气郁证；辨治要点是咳嗽，痰黄，胸闷，苔黄腻，以此用之常常能取得预期治疗效果。

　　【组成】 陈皮_{去白} 杏仁_{去皮尖} 枳实_{麸炒} 黄芩_{酒炒} 瓜蒌仁_{去油} 茯苓_{各一两}（各 30 g） 胆南星 制半夏_{各一两半}（各 45 g）

　　【用法】 将药研为细散状，以姜汁为丸，每次服 6 ~ 9 g，温水送服。用汤剂可用原方量的 1/2。

　　【功效】 清热化痰，理气止咳。

　　辨治急性支气管肺炎、病毒性肺炎、支气管哮喘、间质性肺疾病、慢性阻塞性肺疾病属于痰热蕴肺夹气郁证，以咳嗽、痰黄黏稠为基本特征。

　　【适用病证】

　　主要症状：咳嗽，咳声气粗。

　　辨证要点：痰多色黄，胸闷，舌质红、苔黄腻，脉沉或滑。

　　可能伴随的症状：气喘，或气急，或喉中痰鸣，或痰稠成块，或呕吐食少，或身热，或身体困倦，或胸胁胀痛，或食油腻加重等。

【解读方药】 方中用清化药3味，胆南星偏于涤痰，瓜蒌仁偏于润燥，黄芩偏于燥湿；温化降逆药2味，半夏偏于醒脾燥湿，杏仁偏于润肺；理气药2味，枳实偏于降泄，陈皮偏于行散；茯苓健脾益气渗湿。又，方中清化药配伍温化药，以治痰热，兼防寒药凝滞；化痰药配伍理气药，以治痰郁即气化痰消；化痰药配伍益气药，气能化痰，方药相互为用，以清热化痰，理气止咳为主。

【配伍用药】 若胸闷者，加大陈皮、枳实用量，再加薤白，以开胸行气；若气喘甚者，加麻黄、杏仁，以宣降平喘；若呕吐者，加陈皮、竹茹，以降逆止呕；若食油腻加重者，加鸡内金、生山楂，以消食和胃；若咳嗽者，加贝母、白前，以宣降止逆；若发热者，加桑叶、菊花，以辛散透热等。

【临证验案】小儿支原体肺炎

杨某，男，6岁，郑州人。其母代诉，在6个月前出现发热（体温37～41℃），怕冷，咳嗽，咽痛，头痛，经西药治疗1个月未愈，又改用中药治病20余天仍未愈，经检查诊断为小儿支原体肺炎，服用中西药及静脉用药均未达到治疗目的，近由病友介绍前来诊治。刻诊：发热（体温38.1℃），怕冷，咳嗽，咯痰色黄，咽痛，咽肿，恶心呕吐，腹胀，不思饮食，手足不温，舌质红、苔黄腻，脉沉略弱。辨为肺胃痰热夹虚证，治当清宣肺热，和胃化痰，给予清气化痰丸与半夏泻心汤合方加味：陈皮15g，杏仁15g，枳实15g，黄芩15g，瓜蒌仁15g，茯苓15g，胆南星24g，生半夏24g，黄连3g，干姜10g，生山楂24g，红参10g，大枣12枚，炙甘草12g。6剂，第1次煎40 min，第2次煎25 min，合并药液，每日1剂，每次服40 mL左右，每日分8次服。

二诊：咳嗽减轻，恶心呕吐止，腹痛好转，以前方6剂继服。

三诊：咯痰明显减少，饮食好转，以前方6剂继服。

四诊：咳嗽止，仍有咯痰，以前方变瓜蒌仁为24g，6剂。

五诊：诸症基本消除，为了巩固疗效，又以前方治疗12剂。随访半年，一切尚好。

用方体会：根据咳嗽、咯痰色黄辨为肺热，再根据腹胀、苔黄腻辨为脾胃湿热，因怕冷、手足不温辨为湿热夹寒，以脉沉略弱辨为寒热夹虚，以此辨为肺胃痰热夹虚证。方以清气化痰丸清热化痰，理气宽胸；以半夏泻心汤清热燥湿，补益中气，加生山楂消食和胃。方药相互为用，以奏其效。

清金降火汤(《古今医鉴》)

运用清金降火汤并根据方药组成及用量的配伍特点，可以辨治痰热蕴肺夹郁瘀证；辨治要点是咳嗽，痰黄，苔腻。

【组成】陈皮　杏仁_{各一钱半}（各 4.5 g）　赤芍　半夏　桔梗　贝母　前胡　瓜蒌仁　黄芩　石膏_{各一钱}（各 3 g）　枳壳_{八分}（2.4 g）　甘草_{三分}（1 g）

【用法】水煎服，加入姜 1 片，饭后服用。用汤剂可在原方用量基础上加大 1 倍。

【功效】清肺化痰，降逆止咳。

辨治急性支气管肺炎、病毒性肺炎、支气管哮喘、间质性肺疾病、慢性阻塞性肺疾病属于痰热蕴肺夹郁瘀证，以咳嗽、痰黄，胸闷，舌质暗紫为基本特征。

【适用病证】

主要症状：咳嗽，咳声气粗。

辨证要点：痰多色黄，胸闷，舌质暗红夹瘀紫、苔黄腻，脉沉或沉滑。

可能伴随的症状：胸痛，或气喘，或气急，或喉中痰鸣，或痰稠成块，或呕吐食少，或身热，或胸胁胀痛，或食油腻加重等。

【解读方药】方中用清热药 3 味，瓜蒌仁偏于化痰润肺，黄芩偏于燥湿，石膏偏于泻热生津；宣降化痰药 5 味，半夏偏于醒脾燥湿，杏仁偏于降逆润肺，贝母偏于润肺软坚，桔梗偏于宣肺以降，前胡偏于降肺以宣；理气药 2 味，枳壳偏于降泄，陈皮偏于行散；赤芍凉血化瘀；甘草益气和中。又，方中用清热药配伍化痰药，以治痰热郁肺；化痰药配伍理气药，气能化痰；清热药配伍益气药，寒清不伤胃，方药相互为用，以清肺化痰，降逆止咳为主。

【配伍用药】若咳嗽甚者，加紫菀、款冬花，以宣降肺气；若气喘甚者，加麻黄、杏仁，以宣降平喘；若胸闷甚者，加厚朴、苏叶，以下气宽胸；若胸痛者，加五灵脂、蒲黄，以活血止痛；若胸胀者，加薤白、木香，以行气除胀；若大便溏泄者，加山药、白术，以健脾止泻等。

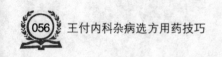

黛蛤散(《中国药典》)

运用黛蛤散并根据方药组成及用量的配伍特点，可以辨治肝火犯肺气逆证、肝火犯肺伤络证；辨治要点是咳嗽，胸痛，苔黄。

【组成】青黛（30 g）　　蛤壳（300 g）

【用法】将上药粉碎为细粉，每次服用 6 g，每日分 3 次服。

【功效】清肝泻肺，凉血止血。

1. 辨治急性咽炎、急性喉炎、急性支气管肺炎、病毒性肺炎、支气管哮喘、间质性肺疾病属于肝火犯肺气逆证，以咳嗽、胸胁胀痛为基本特征。

【适用病证】

主要症状：咳嗽，胸胁胀痛。

辨证要点：急躁易怒，舌质红、苔黄腻，脉沉或弦。

可能伴随的症状：气喘，或口苦，或咯痰不爽，或痰呈絮状，或咳引胁痛，或大便干结等。

2. 辨治原发性血小板减少性紫癜、过敏性血小板减少性紫癜、溶血性贫血、血友病、维生素 C 缺乏症，以及造血系统疾病属于肝火犯肺伤络证，以痰中带血、咳嗽为基本特征。

【适用病证】

主要症状：痰中带血，痰稠色黄，咳嗽。

辨证要点：口渴，舌质红、苔薄黄，脉细数。

可能伴随的症状：胸胁胀痛，或气喘，或胸闷，或汗出，或面红等。

【解读方药】方中青黛、蛤壳清泻肝火，兼以凉血治肺；蛤壳清泻肺热，兼以泻肝止血。又，方中清热凉血药配伍软坚止血药，方药相互为用，以清肝泻肺为主。

【配伍用药】若咳嗽甚者，加桑叶、菊花、款冬花，以清热宣降肺气；若气喘甚者，加黄芩、桑白皮、贝母，以清热平喘；若痰中带血者，加白茅根、茜草，以清热止血；若心胸烦热者，加栀子、淡豆豉，以清热除烦；若胸闷者，加薤白、全瓜蒌，以宽胸除胀；若大便干结者，加大黄、生地黄，以泻热滋阴凉血等。

泻白散(《小儿药证直诀》)

运用泻白散并根据方药组成及用量的配伍特点，可以辨治肺热咳逆证、肺热伤络证；辨治要点是咳嗽，气喘，苔黄。

【组成】桑白皮　地骨皮_{炒,各一两}（各30 g）　甘草_{炙,一钱}（3 g）

【用法】将药研为细散状，用水煎粳米20 g，取米汤送服，饭前服用。

【功效】清泻肺热，止咳平喘。

1. **辨治急性咽炎、急性喉炎、急性支气管肺炎、病毒性肺炎、支气管哮喘、间质性肺疾病属于肺热咳逆证，以咳嗽、胸胁胀痛为基本特征。**

【适用病证】

主要症状：咳嗽，气急。

辨证要点：午后发热，舌质红、苔黄腻，脉沉或细。

可能伴随的症状：气喘，或面赤，或咯痰不爽，或痰黄而黏，或咳引胁痛，或小便短少等。

2. **辨治原发性血小板减少性紫癜、过敏性血小板减少性紫癜、溶血性贫血、血友病、维生素C缺乏症，以及造血系统疾病属于肺热伤络证，以痰中带血、咳嗽为基本特征。**

【适用病证】

主要症状：痰中带血，咳嗽。

辨证要点：因情绪异常加重，口渴，舌质红、苔薄黄，脉浮数。

可能伴随的症状：胸胁胀痛，或气喘，或气急，或痰黄，或汗出，或面红，或大便干结等。

【解读方药】方中用桑白皮清泻肺热；地骨皮凉血益阴；补益中气药2味，粳米偏于益肺，甘草偏于缓急。又，方中清热药配伍益阴药，以治热伤阴津；清热药配伍补气药，以治郁热伤肺；益阴药配伍补气药，以治郁热伤气，以奏清泻肺热，止咳平喘之效。

【配伍用药】若咳嗽甚者，加百部、桔梗，以宣降止逆；若气喘甚者，加杏仁、全瓜蒌，以肃降平喘；若痰中带血者，加黄芩、白茅根、茜草，以清热止血；若大便干结者，加大黄，以清泻郁热；若汗多者，加五味子、牡蛎，以

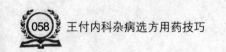

收敛止汗；若情绪急躁者，加柴胡、枳实，以疏肝行气等。

黛蛤散(《中国药典》)与泻白散(《小儿药证直诀》)合方

运用黛蛤散与泻白散合方并根据方药组成及用量的配伍特点，可辨治肝火犯肺咳逆重证、肝火犯肺热伤络重证；辨治要点是咳嗽，气急，苔黄。

【组成】

黛蛤散：青黛（30 g）　蛤壳（300 g）

泻白散：桑白皮　地骨皮炒,各一两（各 30 g）　甘草炙,一钱（3 g）　粳米七钱（20 g）

【用法】将上药粉碎为细粉，每次服用 6 g，每日分 3 次服。

【功效】清肝泻肺，化痰平喘，益气凉血。

1. **辨治急性咽炎、急性喉炎、急性支气管肺炎、病毒性肺炎、支气管哮喘、间质性肺疾病属于肝火犯肺咳逆重证，以咳嗽、胸胁胀痛为基本特征。**

【适用病证】

主要症状：咳嗽，气急，或胸胁胀痛。

辨证要点：急躁易怒，午后发热，舌质红、苔黄腻，脉沉或弦。

可能伴随的症状：气喘，或口苦，或面赤，或咯痰不爽，或痰呈絮状，或咳引胁痛，或大便干结，或小便少等。

2. **辨治原发性血小板减少性紫癜、过敏性血小板减少性紫癜、溶血性贫血、血友病、维生素 C 缺乏症，以及造血系统疾病属于肝火犯肺伤络重证，以痰中带血、咳嗽为基本特征。**

【适用病证】

主要症状：痰中带血，急躁易怒，咳嗽。

辨证要点：因情绪异常加重，口渴，舌质红、苔薄黄，脉沉或浮数。

可能伴随的症状：胸胁胀痛，或气喘，或痰黄，或胸闷，或头痛，或身热，或心烦，或汗出，或面红等。

【解读方药】方中用清热药 3 味，黛蛤偏于清肝，蛤壳偏于清肺，桑白皮偏于泻肺；地骨皮凉血益阴；补益中气药 2 味，粳米偏于益肺，甘草偏于缓急。又，方中清热药配伍益阴药，以治热伤阴津；清热药配伍补气药，以治郁热伤气；益阴药配伍补气药，以治郁热伤气阴，以奏清肝泻肺，化痰平喘，益气凉血之效。

【配伍用药】若肺热盛者，加知母、黄芩，以清肺益阴；若燥热者，加瓜蒌皮、贝母，以润肺止咳；若大便干结者，加大黄、麻仁，以泻热润燥等。

泽漆汤(《伤寒杂病论》)

运用泽漆汤并根据方药组成及用量的配伍特点，可辨治痰热伤肺证；辨治要点是咳嗽，哮喘，苔黄。另外，运用泽漆汤最好能因人再合方用药，以此用之常常能取得预期治疗效果。

【组成】半夏_{半升}（12 g）　紫参_{(一作紫菀)五两}（15 g）　泽漆_{以东流水五斗,煮取一斗五升,三斤}（150 g）生姜_{五两}（15 g）白前_{五两}（15 g）　甘草　黄芩人参　桂枝_{各三两}（各9 g）

【用法】先煎泽漆 180 min，去泽漆，再加入其余药，煮取药液 350 mL，每日分 5 次服。

【功效】清热化痰，益气宽胸。

辨治急慢性支气管炎、支气管哮喘、慢性阻塞性肺疾病、肺源性心脏病、百日咳、结核性渗出性胸膜炎、间质性肺疾病属于痰热伤肺证，以咳嗽、哮喘、痰多色黄为基本特征。

【适用病证】

主要症状：哮喘，咳嗽。

辨证要点：痰多色黄，舌质红、苔黄，脉滑或沉。

可能伴随的症状：烦躁，或气急，或胸闷，或胸高胁胀，或口苦，或汗出，或面赤，或身热，或咯痰不爽，或喉中痰鸣等。

【解读方药】方中用清热药 3 味，泽漆偏于泻肺利饮，黄芩偏于燥湿，紫参偏于降泻；宣降药 3 味，白前偏于宣肺止逆，半夏偏于降肺燥湿，生姜偏于宣散止咳；桂枝通阳化饮；益气药 2 味，人参偏于大补；甘草偏于缓补。又，方中清热药配伍宣降药，以治肺热气逆；清热药配伍益气药，以治郁热伤气；清热药配伍温热药，以清不寒凝，兼以透散，方中诸药配伍，以奏清热化痰，益气宽胸之效。

【配伍用药】若肺热盛者，加石膏、知母，以清泻肺热；若痰多者，加全

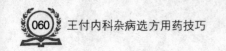

瓜蒌、贝母，以化痰止咳；若气喘甚者，加麻黄、杏仁，以宣降平喘；若气虚明显者，加大人参用量，再加白术，以健脾益气；若口苦甚者，加大黄芩用量，再加栀子，以清泻郁热等。

【临证验案】间质性肺疾病、慢性鼻炎

曹某，女，60岁，郑州人。3年前因病毒性肺炎住院治疗2周，半个月后又出现咳嗽，半年前经检查又诊断为间质性肺疾病，多次服用中西药但未能有效控制症状，近由病友介绍前来诊治。刻诊：胸闷，自觉胸中灼热，咳嗽，轻微气喘，痰稠色黄，咯之不出，烦躁不安，脘腹胀满，不思饮食，倦怠乏力，口渴，舌质红、苔黄略腻，脉沉弱。辨为痰热郁肺夹虚证，治当清泻肺热、理气和胃，兼益中气，给予泽漆汤与橘枳姜汤合方加味：生半夏12 g，拳参15 g，泽漆150 g，生姜24 g，白前15 g，黄芩10 g，红参10 g，桂枝10 g，陈皮50 g，枳实10 g，麻黄12 g，石膏24 g，生甘草10 g。6剂，先以水煎煮泽漆180 min，去泽漆，以药水浸泡余药30 min，第1次煎40 min，第2次煎25 min，合并药液，每日1剂，每次服150 mL左右，每日分早、中、晚3次服。

二诊：自觉胸中灼热略有减轻，以前方6剂继服。

三诊：仍然自觉胸中灼热，咯痰较前减少，以前方变石膏为45 g，6剂。

四诊：胸中灼热较前有所减轻，脘腹胀满基本消除，以前方减陈皮为25 g，6剂。

五诊：烦躁不安好转，饮食较前明显好转，以前方6剂继服。

六诊：胸中灼热消除，咯痰基本消除，胸闷明显减轻，以前方变石膏为24 g，变泽漆为50 g，6剂。

七诊：诸症明显趋于缓解，以前方6剂继服。之后，为了巩固疗效，以前方因病证变化酌情加减用药治疗70余剂，病情稳定，身体未有不适。随访1年，一切尚好。

用方体会：根据胸闷、自觉胸中灼热辨为肺热，再根据脘腹胀满、不思饮食辨为脾胃气滞，因倦怠乏力、脉沉弱辨为气虚，又因痰稠色黄、苔黄腻辨为痰热，以此辨为痰热郁肺夹虚证。方以泽漆汤清肺化痰，降肺止咳平喘；以橘枳姜汤行气宽胸，降逆除满，加麻黄宣肺平喘止咳，石膏清泻肺热。方药相互为用，以奏其效。

麻杏石甘汤(《伤寒杂病论》)

运用麻杏石甘汤并根据方药组成及用量的配伍特点，可以辨治肺热咳喘证、肺热咳喘夹感冒；辨治要点是咳嗽，气喘，或发热，怕冷，苔黄。另外，运用麻杏石甘汤最好能因人再与葶苈大枣泻肺汤合方变化用药，以此用之常常能取得预期治疗效果。

【组成】麻黄_{去节,四两}（12 g）　杏仁_{去皮尖,五十个}（8.5 g）　甘草_{炙,二两}（6 g）石膏_{碎,绵裹,半斤}（24 g）

【用法】用水 490 mL，先煎麻黄 10 min，去麻黄沫，加入其余诸药，煮取药液 140 mL，每次温服 70 mL，视病情决定服药次数。

【功效】清热宣肺，止咳平喘。

1. 辨治急性支气管炎、大叶性肺炎、病毒性肺炎、支气管哮喘、麻疹肺炎、麻疹、百日咳、嗜酸性粒细胞增多性肺炎属于肺热咳喘证，以咳喘、痰黄为基本特征。

【适用病证】

主要症状：气喘，咳嗽，胸胀。

辨证要点：口渴，舌质红、苔薄黄，脉浮或浮数。

可能伴随的症状：身热，或汗出，或无汗，或气急不利，或咽中呀呷有声等。

2. 辨治感冒夹急性支气管炎、感冒夹大叶性肺炎、感冒夹病毒性肺炎、感冒夹支气管哮喘、感冒夹百日咳、感冒夹嗜酸性粒细胞增多性肺炎属于肺热咳喘夹感冒证，以咳喘、发热、怕冷、痰黄为基本特征。

【适用病证】

主要症状：发热，怕冷，咳嗽，气喘。

辨证要点：口渴，舌质红、苔薄黄，脉浮或浮数。

可能伴随的症状：身热，或头痛，或身体疼痛，或肌肉疼痛，或汗出，或无汗，或胸胀，或气急不利，或咽中呀呷有声等。

3. 辨治药物性皮炎、过敏性皮炎、日射性皮炎、风疹、湿疹、荨麻疹属于郁热扰卫瘙痒证，以疹痒、发热、苔黄为基本特征。

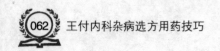

【适用病证】

主要症状：疹痒。

辨证要点：口渴，舌质红、苔薄黄，脉浮或无变化。

可能伴随的症状：身热，或头痛，或大便干结，或汗出，或无汗，或心胸烦热，或咳嗽，或肢体疼痛等。

【解读方药】 方中用石膏清泻肺热，兼养阴生津；宣降药2味，麻黄偏于辛宣平喘，杏仁偏于苦降止逆；甘草补益肺气，兼以生津。又，方中清热药配伍宣降药，以治郁热扰乱肺气；清热药配伍益气药，以治郁热伤气；宣降药配伍益气药，以制约宣降药伤气，方中诸药相互配伍，以奏清宣肺热，止咳平喘之效。

【配伍用药】 若痰多色黄者，加贝母、胆南星、黄芩，以清肺化痰；若气喘明显者，加桑白皮、款冬花、贝母，以泻肺平喘；若大便干结者，加大黄、天花粉，以泻大肠安肺；若咳嗽明显者，加桔梗、百部，以清肺止咳；若胸闷者，加葶苈子、苏子，以泻肺行气宽胸；若热伤肺气者，加粳米、人参，以补益肺气等。

【临证验案】 慢性荨麻疹

仝某，男，31岁，广州人。有5年慢性荨麻疹病史，屡屡服用中西药但未能有效控制症状，近由病友介绍前来诊治。刻诊：全身疹痒甚于四肢，遇冷加重，遇热亦加重，食辛辣加重，食凉不明显，心胸烦热，大便干结，时有腹胀，倦怠乏力，口渴不欲饮水，舌质红、苔薄黄，脉沉略弱。辨为肺胃郁热，浸淫营卫证，治当清泻肺胃，调理营卫，给予麻杏石甘汤、附子泻心汤与厚朴七物汤合方：麻黄12 g，杏仁10 g，石膏24 g，附子5 g，大黄10 g，黄芩10 g，厚朴24 g，大枣10 枚，枳实5 g，桂枝6 g，生姜15 g，生甘草10 g。6剂，水煎服，第1次煎40 min，第2次煎25 min，合并药液，每日1剂，每次服150 mL左右，每日分早、中、晚3次服。

二诊：疹痒略有减轻，大便仍干结，以前方变大黄为15 g，6剂。

三诊：大便通畅，疹痒较前又有减轻，以前方6剂继服。

四诊：大便略有溏泻，疹痒较前又有减轻，以前方减大黄为12 g，6剂。

五诊：大便正常，疹痒基本消除，以前方6剂继服。

六诊：因食辛辣食物，上肢又出现轻微疹痒，以前方变石膏为45 g，6剂。

七诊：疹痒减轻，其他症状基本消除，以前方6剂继服。之后，为了巩固疗效，又以前方治疗20余剂。随访1年，一切尚好。

用方体会：根据疹痒遇热加重辨为热，再根据疹痒遇凉加重辨为热夹寒，因大便干结、时时腹胀辨为郁热内结，又因倦怠乏力、脉沉弱辨为寒热夹虚，以此辨为肺胃郁热，浸淫营卫，卫虚不固证。方以麻杏石甘汤清宣肺卫郁热；以附子泻心汤清泻郁热，温阳通阳；以厚朴七物汤清泻郁热，调和营卫。方药相互为用，以奏其效。

桑白皮汤(《古今医统》卷四十四引《医林》)

运用桑白皮汤并根据方药组成及用量的配伍特点，可以辨治肺热壅滞证；辨治要点是咳嗽，哮喘，胸闷，苔黄。

【组成】桑白皮 半夏 苏子 杏仁 贝母 山栀 黄芩 黄连（各2.4 g）

【用法】用水400 mL，加生姜3片，煎至320 mL，通口服。

【功效】清热化痰，降肺平喘。

辨治急性支气管炎、大叶性肺炎、病毒性肺炎、支气管哮喘、麻疹肺炎、麻疹、百日咳、嗜酸性粒细胞增多性肺炎属于肺热壅滞咳喘证，以咳喘、胸闷、痰黄为基本特征。

【适用病证】

主要症状：气喘或哮喘，咳嗽，胸闷。

辨证要点：痰稠色黄，舌质红、苔薄黄或腻，脉滑或滑数。

可能伴随的症状：胸胁胀痛，或痰夹血色，或胸中烦热，或身热，或口渴，或面赤，或大便干结，或小便短赤等。

【解读方药】方中用清热药4味，桑白皮偏于降逆平喘，栀子、黄芩、黄连偏于清热燥湿；降肺药4味，半夏偏于醒脾燥湿化痰，苏子偏于降泻化痰，杏仁偏于化痰止逆，贝母偏于清肺化痰止咳。又，方中用清热药配伍降肺药，以治肺热气逆；降肺药选用寒热配伍，以防寒药凝滞，方中诸药相互为用，以奏清热化痰，降肺平喘之效。

【配伍用药】若气喘甚者，加大桑白皮、贝母、杏仁用量，再加麻黄，以宣降肺气；若咳嗽甚者，加紫菀、百部、款冬花，以降肺止咳；若热甚者，加大黄连、黄芩、栀子用量，以清泻肺热；若胸闷者，加大苏子、半夏用量，再

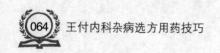

加全瓜蒌、薤白，以宽胸通阳；若口渴者，加天花粉、玉竹，以清热生津；若痰中带血者，加大黄芩用量，再加白茅根，以清热止血等。

苇茎汤(《千金要方》)

运用苇茎汤并根据方药组成及用量的配伍特点，可以辨治肺痈瘀热证；辨治要点是咳嗽，气喘，咯吐脓血痰，苔黄。

【组成】苇茎切，二升，以水二斗，煮取五升，去滓（50 g）　薏苡仁半升（15 g）　瓜瓣半升（15 g）　桃仁三十枚（8 g）

【用法】将药研为细散状，加入苇汁，取 140 mL，每次服 70 mL，每天分 2 次服。

【功效】清肺化痰，逐瘀排脓。

辨治化脓性肺脓肿、急性大叶性肺炎、支气管肺炎、病毒性肺炎属于肺痈瘀热证，以咳嗽、咯吐脓血为基本特征。

【适用病证】

主要症状：咳嗽，气喘，咯吐脓血。

辨证要点：口腔血腥异味，舌质红、苔薄黄，脉滑数。

可能伴随的症状：高热振寒，或气短急促，或烦躁，或汗出，或胸痛，或咯痰色黄，或喉间有血腥味，或痰呈绿色等。

【解读方药】方中用苇茎清泻肺热；排脓药 2 味，薏苡仁偏于健脾利湿，冬瓜子偏于渗利湿浊；桃仁活血逐瘀排脓。又，方中用清热药配伍排脓药，以治肺热痈脓；清热药配伍活血药，以治瘀热痈脓；排脓药配伍活血药，以治脓血，方中诸药相互为用，以奏清肺化痰，逐瘀排脓之效。

【配伍用药】若咳嗽甚者，加桑叶、菊花、杏仁，以宣降清热；若气喘甚者，加石膏、麻黄，以清热平喘；若咯吐脓血甚者，加大蓟、小蓟，以清泻止血；若高热者，加石膏、知母，以清泻郁热等。

【临证验案】化脓性肺脓肿

孙某，女，49 岁，郑州人。3 个月前因高热，咳嗽，咯吐脓血，呼吸困难而住院，经检查诊断为化脓性肺脓肿，但服用中西药未能有效控制高热，咯吐脓血，由亲戚介绍前来诊治。刻诊：高热（39.8 ℃），咯吐脓血，咳嗽，气喘，烦躁，手足不温，大便干结，时时胸痛如针刺，舌质暗红夹瘀紫、苔薄黄，脉沉弱略涩。辨为肺热内盛，瘀热内结证，治当清泻肺热，活血化瘀，给予苇茎汤、桃核承气汤与麻杏石甘汤合方加味：苇茎 50 g，薏苡仁 15 g，冬瓜子 15 g，桃仁 10 g，桂枝 6 g，大黄 12 g，芒硝 6 g，麻黄 12 g，杏仁 10 g，石膏 24 g，红参 10 g，五灵脂 10 g，炙甘草 6 g。6 剂，水煎服，第 1 次煎 40 min，第 2 次煎 25 min，合并药液，每日 1 剂，每次服 150 mL 左右，每日分早、中、晚 3 次服。

二诊：高热（39.1 ℃）略有减轻，大便仍干结，以前方变大黄为 15 g，6 剂。

三诊：高热（38.2 ℃）较前又有减轻，大便正常，以前方 6 剂继服。

四诊：高热（37.5 ℃）较前又有减轻，大便略有溏泻，咯吐脓血止，以前方减大黄为 12 g，6 剂。

五诊：高热（37.3 ℃），大便正常，烦躁基本消除，手足温和，以前方 6 剂继服。

六诊：高热（37.1 ℃），咯吐脓血未再出现，以前方 6 剂继服。

七诊：诸症状基本消除，以前方 6 剂继服。之后，为了巩固疗效，又以前方 12 剂继服。随访 1 年，一切尚好。

用方体会：根据高热、咯吐脓血、舌质红辨为热，再根据大便干结、苔薄黄辨为热结，因胸痛如针刺辨为瘀血，又因手足不温、脉沉弱辨为夹虚，以此辨为肺热内盛，瘀热内结证。方以苇茎汤清泻肺热，逐瘀排脓；桃核承气汤清泻瘀热，兼以通阳；以麻杏石甘汤清泻肺热，宣肺降逆。方药相互为用，以奏其效。

苇茎汤(《千金要方》)与
桃仁红花煎(《陈素庵妇科补解》)合方

运用苇茎汤与桃仁红花煎合方并根据方药组成及用量的配伍特点，可以辨治肺痈脓瘀热证；辨治要点是咳嗽，胸痛，咯吐脓血痰，苔黄。

【组成】

苇茎汤：苇茎切,二升,以水二斗,煮取五升,去滓（50 g）　薏苡仁半升（15 g）　瓜瓣半升（15 g）　桃仁三十枚（8 g）

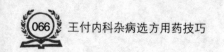

桃仁红花煎：红花　当归　桃仁　香附　延胡索　赤芍　川芎　乳香　丹参　青皮　生地（各12 g）

【用法】水煎服，每日分3次温服。

【功效】清热排脓，活血化瘀。

辨治化脓性肺脓肿、急性大叶性肺炎、支气管肺炎、病毒性肺炎属于肺痈脓瘀热证，以咳嗽、胸痛为基本特征。

【适用病证】

主要症状：咳嗽，胸痛，高热。

辨证要点：痛如针刺，口渴，舌质暗紫或夹瘀斑、苔黄，脉沉数或涩。

可能伴随的症状：气喘，或心胸烦热，或咯吐脓血，或气短急促，或烦躁不安，或喉间有腥味，或痰呈红绿色等。

【解读方药】方中用清热排脓药3味，苇茎偏于清泻肺热，薏苡仁偏于健脾利湿，冬瓜子偏于渗利湿浊；活血药8味，红花偏于通经，当归偏于补血，桃仁偏于破血，延胡索、川芎偏于温通行气，丹参偏于安神，乳香偏于止痛；凉血药2味，生地黄偏于滋阴，赤芍偏于散瘀。行气药2味，香附偏于行散，青皮偏于降泄。又，方中用清热药配伍行气药，以清热不凝气机；清热药配伍凉血药，以治痈脓迫血；活血药配伍理气药，气帅血行，方中诸药相互为用，以奏清热排脓，活血化瘀之效。

【配伍用药】若瘀血甚者，加大桃仁、红花用量，以活血化瘀；若咳嗽甚者，加桑叶、菊花、杏仁，以宣降清热；若气郁甚者，加大香附、青皮用量，再加柴胡，以行气解郁；若气喘甚者，加石膏、麻黄，以清热平喘；若咯吐脓血甚者，加大蓟、小蓟，以清泻止血；若高热者，加石膏、知母，以清泻郁热等。

如金解毒散（《痈疽神秘验方》）

运用如金解毒散并根据方药组成及用量的配伍特点，可辨治肺痈湿热证；辨治要点是咳喘，胸中闷热，咯吐脓血痰，苔黄腻。

【组成】桔梗_一钱_（3 g）　甘草_一钱半_（4.5 g）　黄连_炒，七分_（2.1 g）　黄芩_炒，七分_（2.1 g）　黄柏_炒，七分_（2.1 g）　山栀_炒，七分_（2.1 g）

【用法】将药研为细散状，每次服10 g，每天分3次服。

【功效】清热解毒，宣肺排脓。

辨治化脓性肺脓肿、急性大叶性肺炎、支气管肺炎、病毒性肺炎属于肺痈湿热证，以咳嗽、咯吐脓血为基本特征。

【适用病证】

主要症状：咳喘，高热振寒，咯吐脓血。

辨证要点：口苦，胸中闷热，舌质红、苔黄腻，脉滑数。

可能伴随的症状：气短急促，或烦躁，或头沉，或汗出，或胸痛，或咯痰色黄，或喉间有腥味，或痰呈绿色等。

【解读方药】方中用清热燥湿药 4 味，黄连偏于泻热，黄芩偏于清肺，黄柏偏于降泻，栀子偏于凉血；桔梗清宣肺热，解毒排脓；甘草清热解毒，益气缓急。又，方中用清热燥湿药配伍宣肺药，以治湿热蕴肺；清热燥湿药配伍益气药，以制约苦寒药伤胃，方中诸药相互为用，以奏清热解毒，宣肺排脓之效。

【配伍用药】若咳嗽者，加大桔梗用量，再加桑叶、菊花，以清宣肺热；若气喘者，加大桔梗用量，再加麻黄、杏仁，以宣降平喘；若胸闷甚者，加薤白、全瓜蒌，以通阳化痰；若烦躁甚者，加石膏、知母，以清热除烦等。

苇茎汤(《千金要方》)与
如金解毒散(《痈疽神秘验方》)合方

运用苇茎汤与如金解毒散合方并根据方药组成及用量的配伍特点，可辨治肺瘀热夹痈脓证；辨治要点是咳喘，胸中闷热，咯吐脓血痰，苔黄腻。

【组成】

苇茎汤：苇茎切，二升，以水二斗，煮取五升，去滓（50 g）　薏苡仁半升（15 g）　瓜瓣半升（15 g）　桃仁三十枚（8 g）

如金解毒散：桔梗一钱（3 g）　甘草一钱半（4.5 g）　黄连炒，七分（2.1 g）　黄芩炒，七分（2.1 g）　黄柏炒，七分（2.1 g）　山栀炒，七分（2.1 g）

【用法】水煎药服，每日分 3 次服。

【功效】清热解毒，逐瘀排脓。

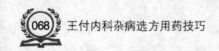

辨治扁桃体炎、化脓性肺脓肿、急性大叶性肺炎、支气管肺炎、病毒性肺炎属于肺瘀热夹痈脓证，以咳嗽、胸中闷热、咯吐脓血为基本特征。

【适用病证】

主要症状：咳嗽，气喘，咯吐脓血。

辨证要点：高热振寒，舌质红、苔薄黄，脉滑数。

可能伴随的症状：气短急促，或烦躁，或汗出，或胸痛，或咯痰色黄，或喉间有腥味，或痰呈绿色等。

【解读方药】 方中用清热燥湿药4味，黄连偏于泻热，黄芩偏于清肺，黄柏偏于降泻，栀子偏于凉血；排脓药3味，薏苡仁偏于健脾利湿，冬瓜子偏于渗利湿浊，桔梗偏于清宣肺热；苇茎清泻肺热；桃仁活血逐瘀；甘草清热解毒，益气缓急。又，清热药配伍活血药，以治瘀热痈脓；清热药配伍排脓药，以治肺热痈脓；清热燥湿药配伍宣肺药，以治湿热蕴肺；清热燥湿药配伍益气药，以制约苦寒药伤胃，方中诸药相互为用，以奏清热解毒，逐瘀排脓之效。

【配伍用药】 若咳嗽甚者，加大桔梗用量，再加桑叶、菊花，以清宣肺热；若气喘甚者，加大桔梗用量，再加麻黄、杏仁，以宣降平喘；若胸闷甚者，加薤白、全瓜蒌，以通阳化痰；若烦躁甚者，加石膏、知母，以清热除烦；若咯吐脓血甚者，加大蓟、小蓟，以清泻止血；若高热者，加石膏、知母，以清泻郁热等。

【临证验案】慢性扁桃体炎

郑某，女，13岁，郑州人。有5年慢性扁桃体炎病史，屡屡服用中西药但未能有效控制咽痛咽肿，近由病友介绍前来诊治。刻诊：咽喉肿痛，吞咽不利，咳嗽，烦躁，手足不温，大便干结，口渴不欲多饮，舌质暗淡夹瘀紫、苔黄，脉沉弱。辨为郁热内结夹寒证，治当清泻郁热，和利咽喉，给予苇茎汤、如金解毒散与附子泻心汤合方：苇茎50 g，薏苡仁15 g，冬瓜子15 g，桔梗10 g，黄连10 g，黄芩10 g，黄柏6 g，栀子6 g，大黄6 g，附子5 g，生甘草15 g。6剂，水煎服，第1次煎40 min，第2次煎25 min，合并药液，每日1剂，每次服150 mL左右，每日分早、中、晚3次服。

二诊：咽喉肿痛略有减轻，大便仍干结，以前方变大黄为15 g，6剂。

三诊：咽喉肿痛较前又有减轻，大便正常，以前方6剂继服。

四诊：吞咽正常，大便略有溏泻，咯吐脓血止，以前方减大黄为12 g，

6剂。

五诊：咳嗽基本消除，大便正常，烦躁消除，以前方6剂继服。

六诊：病情稳定，未再出现明显不适，以前方6剂继服。

七诊：诸症状基本消除，以前方6剂继服。之后，为了巩固疗效，又以前方12剂继服。随访1年，一切尚好。

用方体会：根据咽喉肿痛、舌质红辨为热，再根据大便干结、苔薄黄辨为热结，因手足不温、口渴不欲多饮辨为热夹阳虚，又因舌质暗淡夹瘀紫辨为夹瘀，以此辨为郁热内结夹寒证。方以苇茎汤清泻郁热，逐瘀消肿；如金解毒散清热解毒，宣利咽喉；以附子泻心汤辛温通阳，清泻积热。方药相互为用，以奏其效。

加味桔梗汤（《医学心悟》）

运用加味桔梗汤并根据方药组成及用量的配伍特点，可以辨治肺痈痰热证；辨治要点是咳喘，咯吐大量脓血如米粥。

【组成】桔梗_{去芦，八分}（2.4 g）　白及_{八分}（2.4 g）　橘红_{八分}（2.4 g）　甜葶苈_{微炒，八分}（2.4 g）　甘草节_{一钱五分}（4.5 g）　贝母_{一钱五分}（4.5 g）　薏苡仁_{五钱}（15 g）　金银花_{五钱}（15 g）

【用法】水煎服，每天分3次服。

【功效】清热解毒，化痰排脓。

辨治化脓性肺脓肿、急性大叶性肺炎、支气管肺炎、病毒性肺炎属于肺痈痰热证，以咳嗽、咯吐脓血为基本特征。

【适用病证】

主要症状：咳嗽，气喘，咯吐大量脓血如米粥。

辨证要点：高热振寒，口渴，舌质红、苔黄腻，脉滑数。

可能伴随的症状：气短急促，或烦躁，或汗出，或喘不得卧，或身热，或面赤，或喉间有腥味，或痰中夹血等。

【解读方药】方中用清热药3味，金银花偏于解毒，白及偏于消肿，甘草偏于益气；宣降药3味，桔梗偏于宣肺，贝母偏于降肺，葶苈子偏于泻肺；排脓药2味，薏苡仁偏于利湿，桔梗偏于化痰；化痰药2味，橘红偏于温化，贝

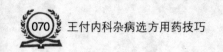

母偏于清化。又，清热药配伍宣降药，以治郁热气喘；清热药配伍排脓药，以治肺热痈脓蕴结；清热药配伍化痰药，以治湿热痰蕴；清热药配伍益气药，以制约苦寒药伤胃，方中诸药相互为用，以奏清热解毒，化痰排脓之效。

【配伍用药】 若咳嗽者，加大桔梗、贝母用量，以宣肺止咳；若气喘者，加大桔梗、陈皮、葶苈子用量，以宣降平喘；若咯吐脓血者，加大蓟、小蓟，以清热止血等。

肺寒热夹杂证用方

肺寒热夹杂证是临床中比较常见病证之一，又是比较难治病证之一。之所以难治，是因为治疗寒热夹杂病证必须权衡病变证机轻重，辨治稍有差错即有可能引起病变，或导致病情加重，或导致病情发生变化，对此只有审明病变证机，合理选用针对病变证机用药，才能取得良好治疗效果。

新加香薷饮（《温病条辨》）

运用新加香薷饮并根据方药组成及用量的配伍特点，可以辨治暑湿表证、脾胃湿热夹表证；辨治要点是发热，怕冷，头痛，或脘腹痞满，苔黄。

【组成】 香薷二钱（6 g）　金银花三钱（9 g）　鲜扁豆花三钱（9 g）　厚朴二钱（6 g）　连翘二钱（6 g）

【用法】 水煎服，视病情决定服药次数。

【功效】 解表散寒，清热祛湿。

1. 辨治感冒、流行性感冒、上呼吸道感染，以及原因不明发热属于暑湿表证，以头痛、或胃脘痞闷、苔腻为基本特征。

【适用病证】

主要症状：发热，恶寒，头痛。

辨证要点：口腻，舌质红、苔薄黄，脉浮或浮数。

可能伴随的症状：肢体酸重，或头昏，或头涨，或头痛，或心烦，或咳嗽，或胸闷，或腹胀，鼻塞流涕，或胃脘痞满等。

2. 辨治慢性胃炎、慢性肠炎、慢性胆囊炎、慢性胰腺炎属于脾胃湿热夹表证，以脘腹痞满、苔腻黄白夹杂为基本特征。

【适用病证】

主要症状：脘腹痞满，发热，怕冷。

辨证要点：口腻，肢体困重，舌质红、苔薄黄腻，脉浮或正常。

可能伴随的症状：不思饮食，或头昏，或头涨，或头沉，或心烦，或胸闷，或腹胀，或大便溏泄等。

【解读方药】方中用扁豆花健脾益气，祛暑化湿；香薷辛温解表；厚朴苦温化湿下气；清热药2味，金银花偏于泻火解毒，连翘偏于散结消肿。又，方中解表药配伍治里药，以治表里夹杂；化湿药配伍清热药，以治湿热。方中诸药相互为用，以奏解表散寒，清热祛湿之效。

【配伍用药】若发热甚者，加荆芥、防风，以疏散表寒；若湿热甚者，加黄连、黄芩，以清热燥湿；若脾胃湿甚者，加大扁豆用量，再加苍术、白术，以健脾醒脾燥湿；若腹胀者，加大厚朴用量，再加枳实，以行气除胀等。

越婢加半夏汤(《伤寒杂病论》)

运用越婢加半夏汤并根据方药组成及用量的配伍特点，可辨治寒饮郁肺夹水气证；辨治要点是咳嗽，气喘，水肿，苔黄白夹杂。

【组成】麻黄_{六两}（18 g） 石膏_{半斤}（24 g） 生姜_{三两}（9 g） 大枣_{十五枚} 甘草_{二两}（6 g） 半夏_{半升}（12 g）

【用法】用水 420 mL，先煎麻黄 10 min，煮取药液 210 mL，每日分 3 次温服。

【功效】温肺化饮，清热散水。

辨治慢性支气管炎、支气管肺炎、肺源性心脏病、流行性感冒、感冒属于寒饮郁肺夹热水气证，以咳嗽、痰黄白夹杂为基本特征。

【适用病证】

主要症状：咳嗽，气喘，肢体水肿。

辨证要点：痰多色黄，舌质红、苔薄黄，脉弦或沉。

可能伴随的症状：两目胀突犹如脱出状，或烦躁，或口渴，或欲饮水且量少，或面目水肿等。

【解读方药】 方中用辛温药 2 味，麻黄偏于宣散，生姜偏于发散；石膏寒凉清泻郁热；半夏苦温降泄浊逆；益气药 2 味，大枣偏于补血，甘草偏于生津。又，麻黄配半夏，宣降肺气；麻黄配石膏，清宣肺热。又，方中用辛温药配伍清热药，以治肺热水气；辛温药配伍降逆药，以治浊气上逆；辛温药配伍益气药，以益气化气化水，方中诸药相互为用，以奏温肺化饮，散水清热为主，兼以益气之效。

【配伍用药】 若咳嗽甚者，加大麻黄用量，再加百部、白前，以宣肺止咳；若气喘甚者，加大麻黄用量，再加杏仁，以宣降肺气；若水肿甚者，加车前子、滑石，以利水消肿；若烦躁者，加知母、栀子，以清热除烦；若痰多者，加贝母、全瓜蒌，以降逆化痰等。

【临证验案】感冒（寒热夹杂）

冼某，女，33 岁，河北人。3 年来几乎是天天感冒，多次检查仅有血常规轻微异常变化，但服用中西药及静脉用药均未能有效控制症状，近由其同学介绍前来诊治。刻诊：轻微发热，轻微怕冷，头微痛，全身肌肉轻微酸胀困痛，眼睑轻度水肿，心中烦躁不安，手足不温，自觉咽中痰多咯之不出，口渴喜饮热水，舌质淡红、苔薄黄，脉浮无力。辨为寒郁夹热气虚证，治当疏散风寒，清泻内热，温阳化痰，给予越婢加半夏汤与竹叶汤合方：麻黄 18 g，石膏 24 g，大枣 15 枚，生半夏 12 g，竹叶 10 g，葛根 10 g，防风 3 g，桔梗 3 g，桂枝 3 g，红参 3 g，附子 5 g，生姜 15 g，生甘草 6 g。6 剂，水煎服，第 1 次煎 40 min，第 2 次煎 25 min，合并药液，每日 1 剂，每次服 150 mL 左右，每日分早、中、晚 3 次服。

二诊：感冒略有减轻，痰多仍有，以前方加全瓜蒌为 24 g，6 剂。

三诊：感冒较前又有好转，痰多减少，眼睑水肿减轻，以前方 6 剂继服。

四诊：感冒症状基本消除，眼睑水肿也基本消退，以前方 6 剂继服。

五诊：诸症基本消除，未有其他明显不适，为了巩固疗效，以前方 6 剂继服。随访半年，一切尚好。

用方体会：根据轻微发热，轻微怕冷，头微痛辨为卫气抗邪，再根据眼睑轻微水肿辨为肺脾风水，因心中烦躁不安、口渴喜饮热水辨为寒热夹杂，又因脉浮无力辨为夹虚，以此辨为寒郁夹热气虚证。方以越婢加半夏汤温肺化饮，清热散水；以竹叶汤清热散寒，益气和中。方药相互为用，以奏其效。

小青龙加石膏汤（《伤寒杂病论》）

运用小青龙加石膏汤并根据方药组成及用量的配伍特点，可辨治寒饮郁肺夹热证；辨治要点是咳嗽，气喘，水肿，痰黄白夹杂。

【组成】 麻黄_去节,三两_（9 g）　芍药_三两_（9 g）　细辛_三两_（9 g）　干姜_三两_（9 g）　甘草_炙,三两_（9 g）　桂枝_去皮,三两_（9 g）　五味子_半升_（12 g）　半夏_洗,半升_（12 g）　石膏_二两_（6 g）

【用法】 用水 700 mL，先煎麻黄 10 min，煮取药液 210 mL，每日分 3 次温服。

【功效】 温肺兼清，化饮平喘。

辨治慢性支气管炎、支气管哮喘、支气管扩张、慢性阻塞性肺疾病、哮喘性鼻炎、过敏性鼻炎、鼻窦炎、额窦炎、过敏性皮炎、神经性皮炎、脂溢性皮炎属于寒饮郁肺夹热证，以咳嗽、痰黄白夹杂为基本特征。

【适用病证】

主要症状：咳嗽，气喘。

辨证要点：痰黄白夹杂，舌质淡、苔白滑或薄黄而燥，脉浮或沉紧。

可能伴随的症状：胸胀闷塞，或烦躁，或喉中痰鸣，或欲饮水且量少，或面目水肿等。

【解读方药】 方中用辛温药 4 味，麻黄偏于宣散，桂枝偏于温通，细辛偏于温化，干姜偏于温中；半夏苦温降肺止逆；敛阴药 2 味，芍药偏于酸寒补血，五味子偏于酸甘益气；炙甘草益气和中，又，细辛与麻黄、桂枝配伍，旨在辛温解表发汗，与干姜配伍，旨在温肺化饮；石膏寒凉清泻郁热，与芍药配伍，清热益阴；麻黄、桂枝、细辛发挥治疗作用，有表解表，无表尽在治里。方药相互为用，以温肺兼清，化饮平喘为主。又，方中用辛温药配伍降逆药，以治肺气上逆；辛温药配伍敛阴药，以平调肺气，宣散不伤阴津；辛温药配伍益气药，宣散不伤正气。方中诸药配伍，以奏温肺兼清，化饮平喘之效。

【配伍用药】 若郁热甚者，加大石膏用量，再加黄芩，以清泻郁热；若气

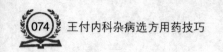

喘甚者，加大麻黄用量，再加杏仁，以宣降肺气；若咳嗽甚者，加紫菀、款冬花，以宣降止咳；若胸闷者，加全瓜蒌、薤白，以宽胸行气；若不思饮食者，加莱菔子、生山楂，以消食和胃等。

【临证验案】哮喘性鼻炎、慢性结肠炎

梁某，男，59岁，郑州人。有多年哮喘性鼻炎、慢性结肠炎病史，屡屡服用中西药及静脉用药，可病情总是反反复复，未能有效控制病情，近由病友介绍前来诊治。刻诊：咳嗽，哮喘，喉中痰鸣，痰稀色白，鼻塞不通，流清稀鼻涕，头痛，头沉，口渴欲饮热水，大便溏泄3~4次/d，时时腹痛，手足不温，舌质红、苔薄黄，脉沉弱。辨为肺脾虚寒夹热证，治当温补脾肺，兼清郁热，给予小青龙加石膏汤、理中丸与皂荚丸合方加味：麻黄10 g，桂枝10 g，细辛10 g，生半夏12 g，干姜10 g，白芍10 g，红参10 g，白术10 g，皂角10 g，石膏6 g，白芷15 g，炙甘草10 g。6剂，水煎服，第1次煎40 min，第2次煎25 min，合并药液，每日1剂，每次服150 mL左右，每日分早、中、晚3次服。

二诊：喉中痰鸣减轻，痰仍多，鼻塞减轻，头痛止，以前方变皂角为15 g，6剂。

三诊：喉中痰鸣较前又有减轻，痰量减少，鼻涕基本消除，头沉缓解，口渴较前明显减轻，以前方减皂角为12 g，变石膏为24 g，6剂。

四诊：咳嗽减少，鼻塞明显减轻，大便正常，口渴止，以前方减石膏为6 g，6剂。

五诊：喉中痰鸣基本消除，鼻塞及鼻涕消除，以前方6剂继服。

六诊：诸症基本缓解，为了巩固疗效，又以前方150余剂。随访1年，病情稳定，一切尚好。

用方体会：根据喉中痰鸣、痰稀色白辨为肺寒，再根据大便溏泄、时时腹痛辨为脾虚寒，因口渴喜饮热水辨为寒热夹杂，又因脉沉弱辨为夹虚，以此辨为肺脾虚寒夹热证。方以小青龙加石膏汤温肺宣肺，降逆兼清；以理中丸温补散寒；以皂荚丸涤痰利肺，加白芷开窍利肺通鼻。方药相互为用，以奏其效。

厚朴麻黄汤(《伤寒杂病论》)

运用厚朴麻黄汤并根据方药组成及用量的配伍特点，可辨治寒饮郁肺夹郁热证；辨治要点是咳嗽，气喘，胸闷，苔黄白夹杂。

【组成】厚朴五两（15 g）　麻黄四两（12 g）　石膏如鸡子大（48 g）　杏仁半升（12 g）　半夏半升（12 g）　干姜二两（6 g）　细辛二两（6 g）　小麦一升（24 g）　五味子半升（12 g）

【用法】用水 840 mL，先煎麻黄 10 min，煮取药液 210 mL，每日分 3 次温服。

【功效】温肺降逆，宣肺散寒，兼清郁热。

辨治慢性支气管炎、支气管哮喘、支气管扩张、慢性阻塞性肺疾病、间质性肺疾病属于寒饮郁肺夹郁热证，以咳嗽、胸闷，痰黄白夹杂为基本特征。

【适用病证】

主要症状：咳嗽，气喘，胸闷。

辨证要点：痰黄白夹杂，舌质淡、苔白滑或薄黄而燥，脉浮或沉紧。

可能伴随的症状：胸胀闷塞，或胸满，或烦躁，或喉中痰鸣，或欲饮水且量少，或面目水肿等。

【解读方药】方中用厚朴下气降逆平喘；宣降药 3 味，麻黄偏于宣肺，杏仁偏于降逆，半夏偏于燥湿；石膏清泻郁热；温化寒饮药 2 味，干姜偏于温中，细辛偏于通阳；益肺药 2 味，五味子偏于敛阴，大枣偏于补血。又，方中下气药配伍宣降药，以治肺气郁闭；下气药配伍敛阴药，以防温热药伤气阴；辛温药配伍益气药，以治肺逆伤气；辛温药配伍益气药，兼防辛温药伤气。方中诸药相互为用，以奏温肺降逆，宣肺散寒，兼清郁热之效。

【配伍用药】若咳嗽甚者，加百部、陈皮、白前，以宣降止咳；若气喘甚者，加杏仁、紫菀、款冬花，以宣降平喘；若胸闷甚者，加大厚朴用量，再加枳实，以行气宽胸；若水肿者，加茯苓、泽泻，以利水消肿；若不思饮食者，加麦芽、莱菔子、生山楂，以消食和胃等。

【临证验案】支气管扩张，慢性阻塞性肺疾病

毛某，女，74 岁，郑州人。有多年支气管扩张病史，3 年前又诊断为慢性

阻塞性肺疾病，经常服用中西药但未能有效控制病情，近由病友介绍前来诊治。刻诊：咳嗽，动则气喘，痰稀色白，有时咯血，胸部胀满，胸中气窜阻塞，口渴欲饮水，口唇较暗，倦怠乏力，手足冰凉，舌质暗淡夹瘀紫、苔薄黄，脉沉弱。辨为肺寒瘀夹热夹虚证，治当温肺散寒，补益中气，兼清郁热，给予厚朴麻黄汤与理中丸合方加味：厚朴 15 g，麻黄 12 g，石膏 48 g，杏仁 12 g，生半夏 12 g，细辛 6 g，小麦 24 g，五味子 12 g，干姜 10 g，生附子 5 g，红参 10 g，白术 10 g，五灵脂 10 g，炙甘草 10 g。6 剂，水煎服，第 1 次煎 40 min，第 2 次煎 25 min，合并药液，每日 1 剂，每次服 150 mL 左右，每日分早、中、晚 3 次服。

二诊：咳嗽减轻，手足仍冰凉，以前方变生附子为 10 g，6 剂。

三诊：动则气喘减轻，痰量减少，胸部胀满好转，口渴减轻，以前方减石膏为 24 g，6 剂。

四诊：咳嗽止，动则气喘虽减轻但仍有，手足冰凉基本消除，以前方变红参为 12 g，减附子为 5 g，6 剂。

五诊：咯痰基本消除，倦怠乏力好转，以前方 6 剂继服。

六诊：服药期间未出现咯血，以前方 6 剂继服。之后，为了巩固疗效，又以前方因病情变化酌情加减用药治疗 100 余剂。随访 1 年，病情稳定，一切尚好。

用方体会：根据咳嗽、痰稀色白辨为肺寒，再根据胸部胀满、胸中阻塞辨为肺气郁闭，因口渴喜饮水辨为寒热夹杂，又因动则气喘、脉沉弱辨为夹虚，以此辨为肺寒瘀夹热夹虚证。方以厚朴麻黄汤温肺降逆，宣肺散寒，兼清郁热；以理中丸温补散寒，加生附子温壮阳气，五灵脂活血化瘀。方药相互为用，以奏其效。

大青龙汤（《伤寒杂病论》）

运用大青龙汤并根据方药组成及用量的配伍特点，可辨治肺寒热夹杂证、肺热夹风寒感冒证、寒热夹杂壅窍证；辨治要点是咳嗽，气喘，或发热，怕冷，痰黄白夹杂。

【组成】麻黄_{去节,六两}（18 g）　桂枝_{去皮,二两}（6 g）　甘草_{炙,二两}（6 g）　杏仁_{去皮尖,四十枚}（7 g）　生姜_{切,三两}（9 g）　大枣_{擘,十枚}（10 枚）　石膏_{碎,如鸡子大}（45 g）

【用法】用水 630 mL，先煎麻黄 10 min，再加入其余药煎 20 min，可每日分 3 次温服。

【功效】解表散邪，清泻里热。

1. 辨治慢性支气管炎、支气管哮喘、支气管扩张、慢性阻塞性肺疾病、间质性肺疾病属于肺寒热夹杂证，以咳嗽、痰黄白夹杂为基本特征。

【适用病证】

主要症状：咳嗽，气喘。

辨证要点：痰黄白夹杂，舌质淡红、苔黄白夹杂，脉浮或数。

可能伴随的症状：胸胀闷塞，或咯吐黄痰或白痰，或烦躁，或喉中痰鸣，或欲饮水且量少，或身体面目水肿等。

2. 辨治慢性支气管炎夹感冒、支气管哮喘夹感冒、支气管扩张夹感冒、慢性阻塞性肺疾病夹感冒、间质性肺疾病夹感冒属于肺热夹风寒感冒证，以咳嗽、怕冷、痰黄白夹杂为基本特征。

【适用病证】

主要症状：咳嗽，气喘。

辨证要点：痰黄白夹杂，舌质淡红、苔黄白夹杂，脉浮或数。

可能伴随的症状：胸胀闷塞，或咯吐黄痰或白痰，或烦躁，或喉中痰鸣，或欲饮水且量少，或身体面目水肿等。

3. 辨治慢性鼻炎，慢性鼻窦炎，鼻息肉，鼻中隔偏曲，慢性鼻咽炎属于寒热夹杂壅窍证，以鼻塞、鼻燥为基本特征。

【适用病证】

主要症状：鼻塞，鼻涕。

辨证要点：口渴不欲饮水，舌质淡红，苔黄白夹杂，脉浮或数。

可能伴随的症状：头痛，或头沉，或头昏，或头鸣，或咳嗽，或咯痰等。

【解读方药】方中用辛温药 3 味，麻黄以温透为主，桂枝以温通为主，生姜以温散为主；杏仁苦温降泄浊逆；石膏辛寒清泻郁热；益气药 2 味，大枣偏于益血，炙甘草偏于生津。又，方中辛温药配伍清热药，以治寒热夹杂；辛温药配伍降泄药，以调理气机升降；辛温药配伍益气药，以扶助正气，兼防辛温药伤气，方药相互为用，以解表散寒，清泻里热为主，兼以益气。

【配伍用药】若咳嗽甚者，加贝母、桑叶，以清热宣降止咳；若气喘甚者，加半夏、全瓜蒌、枳实，以宣降平喘；若鼻塞甚者，加白芷、辛夷，以通窍透达；若头痛者，加川芎、葛根，以通窍止痛；若鼻燥者，加生地黄、玄参，以滋阴润燥等。

【临证验案】 慢性鼻窦炎，慢性胆囊炎

夏某，男，33岁，湖南人。有多年慢性鼻窦炎、慢性胆囊炎病史，经常服用中西药但未能有效控制症状，近由病友介绍前来诊治。刻诊：鼻塞不通，涕多清稀，头痛甚于前额，胁肋胀痛，不思饮食，口渴，口苦，倦怠乏力，手足不温，舌质淡红、苔薄黄，脉沉弱。辨为寒热夹杂，鼻窍不利证，治当散寒清热，通窍调中，兼清郁热，给予大青龙汤与小柴胡汤合方加味：麻黄18 g，桂枝6 g，杏仁10 g，生姜10 g，大枣12枚，石膏45 g，柴胡24 g，生半夏12 g，红参10 g，黄芩10 g，蔓荆子15 g，炙甘草10 g。6剂，水煎服，第1次煎40 min，第2次煎25 min，合并药液，每日1剂，每次服150 mL左右，每日分早、中、晚3次服。

二诊：头痛减轻，鼻塞好转，以前方6剂继服。

三诊：胁肋胀痛好转，仍不思饮食，以前方加生山楂为24 g，6剂。

四诊：头痛止，仍有轻微鼻塞，以前方6剂继服。

五诊：鼻涕明显减少，鼻塞止，以前方去蔓荆子，6剂。

六诊：诸症基本消除，为了巩固疗效，又以前方治疗30余剂。随访1年，一切尚好。

用方体会：根据鼻塞、清涕辨为寒郁鼻窍，再根据胁肋胀痛、口渴辨为郁热，因倦怠乏力、脉沉弱辨为夹虚，又因手足不温辨为阳不足，以此辨为寒热夹杂，鼻窍不利证。方以大青龙汤温通散寒，宣发鼻窍，兼清郁热；以小柴胡汤清热调气，补益中气，加荆蔓子辛散通窍。方药相互为用，以奏其效。

肺虚证用方

肺虚证的基本症状有咳嗽，气喘，咯痰，或鼻塞，或咽痒；辨治肺虚证的基本要点是倦怠乏力，脉虚弱或沉细，辨治肺虚证，只有重视同中求异，才能

选择最佳切机方药而取得良好治疗效果。

沙参麦冬汤(《温病条辨》)

运用沙参麦冬汤并根据方药组成及用量的配伍特点，可以辨治肺阴虚证、胃阴虚证、肺脾阴虚证、肺胃阴虚证；辨治要点是口干咽燥，咳嗽，胸脘痞闷，舌红少苔。

【组成】沙参三钱（9 g）　玉竹二钱（6 g）　生甘草一钱（3 g）　冬桑叶　生扁豆　花粉各一钱五分（各5 g）　麦冬三钱（9 g）

【用法】将上药粉碎为细粉，每次服用6 g，每日分3次服。

【功效】益胃养肺，滋阴生津。

1. 辨治急性咽炎、急性喉炎、急性支气管肺炎、病毒性肺炎、支气管哮喘、间质性肺疾病属于肺阴虚证，以咳嗽、口干咽燥为基本特征。

【适用病证】

主要症状：咳嗽无痰。

辨证要点：口干咽燥，舌红少苔，脉细或细数。

可能伴随的症状：咳声短促，或痰少而黏，或痰中带血，或咳声嘶哑，或午后潮热，或颧红，或盗汗，或消瘦，或神疲等。

2. 辨治神经性呕吐、幽门梗阻、幽门痉挛、急慢性胃炎、慢性胆囊炎、慢性胰腺炎、心源性呕吐、胃黏膜脱垂属于胃阴津不足证，以吞咽不利、口干咽燥为基本特征。

【适用病证】

主要症状：吞咽困难，呕吐。

辨证要点：口干咽燥，舌红少苔，脉细或细数。

可能伴随的症状：食入即吐，或饮水难进，或心烦，或胃脘灼热，或肌肤枯燥，或不思饮食，或大便干结等。

3. 辨治亚健康、慢性消耗性疾病、衰退性疾病、代谢性疾病、内分泌疾病属于肺脾阴虚证，以皮肤干燥、五心烦热为基本特征。

【适用病证】

主要症状：皮肤干燥，咽干口燥。

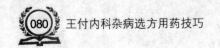

辨证要点：五心烦热，舌红少苔，脉细弱。

可能伴随的症状：失音，或鼻腔干燥，或咯血，或痰少夹血，或盗汗，或面色红赤等。

4. 辨治良性肿瘤、恶性肿瘤、皮下囊肿、脂肪瘤、增生性病变、淋巴结肿大、肝硬化、脾大属于肺胃阴虚证，以痞块、胸胁脘腹痞塞、口渴为基本特征。

【适用病证】

主要症状：痞块，胸胁脘腹痞塞。

辨证要点：口渴，五心烦热，舌红少苔，脉细数。

可能伴随的症状：咳嗽，或烦躁不安，或气喘，或痰中夹血，或咯血不止，或盗汗，或胸痛，或潮热，或小便黄赤等。

【解读方药】方中用滋阴药4味，沙参偏于滋养，麦冬偏于清补，天花粉偏于清泻，玉竹偏于调中；冬桑叶辛凉清透郁热；益气药2味，甘草偏于生津，扁豆偏于化湿。又，方中滋阴药配伍清热药，以治阴虚生热；滋阴药配伍益气药，既治阴虚及气，又气能化阴，方药相互为用，以益胃养肺，滋阴生津为主。

【配伍用药】若咳嗽甚者，加贝母、桑白皮，以清热止咳；若气喘甚者，加桔梗、全瓜蒌，以宣降平喘；若胃痛者，加白芍、石斛，以益阴缓急止痛；若皮肤干燥甚者，加生地黄、玄参，以滋阴润燥；若饥不思食者，加生山楂、神曲，以消食和胃等。

【临证验案】慢性支气管炎，慢性咽炎、慢性胃炎

谢某，男，48岁，郑州人。有多年慢性支气管炎、慢性咽炎、慢性胃炎病史，服用中西药但未能有效控制症状，近由病友介绍前来诊治。刻诊：咳嗽，咯痰不利，咽喉疼痛，胃脘隐痛，不思饮食，口渴，口干舌燥，倦怠乏力，盗汗，舌红少苔，脉沉细弱。辨为肺胃气阴两虚证，治当益气养阴，降逆和胃，给予沙参麦冬汤与麦门冬汤合方加味：沙参10 g，玉竹6 g，桑叶5 g，生扁豆5 g，天花粉5 g，麦冬60 g，生半夏24 g，红参10 g，大枣12 枚，生山楂24 g，神曲15 g，生甘草10 g。6剂，水煎服，第1次煎35 min，第2次煎25 min，合并药液，每日1剂，每次服150 mL左右，每日分早、中、晚3次服。

二诊：咽喉疼痛减轻，口干舌燥明显好转，以前方减麦冬为40 g，6剂。

三诊：咯痰基本消除，胃痛未发作，仍有不思饮食，以前方加生山楂为 30 g，6 剂。

四诊：饮食好转，咳嗽、盗汗止，口渴消除，以前方 6 剂继服。

五诊：诸症基本消除，为了巩固疗效，又以前方治疗 20 余剂。随访 1 年，一切尚好。

用方体会：根据咳嗽、舌红少苔辨为肺阴虚，再根据不思饮食、舌红少苔辨为胃阴虚，因倦怠乏力、脉沉细弱辨为夹气虚，又因盗汗、舌红少苔辨为阴虚，以此辨为肺胃气阴两虚证。方以沙参麦冬汤益胃养肺，滋阴生津；以麦门冬汤益气养阴，降逆和胃，加生山楂、神曲消食和胃。方药相互为用，以奏其效。

平喘固本汤(《中医内科学》引南京中医学院附属医院验方)

运用平喘固本汤并根据方药组成及用量的配伍特点，可以辨治肺肾虚夹气逆证；辨治要点是咳嗽，动则气喘加剧。

【组成】党参（15 g）　五味子（6 g）　冬虫夏草（3 g）　胡桃肉（12 g）　灵磁石（18 g）　沉香（15 g）　坎脐（15 g）　苏子（15 g）　款冬花（12 g）　法半夏（12 g）　橘红（6 g）

【用法】水煎服，每日分 3 次温服。

【功效】补肺纳肾，降气化痰。

辨治慢性支气管炎、支气管哮喘、支气管扩张、慢性阻塞性肺疾病、间质性肺疾病属于肺肾虚夹气逆证，以咳嗽、动则气喘加剧为基本特征。

【适用病证】

主要症状：咳嗽，气喘，喉中痰鸣。

辨证要点：动则喘甚，呼吸浅短，舌质淡、苔薄白，脉沉弱或细弱。

可能伴随的症状：倦怠乏力，或唇紫，或心悸，或倚息不能平卧，或咯痰无力，或烦躁，或面色苍白，或面色暗紫，或形寒怕冷，或痰稀夹泡沫等。

【解读方药】方中用补肾药 3 味，冬虫夏草偏于纳气，胡桃仁偏于固摄，坎脐偏于纳阳；宣降药 3 味，款冬花偏于宣肺，苏子偏于降利，半夏偏于醒脾；益气药 2 味，党参偏于补肺，五味子偏于敛肺；纳气药 3 味，沉香偏于降泄，冬虫夏草偏于滋补，灵磁石偏于重镇；化痰药 2 味，半夏偏于醒脾降逆，橘红偏于和胃行散。又，方中用补肾药配伍益气药，以治阳气虚弱；补肾药配伍降逆药，以治肺气止逆；降逆药配伍化痰药，以治痰蕴气逆；化痰药配伍收敛药，以防化痰药伤阴，方中诸药相互为用，以奏补肺纳肾，降气化痰之效。

【配伍用药】若咳嗽甚者，加贝母、桑白皮，以清热止咳；若气喘甚者，加人参、白术，以健脾益气平喘；若喉中痰鸣者，加射干、桔梗，以宣利咽喉；若心悸者，加人参、茯苓，以益气宁心止悸；若烦躁者，加茯苓、五味子，以宁心安神等。

麦味地黄丸（原名八仙长寿丸，《寿世保元》）

运用麦味地黄丸并根据方药组成及用量的配伍特点，可以辨治肺肾阴虚气逆证、阴津亏损证；辨证要点是咳喘，吸气不利。

【组成】熟地黄_{八钱}（24 g）　山药_{四钱}（12 g）　山茱萸_{四钱}（12 g）　泽泻_{三钱}（9 g）　茯苓_{去皮,三钱}（9 g）　牡丹皮_{三钱}（9 g）　麦冬_{三钱}（9 g）　五味子_{二钱}（6 g）

【用法】将药研为细散状，以蜜为丸，每次服 9 g，饭前服用，用生姜煎汤送服。

【功效】滋补肺肾。

1. 辨治慢性支气管炎、支气管哮喘、支气管扩张、慢性阻塞性肺疾病、间质性肺疾病属于肾虚不固证，以咳喘、吸气不利加剧为基本特征。

【适用病证】

主要症状：咳嗽，气喘，吸气不利。

辨证要点：五心烦热，舌红少苔，脉沉细数。

可能伴随的症状：盗汗，或潮热，或口干咽燥，或痰少而黏，或大便干结，或小便短少等。

2. 辨治亚健康、慢性消耗性疾病、衰退性疾病、代谢性疾病、内分泌疾病属于阴津亏损证，以倦怠乏力、五心烦热为基本特征。

【适用病证】

主要症状：头晕目眩，五心烦热。

辨证要点：口干咽燥，舌红少苔，脉沉细弱。

可能伴随的症状：盗汗，或颧红，或大便干结，或低热，或视物模糊，或小便不利等。

【解读方药】方中用益阴药 3 味，熟地黄偏于补血，麦冬偏于清热，五味子偏于敛阴；山药补气化阴；山茱萸益肾固精；牡丹皮清热凉血；渗利药 2 味，茯苓偏于益气，泽泻偏于清热。又，方中用益阴药配伍益气药，气能化阴，以治阴虚；益气药配伍渗利药，兼防益阴药浊腻；益阴药配伍固精药，生化阴精；益阴药配伍凉血药，增强清热滋阴，方药相互为用，以滋补肺肾为主。

【配伍用药】若咳嗽甚者，加大五味子用量，再加桔梗，以宣敛止咳；若气喘甚者，加大五味子用量，再加蛤蚧，以益阴敛肺，纳肾平喘；若阴虚甚者，加生地黄、玉竹，以滋补阴津；若盗汗者，加大五味子用量，再加牡蛎，以敛阴止汗；若大便干结者，加麻仁、大黄，以泻热益阴通便等。

回阳救急汤（《伤寒六书》）

运用回阳救急汤并根据方药组成及用量的配伍特点，可辨治肺气虚脱证、心气虚脱证；辨治要点是咳喘，心悸，脉微弱。

【组成】熟附子（9 g）　干姜（6 g）　人参（6 g）　甘草炙（9 g）　白术炒（9 g）　肉桂（3 g）　陈皮（6 g）　五味子（3 g）　茯苓（9 g）　半夏制（9 g）

【用法】水煎服，临服入麝香 0.1 g 调服。

【功效】回阳固脱，益气生脉。

1. 辨治慢性支气管炎、支气管哮喘、支气管扩张、慢性阻塞性肺疾病、间质性肺疾病属于肺气虚脱证，以咳喘、呼吸微弱为基本特征。

【适用病证】

主要症状：哮喘，喉中痰鸣。

辨证要点：鼻翼煽动，舌质淡、苔薄白，脉微弱或浮大无根。

可能伴随的症状：张口抬肩，或气短息粗，或烦躁，或昏迷，或面青，或四肢厥冷，或潮出如油，或胸闷等。

2. 辨治慢性心力衰竭、急性心力衰竭、风湿性心脏病、肺源性心脏病、心律失常属于心气虚脱证，以心悸、喘促为基本特征。

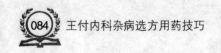

【适用病证】

主要症状：心悸；心痛。

辨证要点：手足厥逆，舌质淡、苔薄白，脉沉微弱。

可能伴随的症状：气喘，或烦躁不安，或昏迷，或面色苍白，或形寒怕冷，或大汗淋漓，或呼吸微弱等。

【解读方药】方中用益气药4味，人参偏于大补，甘草偏于缓补，白术偏于燥湿，茯苓偏于渗湿；辛热药3味，附子偏于壮阳，干姜偏于温阳，肉桂偏于回阳；陈皮理气和中；五味子益气敛阴；半夏降泄浊逆；麝香芳香开窍化浊。又，方中用益气药配伍辛热药，益气生阳补阳；益气药配伍开窍药，回阳救逆；辛热药配伍敛阴药，辛热回阳不伤阴；辛热药配伍降泄药，防止辛热药行散太过，方药相互为用，以回阳固脱，益气生脉为主。

【配伍用药】若呕吐涎沫者，加炒吴茱萸，以温暖肝胃，化饮止涎；若呕吐不止者，加生姜，以温胃降逆止呕；若泄泻不止者，加升麻、黄芪，以益气升阳止泻；若无脉者，加少许猪胆汁，为反佐，以免药证发生格拒等。

六君子汤(《妇人大全良方》)

运用六君子汤并根据方药组成及用量的配伍特点，可以辨治肺脾气虚证、脾胃气虚证、脾胃气虚痞块证；辨治要点是哮喘，脘腹痞满或痞块，脉虚弱。

【组成】人参去芦　白术　茯苓去皮　甘草炙,各三钱（各9 g）陈皮　半夏各一钱（各3 g）

【用法】将药研为细散状，每次服6 g，用水煎时加入大枣2枚，生姜3片，温服。

【功效】健脾益气，理气降逆。

1. 辨治慢性支气管炎、支气管哮喘、支气管扩张、慢性阻塞性肺疾病、间质性肺疾病属于肺脾气虚证，以咳喘、食少便溏为基本特征。

【适用病证】

主要症状：哮喘，喉中痰鸣，食少便溏。

辨证要点：倦怠乏力，舌质淡、苔薄白，脉微弱或浮大无根。

可能伴随的症状：痰多质稀，或面色不荣，或自汗，或怕风，或易于感冒，或形体消瘦等。

2. **辨治慢性胃炎、慢性胆囊炎、慢性胰腺炎、慢性肠炎、慢性溃疡性结肠炎属于脾胃气虚证，以脘腹痞满、面色萎黄为基本特征。**

【适用病证】

主要症状：脘腹痞满，不思饮食。

辨证要点：面色萎黄，舌质淡、苔薄白，脉沉弱。

可能伴随的症状：脘腹疼痛，或胁痛，或倦怠乏力，或恶心，或呕吐，或形体消瘦，或大便溏泄等。

3. **辨治肝脾肿大、肝硬化、肝癌、腹腔肿瘤、增生性疾病属于脾胃气虚痞块证，以腹中痞块、面色萎黄为基本特征。**

【适用病证】

主要症状：腹中痞块，胀满不通。

辨证要点：面色萎黄，舌质淡、苔薄白，脉沉弱。

可能伴随的症状：脘腹痞满，或胁痛，或倦怠乏力，或不思饮食，或形体消瘦，或大便不畅等。

【解读方药】方中用益气药 4 味，人参偏于大补，白术偏于燥湿，甘草偏于平补，茯苓偏于渗利；燥湿药 3 味，白术偏于健脾益气，陈皮偏于和胃化滞，半夏偏于醒脾降逆；半夏与白术配伍以燥湿，与陈皮配伍以调理气机。又，方中用益气药配伍燥湿药，调补不壅滞；益气药配伍降逆药，补不上逆，方药相互为用，以健脾益气，理气降逆为主。

【配伍用药】若咳嗽者，加大半夏用量，再加百部、白前，以宣降肺气止咳；若气喘者，加麻黄、杏仁、蛤蚧，以宣降益气定喘；若脘腹痞满者，加木香、砂仁，以行气除胀；若不思饮食者，加山楂、麦芽，以消食和胃；若大便溏泄者，加山药、诃子，以益气固涩等。

【临证验案】慢性支气管炎，间质性肺疾病

孙某，男，62 岁，郑州人。有多年慢性支气管炎病史，3 年前又诊断为间质性肺疾病，虽服用中西药但未能有效控制症状，近由病友介绍前来诊治。刻诊：咳嗽，动则气喘，痰多，胸闷，胃脘痞满，不思饮食，手足不温，倦怠乏力，自汗，口苦，舌质红、苔薄黄白夹杂，脉沉弱。辨为肺脾气虚，寒热夹杂证，治当补益肺脾，降逆和胃，给予六君子汤与半夏泻心汤合方加味：红参

10 g，白术 10 g，茯苓 10 g，黄连 3 g，黄芩 10 g，生半夏 12 g，干姜 10 g，大枣 12 枚，陈皮 10 g，生山楂 24 g，黄芪 15 g，炙甘草 10 g。6 剂，水煎服，第 1 次煎 35 min，第 2 次煎 25 min，合并药液，每日 1 剂，每次服 150 mL 左右，每日分早、中、晚 3 次服。

二诊：咳嗽减轻，咯痰减少，以前方 6 剂继服。

三诊：胸闷基本消除，胃脘痞满基本消除，仍有口苦，以前方变黄连为 6 g，6 剂。

四诊：口苦减轻，咳嗽、自汗止，痰多基本消除，以前方 6 剂继服。

五诊：动则气喘明显好转，其余诸症也基本消除，为了巩固疗效，又以前方治疗 30 余剂。随访 1 年，一切尚好。

用方体会：根据咳嗽、动则气喘辨为肺气虚，再根据不思饮食、手足不温辨为脾胃虚寒，因口苦、舌质红辨为热，又因自汗、脉沉弱辨为气虚，以此辨为肺脾气虚，寒热夹杂证。方以六君子汤健脾益气，理气降逆；以半夏泻心汤温中散寒，调理脾胃，加生山楂消食和胃，黄芪益气固表止汗。方药相互为用，以奏其效。

人参蛤蚧散（《卫生宝鉴》）

运用人参蛤蚧散并根据方药组成及用量的配伍特点，可以辨治肺肾气虚夹痰热证；辨治要点是咳喘或哮喘，痰稠色黄，脉虚弱。

【组成】蛤蚧一对 全者，河水浸五宿，逐日换水，洗去腥味，酥炙黄色（50 g） 杏仁炒，去尖，五两（150 g）甘草炙，五两（150 g） 人参二两（60 g） 茯苓二两（60 g） 贝母二两（60 g）桑白皮二两（60 g） 知母二两（60 g）

【用法】将药研为细散状，每日用茶送服。用汤剂可用原方量的 1/5。

【功效】补益肺肾，清热化痰。

辨治慢性支气管炎、支气管哮喘、支气管扩张、慢性阻塞性肺疾病、间质性肺疾病属于肺肾气虚夹痰热证，以咳喘、痰黄、动则气喘为基本特征。

【适用病证】

主要症状：咳嗽，气喘，或哮喘。

辨证要点：痰稠色黄，倦怠乏力，舌质淡红、苔黄或腻，脉微弱或数。

可能伴随的症状：面色不荣，或自汗，或怕风，或吸气困难，或咳吐脓血，胸中烦热，身体消瘦，或肢体水肿等。

【解读方药】方中用益气药4味，蛤蚧偏于益肾纳气，人参偏于大补元气，甘草偏于益气和中，茯苓偏于渗利湿浊；化痰药3味，杏仁偏于温降，贝母偏于清热，桑白皮偏于降泄；清热药3味，知母偏于益阴，贝母偏于化痰，桑白皮偏于降泄，方药相互为用，以补益肺肾，清热化痰为主。又，方中用益气药配伍化痰药，以治肺肾虚夹痰；益气药配伍清热药，以治气虚郁热生痰；化痰药配伍清热药，以治痰热，方中诸药相互为用，以奏补益肺肾，清热化痰之效。

【配伍用药】若气虚甚者，加白术、山药，以补虚益气；若痰热甚者，加胆南星、黄芩，以清热燥湿涤痰；若大便干结者，加大黄、瓜蒌仁，以泻热通便；若痰中带血甚者，加白茅根、小蓟、侧柏叶，以清热凉血止血等。

【临证验案】支气管扩张咯血

许某，男，54岁，郑州人。有多年慢性支气管炎病史，3年前又诊断为支气管扩张，虽服用中西药但未能有效控制咯血，近因病情加重前来诊治。刻诊：咳嗽，咯血，动则气喘，吸气不利，痰多黄稠，咯之不利，夜间尿多，大便溏泄不爽，倦怠乏力，自汗，口苦，舌质红、苔薄黄，脉沉弱。辨为肺肾气虚夹痰热证，治当补益肺肾，宣降肺气，清热化痰，给予人参蛤蚧散与麻杏石甘汤合方加味：蛤蚧1对，杏仁15 g，红参6 g，茯苓6 g，浙贝母6 g，桑白皮6 g，知母6 g，麻黄12 g，石膏24 g，白茅根30 g，藕节30 g，炙甘草15 g。6剂，水煎服，第1次煎35 min，第2次煎25 min，合并药液，每日1剂，每次服150 mL左右，每日分早、中、晚3次服。

二诊：咳嗽减轻，气喘好转，未再咯血，以前方6剂继服。

三诊：夜尿好转，大便仍溏泻，以前方加山药为24 g，6剂。

四诊：气喘基本消除，咳嗽、自汗止，以前方去蛤蚧，6剂。

五诊：又有轻微动则气喘，咯痰基本消除，以前方再用蛤蚧1对，6剂。

六诊：动则气喘明显好转，大便正常，以前方6剂继服。

七诊：诸症基本缓解，未有明显不适，以前方治疗40余剂。随访1年，一切尚好。

用方体会：根据咳嗽、动则气喘辨为肺气虚，再根据痰多色黄、苔黄辨为

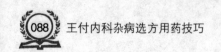

痰热，因吸气不利、夜间尿多辨为肾虚，又因自汗、脉沉弱辨为气虚，以此辨为肺肾气虚夹痰热证。方以人参蛤蚧散补益肺肾，清热化痰；以麻杏石甘汤清宣肺热，降逆平喘，加白茅根、藕节清热凉血止血。方药相互为用，以奏其效。

生脉地黄汤(《医宗金鉴》)

运用生脉地黄汤并根据方药组成及用量的配伍特点，可以辨治肺肾两虚证、气阴两虚证；辨治要点是咳喘，或哮喘，倦怠乏力，吸气不利，脉细弱。

【组成】熟地黄（15 g）　山茱萸肉（12 g）　山药（12 g）　牡丹皮（10 g）　泽泻（10 g）　茯苓（10 g）　人参（10 g）　麦冬（15 g）　五味子（10 g）

【用法】水煎服，每日分 3 次服。

【功效】补益肺肾，滋阴益气。

1. **辨治慢性支气管炎、支气管哮喘、支气管扩张、慢性阻塞性肺疾病、间质性肺疾病属于肺肾气阴两虚证，以咳喘、吸气不利为基本特征。**

【适用病证】

主要症状：哮喘，痰少而黏；食少便溏。

辨证要点：吸气不利，舌质红、少苔，脉细或细数。

可能伴随的症状：头晕目眩，或腰膝酸软，或五心烦热，或大便干结，或颧红，或盗汗，或小便短少等。

2. **辨治亚健康、慢性消耗性疾病、衰退性疾病、代谢性疾病、内分泌疾病属于气阴两虚证，以倦怠乏力、五心烦热为基本特征。**

【适用病证】

主要症状：倦怠乏力，五心烦热。

辨证要点：口干咽燥，舌质淡、苔薄白，或舌红少苔，脉细弱。

可能伴随的症状：呼吸短促，或心悸，或咳嗽，或腰酸，或胁胀，或不思饮食，或自汗，或盗汗，或怕风，或低热，或面色不荣，或面色红赤，或心胸烦闷等。

【解读方药】方中用滋阴药 3 味，熟地黄偏于补血，麦冬偏于清热，五味子偏于敛阴；益气药 2 味，山药偏于化阴，人参偏于大补；渗利药 2 味，泽泻偏于泄浊，茯苓偏于益气；山茱萸肉温阳补肾固精；丹皮清热凉血散瘀。又，方中用滋阴药配伍益气药，阴得气而化生，以治气阴两虚；滋阴药配伍渗利药，以防滋阴药浊腻壅滞；滋阴药配伍凉血药，以增强滋阴清热；滋阴药配伍温阳药，以求阴阳互用，方药相互为用，以奏补益肺肾，滋阴益气之效。

【配伍用药】 若气虚甚者，加大人参、山药用量，再加白术，以补虚益气；若腰酸腿软者，加杜仲、续断，以强健筋骨；若五心烦热者，加生地黄、玄参，以清热除烦；若自汗者，加黄芪、五味子，以益气敛阴止汗；若不思饮食者，加生山楂、神曲，以消食和胃等。

金水六君煎(《医宗金鉴》)

运用金水六君煎并根据方药组成及用量的配伍特点，可辨治阴血虚夹痰湿证；辨治要点是哮喘，胸闷，吸气不利，脉细。

【组成】 当归_{二钱}（5 g）　熟地_{三至五钱}（9～15 g）　陈皮_{一钱半}（5 g）　半夏_{二钱}（6 g）　茯苓_{四钱}（12 g）　炙甘草_{一钱}（3 g）　生姜_{三至七片}

【用法】 水煎服，每次分 3 服。

【功效】 补益气血，理气化痰。

辨治慢性支气管炎、支气管哮喘、支气管扩张、慢性阻塞性肺疾病、间质性肺疾病属于阴血虚痰湿证，以咳喘、吸气不利为基本特征。

【适用病证】

主要症状：哮喘，痰少而黏，胸闷。

辨证要点：吸气不利，舌质淡、苔腻，脉细或细滑。

可能伴随的症状：头晕目眩，或胸中痞塞，或肢体困重，或大便不畅，或面色暗滞，或头沉头重等。

【解读方药】 方中补血药 2 味，当归偏于活血，熟地黄偏于滋阴；化痰药 2 味，陈皮偏于理气和胃，半夏偏于醒脾；益气药 2 味，茯苓偏于渗湿，炙甘草偏于缓急；生姜调理脾胃气机。又，方中用补血药配化痰药，以治血虚夹痰湿；补血药配伍益气药，以治气血两虚；化痰药配伍益气药，气以化痰，以治痰结，方中诸药相互为用，以奏补益气血，理气化痰之效。

【配伍用药】 若阴虚者，加大地黄用量，再加麦冬、玉竹，以滋补阴血；若血虚甚者，加大熟地黄、当归用量，再加阿胶，以补血化阴；若气虚甚者，加人参、山药，以益气补虚；若痰多者，加大半夏、陈皮用量，再加白芥子，以燥湿理气化痰；若不思饮食者，加生山楂、神曲，以消食和胃等。

【临证验案】 慢性支气管炎、慢性胃炎

蒋某，女，59岁，郑州人。有多年慢性支气管炎、慢性胃炎病史，服用中西药但未能有效控制症状，近由病友介绍前来诊治。刻诊：咳嗽，因凉加重，痰多色白，吸气不利，胃痛胃胀，食则满闷，喜饮热食，大便溏泄，全身困重，头晕目眩，口苦，舌质暗红、苔黄略腻，脉沉弱。辨为肺脾气虚、寒热夹痰证，治当补益肺脾，清热散寒，给予金水六君煎与半夏泻心汤合方加味：当归5 g，熟地黄12 g，陈皮5 g，生半夏12 g，茯苓12 g，生姜20 g，黄连3 g，黄芩10 g，干姜10 g，大枣12枚，红参10 g，五灵脂10 g，炙甘草10 g。6剂，水煎服，第1次煎40 min，第2次煎25 min，合并药液，每日1剂，每次服150 mL左右，每日分早、中、晚3次服。

二诊：咳嗽减轻，咯痰减少，大便溏泄好转，以前方6剂继服。

三诊：胃痛减轻，仍然口苦，以前方变黄连为6 g，6剂。

四诊：口苦基本消除，咳嗽较前又有减轻，胃痛好转，以前方6剂继服。

五诊：咳嗽基本消除，仍全身困重，大便仍溏泻，以前方变茯苓为24 g，6剂。

六诊：头晕目眩基本消除，大便趋于正常，以前方6剂继服。

七诊：诸症基本缓解，胃痛胃胀、食则闷满基本消除，以前方治疗20余剂，诸症悉除。随访1年，一切尚好。

用方体会：根据咳嗽、因寒加重辨为肺寒，再根据胃痛、喜饮热食辨为脾胃虚寒，因口苦、苔黄腻辨为湿热，又因头晕目眩、脉沉弱辨为气虚，更因全身困重、苔腻辨为夹痰湿，以此辨为肺脾气虚，寒热夹痰证。方以金水六君煎补益气血，理气化痰；以半夏泻心汤温中清热，燥湿降逆，益气和中，加五灵脂活血化瘀。方药相互为用，以奏其效。

补肺汤(《永类钤方》)

运用补肺汤并根据方药组成及用量的配伍特点，可以辨治肺虚逆证、肺虚不固证；辨治要点是咳喘，气短不足一息，活动加重，脉虚弱。

【组成】桑白皮　熟地黄_{各二两}（各60 g）人参　紫菀　黄芪　五味子_{各一两}（各30 g）

【用法】水煎服，每日分3次服。

【功效】益肺敛肺，止咳降逆。

1. 辨治慢性支气管炎、慢性阻塞性肺疾病、肺源性心脏病属于肺虚气逆证，以咳喘、倦怠为基本特征。

【适用病证】

主要症状：气喘或哮喘，咳嗽。

辨证要点：因活动或劳累加重，舌质淡、苔薄，脉虚弱。

可能伴随的症状：呼吸短促，或自汗，或怕风，或咳声低弱，或倦怠乏力，或喉咽不利，或心胸烦闷等。

2. 辨治亚健康、慢性消耗性疾病、衰退性疾病、代谢性疾病、内分泌疾病属于肺虚不固证，以气喘、倦怠为基本特征。

【适用病证】

主要症状：气短不足一息，气喘。

辨证要点：活动气喘加重，舌质淡、苔薄，脉虚弱。

可能伴随的症状：呼吸短促，咳嗽，或自汗，或怕风，或低热，或面色不荣，或倦怠乏力，或心胸烦闷等。

【解读方药】方中用益气药2味，人参偏于补益中气，黄芪偏于益气固表；益阴药2味，熟地黄偏于补血，五味子偏于敛阴；降肺药2味，紫菀偏于温肺止咳，桑白皮偏于清泻肺热。又，方中用益气药配伍益阴药，以治气阴两虚；益气药配伍降肺药，以治肺虚气逆，方中诸药相互为用，以奏益肺敛肺，止咳降逆之效。

【配伍用药】若咳嗽甚者，加大紫菀用量，再加款冬花，以宣降止咳；若气喘甚者，加麻黄、杏仁，以宣降平喘；若气短不足一息者，加大人参、黄芪

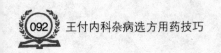

用量，再加山药，以益气补虚；若痰多者，加茯苓、半夏、陈皮，以益气燥湿，理气化痰；若胸闷者，加薤白、全瓜蒌，以宽胸行气等。

生脉散(《永类钤方》)

运用生脉散并根据方药组成及用量的配伍特点，可辨治气阴两虚证、心气阴两虚证、肺气阴两虚证；辨治要点是突然昏倒，心悸，咳嗽，口干咽燥，倦怠乏力，脉虚弱。

【组成】人参五分（1.5 g）　麦冬五分（1.5 g）　五味子七粒（3 g）

【用法】水煎服。用汤剂可在原方用量基础上加大4倍。

【功效】益气生津，敛阴止汗。

1. 本方是辨治低血压、晕厥、癔症、高血压脑病、脑血管痉挛、低血糖、心源性或出血性休克属于气阴两虚证，以突然昏倒、不省人事为基本特征。

【适用病证】

主要症状：突然昏倒，不省人事，呼吸微弱。

辨证要点：口干咽燥，倦怠乏力，舌质淡红、苔薄，脉虚弱。

可能伴随的症状：面色苍白，或四肢厥冷，或大汗淋漓，或两手撒脱，或口开不闭等。

2. 辨治慢性支气管炎、慢性阻塞性肺疾病、肺源性心脏病属于肺气阴两虚证，以咳喘、倦怠、口干为基本特征。

【适用病证】

主要症状：气喘或哮喘，咳嗽。

辨证要点：倦怠，口干咽燥，舌质淡红、苔薄，脉虚弱。

可能伴随的症状：呼吸短促，或自汗，或盗汗，或怕风，或身热，或咳声低弱，或倦怠乏力等。

3. 辨治心律失常、冠心病、风湿性心脏病、心肌肥大、扩张性心脏病、心脏右束支传导阻滞、神经衰弱属于心气阴两虚证，以心悸、倦怠乏力、口干咽燥为基本特征。

【适用病证】

主要症状：心悸，或怔忡，失眠。

辨证要点：口干咽燥，倦怠乏力，舌红少苔，或舌质淡、苔薄白，脉沉细或细数。

可能伴随的症状：五心烦热，或盗汗，或自汗，或心烦不安，或健忘，或头晕目眩，或大便干结等。

【解读方药】方中用人参益气生津，补益心脾肺；益阴药 2 味，麦冬偏于清热润肺生津，五味子偏于敛肺止咳，生津止渴。又，方中用益气药配伍益阴药，以治气阴两虚，方中诸药相互为用，以奏益气生津，敛阴止汗之效。

【配伍用药】若气虚甚者，加大人参用量，再加白术、黄芪，以补益中气；若阴虚甚者，加大麦冬用量，以滋补阴津；若盗汗甚者，加大五味子用量，再加牡蛎，以敛阴止汗；若自汗甚者，加大五味子用量、再加黄芪，以益气敛阴固表；若咳嗽者，加麦冬、紫菀、款冬花，以益肺止咳；若心悸者，加大人参用量，再加酸枣仁，益心安神等。

补肺汤(《永类钤方》)与生脉散(《永类钤方》)合方

运用补肺汤与生脉散合方并根据方药组成及用量的配伍特点，可辨治肺气阴两虚夹气逆证；辨治要点是气喘或哮喘，咳嗽，口干咽燥，倦怠乏力，脉虚弱。

【组成】

补肺汤：桑白皮 熟地黄_{各二两}（各 60 g） 人参 紫菀 黄芪 五味子_{各一两}（各 30 g）

生脉散：人参_{五分}（1.5 g） 麦冬_{五分}（1.5 g） 五味子_{七粒}（3 g）

【用法】水煎服，每日分 3 次服。

【功效】益肺敛肺，止咳降逆。

辨治慢性支气管炎、慢性阻塞性肺疾病、肺源性心脏病属于肺气阴两虚夹气逆证，以咳喘、神疲、咽干为基本特征。

【适用病证】

主要症状：气喘或哮喘，咳嗽。

辨证要点：倦怠乏力，口干咽燥，舌质淡红、苔薄，脉虚弱。

可能伴随的症状：呼吸短促，或自汗，或盗汗，或怕风，或身热，或咳声

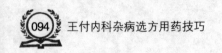

低弱，或倦怠乏力，或喉咽不利，或心胸烦热等。

【解读方药】 方中用益气药 2 味，人参偏于补益中气，黄芪偏于固护肌表；降肺药 2 味，桑白皮偏于清泻，紫菀偏于温降；益阴药 2 味，熟地黄偏于补血，五味子偏于收敛。又，方中用益气药配伍降肺药，以治气虚气逆；益阴药配伍降肺药，以治阴虚气逆；益气药配伍益阴药，以治气阴两虚，方中诸药相互为用，以奏益肺敛肺，止咳降逆之效。

【配伍用药】 若阴虚明显者，加百合、生地黄，以滋阴生津；若气虚甚者，加山药、白术，以益气健脾；若热甚者，加石膏、知母，以清解邪热等。

肾气丸(《伤寒杂病论》)

运用肾气丸并根据方药组成及用量的配伍特点，可以辨治肾阴阳俱虚夹气逆证、肾阴阳俱虚夹不固证、肾阴阳俱虚腰痛证、肾阴阳俱虚膏淋证、肾阴阳俱虚消渴证、肾阴阳俱虚发热证；辨治要点是气喘或哮喘，小便不利，口渴，发热，或早泄，腰痛。

【组成】 干地黄 八两（24 g）　薯蓣(即山药)四两（12 g）　山茱萸 四两（12 g）　泽泻 三两（9 g）　茯苓 三两（9 g）　牡丹皮 三两（9 g）　桂枝 一两（3 g）　附子 炮,一两（3 g）

【用法】 将药研为细散状，以蜜为丸，用酒送服，每日分 2 次服。

【功效】 温补肾阳，滋补肾阴。

1. **辨治慢性支气管炎、支气管扩张、间质性肺疾病、慢性阻塞性肺疾病、肺源性心脏病属于肾阴阳俱虚夹气逆证**，以咳喘、呼气不利为基本特征。

【适用病证】

主要症状：气喘或哮喘，咳嗽。

辨证要点：动则喘甚，口干咽燥，舌质淡、苔薄白，或舌红少苔，脉细虚弱。

可能伴随的症状：呼吸短促，或形体消瘦，或下肢水肿，或汗出怕冷，或自汗，或盗汗，或面色潮红，或面色无泽等。

2. **辨治性神经衰弱、内分泌失调、前列腺炎、前列腺增生、精囊炎、包皮病变、包茎病变属于肾阴阳俱虚夹不固证**，以早泄、腰酸腿软为基本特征。

【适用病证】

主要症状：早泄，阳痿。

辨证要点：手足不温，或五心烦热，舌红少苔，或舌质淡、苔薄白，脉虚弱。

可能伴随的症状：腰酸腿软，或性欲减退，或耳鸣，或头晕目眩，或遗精，或小便清长，或精液清稀等。

3. 辨治腰肌劳损、腰肌纤维炎、腰椎间盘突出、腰椎间盘膨出、腰椎骨质增生、强直性脊柱炎等属于肾阴阳俱虚腰痛证，以腰痛、腰酸为基本特征。

【适用病证】

主要症状：腰痛，腰酸。

辨证要点：手足不温，或五心烦热，舌红少苔，或舌质淡、苔薄白，脉细弱。

可能伴随的症状：潮热，或形寒怕冷，或盗汗，或自汗，或身体转侧不利，或俯仰不利，或女子月经不调，或男子性功能减退，或肢体麻木等。

4. 辨治急慢性泌尿系感染、泌尿系结石、泌尿系结核、泌尿系综合征、急慢性妇科炎症、急慢性男科炎症、乳糜尿属于肾阴阳虚膏淋证，以小便不利、尿如米泔为基本特征。

【适用病证】

主要症状：小便不利，少腹拘急，尿如米泔。

辨证要点：五心烦热，或手足不温，舌红少苔，或舌质淡、苔薄白，脉沉或细数。

可能伴随的症状：小便混浊，或尿夹浮油，或尿夹絮状凝块物，或尿夹血块，或尿急，或尿痛，或少腹隐痛，或尿中沉淀物，或盗汗，或自汗，或怕冷，或潮热等。

5. 辨治糖尿病、尿崩症、甲状腺功能亢进症、原因不明性内分泌失调属于阴阳俱虚消渴证，以口渴、倦怠乏力为基本特征。

【适用病证】

主要症状：口渴，腰酸，尿多。

辨证要点：五心烦热，或手足不温，舌红少苔，或舌质淡、苔薄白，脉细弱。

可能伴随的症状：形体消瘦，或小便混浊，或尿夹甜味，或大便干结，或大便溏泄，或自汗，或潮热，或怕冷，或盗汗，或头晕目眩，或男子阳痿，或女子月经不调等。

6. 辨治功能性低热、内分泌失调、血液病变、结缔组织病变、肿瘤病变属于阴阳俱虚发热证，以发热、自汗、盗汗为基本特征。

【适用病证】

主要症状：发热，自汗，盗汗。

辨证要点：手足不温，或五心烦热，舌质淡、苔薄白，或舌红少苔，脉细虚弱。

可能伴随的症状：头晕目眩，或耳鸣，或腰酸，或腿软，或大便不畅，或少腹拘急等。

【解读方药】方中用生地黄清热滋补阴血；辛热药 2 味，附子偏于壮阳，桂枝偏于温阳通阳；山药补益中气；山茱萸温阳固精；牡丹皮清热凉血；渗利药 2 味，茯苓偏于益气，泽泻偏于清热。又，方中用滋阴药配伍温阳药，以治阴阳俱虚；滋阴药配伍凉血药，以治阴虚内热；滋阴药配伍益气药，以气化阴津；益气药配伍温阳药，以化生阳气；滋阴药配伍利湿药，既可治阴虚夹水又可兼防滋阴浊腻，方中诸药相互为用，以奏温补肾阳，滋补肾阴之效。

【配伍用药】若哮喘者，加麻黄、杏仁，以宣降平喘；若咳甚者，加紫菀、款冬花，以宣降止咳；若阳痿者，加淫羊藿、补骨脂、巴戟天，以温阳壮阳起痿；若早泄者，加大山茱萸用量，再加金樱子、沙苑子，以固涩止遗；若腰痛者，加杜仲、续断，以强健筋骨；若五心烦热者，加大生地黄用量，再加玄参，以凉血滋阴；若怕冷甚者，加大附子、桂枝用量，再加鹿角，以温补阳气；若下肢肿者，加牛膝、车前子，以益肾利水；若口渴明显者，加知母、龟板，以滋阴泻火；若头晕者，加枸杞子、菟丝子，以滋补阴阳之气等。

【临证验案】

1. 支气管扩张、慢性前列腺炎

冯某，男，67 岁，郑州人。有多年支气管扩张、慢性前列腺炎病史，服用中西药但未能有效控制症状，近由病友介绍前来诊治。刻诊：咳嗽，有时咯血，痰少色黄而黏，吸气不利，腰酸，小便急，夜间尿多，阴部发热潮湿，手足不温，倦怠乏力，小腹拘急，腹部怕冷，舌红少苔，脉沉细弱。辨为肺肾不固、阴阳俱虚，气虚夹湿证，治当补益肺肾，滋补阴阳，益气利湿，给予肾气丸与麻杏石甘汤合方加味：生地黄 24 g，山药 12 g，山茱萸 12 g，茯苓 10 g，泽泻 10 g，牡丹皮 10 g，附子 3 g，桂枝 3 g，麻黄 12 g，杏仁 10 g，蛤蚧 1 对，炙甘草 6 g。6 剂，水煎服，第 1 次煎 40 min，第 2 次煎 25 min，合并药液，每日 1 剂，每次服 150 mL 左右，每日分早、中、晚 3 次服。

二诊：咳嗽减轻，腰酸好转，以前方 6 剂继服。

三诊：阴部仍潮湿，以前方变泽泻为 30 g，6 剂。

四诊：腹部仍怕冷，阴部潮湿减轻，以前方变附子为 5 g，桂枝 5 g，减泽泻为 10 g，6 剂继服。

五诊：咳嗽较前又有减轻，未再出现咯血，以前方 6 剂。

六诊：吸气不利好转，夜间小便 4 次减为 1 次，仍倦怠乏力，以前方去蛤蚧，加红参 10 g，6 剂。

七诊：诸症基本缓解，为了巩固疗效，以前方治疗 60 余剂，诸症悉除。随访 1 年，一切尚好。

用方体会：根据咳嗽、痰少色黄辨为肺热，再根据夜间尿多、手足不温辨为阳虚，因吸气不利、舌红少苔辨为阴虚，又因阴部潮湿辨为夹湿热，更因倦怠乏力辨为气虚，以此辨为肺肾不固，阴阳俱虚，气虚夹湿证。方以肾气丸温补阳气，滋补阴津，兼利湿浊；麻杏石甘汤清宣肺热，止咳平喘，加蛤蚧补益肺肾，纳气平喘。方药相互为用，以奏其效。

2. 慢性前列腺炎、性神经衰弱

梁某，男，41 岁，郑州人。有多年慢性前列腺炎及性神经衰弱病史，服用中西药但未能有效控制症状，近由病友介绍前来诊治。刻诊：小便急迫，时有淋漓不尽，阴部时有潮湿，阳痿早泄，腰酸腿软，倦怠乏力，手足不温，腹部怕冷，口干咽燥，舌质淡红、少苔，脉沉细弱。辨为肾气不固、阴阳俱虚，湿浊郁结证，治当补益肾气，滋补阴阳，给予肾气丸与五苓散合方加味：生地黄 24 g，山药 12 g，山茱萸 12 g，茯苓 15 g，泽泻 30 g，牡丹皮 10 g，附子 3 g，桂枝 5 g，猪苓 10 g，白术 10 g，红参 10 g，罂粟壳 6 g，生甘草 6 g。6 剂，水煎服，第 1 次煎 40 min，第 2 次煎 25 min，合并药液，每日 1 剂，每次服 150 mL 左右，每日分早、中、晚 3 次服。

二诊：手足不温好转，腰酸略有减轻，以前方 6 剂继服。

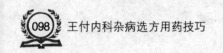

三诊：仍阳痿早泄，小便急迫略有减轻，以前方加罂粟壳 10 g，6 剂。

四诊：阳痿早泄轻微改善，阴部潮湿减轻，仍有腹部怕冷，以前方变附子为 5 g、桂枝 10 g，6 剂。

五诊：腹部怕冷明显减轻，阳痿早泄较前又有好转，以前方 6 剂继服。

六诊：阴部潮湿基本消除，手足温和，仍有倦怠乏力，以前方变红参为 12 g，6 剂。

七诊：倦怠乏力基本消除，为了巩固疗效，以前方治疗 80 余剂，诸症悉除。随访 1 年，一切尚好。

用方体会：根据阳痿早泄、手足不温辨为阳虚，再根据口干咽燥、少苔辨为阴虚，因腰酸腿软、倦怠乏力辨为肾虚，又因阴部潮湿辨为夹湿，以此辨为肾气不固，阴阳俱虚，湿浊郁结证。方以肾气丸温补阳气，滋补阴津，兼利湿浊；以五苓散温利清化，分消湿浊，加红参益气化阳，罂粟壳益肾固涩肾精。方药相互为用，以奏其效。

3. 强直性脊柱炎、腰肌劳损

赵某，男，37 岁，洛阳人。有多年强直性脊椎炎及腰肌劳损病史，服用中西药但未能有效控制疼痛僵硬，近由病友介绍前来诊治。刻诊：肩、颈、胸、腰、胯及四肢疼痛僵硬，尤其甚于腰胯，遇凉加重，倦怠乏力，手足不温，口舌生疮，口干咽燥，舌质淡红、苔薄白，脉沉细弱。辨为肾虚不固、阴阳俱虚，郁热内结证，治当补益肾气，滋补阴阳，清降郁热，给予肾气丸与半夏泻心汤合方加味：生地黄 24 g，山药 12 g，山茱萸 12 g，茯苓 10 g，泽泻 10 g，牡丹皮 10 g，附子 3 g，桂枝 3 g，生半夏 12 g，黄连 3 g，红参 10 g，黄芩 10 g，干姜 10 g，大枣 12 枚，炙甘草 6 g。6 剂，水煎服，第 1 次煎 40 min，第 2 次煎 25 min，合并药液，每日 1 剂，每次服 150 mL 左右，每日分早、中、晚 3 次服。

二诊：手足不温略有好转，其余症状改善不明显，以前方制附子变为生附子 6 g，桂枝 6 g，6 剂。

三诊：诸疼痛僵硬均有轻微改善，口舌生疮基本消除，以前方变黄芩为 6 g，6 剂。

四诊：诸疼痛僵硬较前又有减轻，仍有倦怠乏力，以前方变红参为 12 g，6 剂。

五诊：诸病证较前均有好转，以前方 6 剂治疗。

六诊：病情基本稳定，未有明显疼痛僵硬，以前方 6 剂继服。

七诊：诸症较前又有好转，为了巩固疗效，又以前方治疗 150 余剂，诸症基本消除。随访 1 年，一切尚好。

用方体会：根据疼痛僵硬、手足不温辨为阳虚，再根据口舌生疮、口干咽燥辨为阴虚郁热，因倦怠乏力辨为气虚，又因腰胯疼痛僵硬较重辨为肾气失养，以此辨为肾虚不固，阴阳俱虚，郁热内结证。方以肾气丸温补阳气，滋补阴津，兼利湿浊；以半夏泻心汤清热燥湿，辛开苦降，补益中气。方药相互为用，以奏其效。

4. 支气管哮喘、间质性肺疾病

李某，女，76 岁，郑州人。有多年支气管哮喘病史，1 年前又诊断为间质性肺疾病，服用中西药但未能有效控制症状，近由病友介绍前来诊治。刻诊：咳嗽，哮喘，喉中痰鸣，痰稀色白，吸气不利，动则气喘，胸闷胸满，夜间尿多，手足心热，倦怠乏力，舌质淡、苔薄白，脉沉弱。辨为肺肾不固、阴阳俱虚，浊气上逆证，治当补益肺肾，滋补阴阳，益气利湿，给予肾气丸、参蛤散与鹿仁蛤麻汤合方加味：生地黄 24 g，山药 12 g，山茱萸 12 g，茯苓 10 g，泽泻 10 g，牡丹皮 10 g，附子 3 g，桂枝 3 g，鹿茸 3 g，红参 10 g，胡桃仁 12 g，杏仁 12 g，蛤蚧 1 对，麻黄 10 g。6 剂，水煎服，第 1 次煎 40 min，第 2 次煎 25 min，合并药液，每日 1 剂，每次服 150 mL 左右，每日分早、中、晚 3 次服。

二诊：咳嗽减轻，哮喘好转，以前方 6 剂。

三诊：吸气不利减轻，仍喉中痰鸣，以前方加生半夏 12 g，6 剂。

四诊：喉中痰鸣减轻，夜间尿 4 次减为 2 次，以前方 6 剂继服。

五诊：喉中痰鸣基本消除，吸气不利基本消除，以前方减蛤蚧为半对，6 剂。

六诊：病情基本稳定，未有明显不适，以前方 6 剂继服。

七诊：诸症基本缓解，为了巩固疗效，以前方治疗 160 余剂，病情缓解；之后，以前方变汤剂为散剂，每次 6 g，每日分早、中、晚 3 次服。随访 1 年，一切尚好。

用方体会：根据喉中痰鸣、痰色白辨为肺寒，再根据夜间尿多、舌质淡辨为阳虚，因吸气不利、舌红少苔辨为肾阴虚，又因吸气不利、手足不温辨为肾阳虚，更因倦怠乏力辨为气虚，以此辨为肺肾不固，阴阳俱虚，浊气上逆证。方以肾气丸温补阳气，滋补阴津，兼利湿浊；以鹿仁蛤麻汤温补肾阳，摄纳肺气，止咳平喘。方药相互为用，以奏其效。

5. 肾小球肾炎、肾小球硬化症

许某，男，63 岁，郑州人。有多年肾小球肾炎病史，4 年前又诊断为肾小球硬化症，服用中西药但未能有效控制症状，近由病友介绍前来诊治：血压 170/115 mmHg，尿蛋白（＋＋＋＋），尿血（＋＋＋），盗汗，手心烦热，脚心发凉，腰酸，小便不利夹泡沫，倦怠乏力，面色无泽，头晕目眩，舌质暗红夹瘀紫、苔薄黄，脉沉弱涩。辨为阴阳俱虚夹瘀证，治当滋补阴阳，活血化瘀，给予肾气丸与蛭虻归草汤合方：生地黄 24 g，山药 12 g，山茱萸 12 g，茯苓 10 g，泽泻 30 g，牡丹皮 10 g，附子 3 g，桂枝 3 g，水蛭 3 g，虻虫 3 g，当归 12 g，红参 10 g，阿胶 12 g，炙甘草 6 g。6 剂，水煎服，第 1 次煎 50 min，第 2 次煎 25 min，合并药液，每日 1 剂，每次服 30 mL 左右，每日分早、中、晚 3 次服。

二诊：手心烦热减轻，盗汗减少，以前方 6 剂继服。

三诊：血压 158/110 mmHg，盗汗较前又有减少，以前方 6 剂继服。

四诊：尿蛋白（＋＋＋），尿血（＋＋），脚心发凉基本消除，腰酸好转，以前方加阿胶为 15 g，6 剂。

五诊：血压 150/105 mmHg，仍然小便不利夹泡沫，以前方加阿胶 12 g，6 剂。

六诊：倦怠乏力好转，面色较前红润，以前方 6 剂继服。

七诊：血压 145/105 mmHg，诸症基本趋于稳定，以前方 6 剂继服。

八诊：尿蛋白（＋＋），尿血（＋），血压 145/100 mmHg，诸症趋于稳定，又以前方治疗 120 余剂，复查尿蛋白（＋），尿血（－），血压 135/95 mmHg；之后，以前方变汤剂为散剂，每次 6 g，每日分早、中、晚 3 次服。随访 1 年，一切尚好。

用方体会：根据盗汗、手心烦热辨为阴虚，又根据脚心发凉辨为阳虚，因倦怠乏力、脉沉弱辨为气虚，又因小便不利、腰酸辨为肾虚，更因舌质暗红夹瘀紫、脉沉涩辨为瘀，以此辨为阴阳俱虚夹瘀证。方以肾气丸滋补肾阴，温补肾阳，渗利水气；以蛭虻归草汤活血化瘀，益气补血，加红参大补元气，阿胶补血止血，方药相互为用，以奏其效。

6. 甲状腺功能亢进症

李某，女，54 岁，洛阳人。有 4 年甲状腺功能亢进病史，服用中西药但未能有效控制症状，近由病友介绍前来诊治：游离 T_3 – 7.2，游离 T_4 – 26.8，盗汗，五心烦热，头沉头昏，下肢怕冷，倦怠乏力，头晕目眩，不思饮食，口苦，舌质红、苔黄腻，脉沉弱。辨为阴阳俱虚夹湿热证，治当滋补阴阳，清热燥湿，给予肾气丸与半夏泻心汤合方：生地黄 24 g，山药 12 g，山茱萸 12 g，茯苓 10 g，泽泻 30 g，牡丹皮 10 g，附子 3 g，桂枝 3 g，黄连 10 g，黄芩 10 g，干姜 10 g，红参 10 g，大枣 12 枚，生半夏 12 g，炙甘草 6 g。6 剂，水煎服，第 1 次煎 45 min，第 2 次煎 25 min，合并药液，每日 1 剂，每次服 30 mL 左右，每日分早、中、晚 3 次服。

二诊：头沉头昏好转，以前方 6 剂继服。

三诊：游离 T_3 – 5.9，游离 T_4 – 22.6，盗汗减少，下肢怕冷好转，以前方 12 剂继服。

四诊：五心烦热减轻，饮食转佳，以前方 12 剂继服。

五诊：游离 T_3 – 4.7，游离 T_4 – 20.7，头晕目眩基本消除，以前方 12 剂继服。

六诊：倦怠乏力基本消除，盗汗止，下肢怕冷消除，以前方 20 剂继服。

七诊：游离 T_3 – 4.3，游离 T_4 – 18.1，诸症基本趋于稳定，以前方 20 剂继服。

八诊：游离 T_3 – 4.0，游离 T_4 – 16.3，诸症基本消除，又以前方治疗 50 余剂，复查游离 T_3 – 3.8，游离 T_4 – 15.9；之后，以前方变汤剂为散剂，每次 6 g，每日分早、中、晚 3 次服。随访 1 年，一切尚好。

用方体会：根据盗汗、五心烦热辨为阴虚，又根据下肢怕冷辨为阳虚，因倦怠乏力、脉沉弱辨为气虚，又因口苦、苔黄腻辨为湿热，更因不思饮食辨为脾胃不和，以此辨为阴阳俱虚夹湿热证。方以肾气丸滋补肾阴，温补肾阳，渗利水气；以半夏泻心汤清热燥湿，辛开苦降，调理脾胃，消痞散结，方药相互为用，以奏其效。

7. 抑郁症

郑某，女，60 岁，信阳人。有 10 年抑郁症病史，服用中西药但未能有效控制症状，近由病友介绍前来诊治：情绪低落，盗汗，自汗，五心烦热，心悸易惊，失眠多梦，梦如险恶，焦虑不安，头晕目眩，口淡不渴，舌质淡、苔薄白，脉沉弱。辨为阴阳俱虚夹心肝阴血虚证，治当滋补阴阳，安神舍魂，给予肾气丸与酸枣仁汤合方加味：生地黄 24 g，山药 12 g，山茱萸 12 g，茯苓 16 g，泽泻 30 g，牡丹皮 10 g，附子 3 g，桂枝 3 g，酸枣仁 45 g，知母 6 g，川芎 6 g，柴胡 12 g，炙甘草 6 g。6 剂，水煎服，第 1 次煎 35 min，第 2 次煎 25 min，合并药液，每日 1 剂，每次服 30 mL 左右，每日分早、中、晚 3 次服。

二诊：盗汗自汗减少，以前方 12 剂继服。

三诊：仍失眠多梦，以前方加龙骨、牡蛎各 30 g，12 剂。

四诊：情绪低落好转，失眠多梦略有好转，以前方 12 剂继服。

五诊：心悸易惊好转，以前方减龙骨、牡蛎为各 24 g，12 剂。

六诊：盗汗、自汗止，五心烦热基本消除，以前方 12 剂继服。

七诊：诸症基本趋于稳定，以前方 60 余剂继服；之后，前方变汤剂为散剂，每次 6 g，每日分早、中、晚 3 次服。随访 1 年，一切尚好。

用方体会：根据盗汗、五心烦热辨为阴虚，又根据自汗、口淡不渴辨为阳虚，因失眠多梦、梦多险恶辨为肝血虚，又因心悸易惊辨为心血不足，以此辨为阴阳俱虚夹心肝阴血不足证。方以肾气丸滋补肾阴，温补肾阳，渗利水气；以酸枣仁汤养心安神，补血舍魂，加柴胡疏肝理气，方药相互为用，以奏其效。

8. 腰椎间盘突出症

孙某，男，61 岁，郑州人。有多年腰椎间盘突出症病史，服用中西药但未能有效控制症状，近由病友介绍前来诊治：腰痛腿痛，怕冷，手足不温，因寒加重，下肢沉重，倦怠乏力，口渴喜饮热水，舌红少苔，脉沉弱。辨为阴阳俱虚夹寒凝证，治当滋补阴阳，散寒止痛，给予肾气丸与乌头汤合方加味：生地黄 24 g，山药 12 g，山茱萸 12 g，茯苓 10 g，泽泻 30 g，牡丹皮 10 g，附子 3 g，桂枝 3 g，制川乌 10 g，麻黄 10 g，白芍 10 g，黄芪 10 g，生半夏 12 g，炙甘草 6 g。6 剂，水煎服，第 1 次煎 40 min，第 2 次煎 25 min，合并药液，每日 1 剂，每次服 30 mL 左右，每日分早、中、晚 3 次服。

二诊：怕冷、手足不温略有好转，以前方 6 剂继服。

三诊：仍腰痛腿痛，以前方变附子为生附子为 6 g，6 剂。

四诊：腰痛腿痛略有好转，以前方 6 剂继服。

五诊：仍然还有怕冷、手足不温，以前方变生附子为 10 g，6 剂。

六诊：下肢沉重好转，仍倦怠乏力，以前方变黄芪为 24 g，6 剂。

七诊：腰腿痛明显减轻，其余诸症基本趋于缓解，以前方 6 剂继服。

八诊：诸症基本趋于缓解，又以前方治疗 50 余剂；之后，以前方变汤剂为散剂，每次 6 g，每日分早、中、晚 3 次服。随访 1 年，一切尚好。

用方体会：根据腰腿痛、怕冷辨为阳虚，又根据舌红少苔辨为阴虚，因下肢沉重辨为湿，又因因寒加重辨为寒凝，又因口渴喜饮热水辨为寒热夹杂，以此辨为阴阳俱虚夹寒凝证。方以肾气丸滋补肾阴，温补肾阳；以乌头汤温阳散寒，益气补血，缓急止痛，加生半夏燥湿化痰，方药相互为用，以奏其效。

9. 糖尿病、糖尿病足

杨某，男，65 岁，郑州人。有多年糖尿病病史，3 年前又诊断为糖尿病足，经住院及门诊治疗均未能有效控制症状，近由病友介绍前来诊治：口渴，多食易饥，夜间小便多，怕冷，两足冰冷且颜色紫暗，下肢沉重，局部溃烂且疼痛如刺，倦怠乏力，口干舌燥，舌红少苔，脉沉弱；检测餐前血糖 19.6 mmol/L。辨为阴阳俱虚夹寒瘀证，治当滋补阴阳，补血散寒，给予肾气丸、茯苓四逆汤与失笑散合方加味：生地黄 24 g，山药 12 g，山茱萸 12 g，茯苓 12 g，泽泻 30 g，牡丹皮 10 g，生附子 5 g，桂枝 3 g，干姜 5 g，红参 3 g，生半夏 12 g，五灵脂 10 g，蒲黄 10 g，炙甘草 6 g。6 剂，水煎服，第 1 次煎 40 min，第 2 次煎 40 min，合并药液，每日 1 剂，每次服 30 mL 左右，每日分早、中、晚 3 次服。

二诊：两足冰冷略有好转，以前方 6 剂继服。

三诊：餐前血糖 16.6 mmol/L，仍然倦怠乏力，以前方变红参为 10 g，6 剂。

四诊：倦怠乏力好转，两足冰冷减轻，颜色紫暗略有改善，以前方 6 剂继服。

五诊：餐前血糖 11.9 mmol/L，仍有怕冷、手足不温，以前方变生附子为 10 g，6 剂。

六诊：局部溃烂疼痛略有减轻，以前方加当归 12 g，6 剂。

七诊：餐前血糖 8.7 mmol/L，诸症基本趋于缓解，以前方 6 剂继服。

八诊：餐前血糖 7.5 mmol/L，诸症基本趋于缓解，又以前方 70 余剂继服，糖尿病足痊愈；餐前血糖6.2 mmol/L；之后，以前方变汤剂为散剂加黄连12 g治疗糖尿病，每次6 g，每日分早、中、晚3次服，以治糖尿病。随访1年，餐前血糖在6.0 mmol/L左右，一切尚好。

用方体会：根据两足冰冷辨为阳虚，又根据舌红少苔辨为阴虚，因下肢沉重辨为痰湿，又因颜色紫暗辨为寒瘀，又因倦怠乏力辨为气虚，以此辨为阴阳俱虚夹寒瘀证。方以肾气丸滋补肾阴，温补肾阳；以茯苓四逆汤温阳散寒；以失笑散活血化瘀止痛，加生半夏燥湿化痰，方药相互为用，以奏其效。

10. 肾囊肿、肾结石

徐某，女，57岁，郑州人。有多年肾囊肿病史，1年前又诊断为肾结石，服用中西药但未能有效控制症状，近由病友介绍前来诊治：肾囊肿(0.2 mm×0.3 mm)，肾结石 (0.3 mm×0.4 mm)，腰困，腰痛如针刺，时有小便不利，盗汗，五心烦热，大便干结，口干舌燥，舌质淡红、苔薄白，脉沉细弱。辨为阴阳俱虚夹瘀热证，治当滋补阴阳，泻热祛瘀，给予肾气丸与桃核承气汤合方加味：生地黄24 g，山药12 g，山茱萸12 g，茯苓12 g，泽泻30 g，牡丹皮10 g，生附子5 g，桂枝6 g，桃仁10 g，大黄12 g，芒硝（烊化冲服）6 g，海藻24 g，炙甘草6 g。6剂，水煎服，第1次煎40 min，第2次煎40 min，合并药液，每日1剂，每次服30 mL左右，每日分早、中、晚3次服。

二诊：腰困好转，以前方6剂继服。

三诊：仍然腰痛，以前方加川牛膝30 g，6剂。

四诊：腰痛减轻，盗汗止，以前方6剂继服。

五诊：大便略溏，以前方减大黄为10 g，6剂。

六诊：大便正常，其余诸症明显趋于缓解，以前方6剂继服。

七诊：诸症基本趋于缓解，又以前方140余剂继服，经复查，肾囊肿及肾结石痊愈。随访1年，一切尚好。

用方体会：根据腰困、盗汗辨为阴虚，又根据腰困、舌质淡红、苔薄白辨为阳虚，因痛如针刺辨为瘀血，又因大便干结、口干舌燥辨为热结，以此辨为阴阳俱虚夹瘀热证。方以肾气丸滋补肾阴，温补肾阳；以桃核承气汤泻热祛瘀，加海藻软坚散结，利水消肿，方药相互为用，以奏其效。

11. 糖尿病胃瘫

夏某，男，49岁，郑州人。有多年糖尿病病史，2年前又诊断为糖尿病胃瘫，近由病友介绍前来诊治：口渴，腹中易饥，食则脘腹胀满，大便溏泄不爽，手足心热，盗汗，口苦，口腔溃烂，腰酸腿软，倦怠乏力，舌质红、苔黄腻，脉沉弱略数；餐前血糖 14.7 mmol/L。辨为肾阴虚夹气虚湿热证，治当滋补肾阴，清利湿热，给予肾气丸与半夏泻心汤合方：生地黄 24 g，山药 12 g，山茱萸 12 g，茯苓 10 g，泽泻 10 g，牡丹皮 10 g，生附子 3 g，桂枝 3 g，干姜 10 g，红参 10 g，生半夏 12 g，黄连 10 g，黄芩 10 g，大枣 6 枚，炙甘草 6 g。6 剂,水煎服，第 1 次煎 40 min，第 2 次煎 40 min，合并药液，每日 1 剂，每次服 30 mL 左右，每日分早、中、晚 3 次服。

二诊：餐前血糖 12.6 mmol/L，口渴略有好转，以前方 6 剂继服。

三诊：餐前血糖 11.8 mmol/L，仍然口苦、口腔溃烂，以前方变黄连为 15 g，6 剂。

四诊：餐前血糖 10.5 mmol/L，口苦好转，仍有口腔溃烂，以前方变黄连为 24 g，6 剂。

五诊：餐前血糖 8.8 mmol/L，口苦及口腔溃烂消除，以前方 6 剂继服。

六诊：餐前血糖 8.1 mmol/L，局部溃烂疼痛略有减轻，以前方加当归 12 g，6 剂。

七诊：餐前血糖 7.4 mmol/L，诸症基本趋于缓解，以前方 6 剂继服。

八诊：餐前血糖 6.2 mmol/L，诸症基本趋于缓解，又以前方 60 余剂继服，糖尿病胃瘫基本痊愈；之后，以前方变汤剂为散剂继续巩固治疗糖尿病，每次 6 g，每日分早、中、晚 3 次服，以治糖尿病。随访 1 年，餐前血糖在 6.0 mmol/L 左右，一切尚好。

用方体会：根据手足心热、盗汗辨为阴虚，又根据口苦、舌质红、苔黄腻辨为湿热，因腰酸腿软辨为肾虚，又因倦怠乏力辨为气虚，又因食则脘腹胀满、口腔溃烂辨为脾胃湿热，以此辨为阴虚夹气虚湿热证。方以肾气丸滋补肾阴，兼顾阳气；以半夏泻心汤清热燥湿，降逆益气，方药相互为用，以奏其效。

12. 甲状腺功能减退症属于肾阳虚夹寒痰证

马某，女，59 岁，湖北人。5 年前诊断为甲状腺功能亢进症，服用西药 2 年余，复查又确诊为甲状腺功能减退症，近由病友介绍前来诊治：腰酸腿软，手足不温，全身怕冷，倦怠乏力，气短，头晕，耳鸣，记忆力减退，咽喉不利，自汗，下肢沉重，舌质淡、苔白厚腻，脉沉弱。辨为阳虚夹寒痰证，治当温阳散寒，燥湿化痰，健脾益气，给予肾气丸与赤丸合方加味：生地黄 24 g，山药 12 g，山茱萸 12 g，茯苓 12 g，泽泻 10 g，牡丹皮 10 g，附子 3 g，桂枝 3 g，红参 6 g，制川乌 6 g，生半夏 12 g，细辛 3 g，炙甘草 10 g。6 剂，水煎服，第 1 次煎 40 min，第 2 次煎 25 min，合并药液，每日 1 剂，每次服 30 mL 左右，每日分早、中、晚 3 次服。

二诊：手足不温好转，以前方 6 剂继服。

三诊：仍有腰酸腿软，以前方加杜仲为 24 g，6 剂。

四诊：头晕好转，自汗止，仍有轻微全身怕冷，以前方变附子为生附子 5 g，6 剂。

五诊：手足较前温和，全身怕冷明显好转，以前方 6 剂继服。

六诊：下肢沉重缓解，头晕止，以前方 6 剂继服。

七诊：诸症基本趋于缓解，仍有轻微倦怠乏力，以前方变红参为 10 g，6 剂。

八诊：诸症基本趋于稳定，又以前方治疗 70 余剂，经复查甲状腺功能减退症各项指标恢复正常；之后，为了巩固疗效，以前方变汤剂为散剂，每次 5 g，每日分早、中、晚 3 次服，又治疗 6 个月。随访 1 年，一切尚好。

用方体会：根据手足不温、全身怕冷辨为阳虚，又根据腰酸腿软、耳鸣辨为肾虚，因倦怠乏力辨为气虚，又因下肢沉重、苔白腻辨为夹痰，以此辨为阳虚夹寒痰证。方以肾气丸温补肾阳，兼益肾阴，制约温阳药伤阴；以赤丸温阳散寒，燥湿化痰，加红参健脾益气，方药相互为用，以奏其效。

13. 甲状腺功能减退症属于肾阴阳俱虚夹瘀热证

郑某，女，56 岁，郑州人。8 年前诊断为甲状腺功能亢进症，服用西药 1 年余，复查又确诊为甲状腺功能减退症，近由病友介绍前来诊治：腰酸腿软，手足不温，倦怠乏力，口渴欲饮水，头晕目眩，时时盗汗、自汗，大便干结，舌质暗红夹瘀紫、苔薄黄，脉沉弱略涩。辨为肾阴阳俱虚夹瘀热证，治当温补肾阳，滋补肾阴，化瘀清热，给予肾气丸与下瘀血汤合方加味：生地黄 24 g，山药 12 g，山茱萸 12 g，茯苓 10 g，泽泻 10 g，牡丹皮 10 g，附子 3 g，桂枝 3 g，大黄 6 g，桃仁 5 g，土鳖虫 10 g，红参 10 g，炙甘草 10 g。6 剂，水煎服，第 1 次煎 40 min，第 2 次煎 25 min，合并药液，每日 1 剂，每次服 30 mL 左右，每日分早、中、晚 3 次服。

二诊：大便较前通畅，以前方 6 剂继服。

三诊：有轻微大便溏泄，自汗止，以前方变大黄为 3 g，6 剂。

四诊：大便正常，仍有轻微腰酸腿软，以前方加山茱萸 12 g，6 剂。

五诊：盗汗止，口渴缓解，以前方 6 剂继服。

六诊：倦怠乏力基本消除，以前方 6 剂继服。

七诊：诸症基本趋于缓解，又有轻微倦怠乏力，以前方变红参为 12 g，6 剂。

八诊：诸症基本趋于稳定，又以前方治疗 50 余剂，经复查甲状腺功能减退症各项指标恢复正常；之后，为了巩固疗效，以前方变汤剂为散剂，每次 5 g，每日分早、中、晚 3 次服，又治疗 6 个月。随访 1 年，一切尚好。

用方体会：根据手足不温、全身怕冷辨为阳虚，又根据口渴、盗汗辨为阴虚，因倦怠乏力辨为气虚，又因舌质暗红夹瘀紫辨为夹瘀热，以此辨为阴阳俱虚夹瘀热证。方以肾气丸温补肾阳，滋补肾阴；以下瘀血汤泻热祛瘀，加红参补益元气，炙甘草益气和中，方药相互为用，以奏其效。

参蛤散(《济生方》)

运用参蛤散并根据方药组成及用量的配伍特点，可以辨治肺肾气虚不纳证、心肾气虚不固证；辨治要点是气喘或哮喘，呼吸微弱。

【组成】蛤蚧_一对　人参_三钱 （9 g）

【用法】将药研为细散状，亦可以蜜为丸，温水送服 5 g，每日分 6 次服。

【功效】益气补阳摄纳。

1. 辨治慢性支气管炎、支气管哮喘、肺源性心脏病、间质性肺疾病、肺炎属于肺肾气虚不纳证，以咳喘、呼吸微弱为基本特征。

【适用病证】

主要症状：咳嗽，气喘，吸气困难。

辨证要点：活动加剧，舌质淡、苔薄白，脉沉弱。

可能伴随的症状：呼吸微弱，或呼吸急促，或自汗，或手足不温，或夜间小便多。

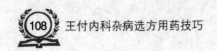

2. 辨治心肌炎、心肌病、扩张性心肌病、肥大性心肌病、心律不齐属于心肾气虚不固证，以心悸、气喘、倦怠乏力、脉弱为基本特征。

【适用病证】

主要症状：心悸，或心痛，心烦。

辨证要点：倦怠乏力，手足不温，口淡不渴，舌质淡、苔薄白，脉沉弱。

可能伴随的症状：腰酸腿软，或形寒怕冷，或头晕目眩，或肢体酸痛，或健忘，或遗精，或阳痿早泄等。

【解读方药】方中蛤蚧温补肾气，摄纳肺气；人参大补元气，助蛤蚧益肾摄肺。又，方中补益肾气药配伍大补元气药，以治肺肾气虚，方中诸药相互为用，以奏益气补阳摄纳之效。

【配伍用药】若气虚甚者，加大人参用量，再加白术、黄芪，以补益肺肾；若阳虚甚者，加鹿角、巴戟天，以温补肾阳等。

肾气丸(《伤寒杂病论》)与参蛤散(《济生方》)合方

运用肾气丸与参蛤散合方并根据方药组成及用量的配伍特点，可以辨治肺肾阴阳俱虚不纳重证、心肾阴阳俱虚不固重证；辨治要点是气喘或哮喘，呼吸微弱。

【组成】

肾气丸：干地黄八两（24 g）　薯蓣（即山药）四两（12 g）　山茱萸四两（12 g）泽泻三两（9 g）　茯苓三两（9 g）　牡丹皮三两（9 g）　桂枝一两（3 g）　附子炮,一两（3 g）

参蛤散：蛤蚧一对　人参三钱（9 g）

【用法】水煎服，每日分 3 次服。

【功效】温补肾阳，滋补肾阴。

1. 辨治慢性支气管炎、支气管扩张、支气管哮喘、间质性肺疾病、慢性阻塞性肺疾病、肺源性心脏病属于肺肾阴阳俱虚不纳重证，以咳喘、或哮喘、呼气不利为基本特征。

【适用病证】

主要症状：气喘或哮喘，咳嗽。

辨证要点：动则喘甚，口干咽燥，舌质淡、苔薄白，或舌红少苔，脉细虚弱。

可能伴随的症状：呼吸短促，或形体消瘦，或下肢水肿，或汗出怕冷，或自汗，或盗汗，或面色潮红，或面色无泽，或手足不温，或夜间小便多等。

2. 辨治心肌炎、心肌病、扩张性心肌病、肥大性心肌病、心律不齐属于心肾阴阳俱虚不固重证，以心悸、气喘、倦怠乏力、脉弱为基本特征。

【适用病证】

主要症状：心悸，或心痛，心烦。

辨证要点：倦怠乏力，手足不温，口淡不渴，舌质淡、苔薄白，脉沉弱。

可能伴随的症状：腰酸腿软，或形寒怕冷，或头晕目眩，或肢体酸痛，或健忘，或遗精，或阳痿早泄等。

【解读方药】方中用生地黄清热滋补阴血；辛热药 2 味，附子偏于壮阳，桂枝偏于温阳通阳；益气药 3 味，人参偏于大补，蛤蚧偏于补肾，山药偏于平补；山茱萸温阳固精；牡丹皮清热凉血；渗利药 2 味，茯苓偏于益气，泽泻偏于清热。又，方中用滋阴药配伍温阳药，以治阴阳俱虚；滋阴药配伍凉血药，以治阴虚内热；滋阴药配伍益气药，以治气阴两虚；益气药配伍温阳药，以治阳虚内寒，方中诸药相互为用，以奏温补肾阳，滋补肾阴之效。

【配伍用药】若气虚甚者，加大人参用量，再加白术、黄芪，以补益肺肾；若阳虚甚者，加鹿角、巴戟天，以温补肾阳；若哮喘者，加麻黄、杏仁，以宣降平喘；若咳甚者，加紫菀、款冬花，以宣降止咳；若早泄者，加大山茱萸用量，再加金樱子、沙苑子，以固涩止遗；若腰痛者，加杜仲、续断，以强健筋骨；若五心烦热者，加大生地黄用量，再加玄参，以凉血滋阴；若怕冷甚者，加大附子、桂枝用量，再加鹿角，以温补阳气等。

【临证验案】肥大性心肌病

柴某，男，46 岁，安阳人。有 3 年肥大性心肌病病史，多次住院及门诊中西药治疗，但未能有效控制症状，近由病友介绍前来诊治。刻诊：心悸，胸闷，时有胸痛，动则气喘，失眠多梦，手足心热，口干咽燥，咽中有痰，倦怠乏力，怕冷，手臂颤动，舌质暗淡夹瘀紫、苔白厚腻，脉沉弱涩。辨为心肾阴阳俱虚夹痰瘀证，治当补益心肾，滋补阴阳，兼以活血，给予肾气丸、参蛤散与失笑散合方加味：生地黄 24 g，山药 12 g，山茱萸 12 g，茯苓 10 g，泽泻

10 g, 牡丹皮 10 g, 附子 3 g, 桂枝 3 g, 五灵脂 10 g, 蒲黄 10 g, 蛤蚧 1 对, 红参 10 g, 生半夏 12 g, 炙甘草 10。6 剂, 水煎服, 第 1 次煎 40 min, 第 2 次煎 25 min, 合并药液, 每日 1 剂, 每次服 150 mL 左右, 每日分早、中、晚 3 次服。

二诊: 心悸减轻, 胸痛好转, 以前方 6 剂继服。

三诊: 苔白厚腻明显减少, 倦怠乏力好转, 以前方 6 剂继服。

四诊: 咽中有痰好转, 手臂颤动未有好转, 以前方去半夏, 加藜芦为 3 g, 6 剂。

五诊: 失眠多梦基本消除, 手臂颤动好转, 胸痛未再出现, 以前方 6 剂继服。

六诊: 手足心热基本消除, 倦怠乏力好转, 以前方 6 剂继服。

七诊: 诸症趋于稳定, 又以前方治疗 150 余剂, 自觉症状消除; 为了巩固疗效, 以前方变汤剂为散剂, 每次 6 g, 每日分早、中、晚 3 次服。随访 2 年, 病情稳定, 一切尚好。

用方体会: 根据心悸、动则气喘辨为气虚, 再根据手足心热、口干咽燥辨为阴虚, 因怕冷、倦怠乏力辨为阳虚, 又因咽中有痰辨为夹痰, 更因舌质暗淡夹瘀紫辨为夹瘀, 以此辨为心肾阴阳俱虚夹痰瘀证。方以肾气丸温补阳气, 滋补阴津, 兼利湿浊; 以参蛤散温补心肾; 以失笑散活血化瘀, 加生半夏燥湿化痰降逆。方药相互为用, 以奏其效。

鹿仁蛤麻汤(《治法与选方用药》)

运用鹿仁蛤麻汤并根据方药组成及用量的配伍特点, 可以辨治肺肾虚寒证; 辨治要点是气喘或哮喘, 吸气不利, 脉弱。

【组成】 鹿茸 (3 g)　　人参 (10 g)　　胡桃仁 (12 g)　　杏仁 (12 g) 蛤蚧 1 对　麻黄 (10 g)

【用法】 水煎服, 每次分 3 服。

【功效】 补益肺肾, 温肺化痰。

辨治支气管扩张、支气管哮喘、慢性阻塞性疾病、肺结核属于肺肾虚寒证, 以咳喘、吸气不利为基本特征。

【适用病证】

主要症状：咳嗽，哮喘，胸闷。

辨证要点：吸气不利，动则加剧，舌质淡、苔腻，脉迟弱或沉弱。

可能伴随的症状：痰稀色白，或身体消瘦，或气短，面色不荣等。

【解读方药】方中补益肺肾药 4 味，鹿茸偏于大补元阳，人参偏于大补元气，蛤蚧偏于摄纳肺肾，胡桃仁平补肺肾；宣降药 2 味，麻黄偏于宣肺平喘，杏仁偏于降肺平喘。又，方中补益肺肾药配伍宣降药，以治肺肾虚弱，咳喘气逆，方中诸药相互为用，以奏补益肺肾，温肺化痰之效。

【配伍用药】若咳嗽甚者，加紫菀、款冬花，以宣降止咳；若气喘甚者，加大蛤蚧、胡桃仁用量，以补益平喘；若胸闷者，加厚朴、枳实，以宽胸行气；若面色不荣者，加阿胶、当归，以滋补营血等。

【临证验案】支气管哮喘、慢性结肠炎

逯某，男，62 岁，郑州人。有多年支气管哮喘、慢性胃炎病史，经中西药治疗但未能有效控制症状，1 年来哮喘及胃胀渐渐加重，近由病友介绍前来诊治。刻诊：哮喘，咳嗽，喉中痰鸣，大便溏泄 5 ~ 6 次/d，遇凉加重，腹痛，倦怠乏力，怕冷，舌质淡、苔白厚腻，脉沉弱。辨为肺脾虚寒夹痰证，治当补益肺脾，燥湿化痰，健脾止泻，给予鹿仁蛤麻汤与桂枝人参汤合方加味：鹿茸 3 g，红参 10 g，胡桃仁 12 g，杏仁 12 g，蛤蚧 1 对，麻黄 10 g，桂枝 12 g，白术 10 g，干姜 10 g，生附子 3 g，生半夏 12 g，炙甘草 10。6 剂，水煎服，第 1 次煎 40 min，第 2 次煎 25 min，合并药液，每日 1 剂，每次服 150 mL 左右，每日分早、中、晚 3 次服。

二诊：喉中痰鸣好转，怕冷减轻，以前方 6 剂继服。

三诊：大便溏泄仍在，以前方加茯苓为 12 g，6 剂。

四诊：大便溏泄好转，腹痛、哮喘明显减轻，以前方 6 剂继服。

五诊：喉中痰鸣基本缓解，怕冷基本消除，以前方减生附子为 2 g，6 剂。

六诊：腹痛基本消除，倦怠乏力仍有，以前方变红参为 12 g，6 剂。

七诊：结肠炎症状消除，仍有轻微哮喘、咳嗽，又以前方因病变酌情加减用药治疗 60 余剂，自觉症状消除；为了巩固疗效，以前方变汤剂为散剂，每次 6 g，每日分早、中、晚 3 次服。随访 1 年，病情稳定，一切尚好。

用方体会：根据哮喘、遇凉加重辨为肺寒，再根据大便溏泄、怕冷辨为脾

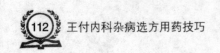

寒，因倦怠乏力、脉沉弱辨为气虚，又因咽中有痰、苔白厚腻辨为夹痰，以此辨为肺气虚寒夹痰证。方以鹿仁蛤麻汤补益肺肾，温肺化痰；以桂枝人参汤温阳健脾，燥湿止泻，加附子温壮阳气，生半夏燥湿化痰。方药相互为用，以奏其效。

参附汤(《医方类聚》引《济生续方》)

运用参附汤并根据方药组成及用量的配伍特点，可以辨治阳虚不固证、阳气虚脱证、阳虚不化证；辨治要点是气喘或哮喘，或不省人事，小便不利，脉弱。

【组成】人参半两（15 g）　附子炮,去皮脐,一两（30 g）

【用法】水煎服，每日分6次服。

【功效】益气回阳固脱。

1. **辨治慢性支气管炎、支气管哮喘属于阳气不固证，以气喘、神志昏厥为基本特征。**

【适用病证】

主要症状：气喘或哮喘，神志昏厥。

辨证要点：动则喘甚，手足不温，舌质淡、苔薄白，脉虚弱。

可能伴随的症状：呼吸短促，或形体消瘦，或自汗，或面色苍白，或全身怕冷，或手足不温等。

2. **本方是辨治低血压、晕厥、癔症、高血压脑病、脑血管痉挛、低血糖、心源性或出血性休克属于阳气虚脱证，以突然昏倒、不省人事为基本特征。**

【适用病证】

主要症状：突然昏倒，不省人事。

辨证要点：面色苍白，手足冷冰，舌质淡红、苔薄，脉虚弱。

可能伴随的症状：四肢厥冷，或呼吸微弱，或大汗淋漓，或两手撒脱，或口开不闭等。

3. **辨治神经性尿闭、尿道肿瘤、尿道损伤、尿道狭窄、尿道炎症、膀胱括约肌痉挛属于阳虚不化证，以小便不通、呕吐、视物模糊为基本特征。**

【适用病证】

主要症状：小便不通，或尿闭，呕吐。

辨证要点：手足厥冷，舌质淡胖、苔薄白，脉沉弱。

可能伴随的症状：少腹拘急，或头晕目眩，或自汗，或神志昏沉，或循衣摸床，或舌卷缩等。

【解读方药】方中人参大补元气，兼以生津；附子温壮阳气，与人参相用，倍增益气温阳。又，方中用益气药配伍温阳药，益气化阳，以治阳气虚弱，方中诸药相互为用，以奏益气回阳固脱之效。

【配伍用药】若气喘者，加大人参用量，再加蛤蚧，以摄纳肺肾；若手足冰冷甚者，加大附子用量，再加干姜、甘草，以温补阳气；若小便不通者，加大附子用量，再加茯苓，以温阳利水等。

【临证验案】晕厥

肖某，女，35 岁，郑州人。1 年来经常晕厥，多次检查未发现明显异常病变，可每周至少发作 1 次，服用中西药治疗未能有效控制晕厥，近由病友介绍前来诊治。刻诊：头晕目眩，头汗较多，面色苍白，心悸，倦怠乏力，手足不温，肢体困重，舌质淡、苔白厚腻，脉沉弱。辨为心阳虚脱夹痰湿证，治当补益心阳，给予参附汤与小半夏加茯苓汤合方加味：红参 15 g，制附子 30 g，生半夏 24 g，生姜 24 g，茯苓 12 g，生甘草 10。6 剂，水煎服，第 1 次煎 40 min，第 2 次煎 25 min，合并药液，每日 1 剂，每次服 150 mL 左右，每日分早、中、晚 3 次服。

二诊：心悸减轻，肢体困重好转，以前方 6 剂继服。

三诊：晕厥未发作，以前方 6 剂继服。

四诊：晕厥发作较前减轻，时间较前短暂，以前方 6 剂继服。

五诊：晕厥未发作，手足温和，以前方 6 剂继服。

六诊：晕厥未发作，肢体困重消失，以前方 6 剂继服。

七诊：晕厥未发作，又以前方 6 剂继服。随访 1 年，一切尚好。

用方体会：根据头晕目眩、手足不温辨为阳虚，再根据头汗较多、面色苍白辨为阳脱，因肢体困重、苔厚腻辨为痰，以此辨为心阳虚脱夹痰湿证。方以参附汤益气壮阳，回阳救逆；以小半夏加茯苓汤醒脾燥湿，益气化痰，加生甘草益气生津和中，兼防温热药伤津。方药相互为用，以奏其效。

月华丸(《医学心悟》)

运用月华丸并根据方药组成及用量的配伍特点，可以辨治肺阴虚损证；辨治要点是干咳、气喘或哮喘，五心烦热，脉微弱。

【组成】天冬 去心,蒸　生地 酒洗,麦冬去心,蒸　熟地 九蒸,晒　山药 乳蒸　百部 蒸　沙参 蒸　川贝 母去心,蒸　真阿胶 各一两（各30 g）　茯苓 乳蒸　獭肝　广三七 五钱（各15 g）

【用法】用白菊花去蒂60 g，桑叶经霜者熬膏60 g，将阿胶化入膏内和药，稍加炼蜜为丸，如弹子大。亦可作汤剂，水煎服，每日分3次服。

【功效】益肺滋阴，降逆止咳。

辨治化脓性肺脓肿、急性大叶性肺炎、支气管肺炎、病毒性肺炎、肺结核属于肺阴虚损证，以干咳、五心烦热为基本特征。

【适用病证】

主要症状：干咳，咳声短促。

辨证要点：五心烦热，舌红少苔，脉沉细或细数。

可能伴随的症状：胸胁隐痛，或倦怠乏力，或痰少而黏，或痰中带血，或盗汗，或潮热，或心烦，或皮肤灼热，或不思饮食，或大便干结等。

【解读方药】方中用滋阴药4味，天冬偏于生津，生地偏于凉血，麦冬偏于清热，沙参偏于滋润；补血药2味，熟地黄偏于化阴，阿胶偏于止血；益气药2味，山药偏于化阴，茯苓偏于渗利；化痰药2味，百部偏于温化，川贝母偏于清化；獭肝补肝肾，退虚热；三七活血散瘀。又，方中用滋阴药配伍补血药，以滋补阴血；滋阴药配伍益气药，以气化阴津；滋阴药配伍化痰药，以治阴虚夹痰；益气药配伍活血药，以治阴虚夹瘀；滋阴药配伍补肾药，以治肾阴亏损，方中诸药相互为用，以奏益肺滋阴，降逆止咳之效。

【配伍用药】若干咳甚者，加大天冬、麦冬、沙参用量，再加桑叶、桔梗，以滋阴宣降止逆；若痰中带血者，加大生地黄用量，再加白茅根，以凉血止血；若盗汗者，加五味子、牡蛎，以收敛止汗等。

百合固金汤(《慎斋遗书》)

运用百合固金汤并根据方药组成及用量的配伍特点，可以辨治肺阴虚气逆证、肺阴虚出血证、肺阴虚痞结证；辨治要点是干咳、痰中带血，五心烦热，脉细弱。

【组成】百合₋钱半（4.5 g）　熟地黄　生地黄　当归身各三钱（各9 g）　白芍　甘草各一钱（各3 g）　桔梗　玄参各八分（各2.4 g）　贝母　麦冬各一钱半（各4.5 g）

【用法】水煎服，每日分6次服。

【功效】补血益阴，止咳化痰。

1. **本方是辨治肺结核、骨结核、淋巴结核、腹膜结核、慢性支气管炎、慢性阻塞性肺疾病属于肺阴血虚气逆证，以咳喘痰中带血为基本特征。**

【适用病证】

主要症状：咳嗽，气喘，痰少而黏。

辨证要点：痰中夹血，舌红少苔，脉细数。

可能伴随的症状：口燥咽干，或咽喉燥痛，或头晕目眩，或潮热颧红，或盗汗，或手足心热，或男子遗精，或女子月经不调，或形体消瘦，或大便干结，或小便短赤等。

2. **辨治原发性血小板减少性紫癜、过敏性血小板减少性紫癜、溶血性贫血、血友病、维生素 C 缺乏症，以及造血系统疾病属于肺阴虚出血证，以咯血，或痰中带血为基本特征。**

【适用病证】

主要症状：咯血，痰中带血，或咳嗽。

辨证要点：五心烦热，舌红少苔，脉沉细数。

可能伴随的症状：心烦，或盗汗，或潮热，或口干咽燥，或流鼻血，或面色红赤等。

3. **辨治良性肿瘤、恶性肿瘤、皮下囊肿、脂肪瘤、增生性病变、淋巴结肿大、肝硬化、脾大属于肺阴虚痞结证，以痞块、咳嗽、五心烦热为基本特征。**

【适用病证】

主要症状：痞块，咳嗽，气喘。

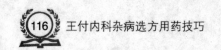

辨证要点：口渴，五心烦热，舌红少苔，脉细数。

可能伴随的症状：气喘，或盗潮，或颧红，或潮热，或痰中夹血，或咯血不止，或心烦，或胸痛，或咯痰不出，或大便干结，或小便黄赤等。

【解读方药】 方中用滋阴药 2 味，百合偏于润肺，麦冬偏于清肺；清热凉血药 2 味，生地黄偏于滋阴，玄参偏于解毒；补血药 3 味，当归偏于活血，熟地黄偏于滋阴，白芍偏于敛阴；清肺药 2 味，贝母偏于降肺，桔梗偏于宣肺；甘草益气和中。又，方中滋阴药配伍凉血药，以治阴虚血热；滋阴药配伍补血药，血能化阴；滋阴药配伍清肺药，以清宣肺气，方中诸药相互为用，以奏滋肺益阴，止咳化痰之效。

【配伍用药】 若骨蒸明显者，加银柴胡、胡黄连，以清退虚热；若咳嗽明显者，加桑白皮、黄芩，以泻热止逆；若大便干者，加麻仁、石斛，以滋阴润肠通便等。

【临证验案】 慢性支气管炎、支气管扩张

梁某，女，59 岁，郑州人。有多年慢性支气管炎、支气管扩张病史，服用中西药但未能有效控制咳喘，近由病友介绍前来诊治。刻诊：咳嗽，气喘，胸闷，痰少色黄，咯痰不利，痰中夹血丝，时时咯血，五心烦热，盗汗，舌质红、苔薄黄，脉沉细弱。辨为肺阴虚夹郁热证，治当滋补肺阴，清宣降肺，给予百合固金汤与麻杏石甘汤合方：百合 10 g，熟地黄 18 g，生地黄 18 g，当归 18 g，白芍 6 g，桔梗 5 g，玄参 5 g，浙贝母 10 g，麦冬 10 g，麻黄 12 g，杏仁 10 g，石膏 24 g，生甘草 6 g。6 剂，水煎服，第 1 次煎 40 min，第 2 次煎 25 min，合并药液，每日 1 剂，每次服 150 mL 左右，每日分早、中、晚 3 次服。

二诊：咳嗽减轻，盗汗减少，以前方 6 剂继服。

三诊：咯痰减少，略有血丝，以前方 6 剂继服。

四诊：五心烦热减轻，胸闷消除，以前方 6 剂继服。

五诊：痰中夹血丝未再出现，盗汗止，以前方 6 剂继服。

六诊：诸症基本消除，以前方 6 剂继服。

七诊：诸症悉除，又以前方 20 剂继服。随访 1 年，一切尚好。

用方体会：根据咳嗽、气喘辨为肺气上逆，再根据五心烦热、盗汗辨为阴虚，因痰中夹血丝辨为热伤脉络，又因苔薄黄辨为郁热，以此辨为肺阴虚夹郁热证。方以百合固金汤补血益阴，止咳化痰；以麻杏石甘汤清宣肺热，降逆平喘。方药相互为用，以奏其效。

肺虚实夹杂证用方

肺虚实夹杂证是临床中比较难辨难治病证之一，确立治疗方药稍有偏差即有可能引起诸多病变，临证只有审明病变证机，针对病变证机合理用药，才能取得良好治疗效果。

败毒散(《太平惠民和剂局方》)

运用败毒散并根据方药组成及用量的配伍特点，可以辨治肺气虚夹寒证、肺气虚夹表证；辨治要点是咳嗽、发热，怕冷，无汗，脉浮弱。

【组成】柴胡_{去苗} 前胡_{去苗、洗} 川芎 枳壳_{去瓤、麸炒} 羌活_{去苗} 独活_{去苗} 茯苓_{去皮} 桔梗 人参_{去芦} 甘草_{各三十两}（各900 g）

【用法】上为末，每服二钱（6 g），入生姜、薄荷。

【功效】散寒祛湿，益气理肺。

1. **本方是辨治慢性支气管炎、支气管哮喘、肺源性心脏病、间质性肺疾病、肺炎属于肺气虚夹寒证，以咳嗽、咯痰、倦怠乏力为基本特征。**

【适用病证】

主要症状：咳嗽，气喘。

辨证要点：口淡不渴，无汗，舌质淡、苔薄白或腻，脉沉弱。

可能伴随的症状：胸膈痞满，或痰多清稀，或手足不温，或大便不调等。

2. **辨治感冒、流行性感冒、上呼吸道感染，以及原因不明发热属于气虚表证，以发热、头痛、脉弱为基本特征。**

【适用病证】

主要症状：发热，恶寒，咳嗽，头痛。

辨证要点：倦怠乏力，无汗，舌质淡、苔薄白，脉浮或浮弱。

可能伴随的症状：气喘，或胸闷，或不思饮食，或精神萎靡，或痰稀色白，或经常感冒，或大便溏泄等。

【解读方药】方中用辛散药 2 味，羌活偏于祛一身在上风寒湿，独活偏于祛一身在下风寒湿；调理气机药 2 味，柴胡偏于升举，兼以辛散，枳壳偏于降逆，兼以化滞；健脾益气药 3 味，人参、甘草偏于生津，茯苓偏于利湿；化痰止咳药 2 味，桔梗偏于宣发，前胡偏于降泄；川芎理血行气。又，方中辛散药配伍理气药，以治气机郁滞；辛散药配伍化痰药，以治痰郁阻滞；辛散药配伍益气药，以宣散郁滞；益气药配伍化痰药，以治气虚痰郁，方药相互作用，以散寒祛湿，益气解表，宣降肺气为主。

【配伍用药】若寒甚者，加附子、细辛，以温阳散寒；若气喘者，加杏仁、半夏，以降逆平喘；若表寒甚者，加荆芥、桂枝，以解表散寒等。

参苏饮(《太平惠民和剂局方》)

运用参苏饮并根据方药组成及用量的配伍特点，可以辨治肺气虚夹寒滞证、肺气虚夹表证；辨治要点是咳嗽、发热，怕冷，胸闷，脉弱。

【组成】人参　紫苏叶　干葛_洗　半夏_{汤洗七次,姜汁制炒}　前胡_{去苗}茯苓_{去皮,各三分}（各 1 g）　枳壳_{去瓤,麸炒}　桔梗_{去芦}　木香　陈皮_{去白}　甘草_{炙,各半两}（各 15 g）

【用法】将药研为细散状，每次煎 12 g，加入姜 7 片，枣 1 个，微热服之，亦可不拘时服。

【功效】益气解表，理气化痰。

1. 辨治慢性支气管炎、支气管哮喘、肺源性心脏病、间质性肺疾病、肺炎属于肺气虚夹寒滞证，以咳嗽、咯痰、乏力为基本特征。

【适用病证】

主要症状：咳嗽，气喘，胸闷。

辨证要点：倦怠乏力，无汗，舌质淡、苔白或腻，脉沉弱。

可能伴随的症状：口淡不渴，或胸膈痞满，或自汗，或面色不荣，或痰多清稀，或不思饮食，或大便不调等。

2. 辨治感冒、流行性感冒、上呼吸道感染，以及原因不明发热属于肺气虚夹表证，以咳嗽、胸闷、脉弱为基本特征。

【适用病证】

主要症状：发热，恶寒，胸闷，咳嗽。

辨证要点：倦怠乏力，舌质淡、苔薄白或腻，脉浮或浮弱。

可能伴随的症状：头痛，或身倦，或咳嗽，或无汗，或神疲，或痰稀色白，或反复感冒，或大便溏泄等。

【解读方药】方中用辛散药 2 味，苏叶偏于辛温透达，葛根偏于辛凉升散；调理气机药 3 味，枳壳偏于降泄，陈皮偏于行散，木香偏于导滞；益气药 3 味，人参、甘草偏于生津，茯苓偏于渗利；化痰止咳药 3 味，桔梗偏于宣肺，前胡、半夏偏于降肺。又，方中用辛散药配伍理气药，以治肺气郁滞；辛散药配伍益气药，以治肺虚气郁；益气药配伍化痰药，以治肺虚痰阻；益气药配伍理气药，以治肺虚气滞，方药相互作用，以益气解表，理气化痰，宣降肺气为主。

【配伍用药】若表证重者，加荆芥、防风，以解表散寒；若头痛者，加川芎、白芷、藁本，以行气理血，散寒止痛；若不思饮食者，加山楂、麦芽，以消食和胃等。

加减葳蕤汤(《通俗伤寒论》)

运用加减葳蕤汤并根据方药组成及用量的配伍特点，可以辨治肺阴虚夹气滞证、肺阴虚夹表证；辨治要点是咳嗽、发热，怕冷，五心烦热，胸闷，脉细弱。

【组成】生葳蕤二钱至三钱 （6～9 g） 生葱白二钱至三钱 （6～9 g） 桔梗一钱至钱半 （3～5 g） 东白薇五分至一钱 （2～3 g） 淡豆豉三钱至四钱 （9～12 g） 苏薄荷一钱至钱半 （3～5 g） 炙甘草五分 （2 g） 红枣二枚 （2 枚）

【用法】水煎服，每日分早、中、晚 3 次服。

【功效】滋阴解表。

1. 辨治慢性支气管炎、支气管哮喘、肺源性心脏病、间质性肺疾病、肺炎属于肺阴虚夹气滞证，以咳嗽、胸闷、咯痰为基本特征。

【适用病证】

主要症状：咳嗽，气喘，胸闷。

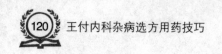
辨证要点：口干咽燥，盗汗，舌红少苔，脉细弱。

可能伴随的症状：口渴，或五心烦热，或胸膈痞满，或面色红赤，或痰少而黏，或不思饮食，或大便干结等。

2. 辨治感冒、流行性感冒、上呼吸道感染，以及原因不明发热属于阴虚夹表证，以发热、怕冷、脉细为基本特征。

【适用病证】

主要症状：发热，恶寒，头痛。

辨证要点：五心烦热，口渴，舌红少苔，脉细弱或细弱数。

可能伴随的症状：盗汗，或头昏，或干咳，或少痰，或大便干结，或小便短少，或心烦，或头晕目眩等。

【解读方药】方中用解表药3味，生葱白偏于辛透，淡豆豉偏于行散，薄荷偏于清透；益阴药2味，白薇偏于清热凉血，生葳蕤（玉竹）偏于养阴生津；桔梗宣利肺气；益气药2味，大枣偏于生血，甘草偏于生津。又，方中用解表药配伍益阴药，以治表里兼证；益阴药配伍益气药，气能化阴，以治气阴两虚；益阴药配伍宣利药，以治阴虚气逆，方药相互作用，以滋阴解表为主，兼温散透达。

【配伍用药】若发热甚者，加柴胡、葛根，以辛凉解表；若咯痰不爽者，加牛蒡子、瓜蒌，以利咽化痰；若心烦甚者，加竹叶、天花粉，以清热生津除烦等。

桂枝增液汤（《杂病辨治心法》）

运用桂枝增液汤并根据方药组成及用量的配伍特点，可以辨治肺阴虚夹气逆证、阴虚夹卫虚证；辨治要点是咳嗽、发热，怕冷，汗出，五心烦热，脉细。

【组成】桂枝（10 g）　白芍（10 g）　生姜（10 g）　炙甘草（6 g）　大枣（12 枚）　生地黄（18 g）　麦冬（18 g）　玄参（18 g）　百合（15 g）

【用法】水煎服。

【功效】滋补阴津，解肌散邪。

1. 辨治慢性支气管炎、支气管哮喘、肺源性心脏病、间质性肺疾病、肺炎

属于肺阴虚气逆夹卫虚证，以咳嗽、胸闷、咯痰为基本特征。

【适用病证】

主要症状：咳嗽，气喘，胸闷，易感冒。

辨证要点：口干咽燥，盗汗，舌红少苔，脉沉细弱。

可能伴随的症状：口渴，或五心烦热，或发热，或怕冷，或头痛，或胸膈痞满，或面色红赤，或痰少而黏，或不思饮食，或大便干结等。

2. 辨治感冒、流行性感冒、上呼吸道感染，以及原因不明发热属于阴虚夹卫虚证，以发热、恶寒、汗出、五心烦热、脉细为基本特征。

【适用病证】

主要症状：发热，恶寒，头痛。

辨证要点：五心烦热，汗出，口渴，舌红少苔，脉细或细数。

可能伴随的症状：无汗，或盗汗，或头昏，或干咳，或少痰，或大便干结，或小便短少，或心烦，或头晕目眩等。

【解读方药】方中用辛温药 2 味，桂枝偏于温通，生姜偏于透散；益气药 2 味，大枣偏于补血，甘草偏于生津；益阴药 2 味，麦冬偏于清热，百合偏于润燥；凉血药 2 味，生地黄偏于滋阴，玄参偏于清热；白芍补血敛阴。又，方中辛温药配伍益气药，解表不伤气；辛温药配伍益阴药，以治表里兼证；益气药配伍益阴药，气能化阴，阴能化气；益阴药配伍凉血药，以治阴虚生热，方药相互作用，以滋补阴津，解肌散邪为主，兼以益气。

【配伍用药】若头痛甚者，加大桂枝、白芍用量，再加川芎，以行气缓急止痛；若五心烦热甚者，加秦艽、胡黄连，以退虚热；若不思饮食者，加生山楂、麦芽，以消食和胃等。

【临证验案】慢性支气管炎、慢性鼻炎

尚某，女，67 岁，郑州人。有多年慢性支气管炎、慢性鼻炎病史，经常服用中西药但未能有效控制症状，近由病友介绍前来诊治。刻诊：咳嗽，气喘，经常感冒反复不愈，鼻塞不通，鼻涕色黄，痰少色黄，咯痰不利，下午低热，盗汗，心胸烦热，有时自汗，舌质红、苔薄黄，脉沉细弱。辨为肺虚内热夹痰证，治当滋补肺阴，清宣降肺，化痰止咳，给予桂枝增液汤与麻杏石甘汤合方加味：桂枝 10 g，白芍 10 g，生姜 10 g，大枣 12 枚，生地黄 18 g，麦冬 18 g，玄参 18 g，百合 15 g，麻黄 12 g，杏仁 10 g，石膏 24 g，生甘草 12 g。6 剂，水

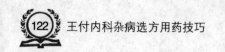
煎服，第 1 次煎 35 min，第 2 次煎 25 min，合并药液，每日 1 剂，每次服 150 mL 左右，每日分早、中、晚 3 次服。

二诊：咳嗽减轻，自汗止，以前方 6 剂继服。

三诊：咯痰减少，鼻塞减轻，鼻涕减少，以前方 6 剂继服。

四诊：下午低热基本消除，不思饮食，以前方加生山楂 24 g，6 剂。

五诊：近 3 周未出现感冒，盗汗止，以前方 6 剂继服。

六诊：鼻塞明显好转，鼻涕止，以前方 6 剂继服。

七诊：诸症基本消除，病情稳定，又以前方 50 剂继服。随访 1 年，一切尚好。

用方体会：根据咳嗽、气喘、经常感冒辨为肺卫气虚，再根据咳嗽、盗汗辨为阴虚，因自汗、苔薄黄辨为郁热，又因痰少色黄辨为夹痰热，以此辨为肺虚内热夹痰证。方以桂枝增液汤滋补阴津，解肌散邪，以治表里兼证；以麻杏石甘汤清宣肺热，降逆平喘。方药相互为用，以奏其效。

再造散（《伤寒六书》）

运用再造散并根据方药组成及用量的配伍特点，可以辨治阳虚感冒证、阳虚寒湿疼痛证；辨治要点是发热，怕冷，肌肉筋骨疼痛，脉沉弱。

【组成】黄芪　人参　桂枝　甘草　熟附子　细辛　羌活　防风　川芎　煨生姜（各 9 g）

【用法】水煎服，煎药时可加入大枣 2 枚，也可加入炒赤芍 10 g，温服。

【功效】益气助阳，解表散寒。

1. **辨治感冒、流行性感冒、上呼吸道感染，以及原因不明发热属于阳虚感冒证，以发热、恶寒、手足不温、脉沉弱为基本特征。**

【适用病证】

主要症状：发热，恶寒，头痛。

辨证要点：手足厥逆，倦怠乏力，舌质淡、苔薄白，脉沉弱。

可能伴随的症状：无汗，或头晕目眩，或面色不荣，或身体疼痛，或关节疼痛，或小便清长等。

2. **辨治风湿性关节炎、类风湿关节炎、反应性关节炎、强直性脊柱炎、增**

生性关节炎、变形性关节炎、痛风、纤维肌炎属于阳虚寒湿疼痛证，以筋脉肌肉关节疼痛、舌质淡为基本特征。

【适用病证】

主要症状：筋脉、肌肉、关节疼痛。

辨证要点：口淡不渴，舌质淡、苔白腻，脉沉弱。

可能伴随的症状：关节活动不利，或形寒怕冷，或肢体水肿，或肌肤紫斑，或嗜卧，或皮下结节，或筋脉抽搐，或肌肉麻木等。

【解读方药】方中用辛温药5味，桂枝偏于温通，细辛偏于止痛，羌活偏于通络，生姜偏于辛散；附子辛热温壮阳气；益气药3味，人参偏于大补，甘草偏于平补，黄芪偏于固表；川芎理血行气。又，辛温药配伍益气药，辛甘化阳补阳，既补阳又兼治表里；辛温药配伍辛热药，以壮阳化阳；益气药配伍理血药，以调理气血，方药相互作用，以益气助阳，解表散寒为主。

【配伍用药】若头痛甚者，加大桂枝、细辛用量，再加白芷，以通经止痛；若关节疼痛者，加大附子、桂枝用量，再加羌活，以温通止痛；若肌肤紫斑者，加大川芎用量，再加当归，以行气活血补血等。

黑锡丹（《太平惠民和剂局方》）

运用黑锡丹并根据方药组成及用量的配伍特点，可以辨治肺肾虚寒夹气郁证；辨治要点是咳喘，吸气不利，胸中憋闷，脉沉弱。

【组成】黑锡 去滓净洗　硫黄 透明者，结砂子，各二两 （各60 g）　金铃子 蒸，去皮核　葫芦巴 酒浸，炒　木香 不见火　附子 炮、去皮脐　肉豆蔻 面裹煨　破故纸 (补骨脂)酒浸、炒　沉香 不见火　茴香 舶上者，炒　阳起石 酒煮一日，焙干、研，各一两 （各30 g）　肉桂 不见火者，半两 （15 g）

【用法】将上药研为细粉状，以酒煮面糊为丸，每次服2 g，每天分5次服；亦可作为汤剂，汤剂用原方量的1/6，每日分6次服。

【功效】温补纳气，镇逆行气。

本方是辨治支气管炎、支气管哮喘、间质性肺疾病、慢性阻塞性肺疾病属于肺肾虚寒夹气郁证，以咳嗽、气喘、吸气困难，胸中憋闷为基本特征。

【适用病证】

主要症状：咳喘，吸气困难，胸中憋闷。

辨证要点：手足厥冷，舌质淡、苔白腻，脉沉弱。

可能伴随的症状：胸中气急，或痰多，或脘腹胀满，或面色晦暗，或冷汗淋漓，或倚息不得平卧，或倦怠乏力，或腰背冷痛。

【解读方药】方中用补阳药3味，葫芦巴偏于温肾纳气，破故纸偏于温肾壮阳，阳起石偏于温阳纳肺；温阳药4味，附子偏于温壮阳气，肉桂偏于引火归原，黑锡偏于镇摄浮阳平喘，硫黄偏于温补暖肾散寒；理气药4味，茴香偏于温阳行气，沉香偏于固摄纳气，肉豆蔻偏于温中调气，川楝子偏于疏利气机。又，方中用补阳药配伍温阳药，以治肾虚寒凝；补阳药配伍理气药，以治阳虚气闭；温阳药配伍理气药，以治寒凝郁肺，方中诸药相互为用，以奏温补纳气，镇逆行气之效。

【配伍用药】若气虚者，加人参、白术，以补益中气；若寒盛者，加大附子、肉桂用量，再加乌药，以温阳散寒；若胸中憋闷者，加大茴香用量，再加薤白，以行气通阳等。

参附汤(《医方类聚》引《济生续方》) 与黑锡丹(《太平惠民和剂局方》)合方

运用参附汤与黑锡丹合方并根据方药组成及用量的配伍特点，可以辨治肺肾虚脱夹气郁重证；辨治要点是咳喘，吸气不利，胸中憋闷，脉沉弱。

【组成】

参附汤：人参半两（15 g） 附子炮,去皮脐,一两（30 g）

黑锡丹：黑锡去滓净洗 硫黄透明者,结砂子,各二两（各60 g） 金铃子蒸、去皮核 葫芦巴酒浸、炒 木香不见火 附子炮、去皮脐 肉豆蔻面裹煨 破故纸(补骨脂)酒浸、炒 沉香不见火 茴香舶上者,炒 阳起石酒煮一日,焙干,研,各一两（各30 g） 肉桂不见火者,半两（15 g）

【用法】水煎服，每日分6次服；或以水煎煮参附汤，送服黑锡丹。

【功效】回阳固脱，温补纳气，镇逆行气。

辨治支气管炎、支气管哮喘、间质性肺疾病、慢性阻塞性肺疾病属于肺肾虚脱夹气郁重证，以咳喘、神志昏厥为基本特征。

主要症状：咳喘，吸气困难，神志昏厥，胸中憋闷。

辨证要点：手足厥冷，舌质淡、苔白或腻，脉微弱。

可能伴随的症状：大汗淋漓，或呼吸微弱，或四肢厥冷，或面色青紫，或胸中气急，或痰多，或脘腹胀满，或面色晦暗，或倚息不得平卧，或倦怠乏力，或腰背冷痛等。

【解读方药】方中用补阳药 3 味，葫芦巴偏于温肾纳气，破故纸偏于温肾壮阳，阳起石偏于温阳纳肺；人参大补元气，调营养卫；温阳药 4 味，附子偏于温壮阳气，肉桂偏于引火归原，黑锡偏于镇摄浮阳平喘，硫黄偏于温补暖肾散寒；理气药 4 味，茴香偏于温阳行气，沉香偏于固摄纳气，肉豆蔻偏于温中调气，川楝子偏于疏利气机。又，方中用补阳药配伍益气药，以大补阳气；补阳药配伍温阳药，以治阳虚寒凝；补阳药配伍理气药，以治阳虚气闭；温阳药配伍益气药，以回阳救逆；温阳药配伍理气药，以治寒凝郁肺，方中诸药相互为用，以奏回阳固脱，温补纳气，镇逆行气之效。

【配伍用药】若气虚甚者，加大人参用量，再加白术，以补益中气；若寒盛者，加大附子、肉桂用量，再加细辛，以温阳化饮；若痰盛者，加全瓜蒌、桔梗，以宽胸化痰等。

沙参清肺汤（《家庭治病新书》）

运用沙参清肺汤并根据方药组成及用量的配伍特点，可以辨治肺虚气逆夹热证；辨治要点是咳喘，吸气不利，咯吐少量如米粥样脓血，脉细弱。

【组成】沙参一钱五分（4.5 g）　桑白皮一钱五分（4.5 g）　知母一钱五分（4.5 g）地骨皮三钱（9 g）　阿胶一钱（3 g）　罂粟壳一钱（3 g）　杏仁二钱（6 g）　乌梅一个生甘草八分（2.4 g）

【用法】水煎服，酌情加入大枣，每日分 3 次服。

【功效】益阴敛肺，清热降逆。

辨治化脓性肺脓肿、急性大叶性肺炎、支气管肺炎、病毒性肺炎属于肺虚气逆夹热证，以咳嗽、咯吐少量如米粥样脓血、口渴为基本特征。

【适用病证】

主要症状：咳嗽轻微，轻微气喘，咯吐少量如米粥样脓血。

辨证要点：低热，吸气不利，口渴，舌质红、苔薄，脉细弱。

可能伴随的症状：胸胁隐痛，或倦怠乏力，或气短，或自汗，或盗汗，或潮热，或心烦，或面色不荣，或大便干结等。

【解读方药】方中用益阴药2味，沙参偏于滋润，乌梅偏于收敛；清热药3味，桑白皮偏于泻肺，知母偏于益阴，地骨皮偏于凉血；阿胶补血化阴；收敛药2味，罂粟壳偏于益气，乌梅偏于生津；降肺药2味，桑白皮偏于清热，杏仁偏于化痰；益气药2味，罂粟壳偏于收敛，甘草偏于甘缓。又，方中用益阴药配伍清热药，以治阴虚郁热；益阴药配伍补血药，以治阴血虚弱；益阴药配伍益气药，以治气阴两虚；益气药配伍收敛药，以治肺气不收；清热药配伍降肺药，以治气虚气逆，方药诸药相互为用，以奏益阴敛肺，清热降逆之效。

【配伍用药】若气虚甚者，加人参、山药，以补益中气；若郁热者，加大知母用量，再加黄芩，以清泻肺热；若血虚者，加大阿胶用量，再加当归，以补血化阴；若阴虚甚者，加大沙参用量，再加麦冬，以滋补阴津等。

秦艽鳖甲散(《卫生宝鉴》)

运用秦艽鳖甲散并根据方药组成及用量的配伍特点，可以辨治虚热灼肺证；辨治要点是咳喘，痰少而黏，脉细数。

【组成】秦艽半两（15 g） 鳖甲去裙,酥炙,用九肋者 地骨皮 柴胡各一两（各30 g）当归 知母各半两（各15 g）

【用法】将药研为细散状，每次服15 g，用水煎青蒿5叶，乌梅1个，饭前服用。用汤剂可用原方量的1/2。

【功效】滋阴养血，清热除蒸。

本方是辨治肺结核、骨结核、淋巴结核、腹膜结核、慢性支气管炎、慢性阻塞性肺疾病属于虚热灼肺证，以咳喘、痰少而黏为基本特征。

【适用病证】

主要症状：咳嗽，气喘，痰少而黏。

辨证要点：痰中夹血，血色鲜红，舌红少苔，脉细数。

可能伴随的症状：气急，或咯吐黄痰，或痰夹泡沫，或潮热，或盗汗，或心烦，或失眠，或急躁易怒，或胸胁挚痛，或男子遗精，或女子月经不调，或形体消瘦等。

【解读方药】方中用清虚热药 3 味，知母偏于益阴，地骨皮偏于凉血，秦艽偏于通络；益阴药 2 味，鳖甲偏于软坚，乌梅偏于敛阴；清透疏散药 2 味，柴胡偏于疏散透达，青蒿偏于芳香清化；当归补血活血。又，方中用清虚热药配伍益阴药，以治阴虚生热；益阴药配伍清透药，以透解郁热；清虚热药配伍清透药，以治郁热内扰，方中诸药相互为用，以滋阴养血，清热除蒸为主。

【配伍用药】若虚热甚者，加大秦艽用量，再加胡黄连，以清退虚热；若阴虚甚者，加大知母用量，再加麦冬，以清热滋阴；若血虚者，加大当归用量，再加熟地黄，以补血化阴；若饥不思食甚者，加生山楂、神曲，以消食和胃等。

保真汤(《十药神书》)

运用保真汤并根据方药组成及用量的配伍特点，可以辨治气血两虚夹热证；辨治要点是咳喘，倦怠乏力，五心烦热，痰少而黏，脉细弱。

【组成】当归　人参　生地黄　熟地黄　白术　黄芪各三钱（各 9 g）　赤茯苓　白茯苓各一钱五分（各 4.5 g）　天门冬　麦门冬各二钱（各 6 g）　赤芍药　白芍药　知母　黄柏　五味子　柴胡　地骨皮各二钱（各 6 g）　甘草　陈皮　厚朴各一钱五分（各 4.5 g）

【用法】上二十味，研成粗末。每服用水 300 mL，加生姜 3 片，大枣 5 个，莲心 5 枚，同煎至 150 mL，去滓，空腹时服 150 mL，每日分 3 次服。

【功效】益气养阴，清滋虚热。

本方是辨治肺结核、骨结核、淋巴结核、腹膜结核、慢性支气管炎、慢性阻塞性肺疾病属于气血两虚夹热证，以咳喘、盗汗、咯痰无力为基本特征。

【适用病证】

主要症状：咳嗽，气喘，咯痰无力。

辨证要点：倦怠乏力，五心烦热，舌质红、少苔或苔黄，脉细弱。

可能伴随的症状：气急，或痰中带血，或咯血，或潮热，或盗汗，或心烦，或失眠，或怕冷，或自汗，或男子遗精，或女子月经不调，或形体消瘦，或大便溏泄等。

【解读方药】方中用补气药 6 味，人参偏于大补元气，白术偏于健脾燥湿，黄芪偏于固表，赤茯苓、白茯苓偏于渗利，甘草偏于缓急；补血药5味，当归偏于活血，熟地黄偏于化阴，白芍偏于收敛，赤芍偏于行散；滋阴药4味，生地黄偏于凉血，天冬偏于滋阴，麦冬偏于清热，五味子偏于敛阴；清热药有3味，知母偏于滋阴，黄柏偏于燥湿，地骨皮偏于凉血；理气药3味，柴胡偏于疏散，陈皮偏于和中，厚朴偏于下气。又，方中补气药配伍补血药，气血双补；补气药配伍益阴药，治气阴两虚；滋阴药配伍清热药，治阴虚内热；滋阴药配伍理气药，既治阴虚夹郁，又可制约滋补药壅滞，方药相互为用，以益气养阴，清滋虚热为主。

【配伍用药】若气虚甚者，加大人参、白术用量，以健脾益气；若血虚甚者，加大熟地黄、白芍用量，以补血化阴；若阴虚甚者，加大天冬、麦冬用量，以滋阴生津；若血热甚者，加大生地黄用量，再加玄参，以清热凉血等。

参苓白术散(《太平惠民和剂局方》)

运用参苓白术散并根据方药组成及用量的配伍特点，可以辨治肺虚痰湿证、脾虚夹痰证、脾虚生痰证、脾虚痰阻证；辨治要点是咳喘，倦怠乏力，肢体困重，肌肉消瘦。

【组成】莲子肉 去皮，一斤（500 g） 薏苡仁 一斤（500 g） 缩砂仁 一斤（500 g）桔梗 炒令深黄色，一斤（500 g） 白扁豆姜 汁浸，去皮，微炒，一斤半（750 g） 白茯苓 二斤（1 000 g）人参 二斤（1 000 g） 甘草 炒，二斤（1 000 g） 白术 二斤（1 000 g） 山药 二斤（1 000 g）

【用法】将药研为细散状，每次服6 g，用大枣煎汤调服，小儿用药可酌情调整用量。用汤剂可用原方量的1/50。

【功效】益气健脾，渗利湿浊。

1. 辨治肺结核、骨结核、淋巴结核、腹膜结核、慢性支气管炎、慢性阻塞性肺疾病属于肺虚痰湿证，以咳喘、痰涎壅盛为基本特征。

【适用病证】

主要症状：咳嗽，气喘，咯痰清稀量多。

辨证要点：倦怠乏力，舌质淡、苔白腻，脉虚弱。

可能伴随的症状：自汗，或怕冷，或胸闷不食，或面色萎黄，或形体消瘦，或大便溏泄等。

2. 辨治消化不良综合征、慢性肠炎、肠伤寒、肠结核、肠道肿瘤、肠易激综合征属于脾虚夹湿证，以腹泻、腹痛为基本特征。

【适用病证】

主要症状：腹泻，腹痛。

辨证要点：倦怠乏力，舌质淡、苔白腻，脉沉弱。

可能伴随的症状：食后腹胀，或不能食油腻食物，或面色萎黄，或不思饮食，或便下脓血等。

3. 辨治内分泌紊乱如甲状腺病变、代谢紊乱、糖尿病、单纯性肥胖、继发性肥胖如胰岛素病变属于脾虚生痰证，以肥胖、倦怠乏力为基本特征。

【适用病证】

主要症状：肥胖，脘腹胀闷。

辨证要点：倦怠乏力，舌质淡、苔白腻，脉沉弱。

可能伴随的症状：胸胁痞闷，或四肢水肿，或四肢无力，或头晕目眩，或头涨，或大便不畅等。

4. 辨治多发性神经炎、周围神经炎、周期性瘫痪、重症肌无力、运动神经元病、脊髓病变等属于脾虚痰阻证，以肌肉萎缩、肢体无力为基本特征。

【适用病证】

主要症状：肌肉萎缩，肢体无力。

辨证要点：倦怠乏力，肢体沉重，舌质淡、苔白腻，脉虚弱。

可能伴随的症状：神疲，或气短，或不思饮食，或面色苍白，或面色萎黄，或大便溏泄，或面部水肿等。

【解读方药】方中补气药 6 味，人参偏于大补，白术偏于燥湿，山药、莲子偏于固涩，茯苓偏于渗利，甘草偏于平补；利湿药 3 味，茯苓偏于健脾，薏苡仁偏于渗利，白扁豆偏于化湿；砂仁芳香化湿醒脾；桔梗宣利肺气。又，方中补气药配伍利湿药，以治气虚湿滞；益气药配伍芳香药，以醒脾开胃理肺；益气药配伍宣利药，既可宣肺又可理中，方药相互为用，以益气健脾，渗利湿浊为主。

【配伍用药】若咳嗽甚者，加紫菀、款冬花，以宣降止咳；若气喘甚者，加麻黄、杏仁，以宣降平喘；若肥胖甚者，加厚朴、甘遂，以下气涤湿；若肌肉萎缩甚者，加大人参用量，再加附子，以益气温阳等。

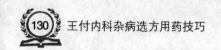

【临证验案】

1. 慢性支气管炎、慢性阻塞性肺疾病、慢性胃炎

许某，女，55 岁，郑州人。有多年慢性支气管炎、慢性胃炎病史，2 年前又诊断为慢性阻塞性肺疾病，住院治疗未有明显好转，又经多家医院门诊中西药治疗仍未能有效控制症状，近由病友介绍前来诊治。刻诊：咳嗽，气喘，痰多清稀，胸闷，烦躁，经常感冒，胃脘胀满，不思饮食，怕冷，自汗，倦怠乏力，舌质淡、苔白腻，脉沉弱。辨为肺脾气虚夹痰湿证，治当补益肺脾，燥湿化痰，宣降肺气，给予参苓白术散与麻黄汤合方：莲子肉 10 g，薏苡仁 10 g，砂仁 10 g，桔梗 10 g，白扁豆 10 g，茯苓 20 g，红参 20 g，白术 20 g，山药 20 g，麻黄 10 g，杏仁 15 g，桂枝 6 g，生半夏 12 g，炙甘草 20 g。6 剂，水煎服，第 1 次煎 35 min，第 2 次煎 25 min，合并药液，每日 1 剂，每次服 150 mL 左右，每日分早、中、晚 3 次服。

二诊：咯痰减少，大便溏泄好转，以前方 6 剂继服。

三诊：咯痰较前又有减少，胸闷好转，以前方 6 剂继服。

四诊：倦怠乏力好转，以前方变红参、白术为 10 g，6 剂。

五诊：咳嗽基本消除，咯痰止，以前方 6 剂继服。

六诊：大便基本恢复正常，饮食尚可，仍怕冷，加生附子 5 g，以前方 6 剂继服。

七诊：诸症基本消除，又以前方 40 剂继服。随访 1 年，一切尚好。

用方体会：根据咳嗽、气喘、脉沉弱辨为肺气虚，再根据倦怠乏力辨为气虚，因胃脘胀满、不思饮食、脉沉弱辨为脾胃气虚，又因苔白腻辨为痰湿，以此辨为肺脾气虚夹痰湿证。方以参苓白术散益气健脾，渗利湿浊；以麻黄汤温宣肺气，降逆平喘，加生半夏醒脾燥湿化痰。方药相互为用，以奏其效。

2. 单纯性肥胖

詹某，女，25 岁，郑州人。有 3 年肥胖病史，体重 112 kg，身高 1.65 m，服用中西药减肥但未能有效达到减肥目的，常常是用药期间有治疗效果，停药后又反弹，近由病友介绍前来诊治。刻诊：形体肥胖，动则气喘，肢体沉重，咽中痰多且咯之不出，大便干结 1 次／（4～5）d，倦怠乏力，胸闷气短，舌质淡、苔白厚腻，脉沉略弱。辨为脾虚痰湿证，治当补益脾气，攻逐痰湿，给予参苓白术散与十枣汤合方：莲子肉 10 g，薏苡仁 10 g，砂仁 10 g，桔梗 10 g，白扁豆 10 g，茯苓 20 g，红参 20 g，白术 20 g，山药 20 g，大戟 5 g，芫花 5 g，甘遂 5 g，大枣 10 枚，炙甘草 20 g。6 剂，水煎服，第 1 次煎 35 min，第 2 次煎 25 min，合并药液，每日 1 剂，每次服 150 mL 左右，每日分早、中、晚 3 次服。

二诊：胸闷气短略有减轻，以前方 6 剂继服。

三诊：大便 2 天 1 次，以前方 6 剂继服。

四诊：自觉咽中痰减少，体重 110 kg，以前方 6 剂继服。

五诊：动则气喘好转，以前方减红参为 10 g，6 剂。

六诊：大便仍 2 天 1 次，以前方变大戟、芫花、甘遂为各 6 g，6 剂。

七诊：体重 104 kg，又以前方治疗 160 剂，体重 76.2 kg；之后，为了巩固疗效，以前方变汤剂为散剂，每次 6 g，每日分早、中、晚 3 次服，又治疗半年，体重 69.8 kg。随访 1 年，体重在 70 kg 左右，一切尚好。

用方体会：根据形体肥胖、倦怠乏力辨为气虚，再根据肢体沉重、苔白厚腻辨为痰湿，因大便干结、胸闷辨为痰湿阻结，以此辨为脾虚痰湿证。方以参苓白术散益气健脾，渗利湿浊；以十枣汤攻逐痰饮水湿。方药相互为用，以奏其效。

3. 慢性结肠炎、顽固性口腔溃疡

贾某，男，42 岁，郑州人。有多年慢性结肠炎、顽固性口腔溃疡病史，服用中西药但未能有效控制症状，近由其同事介绍前来诊治。刻诊：大便溏泄 6 ~ 7 次/d，时时腹痛，腹部怕冷，遇冷或食凉加重，肢体沉重，形体消瘦，口腔溃疡，反复不愈，倦怠乏力，舌质红、苔黄白夹杂，脉沉弱。辨为脾虚寒湿夹郁热证，治当补益脾气，渗利湿浊，清解郁热，给予参苓白术散与半夏泻心汤合方：莲子肉 10 g，薏苡仁 10 g，砂仁 10 g，桔梗 10 g，白扁豆 10 g，茯苓 20 g，红参 20 g，白术 20 g，山药 20 g，黄连 3 g，黄芩 10 g，生半夏 12 g，干姜 10 g，大枣 10 枚，炙甘草 20 g。6 剂，水煎服，第 1 次煎 35 min，第 2 次煎 25 min，合并药液，每日 1 剂，每次服 150 mL 左右，每日分早、中、晚 3 次服。

二诊：口腔溃疡好转，大便溏泄 5 次/d，以前方 6 剂继服。

三诊：腹痛减轻，倦怠乏力明显好转，以前方变红参为 10 g，6 剂。

四诊：大便基本成形，每天 3 次，口腔溃疡消除，以前方变黄芩为 6 g，6 剂。

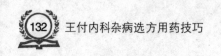
五诊：仍然腹部怕冷，以前方变干姜为20 g，6剂。

六诊：大便2次/d，以前方6剂继服。

七诊：诸症基本消除，为了巩固疗效，又以前方服30余剂。随访1年，一切尚好。

用方体会：根据大便溏泄、倦怠乏力辨为气虚，再根据口腔溃疡、舌质红辨为热，因遇冷加重辨为阳虚，又因苔黄白夹杂辨为寒热夹杂，以此辨为脾虚寒湿夹郁热证。方以参苓白术散益气健脾，渗利湿浊；以半夏泻心汤清热散寒，温阳散寒，补益中气。方药相互为用，以奏其效。

麦门冬汤(《伤寒杂病论》)

运用麦门冬汤并根据方药组成及用量的配伍特点，可以辨治肺气阴两虚证、脾胃阴虚证；辨治要点是咳喘，饥不思食，舌质红、少苔。

【组成】麦门冬_{七升}（168 g）　半夏_{一升}（24 g）　人参_{三两}（9 g）　甘草_{二两}（6 g）　粳米_{三合}（9 g）　大枣_{十二枚}（12枚）

【用法】用水840 mL，煮取药液420 mL，每日分6次温服，第1次服50 mL。

【功效】滋养肺胃，降逆下气。

1. 辨治百日咳、支气管炎、肺炎、支气管哮喘、间质性肺疾病、慢性阻塞性肺疾病属于肺气阴两虚证，以咳喘、神疲、口干咽燥为基本特征。

【适用病证】

主要症状：咳嗽，气喘，痰少而黏。

辨证要点：神疲乏力，舌红少苔，脉细弱。

可能伴随的症状：口燥咽干，或咽喉燥痛，或头晕目眩，或潮热，或颧红，或盗汗，或手足心热，或大便干结，或小便短赤等。

2. 辨治神经性呕吐、幽门梗阻、幽门痉挛、急慢性胃炎、慢性胆囊炎、慢性胰腺炎、心源性呕吐、胃黏膜脱垂属于脾胃阴虚证，以呕吐、口干咽燥为基本特征。

【适用病证】

主要症状：胃脘痞闷，呕吐，饥不思食。

辨证要点：口干咽燥，舌红少苔，脉沉弦。

可能伴随的症状：咽喉不利，或胁肋胀痛，或胸膈痞闷，或恶心，或腹痛，或大便干结等。

3. 辨治慢性咽炎、慢性喉炎、慢性扁桃体炎、牙龈炎、咽喉白斑症、咽喉结节属于气阴两虚证，以咽痛、咽喉不利、口干咽燥为基本特征。

【适用病证】

主要症状：咽痛，咽喉不利。

辨证要点：口干咽燥，舌红少苔，脉细弱。

可能伴随的症状：咽痒，或盗汗，或自汗，或恶心，或呕吐，或大便干结等。

【解读方药】方中用麦冬养阴生津清热；益气药 4 味，人参偏于大补元气，粳米偏于养脾和胃，大枣、甘草偏于平补；半夏辛苦醒脾降逆。又，方中滋阴药配伍益气药，气可化阴，以治气阴两虚；滋阴药配伍辛苦药，既可增强滋补又可防滋补药壅滞，方药相互为用，以滋养肺胃，降逆下气为主。

【配伍用药】若咳嗽甚者，加紫菀、款冬花，以宣降止咳；若痰少而黏者，加贝母、瓜蒌仁，以润肺化痰；若胃脘痞满者，加枳实、砂仁，以行气消痞除满；若不思饮食者，加生山楂、神曲、鸡内金，以消食和胃等。

【临证验案】

1. 慢性咽炎、支气管哮喘、慢性阻塞性肺疾病

孙某，男，73 岁，郑州人。有多年慢性咽炎、支气管哮喘病史，3 年前又诊断为慢性阻塞性肺疾病，服用中西药但未能有效控制症状，近由病友介绍前来诊治。刻诊：咽喉不利似有痰鸣，痰少色黄，咽喉干燥，咳嗽，气喘，烦躁，胸胁胀满，恶心，盗汗，身热，倦怠乏力，舌红少苔，脉沉细弱。辨为肺气阴两虚夹痰热证，治当补益肺脾，燥湿化痰，宣降肺气，给予麦门冬汤、小陷胸汤与麻杏石甘汤合方：麦冬 170 g，生半夏 24 g，红参 10 g，粳米 9 g，大枣 12 枚，黄连 3 g，全瓜蒌 30 g，麻黄 12 g，杏仁 10 g，石膏 24 g，炙甘草 10 g。6 剂，水煎服，第 1 次煎 35 min，第 2 次煎 25 min，合并药液，每日 1 剂，每次服 150 mL 左右，每日分早、中、晚 3 次服。

二诊：咽喉干燥减轻，大便略有溏泻，以前方减麦冬为 100 g，6 剂。

三诊：烦躁好转，咽喉干燥较前又有减轻，以前方变麦冬为 60 g，6 剂。

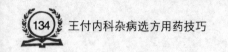

四诊：咽喉干燥较前又有减轻，喉中痰鸣好转，以前方6剂继服。

五诊：盗汗止，咳嗽基本消除，大便略溏，以前方减全瓜蒌为15 g，6剂。

六诊：大便正常，烦躁基本趋于缓解，以前方6剂继服。

七诊：诸症基本消除，又以前方140剂继服；之后，以前方变汤剂为散剂，每次6 g，每日分早、中、晚3次服。随访1年，病情稳定，一切尚好。

用方体会：根据咳嗽、气喘、舌红少苔辨为肺阴虚，再根据倦怠乏力辨为气虚，因痰少色黄辨为痰热，又因烦躁、身热辨为郁热内扰，以此辨为肺气阴两虚夹痰热证。方以麦门冬汤滋养肺胃，降逆下气；小陷胸汤清热降逆化痰；以麻杏石甘汤清宣肺热，降逆平喘。方药相互为用，以奏其效。

2. 慢性胃炎、胃黏膜脱垂

商某，男，55岁，郑州人。有多年慢性胃炎病史，3年前又诊断为胃黏膜脱垂，服用中西药但未能有效达到预期治疗目的，近因病证加重前来诊治。刻诊：胃脘胀满烦热，不思饮食，恶心，时时呕吐，胃脘隐痛，大便干结，倦怠乏力，形体消瘦，口干咽燥，舌红少苔，脉沉细弱。辨为脾胃气阴两虚夹气逆证，治当补益脾胃，降逆和胃，给予麦门冬汤与橘皮竹茹汤合方：麦冬170 g，生半夏24 g，红参10 g，粳米9 g，陈皮48 g，竹茹48 g，大枣30枚，生姜24 g，生山楂24 g，甘草15 g。6剂，水煎服，第1次煎35 min，第2次煎25 min，合并药液，每日1剂，每次服150 mL左右，每日分早、中、晚3次服。

二诊：恶心呕吐明显减轻，以前方6剂继服。

三诊：胃脘烦热及口干咽燥消除，以前方减麦冬为100 g，6剂。

四诊：恶心呕吐较前又有减轻，以前方减陈皮、竹茹为各24 g，6剂。

五诊：大便通畅，饮食好转，以前方减麦冬为60 g，6剂。

六诊：诸症基本消除，以前方6剂继服。

七诊：诸症未发作，为了巩固疗效，又以前方治疗80剂，经检查胃黏膜基本恢复正常。随访1年，一切尚好。

用方体会：根据胃脘烦热、舌红少苔辨为阴虚，再根据恶心、呕吐辨为胃气上逆，因大便干结辨为郁热内结，又因倦怠乏力、脉沉弱辨为气虚，以此辨为脾胃气阴两虚夹气逆证。方以麦门冬汤益气养阴，降逆和胃；以橘皮竹茹汤清热益气，降泄浊气，加生山楂消食和胃。方药相互为用，以奏其效。

清燥救肺汤(《医门法律》)

运用清燥救肺汤并根据方药组成及用量的配伍特点，可以辨治燥热伤肺证、肺热伤络出血证、肺热伤津筋萎证；辨治要点是咳喘，出血，肌肉萎缩，舌质红、少苔。

【组成】冬桑叶三钱（9 g）　石膏二钱五分（7.5 g）　人参七分（2 g）　甘草一钱（3 g）　胡麻仁炒,研,一钱（3 g）　真阿胶八分（2.4 g）　麦门冬去心,一钱二分（3.6 g）　杏仁去皮尖,炒,七分（2 g）　枇杷叶一片,刷去毛,蜜涂炙黄（3 g）

【用法】水煎服，每日分 6 次服。用汤剂可在原方用量基础上加大 1 倍。

【功效】清肺润燥，益气养阴，兼以化痰。

1. 本方是辨治咽炎、支气管炎、支气管肺炎属于燥热伤肺证，以咽喉干燥为基本特征。

【适用病证】

主要症状：咳嗽，气喘，痰少而黏。

辨证要点：咽喉干燥，神疲乏力，舌红少苔，或苔薄黄，脉虚或数。

可能伴随的症状：头痛，或身热，或鼻燥，或胸满胁痛，或心烦，或动则气喘，或咳声重着等。

2. 辨治原发性血小板减少性紫癜、过敏性血小板减少性紫癜、溶血性贫血、血友病、维生素 C 缺乏症，以及造血系统疾病属于肺热伤络出血证，以痰中带血、咳嗽为基本特征。

【适用病证】

主要症状：痰中带血，咳嗽，或牙龈出血。

辨证要点：口渴，舌质红、苔薄黄，脉浮。

可能伴随的症状：气喘，或口干咽燥，或鼻血，或自汗，或面赤等。

3. 辨治多发性神经炎、周围神经炎、周期性瘫痪、重症肌无力、运动神经元病、脊髓病变等属于肺热津伤筋萎证，以咳嗽少痰、肢体无力为基本特征。

【适用病证】

主要症状：肌肉筋脉软弱，咳嗽少痰，肢体无力。

辨证要点：口渴，舌质红、苔薄黄，脉细或数。

可能伴随的症状：肌肉萎缩，或皮肤干燥，或咽干不利，或自汗，或大便干结，或发热等。

【解读方药】方中用清热药 2 味，桑叶偏于清宣，石膏偏于清降；益阴药 2 味，麻仁偏于补血，麦冬偏于清热；阿胶补血化阴；宣降肺气药 2 味，杏仁偏于肃降，枇杷叶偏于宣利；益气药 2 味，人参偏于大补，甘草偏于平补。又，方中清热药配伍益阴药，以治热伤阴津；清热药配伍益气药，以治郁热伤气；滋补药配伍宣降药，以治气阴虚夹气逆，方药相互为用，以清肺润燥，益气养阴为主。

【配伍用药】若痰黄量多者，加川贝、瓜蒌，以清热化痰；若热甚者，加羚羊角、水牛角，以清热泻火；若大便干者，加大黄、知母，以泻热通便等。

麦门冬汤（《伤寒杂病论》）与清燥救肺汤（《医门法律》）合方

运用麦门冬汤与清燥救肺汤合方并根据方药组成及用量的配伍特点，可以辨治肺气阴两虚燥热证；辨治要点是咳喘，倦怠乏力，舌红少苔。

【组成】

麦门冬汤：麦门冬七升（168 g） 半夏一升（24 g） 人参三两（9 g） 甘草二两（6 g） 粳米三合（9 g） 大枣十二枚（12 枚）

清燥救肺汤：冬桑叶三钱（9 g） 石膏二钱五分（7.5 g） 人参七分（2 g） 甘草一钱（3 g） 胡麻仁炒,研,一钱（3 g） 真阿胶八分（2.4 g） 麦门冬去心,一钱二分（3.6 g） 杏仁去皮尖,炒,七分（2 g） 枇杷叶一片,刷去毛,蜜涂炙黄（3 g）

【用法】用水 1 000 mL，煮取药液 420 mL，每日分 6 次温服，第 1 次服 50 mL。

【功效】滋养肺胃，降逆下气，兼以化痰。

辨治咽炎、百日咳、支气管炎、肺炎、间质性肺疾病属于肺气阴两虚燥热证，以咳喘、神疲、咽喉干燥为基本特征。

【适用病证】

主要症状：咳嗽，气喘，痰少而黏，或咯唾涎沫。

辨证要点：神疲乏力，舌红少苔，脉细弱。

可能伴随的症状：口燥咽干，或咽喉燥痛，头痛，或身热，或鼻燥，或头晕目眩，或潮热，或颧红，或盗汗，或动则气喘，或咳声重着，或手足心热，或大便干结，或小便短赤。

【解读方药】方中用清热药 2 味，桑叶偏于清宣，石膏偏于清降；益阴药 2 味，麻仁偏于补血，麦冬偏于清热；阿胶补血化阴；宣降肺气药有 2 味，杏仁偏于肃降，枇杷叶偏于宣利；益气药 4 味，人参偏于大补元气，粳米偏于养脾和胃，大枣、甘草偏于平补；半夏醒脾降逆。又，方中清热药配伍益阴药，以郁热伤阴；清热药配伍益气药，以治郁热伤气，益阴药配伍益气药，以治气阴两虚；清热药配伍降逆药，以治肺热气逆；滋补药配伍降逆药，以治气阴两虚夹气逆，方药相互为用，以清肺润燥，益气养阴，降逆下气为主。

【配伍用药】若热甚者，加大石膏、桑叶用量，以清泻肺热；若阴虚甚者，加大麦冬用量，再加生地黄，以滋补阴津；若气虚甚者，加大人参、甘草用量，以补益中气等。

【临证验案】支气管扩张咯血

段某，男，63 岁，郑州人。有多年支气管扩张病史，1 年来经常咯血量多，服用中西药但未能有效控制咯血，近由病友介绍前来诊治。刻诊：咳嗽，轻微气喘，咯血量多，心胸烦热，盗汗，潮热，倦怠乏力，舌质红、苔薄黄，脉沉弱。辨为肺气阴两虚咯血证，治当益气养阴，清热润燥，止血降逆，给予麦门冬汤与清燥救肺汤合方：麦冬 170 g，生半夏 24 g，红参 10 g，粳米 9 g，大枣 12 枚，桑叶 15 g，石膏 15 g，胡麻仁 5 g，阿胶珠 5 g，杏仁 3 g，枇杷叶 5 g，炙甘草 10 g。6 剂，水煎服，第 1 次煎 35 min，第 2 次煎 25 min，合并药液，每日 1 剂，每次服 150 mL 左右，每日分早、中、晚 3 次服。

二诊：咳嗽减轻，略有腹胀，以前方减麦冬为 120 g，6 剂。

三诊：未再出现咯血，盗汗止，潮热基本消除，以前方变麦冬为 60 g，6 剂。

四诊：心胸烦热消除，咯血未再出现，以前方 6 剂继服。

五诊：诸症基本消除，咯血未再出现，以前方 6 剂继服。

六诊：诸症消除，为了巩固疗效，又以前方治疗 30 余剂。随访 1 年，一切尚好。

用方体会：根据咳嗽、气喘、舌红少苔辨为肺阴虚，再根据倦怠乏力辨为

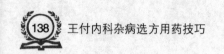

气虚，因咯血、舌质红辨为郁热迫血，以此辨为肺气阴两虚咯血证。方以麦门冬汤滋养肺胃，降逆下气；清燥救肺汤滋养肺胃，清热止血，兼以化痰。方药相互为用，以奏其效。

理中丸(《伤寒杂病论》)

运用理中丸并根据方药组成及用量的配伍特点，可以辨治脾胃虚寒证、肺痿虚寒证、脾胃虚寒内结证、脾胃虚寒气逆证；辨治要点是咳喘，唾涎，胃痛，呕吐。

【组成】人参　干姜　甘草_炙　白术_{各三两}（各9 g）

【用法】将药研为细散状，以蜜为丸，每次服10 g，白天服3～4次，夜间服2次；亦可作汤剂，用水560 mL，煮取药液210 mL，每次服35 mL，每日分6次温服。服药后15 min，饮热粥50 mL左右，使身体微微发热，且不能减衣去热。

【功效】温肺益气，健脾和胃。

1. 辨治急慢性胃炎、胃及十二指肠溃疡、慢性肠炎、功能性消化不良、胃黏膜病变属于脾胃虚寒证，以胃脘疼痛、或痞满不通、口淡不渴为基本特征。

【适用病证】

主要症状：胃脘不舒，吞酸嗳腐，呕吐。

辨证要点：口淡，舌质淡、苔薄白，脉沉弱。

可能伴随的症状：喜唾涎沫，或喜饮热食，或手足不温，或胃脘拘急，或恶心，或大便溏泄等。

2. 辨治咽炎、支气管炎、支气管肺炎、慢性阻塞性肺疾病、间质性肺疾病属于肺痿虚寒证，以咳嗽、唾涎沫、倦怠乏力为基本特征。

【适用病证】

主要症状：咳嗽，唾涎沫。

辨证要点：形寒怕冷，倦怠乏力，舌质淡、苔薄白，脉虚弱。

可能伴随的症状：呕吐，或头晕目眩，或面色萎黄，或遗尿，或气短不足以息等。

3. 辨治神经性呕吐、幽门梗阻、幽门痉挛、急慢性胃炎、慢性胆囊炎、慢性胰腺炎、心源性呕吐、胃黏膜脱垂属于脾胃虚寒内结证，以脘腹痞硬疼痛、手足不温为基本特征。

【适用病证】

主要症状：脘腹痞硬疼痛。

辨证要点：手足不温，倦怠乏力，舌质淡、苔白，脉沉弱。

可能伴随的症状：面色不荣，或喜热怕冷，或胸膈痞闷，或恶心，或腹痛，或不思饮食，或大便溏泄等。

4. **辨治膈肌痉挛、肠胃神经紊乱、慢性胃炎、胃扩张、胸腹腔肿瘤、尿毒症、脑血管病属于脾胃阳虚气逆证，以呃声无力、手足不温为基本特征。**

【适用病证】

主要症状：呃声无力，或呕吐，胃脘不适。

辨证要点：手足不温，倦怠乏力，舌质淡、苔薄白，脉沉弱。

可能伴随的症状：脘腹胀满，或胸膈痞满，或嗳气，或肠鸣矢气，或不思饮食，或大便溏泄等。

【解读方药】方中用益气药 3 味，人参、甘草偏于生津，白术偏于燥湿；干姜温阳散寒。又，方中用益气药配伍温热药，以治气虚生寒；健脾药配伍益气药，以治中气虚弱，方药相互为用，以温中祛寒，益气健脾为主。

【配伍用药】若咳嗽甚者，加紫菀、款冬花，以宣降止咳；若气喘甚者，加麻黄、杏仁，以宣降平喘；若气虚甚者，加大人参、甘草用量，以补益中气；若寒甚者，加大干姜用量，再加附子，以温阳散寒等。

【临证验案】

1. **慢性鼻炎、慢性鼻窦炎**

程某，男，23 岁，北京人。有多年慢性鼻炎病史，服用中西药但未能有效控制症状，近由病友介绍前来诊治。刻诊：鼻塞，鼻痒，流清稀鼻涕，头痛，头沉，活动后加重，手足不温，怕冷，倦怠乏力，舌质淡、苔薄白，脉略浮弱。辨为寒凝鼻窍证，治当温阳散寒，补益中气，宣发鼻窍，给予理中丸与麻黄汤合方加味：红参 10 g，干姜 10 g，白术 10 g，麻黄 10 g，桂枝 6 g，杏仁 15 g，白芷 15 g，蔓荆子 12 g，薄荷 6 g，生半夏 12 g，炙甘草 10 g。6 剂，水煎服，第 1 次煎 35 min，第 2 次煎 25 min，合并药液，每日 1 剂，每次服 150 mL 左右，每日分早、中、晚 3 次服。

二诊：倦怠乏力、怕冷好转，以前方 6 剂继服。

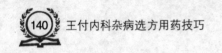

三诊：鼻塞、鼻痒减轻，以前方6剂继服。

四诊：头痛好转，仍有鼻涕，以前方变生半夏为15 g，6剂。

五诊：鼻涕明显减少，其余诸症基本消除，以前方6剂继服。

六诊：诸症基本消除，为了巩固疗效，又以前方治疗20余剂。随访1年，一切尚好。

用方体会：根据鼻塞、流清稀鼻涕辨为寒，再根据头痛、舌质淡辨为寒凝，因头沉辨为湿困，又因倦怠乏力辨为气虚，以此辨为寒凝鼻窍证。方以理中丸温中散寒，补益中气；以麻黄汤宣发鼻窍，温通散寒，加生半夏燥湿化痰止涕，薄荷制约温药燥化伤津，兼利鼻窍。方药相互为用，以奏其效。

2. 慢性胃炎、冠心病

司某，男，59岁，郑州人。有多年慢性胃炎、冠心病病史，服用中西药但未能有效控制症状，近由病友介绍前来诊治。刻诊：胃痛胃满，心痛如针刺，胸闷，倦怠乏力，因受凉或劳累后加重，手足不温，怕冷，肢体困重，舌质暗淡夹瘀紫、苔白腻，脉沉弱。辨为心胃阳虚夹痰瘀证，治当温阳散寒，补益中气，活血化瘀，给予理中丸、茯苓四逆汤、小半夏汤与失笑散合方加味：红参10 g，干姜10 g，白术10 g，茯苓12 g，生附子5 g，五灵脂10 g，蒲黄10 g，生半夏24 g，生姜24 g，薤白24 g，炙甘草10 g。6剂，水煎服，第1次煎35 min，第2次煎25 min，合并药液，每日1剂，每次服150 mL左右，每日分早、中、晚3次服。

二诊：胃痛减轻，胸闷好转，以前方6剂继服。

三诊：心痛减轻，怕冷好转，以前方6剂继服。

四诊：苔腻消退，肢体困重减轻，以前方变生半夏为12 g，6剂。

五诊：胃痛胃胀基本消除，手足不温、怕冷基本消除，以前方6剂继服。

六诊：心痛未再发作，胸闷基本消除，以前方6剂继服。

七诊：诸症趋于缓解，为了巩固疗效，又以前方治疗40余剂。随访1年，一切尚好。

用方体会：根据胃痛、手足不温辨为胃寒，再根据心痛如针刺、怕冷辨为寒瘀，因倦怠乏力、因受凉或劳累加重辨为虚寒，又因舌质暗淡夹瘀紫辨为瘀血，以此辨为心胃阳虚夹痰瘀证。方以理中丸温中散寒，补益中气；以茯苓四逆汤温补阳气，宁心安神；以小半夏汤燥湿化痰；以失笑散活血化瘀，加薤白宽胸通阳。方药相互为用，以奏其效。

3. 膈肌痉挛

樊某，女，33 岁，郑州人。有 2 年膈肌痉挛病史，多次检查未发现明显器质性病变，服用中西药但未能有效控制症状，近由病友介绍前来诊治。刻诊：呃逆，声短而频，遇凉或情绪异常加重，急躁易怒，大便溏泄，倦怠乏力，手足不温，肢体困重，舌质淡、苔白腻，脉沉弱。辨为胃寒肝郁夹痰证，治当温阳散寒，疏肝理气，燥湿化痰，给予理中丸、四逆散与小半夏加茯苓汤合方加味：红参 10 g，干姜 10 g，白术 10 g，柴胡 12 g，枳实 12 g，白芍 g，茯苓 12 g，生半夏 24 g，生姜 24 g，陈皮 24 g，炙甘草 10 g。6 剂，水煎服，第 1 次煎 35 min，第 2 次煎 25 min，合并药液，每日 1 剂，每次服 150 mL 左右，每日分早、中、晚 3 次服。

二诊：呃逆略有减轻，大便溏泄好转，以前方 6 剂继服。

三诊：呃逆较前明显减轻，急躁易怒好转，以前方 6 剂继服。

四诊：手足温和，肢体困重减轻，以前方 6 剂继服。

五诊：诸症趋于消除，为了巩固疗效，又以前方治疗 12 剂。随访 1 年，一切尚好。

用方体会：根据呃逆、舌质淡辨为胃寒气逆，再根据急躁易怒、情绪异常加重辨为肝郁气逆，因倦怠乏力、因受凉加重辨为虚寒，又因苔白腻辨为痰湿，以此辨为胃寒肝郁夹痰证。方以理中丸温中散寒，补益中气；以四逆散疏肝理气，调理气机；以小半夏加茯苓汤燥湿化痰，益气健脾，加陈皮行气和胃降逆。方药相互为用，以奏其效。

补天大造丸(《医学心悟》)

运用补天大造丸并根据方药组成及用量的配伍特点，可以辨治肺肾阴阳俱虚证、心肾阴阳俱虚证；辨治要点是咳喘，心悸，腰酸，倦怠乏力。

【组成】人参二两（60 g） 黄芪蜜炙，三两（90 g） 白术陈土蒸，三两（90 g） 当归酒蒸，一两五钱（45 g） 枣仁去壳，炒，一两五钱（45 g） 远志去心，甘草水泡，炒，一两五钱（45 g） 白芍酒炒，一两五钱（45 g） 山药乳蒸，一两五钱（45 g） 茯苓乳蒸，一两五钱（45 g） 枸杞子酒蒸，四两（120 g） 大熟地九蒸，晒，四两（120 g） 河车甘草水洗，一具 鹿角熬膏，一斤

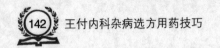

（500 g）龟板与鹿角同熬膏,八两（250 g）

【用法】 以龟板、鹿胶和药，炼蜜为丸。亦可用汤剂，可用原方量的1/10。

【功效】 益气补阳，益血化阴。

1. **本方是辨治肺结核、骨结核、淋巴结核、腹膜结核、慢性支气管炎、慢性阻塞性肺疾病属于肺肾阴阳俱虚证，以咳喘、倦怠乏力、五心烦热为基本特征。**

【适用病证】

主要症状：咳嗽，气喘，心悸。

辨证要点：倦怠乏力，五心烦热，舌质淡、苔薄白，或舌红少苔，脉细弱。

可能伴随的症状：自汗，或盗汗，或痰稀色白，或痰中带血，或怕冷，或潮热，或面色萎黄，或面色颧红，或面目水肿，或声音嘶哑，或女子月经不调，或闭经，或男子遗精，或精液清稀，或形体消瘦，或大便溏泄等。

2. **辨治亚健康、慢性消耗性疾病、衰退性疾病、代谢性疾病、内分泌疾病属于心肾阴阳俱虚证，以心悸、腰酸、脉虚弱为基本特征。**

【适用病证】

主要症状：精神疲惫，心悸，腰酸。

辨证要点：倦怠乏力，舌质淡红、苔薄，脉虚弱。

可能伴随的症状：耳鸣，或健忘，或自汗，或盗汗，或怕冷，或潮热，或手足不温，或手足心热等。

【解读方药】 方中用补气药6味，人参偏于大补元气，黄芪偏于营卫之气，山药偏于固涩益阴，白术偏于健脾燥湿，甘草偏于缓急调和；补血药4味，河车偏于大补阴血，当归偏于活血通经，白芍偏于缓急敛阴，熟地黄偏于补血化阴；安神药3味，酸枣仁偏于养心，远志偏于开窍安神，茯苓偏于益气宁心；滋阴药2味，枸杞子偏于化生阴精，龟板偏于坚筋骨；鹿角温补阳气。又，方中补气药配伍补血药，以治气血两虚；益气药配伍安神药，气能固摄；补气药配伍滋阴药，以达气阴互化；滋阴药配伍补阳药，以阴阳互化，方药相互为用，以益气补阳，益血化阴为主。

【配伍用药】 若气虚甚者，加大人参、黄芪用量，以补益中气；若血虚甚者，加大当归、熟地黄用量，以补血养血；若阳虚甚者，加大鹿角用量，再加巴戴天，以温补阳气；若阴虚甚者，加大龟板用量，再加枸杞子，以化生阴津等。

肺水气证用方

肺水气证的基本症状有咳嗽，气喘，咯痰，或鼻塞，或咽痒；辨治肺水气证的基本要点是水肿，痰多，舌质淡、苔腻，脉沉，运用方药辨治肺水气证只有重视同中求异，才能选择最佳切机方药而取得良好治疗效果。

五苓散(《伤寒杂病论》)

运用五苓散并根据方药组成及用量的配伍特点，可以辨治肺脾痰湿证、中焦水气证、下焦水气证；辨治要点是咳喘，呕吐痰涎，或水肿，或小便不利。

【组成】猪苓_{去皮，十八铢}（2.3 g） 泽泻_{一两六铢}（3.8 g） 白术_{十八铢}（2.3 g） 茯苓_{十八铢}（2.3 g） 桂枝_{去皮，半两}（1.5 g）

【用法】将药研为细散状，每次服 6 ~ 9 g，温开水送服，每日分 3 次服。用汤剂可在原方用量基础上加大 5 倍。

【功效】利水渗湿，温阳化气。

1. 辨治慢性阻塞性肺疾病、肺源性心脏病、急慢性支气管炎、支气管哮喘属于肺脾痰湿证，以咳喘、水肿为基本特征。

【适用病证】

主要症状：咳嗽，气喘，恶心，呕吐痰涎。

辨证要点：口淡不渴，或口渴不欲饮水，舌质淡、苔白或腻，脉沉。

可能伴随的症状：面部水肿，或一身水肿，或脘腹胀满，或不思饮食，或小便短少，或面唇青紫等。

2. 辨治肾性水肿、心性水肿、肝性水肿、营养不良性水肿、内分泌失调水肿、功能性水肿属于中焦水气证，以全身水肿、脘腹胀满为基本特征。

【适用病证】

主要症状：全身水肿，脘腹胀满。

辨证要点：口干欲饮且不欲下咽，舌质淡红、苔薄，脉沉或紧。

可能伴随的症状：皮肤光亮，或下肢水肿明显，或呕吐，或小便不利，或尿血，或大便溏泄等。

3. 辨治尿道炎、膀胱炎、输尿管炎、肾盂肾炎、肾小球肾炎、肾病综合征属于下焦水气证，以小便不利、尿频尿急、脘腹痞满为基本特征。

【适用病证】

主要症状：小便不利，脘腹痞满。

辨证要点：肢体沉重，舌质淡红、苔薄，脉浮或紧。

可能伴随的症状：尿频，或尿急，或尿痛，或小便短少，或尿血，或大便溏泄等。

【解读方药】方中用利湿药3味，茯苓偏于健脾，猪苓、泽泻偏于清热；健脾药2味，白术偏于燥湿，茯苓偏于渗湿；桂枝辛温通阳，解表化气。又，方中用利湿药配伍健脾药，以治湿生之源；利湿药配伍温阳药，以气能化湿，方药相互为用，以利水渗湿，温阳化气为主，兼以解表。

【配伍用药】若咳嗽甚者，加葶苈子、苏子、白芥子，以降泄肺气；若气喘甚者，加麻黄、杏仁、半夏，以宣降浊逆；若水肿甚者，加车前子、滑石、蒲黄，以利水消肿；若脘腹胀满甚者，加生山楂、莱菔子，以消食除胀等。

【临证验案】

1. 慢性支气管炎

唐某，男，61岁，郑州人。有多年慢性支气管炎病史，服用中西药但未能有效控制症状，近由病友介绍前来诊治。刻诊：咳嗽，气喘，痰多清稀，自觉胸中似有水鸣，头沉，头昏，手足不温，胸中怕冷，小便短少，倦怠乏力，口渴不欲饮水，舌质淡、苔薄白，脉浮弱。辨为寒水郁肺证，治当温阳化水，宣降肺气，止咳平喘，给予五苓散与小青龙汤合方加味：猪苓7 g，泽泻10 g，白术7 g，茯苓7 g，麻黄10 g，桂枝10 g，细辛10 g，干姜10 g，生半夏12 g，五味子12 g，白芍10 g，红参10 g，炙甘草10 g。6剂，水煎服，第1次煎35 min，第2次煎25 min，合并药液，每日1剂，每次服150 mL左右，每日分早、中、晚3次服。

二诊：咳嗽、气喘减轻，以前方6剂继服。

三诊：自觉胸中似有水鸣明显好转，咯痰减少，以前方6剂继服。

四诊：倦怠乏力好转，痰多减少，以前方变红参为 6 g，6 剂。

五诊：自觉胸中似有水鸣基本消除，手足不温好转，以前方 6 剂继服。

六诊：自觉胸中似有水鸣消除，病情稳定，以前方 6 剂继服。

七诊：诸症基本消除，又以前方治疗 30 余剂，诸症悉除。随访 1 年，一切尚好。

用方体会：根据自觉胸中似有水鸣、口渴不欲饮水辨为上焦水气，再根据咳嗽、气喘辨为肺寒，因头沉、头昏辨为水湿，又因倦怠乏力、胸中怕冷辨为阳虚，以此辨为寒水郁肺证。方以五苓散温化水气；以小青龙汤温肺散寒，宣降气机，加红参补益肺气。方药相互为用，以奏其效。

2. 心脏病水肿

马某，女，58 岁，郑州人。有多年风湿性心脏病病史，5 个月来下肢水肿，按之没指，服用中西药但未能有效控制水肿，近由病友介绍前来诊治。刻诊：心悸，心胸痞闷，多梦，下肢水肿，手足不温，胸中怕冷，小便短少，倦怠乏力，舌质淡、苔白腻，脉沉弱。辨为寒水凌心，痰气郁滞证，治当温阳化水，补益心阳，给予五苓散、茯苓四逆汤与枳实薤白桂枝汤合方：猪苓 7 g，泽泻 10 g，白术 7 g，茯苓 12 g，生附子 5，干姜 5 g，红参 10 g，枳实 4 g，厚朴 12 g，薤白 24 g，桂枝 3 g，全瓜蒌 15 g，炙甘草 10 g。6 剂，水煎服，第 1 次煎 35 min，第 2 次煎 25 min，合并药液，每日 1 剂，每次服 150 mL 左右，每日分早、中、晚 3 次服。

二诊：心悸好转，下肢水肿减轻，以前方 6 剂继服。

三诊：心胸痞闷明显好转，仍然胸中怕冷，以前方加附子为 10 g，6 剂。

四诊：胸中怕冷明显好转，略有口干，以前方附子变为 5 g，6 剂。

五诊：口干消除，手足不温基本消除，以前方 6 剂继服。

六诊：下肢水肿消退，病情稳定，以前方 6 剂继服。

七诊：下肢水肿未再出现，又以前方治疗 30 余剂，诸症基本消除；之后，以前方变汤剂为散剂，每次 6 g，每日分早、中、晚 3 次服。随访 1 年，病情稳定，一切尚好。

用方体会：根据心悸、下肢水肿辨为水气在心，再根据心胸痞闷、苔腻辨为痰湿，因胸中怕冷、倦怠乏力辨为阳虚，以此辨为寒水凌心，痰气郁滞证。方以五苓散温化水气；以茯苓四逆汤温心散寒，宁心利水；以枳实薤白桂枝汤

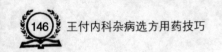

行气宽胸，化痰通阳。方药相互为用，以奏其效。

3. 慢性泌尿系感染、膀胱颈硬化结节

董某，女，49 岁，郑州人。有多年慢性泌尿系感染、膀胱颈硬化结节病史，3 年来尿频、尿不尽，小腹拘急，服用中西药但未能有效控制症状，近由病友介绍前来诊治。刻诊：小便淋漓不尽，小便频数（有时夜间达 5~6 次），小腹拘急，口渴欲饮热水，身体发热，手足不温，倦怠乏力，舌质红夹瘀紫、苔白腻，脉沉弱涩。辨为水郁阳虚夹瘀热证，治当温阳化水，通阳化瘀，兼以清热，给予五苓散、猪苓汤、蒲灰散与下瘀血汤合方加味：猪苓 10 g，泽泻 10 g，白术 7 g，茯苓 10 g，阿胶 10 g，滑石 10，蒲黄 10 g，大黄 6 g，土鳖虫 10 g，桃仁 5 g，生附子 5 g，生半夏 12 g，炙甘草 10 g。6 剂，水煎服，第 1 次煎 35 min，第 2 次煎 25 min，合并药液，每日 1 剂，每次服 150 mL 左右，每日分早、中、晚 3 次服。

二诊：小腹拘急好转，小便淋漓略有减轻，以前方 6 剂继服。

三诊：手足不温好转，以前方加附子为 10 g，6 剂。

四诊：夜间小便减少为 4 次，仍然手足不温，以前方附子变为 10 g，6 剂。

五诊：夜间小便减少为 2 次，手足不温基本消除，以前方 6 剂继服。

六诊：小便淋漓不尽基本消除，手足温和，以前方变附子为 5 g，6 剂。

七诊：诸症基本趋于缓解，又以前方治疗 60 余剂，诸症基本消除；之后，以前方变汤剂为散剂，每次 6 g，每日分早、中、晚 3 次服，又治病约 3 个月。随访 1 年，一切尚好。

用方体会：根据尿频、小腹拘急辨为下焦水气，再根据倦怠乏力辨为气虚，因舌质红夹瘀紫辨为瘀，又因苔白腻辨为痰湿，更因口渴欲饮热水、舌质红辨为寒夹热，以此辨为水郁阳虚夹瘀热证。方以五苓散温化水气；以猪苓汤清热利水益阴；以蒲灰散利水化瘀；以下瘀血汤泻热下瘀。方药相互为用，以奏其效。

<h2 style="text-align:center">真武汤(《伤寒杂病论》)
与五苓散(《伤寒杂病论》)合方</h2>

运用真武汤与五苓散合方并根据方药组成及用量的配伍特点，可以辨治肺

脾肾水气证、下焦阳虚夹热水气证；辨治要点是咳喘，腹胀，腰痛，水肿。

【组成】真武汤：茯苓三两（9 g） 芍药三两（9 g） 生姜切，三两（9 g） 白术二两（6 g） 附子炮，去皮，破八片，一枚（5 g）

五苓散：猪苓去皮，十八铢（2.3 g） 泽泻一两六铢（3.8 g） 白术十八铢（2.3 g） 茯苓十八铢（2.3 g） 桂枝去皮，半两（1.5 g）

【用法】水煎服，每日分3次温服。

【功效】温壮阳气，利水渗湿。

1. 辨治慢性阻塞性肺疾病、肺源性心脏病、支气管哮喘、间质性肺疾病属于肺脾肾阳虚水气证，以咳喘、水肿为基本特征。

【适用病证】

主要症状：咳嗽，气喘，下肢水肿。

辨证要点：手足不温，舌质淡、苔白或腻，脉沉弱。

可能伴随的症状：面部水肿，或一身水肿，或腰酸，或头晕目眩，或脘腹胀满，或不思饮食，或小便短少，或面唇青紫等。

2. 辨治尿道炎、膀胱炎、输尿管炎、肾盂肾炎、肾小球肾炎、肾病综合征属于下焦阳虚夹热水气证，以小便不利、尿频尿急、腰酸腹胀为基本特征。

【适用病证】

主要症状：小便不利，腰酸腹胀。

辨证要点：小腹拘急困重，舌质淡红、苔薄黄白夹杂，脉沉或紧。

可能伴随的症状：尿频，或尿急，或尿痛，或小便短少，或尿血，或手足不温，或手足心热，或怕冷，或身热，或头晕目眩，或大便溏泄等。

【解读方药】方中用温阳药3味，附子偏于温壮阳气，桂枝偏于温阳化气，生姜偏于温阳宣散；利湿药3味，茯苓偏于健脾，猪苓、泽泻偏于清热；白术健脾益气燥湿；芍药益阴敛阴，引利水药入阴利水。又，方中用温阳药配伍利湿药，以治阳虚水气；温阳药配伍健脾药，脾能运化水湿；利湿药配伍敛阴药，以防利湿药伤阴，方药相互为用，以温壮阳气，利水渗湿为主，兼以解表。

【配伍用药】若咳嗽甚者，加干姜、葶苈子、苏子、白芥子，以温阳降泄肺气；若气喘甚者，加麻黄、杏仁、半夏、蛤蚧，以纳气宣降浊逆；若水肿甚者，加通草、车前子、滑石、蒲黄，以利水消肿；若脘腹胀满甚者，加生山楂、莱菔子、鸡内金，以消食除胀等。

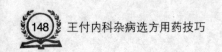

【临证验案】慢性支气管炎、肺源性心脏病

苗某，男，67岁，郑州人。有多年慢性支气管炎、肺源性心脏病病史，1年前出现下肢水肿，多次服用中西药但未能有效控制水肿症状，近由病友介绍前来诊治。刻诊：咳嗽，气喘，心悸，胸闷，下肢水肿，手足不温，胸中怕冷，小便短少，头晕目眩，倦怠乏力，舌质淡红夹瘀紫、苔薄白，脉沉弱。辨为心肺阳虚水气夹瘀证，治当温补心肺，温化水气，宁心平喘，兼以活血，给予五苓散、真武汤、蒲灰散与麻黄汤合方加味：猪苓7g，泽泻10g，茯苓10g，白芍10g，生姜10g，白术12g，附子5g，麻黄10g，桂枝12g，杏仁15g，滑石10g，蒲黄10g，生半夏12g，炙甘草10g。6剂，水煎服，第1次煎35min，第2次煎25min，合并药液，每日1剂，每次服150mL左右，每日分早、中、晚3次服。

二诊：下肢水肿减轻，以前方6剂继服。

三诊：仍头晕目眩，倦怠乏力，以前方加红参10g，6剂。

四诊：倦怠乏力、头晕目眩好转，痰多减少，以前方6剂继服。

五诊：心悸、胸闷明显好转，以前方变红参为6g，6剂。

六诊：病情稳定，未有明显不适，以前方6剂继服。

七诊：诸症明显消退，又以前方治疗40余剂，诸症悉除。随访1年，一切尚好。

用方体会：根据咳嗽、下肢水肿辨为肺不行水，再根据心悸、下肢水肿辨为心阳不化，因胸中怕冷、手足不温辨为阳虚，又因舌质淡红夹瘀辨为瘀血，以此辨为心肺阳虚水气夹瘀证。方以五苓散温化水气；以真武汤温阳利水；以麻黄汤宣降肺气，止咳平喘；以蒲灰散利水化瘀，加红参补益心肺。方药相互为用，以奏其效。

第2章　心系病证用方

心系疾病是临床中最为常见的疾病，从西医角度认识疾病病变部位主要有心病变、血管病变、中枢神经病变和脑血管病变4大类，从中医辨治疾病重点不是辨中医疾病而是辨症状，然后根据症状再结合患者的整体情况进一步辨病变证型，辨心的基本症状有血管症状、中枢神经症状、脑血管症状。

心症状主要有心悸，心烦，心痛，气短乏力。

血管症状主要有疼痛，短气，闷气，麻木。

中枢神经及脑血管症状主要有失眠，健忘，多梦，头晕目眩，以及头痛。

人的心脏位于胸腔中部偏左，2/3位于正中线左侧，1/3位于正中面右侧，心尖朝向左前下方；心脏由心肌即左心房、左心室、右心房、右心室四个腔组成。心房接纳来自静脉的回心血，心室则将离心血打入动脉。心脏主要功能是提供压力，把血液运行至身体各个部分。心脏壁内有特殊心肌纤维组成的传导系统，其功能主要是发生冲动并传导到心脏各部，使心房肌和心室肌按一定的节律收缩。这个系统包括窦房结、房室结、房室束、位于室间隔两侧的左右房室束分支，以及分布到心室乳头肌和心室壁的许多细支。心脏的营养是由冠状循环血管来供应的。心脏病变可累及左边手臂酸、麻、痛。

血管是人体运送血液的管道，根据血液运输方向可分为动脉、静脉与微血管。心脏之血液进入身体组织各部由动脉来完成，血液自组织间带回心脏将由静脉来完成，连接动脉与静脉之间的血管为微血管，即血液与组织间物质交换的主要场所。

中枢神经由脑和脊髓组成，是人体神经系统的最主体部分。中枢神经系统接受全身各处的传入信息，人类的思维活动也是中枢神经系统的功能。其主要功能是传递、储存和加工信息，产生各种心理活动，支配与控制动物的全部行为。脊髓的功能，一是传导功能，二是反射功能。中枢神经系统似信息加工器，加工的结果可以出现反射活动、产生感觉或记忆。

中医之心包括心脏、血管、中枢神经。心主自身之血和主一身之血，心主自身之血以滋养于心，心主全身之血以滋养全身各部；心主血脉既主自身之血脉又主周身之血脉；心主神明即中枢神经之精神、意识、思维、情志，亦即人的生命内在存在与外在表现，内在存在即生命活动于内的一切客观存在，外在表现即人的外在生命活动。

从中医分型辨治心系疾病的基本证型有心热证、心寒证、寒热夹杂证、虚证、虚实夹杂证，如辨治心热证又有诸多方药，而诸多方药又有诸多不尽相同的作用；又如心热可能夹痰，也有可能夹瘀，更有可能夹郁，临证以辨治心热证用方，还要特别重视同中求异以选择最佳方药，取得最佳治疗效果。

心气不得所推，心血不得所养，心阴不得所滋，心阳不得所温，导致心空虚无所主，则心悸；心气运行不畅而郁滞，经气郁滞不畅则胸闷；心气不得所行而逆乱则胸满；心血运行不畅而郁结则为心痛；心气为邪气所扰而不得所司则心烦。

心主内在活动及外在表现，中医称之为心。心气血虚弱不能滋养心，心血虚不得所养，以此可演变为健忘；心神被邪气所扰，心神不得收藏而躁动则烦躁不安；心神不得气血所养而外动则失眠、多梦。

心开窍于舌，舌以心血所荣为主，舌不得气血所养则麻木；邪气阻结于舌而不通则为疼痛；邪气肆虐于舌而演变为舌痛。

心热证用方

心热证的基本症状有心悸、心烦、心痛、失眠；辨治心热证的基本要点是口渴、舌质红，运用方药辨治心热证只有重视同中求异，才能选择最佳切机方药而取得良好治疗效果。

朱砂安神丸(《医学发明》)

运用朱砂安神丸并根据方药组成及用量的配伍特点，可以辨治心火亢盛、阴血不足证；辨治要点是心悸，失眠，易惊，舌红，苔薄黄。

【组成】朱砂半两（15 g）　黄连六钱（18 g）　炙甘草五钱半（17 g）　当归二钱半（8 g）　生地黄二钱半（8 g）

【用法】将药研为细散状，每次服 3 g，口腔含化，饭后服用。

【功效】清热养血，重镇安神。

1. **辨治心律失常，冠心病、风湿性心脏病、心肌肥大、扩张性心脏病、心脏右束支传导阻滞、神经衰弱属于心火亢盛，阴血不足证，以心悸、易惊为基本特征。**

【适用病证】

主要症状：心悸，或怔忡，失眠。

辨证要点：身热，舌质红、苔薄黄、或少苔，脉细数。

可能伴随的症状：惊悸，或心烦不安，或急躁易怒，或健忘，或多梦等。

2. **辨治焦虑症、抑郁症、癔症、神经衰弱、精神分裂症、多动症属于心火伤阴血证，以情绪低落、急躁易怒为基本特征。**

【适用病证】

主要症状：情绪低落，或急躁易怒。

辨证要点：因情绪异常加重，舌质红、苔薄黄、或少苔，脉沉细数。

可能伴随的症状：坐卧不宁，或惊悸，或失眠，或健忘，或心烦不安，或多梦等。

【解读方药】方中用清热药 3 味，朱砂偏于重镇安神，黄连偏于除烦，生地黄偏于凉血；益血药 2 味，生地黄偏于凉血，当归偏于活血；甘草益气和中。又，方中安神药配伍益血药，以治血虚神动；清热药配伍益血药，以治郁热伤血，方药相互为用，以清热养血，重镇安神为主。

【配伍用药】若阴虚甚者，加天冬、麦冬，以滋阴生津；若血虚甚者，加大当归用量，再加阿胶，以补血养血；若心烦甚者，加大黄连用量，以清热除烦；若盗汗甚者，加酸枣仁、五味子，以酸敛止汗等。

【临证验案】

1. **室性心动过速**

司某，女，39 岁，郑州人。3 年前因心悸、气短，经检查诊断为室性心动过速，服用中西药但未能有效控制心悸、气短症状，近由病友介绍前来诊治。

刻诊：心悸，气短，心烦，时有心痛，失眠，多梦，五心烦热，倦怠乏力，头晕目眩，耳鸣，舌质红、苔薄黄，脉沉细弱。辨为心肾虚热证，治当清热育阴，养心安神，给予朱砂安神丸与黄连阿胶汤合方加味：朱砂 3 g（冲服），黄连 18 g，当归 8 g，生地黄 8 g，黄芩 6 g，白芍 6 g，鸡子黄 2 枚，阿胶 10 g，红参 10 g，炙甘草 17 g。6 剂，水煎服，第 1 次煎 35 min，第 2 次煎 25 min，合并药液，每日 1 剂，每次服 150 mL 左右，每日分早、中、晚 3 次服。

二诊：心悸减轻，心烦好转，以前方 6 剂继服。

三诊：头晕目眩，倦怠乏力好转，以前方 6 剂。

四诊：耳鸣较前略有减轻，加龙骨 24 g，以前方 6 剂继服。

五诊：诸症较前均有好转，以前方减朱砂为 2 g，6 剂。

六诊：仍有轻微耳鸣，其他未有明显不适，以前方 6 剂。

七诊：诸症基本消退，又以前方治疗 12 剂，诸症悉除。随访 1 年，一切尚好。

用方体会：根据心悸、五心烦热辨为郁热扰心，再根据耳鸣、五心烦热辨为肾阴不足，因失眠、多梦辨为心神妄动，又因倦怠乏力辨为气虚，以此辨为心肾虚热证。方以朱砂安神丸清热安神，益心养血；以黄连阿胶汤清心益肾，交通心神，加红参补益心肾。方药相互为用，以奏其效。

2. 焦虑症

许某，女，36 岁，郑州人。5 年前因工作及家庭多种复杂因素引起焦虑症，几经住院及多家门诊治疗但未能有效控制焦虑症状，近由病友介绍前来诊治。刻诊：烦躁不安，起卧不宁，失眠，多梦，口舌生疮，梦多险恶，指甲无泽，头晕目眩，目困目涩，舌质红、苔薄黄，脉细弱。辨为郁热扰心，心肝阴血虚证，治当清热安神，滋养心肝，给予朱砂安神丸与酸枣仁汤合方加味：朱砂 3 g（冲服），黄连 18 g，当归 8 g，生地黄 8 g，酸枣仁 45 g，茯苓 6 g，川芎 6 g，知母 6 g，龙骨 24 g，牡蛎 24 g，炙甘草 17 g。6 剂，水煎服，第 1 次煎 35 min，第 2 次煎 25 min，合并药液，每日 1 剂，每次服 150 mL 左右，每日分早、中、晚 3 次服。

二诊：头晕目眩减轻，目困目涩好转，以前方 6 剂继服。

三诊：仍然烦躁不安、起卧不宁，以前方变朱砂为 5 g，6 剂。

四诊：烦躁不安、起卧不宁较前明显减轻，以前方 6 剂继服。

五诊：多梦减少，失眠好转，以前方减朱砂为 3 g，6 剂。

六诊：情绪稳定，头晕目眩基本消除，以前方 6 剂继服。

七诊：诸症明显趋于缓解，又以前方治疗 120 剂，诸症悉除。随访 1 年，一切尚好。

用方体会：根据烦躁不安、口舌生疮辨为郁热扰心，再根据梦多险恶辨为郁热扰动肝魂，因头晕目眩、指甲无泽辨为肝血虚，又因脉细弱辨为阴血虚，以此辨为郁热扰心，心肝阴血虚证。方以朱砂安神丸清热安神，益心养血；以酸枣仁汤养血舍魂，清热除烦，加龙骨、牡蛎潜阳安神。方药相互为用，以奏其效。

龙胆泻肝汤（《医方集解》）

运用龙胆泻肝汤并根据方药组成及用量的配伍特点，可以辨治肝火扰心证、肝热伤络证、肝热下注证、肝热伤络动血证、肝经湿热浸淫证、湿热蕴结阻滞证；辨治要点是失眠，胁肋胀痛，口苦，舌质红、苔黄腻。

【组成】龙胆草_{酒炒}（10 g） 栀子_{酒炒}（12 g） 黄芩_炒（9 g） 泽泻（10 g） 车前子（10 g） 木通（6 g） 生地黄_{酒炒}（6 g） 当归_{酒炒}（10 g） 柴胡（6 g） 生甘草（6 g）［原书未注用量］

【用法】水煎服，每日分 6 次服。

【功效】清利湿热，渗利水气。

1. 辨治神经衰弱、内分泌失调、围绝经期综合征、心律不齐属于肝火扰心证，以失眠、口苦为基本特征。

【适用病证】

主要症状：失眠，口苦。

辨证要点：急躁易怒，舌质红、苔黄腻，脉弦或数。

可能伴随的症状：头胀，或头沉，或目赤，或耳鸣，或多梦，或大便干结，或小便短少等。

2. 辨治急慢性肝炎、急慢性胆囊炎、急慢性胰腺炎、胆结石、胆道蛔虫症、肋间神经痛，以及急慢性胃炎属于肝热伤络证，以胁肋胀痛，因情绪异常加重为基本特征。

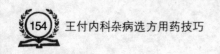

【适用病证】

主要症状：胁肋疼痛，胸闷。

辨证要点：口苦，舌质红、苔黄或腻，脉沉或弦。

可能伴随的症状：不思饮食，或口腻，或痛处灼热，或恶心，或腹胀，或呕吐，或身目发黄，或小便黄赤，大便不畅等。

3. 辨治性神经衰弱、前列腺炎、前列腺增生、精索静脉曲张、亚健康属于肝热下注证，以阳痿、精稀清冷为基本特征。

【适用病证】

主要症状：阳痿，早泄，阴囊潮湿。

辨证要点：口苦，舌质红、苔黄腻，脉沉或弦。

可能伴随的症状：阴囊瘙痒，或阴茎易举，或腹部坠胀，或胸胁胀痛，或睾丸坠胀，或小便短赤，或胁痛，或呕吐，或大便不畅等。

4. 辨治原发性血小板减少性紫癜、过敏性血小板减少性紫癜、溶血性贫血、血友病、维生素 C 缺乏症，以及造血系统疾病属于肝热伤络动血证，以出血、易怒为基本特征。

【适用病证】

主要症状：出血，或咯血，或吐血。

辨证要点：口苦，急躁易怒，舌质红、苔薄黄，脉浮数。

可能伴随的症状：鼻燥，或目赤，或耳鸣，或大便干结，或小便短赤，或目眩，或胸胁胀满等。

5. 辨治原因不明性内分泌失调、甲状腺功能亢进症、自主神经功能紊乱、结核病、风湿病、亚健康属于肝经湿热浸淫证，以自汗、烦躁为基本特征。

【适用病证】

主要症状：自汗，烦躁。

辨证要点：口苦口腻，舌质红、苔黄腻，脉滑或弦数。

可能伴随的症状：汗黏，或身热，或面红，或口渴，或大便不畅，或小便短少，或阴部潮湿，或汗色偏黄等。

6. 辨治良性肿瘤、恶性肿瘤、皮下囊肿、脂肪瘤、增生性病变、淋巴结肿大、肝硬化、脾大属于湿热蕴结阻滞证，以痞块、腹部坠胀为基本特征。

【适用病证】

主要症状：痞块，腹部下坠，小便不利。

辨证要点：口苦口腻，舌质红、苔黄腻，脉沉或数。

可能伴随的症状：腹痛，或发热，或胁肋胀痛，或局部肿胀疼痛，或肿胀按之有物等。

【解读方药】 方中用清热燥湿 3 味，栀子偏于泻三焦之热，黄芩偏于泻上中二焦之热，龙胆草偏于泻肝胆之热；利湿药 3 味，木通偏于通脉，泽泻偏于通淋，车前子偏于明目；补血药 2 味，当归偏于活血，生地黄偏于凉血；柴胡疏肝理气；甘草益气和中。又，方中清热药配伍利湿药，以治郁热生湿；清热药配伍补血药，以治郁热伤血；清热药配伍疏肝药，以顺应肝气；益血药配伍疏肝药，补不壅滞，方药相互为用，以清肝胆实火，泻下焦湿热为主。

【配伍用药】 若热甚者，加大栀子、黄芩用量，以清热燥湿；若湿甚者，加大车前子、泽泻用量，以渗利湿浊；若心烦甚者，加黄连，以清热除烦；若出血甚者，加大蓟、小蓟，以清热凉血止血等。

【临证验案】

1. 肋间神经痛

马某，男，59 岁，郑州人。有多年肋间神经痛病史，经多次检查未发现明显器质性病变，服用中西药但未能有效控制肋间神经痛，近由病友介绍前来诊治。刻诊：两胁肋间窜痛，痛如针刺，时有灼热疼痛，失眠多梦，大便干结 4～5 天/次，头沉，舌质红、苔黄腻，脉沉。辨为湿热夹瘀证，治当清热燥湿，活血化瘀，给予龙胆泻肝汤与桃核承气汤合方：龙胆草 10 g，栀子 12 g，黄芩 10 g，泽泻 10 g，车前子 10 g，木通 6 g，生地黄 6 g，当归 10 g，柴胡 6 g，大黄 12 g，芒硝 6 g，桂枝 6 g，桃仁 10 g，生甘草 6 g。6 剂，水煎服，第 1 次煎 35 min，第 2 次煎 25 min，合并药液，每日 1 剂，每次服 150 mL 左右，每日分早、中、晚 3 次服。

二诊：大便偏干 1 次/2 d，胁痛减轻，以前方变大黄为 15 g，6 剂。

三诊：大便偏溏 1 次/1 d，胁痛较前又有减轻，以前方变大黄为 12 g，6 剂。

四诊：失眠多梦基本消除，灼热疼痛消除，以前方 6 剂继服。

五诊：大便正常，仍有轻微胁痛，以前方加白芍 24 g，生甘草为 24 g，

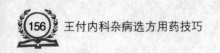
6剂。

六诊：诸症基本消退，又以前方治疗12剂。随访半年，一切尚好。

用方体会：根据两胁肋间窜痛辨为肝热气郁，再根据痛如针刺辨为瘀血，因失眠、多梦辨为郁热内扰，又因大便干结辨为瘀热内结，更因苔黄腻辨为湿热，以此辨为湿热夹瘀证。方以龙胆泻肝汤清泻肝热，益血疏肝；以桃核承气汤泻热祛瘀。方药相互为用，以奏其效。

2. 慢性前列腺炎伴增生

詹某，男，52岁，郑州人。有多年慢性前列腺炎伴增生病史，但服用中西药未能有效控制症状，近由病友介绍前来诊治。刻诊：小便急迫，尿后余淋不尽，尿频，阴囊潮湿，小腹拘急，阴囊时有疼痛如针刺，舌质红、苔黄腻，脉沉。辨为湿热夹瘀证，治当清热燥湿，活血化瘀，给予龙胆泻肝汤、蒲灰散与金铃子散合方：龙胆草10 g，栀子12 g，黄芩10 g，泽泻10 g，车前子10 g，木通6 g，生地黄6 g，当归10 g，柴胡6 g，滑石10 g，蒲黄10 g，川楝子6 g，延胡索12 g，生甘草6 g。6剂，水煎服，第1次煎35 min，第2次煎25 min，合并药液，每日1剂，每次服150 mL左右，每日分早、中、晚3次服。

二诊：阴囊潮湿缓解，尿频略有好转，以前方6剂继服。

三诊：阴囊疼痛减轻，小腹拘急好转，以前方6剂继服。

四诊：阴囊疼痛消除，小便急迫基本消除，以前方6剂继服。

五诊：阴囊急迫及小腹拘急消除，以前方6剂继服。

六诊：诸症基本趋于缓解，以前方6剂继服。

七诊：诸症消除，以前方变汤剂为散剂，每次6 g，每日分早、中、晚3次服，巩固治疗3个月。随访1年，一切尚好。

用方体会：根据尿频、阴囊潮湿辨为湿热，再根据痛如针刺辨为瘀血，因小便急迫辨为湿热下迫，以此辨为湿热夹瘀证。方以龙胆泻肝汤清泻肝热，益血疏肝；以蒲灰散活血利水；以金铃子散疏肝活血止痛。方药相互为用，以奏其效。

心虚证用方

心虚证的基本症状有心悸、心烦、心痛、失眠；辨治心虚证的基本要点是倦怠乏力，脉沉弱或沉细，运用方药辨治心虚证只有重视同中求异，才能选择最佳切机方药而取得良好治疗效果。

酸枣仁汤（《伤寒杂病论》）

运用酸枣仁汤并根据方药组成及用量的配伍特点，可以辨治心肝阴血虚证；辨治要点是失眠，两目干涩，舌质红、苔薄黄。

【组成】酸枣仁_二升_（48 g）　甘草_一两_（3 g）　知母_二两_（6 g）　茯苓_二两_（6 g）　川芎_二两_（6 g）

【用法】用水 560 mL，先煎酸枣仁 10 min，煮取药液 210 mL，每日分 3 次温服。

【功效】养血安神，清热除烦。

1. 辨治神经衰弱、内分泌失调、围绝经期综合征、抑郁症、焦虑症、精神障碍属于心肝阴血虚证，以失眠、两目干涩为基本特征。

【适用病证】

主要症状：失眠，两目干涩。

辨证要点：咽干口燥，舌质红、苔薄，脉细弱。

可能伴随的症状：心悸，或多梦，或头晕目眩，或指甲失泽，或急躁，手足烦热等。

2. 辨治心律不齐、左或右束支传导阻滞、心肌炎、风湿性心脏病、心神经衰弱属于心肝阴血虚证，以心悸、急躁易怒为基本特征。

【适用病证】

主要症状：心悸，急躁易怒。

辨证要点：咽干口燥，舌质红、苔薄黄，脉细弱。

可能伴随的症状：心痛，或心烦，或健忘，或多梦，或头晕目眩，或指甲失泽，或急躁，手足烦热等。

【解读方药】方中用安神药2味，酸枣仁偏于养心益血，茯苓偏于益气渗利；知母清热滋阴；川芎理血行气，甘草益气和中。又，方中用安神药配伍清热药，以治郁热扰神；安神药配伍理血药，行血养心安神；安神药配伍益气药，以气能摄神，方药相互为用，以养血安神，清热除烦为主。

【配伍用药】若失眠者，加石菖蒲、柏子仁，以养心安神；若惊悸者，加龙骨、磁石，以重镇安神；若梦多者，加夜交藤、五味子，以养阴敛阴，安神舍魂等。

【临证验案】

1. 心律不齐、焦虑症

童某，女，49岁，郑州人。有多年心律不齐、焦虑症病史，服用中西药但未能有效控制心悸恐惧症状，近由病友介绍前来诊治。刻诊：心悸，心烦，恐惧不安，急躁易怒，情绪低落，耳鸣，失眠多梦，口舌生疮，头晕目眩，舌质红、苔黄腻，脉沉弱。辨为心肝血虚、心肾虚热证，治当清热除烦，交通心肾，滋养心肝，给予酸枣仁汤、四逆散与黄连阿胶汤合方：酸枣仁45 g，知母6 g，川芎6 g，茯苓6 g，黄连12 g，白芍12 g，黄芩6 g，阿胶10 g，鸡子黄（冲服）2枚，柴胡12 g，枳实12 g，炙甘草12 g。6剂，水煎服，第1次煎35 min，第2次煎25 min，合并药液，每日1剂，每次服150 mL左右，每日分早、中、晚3次服。

二诊：心悸、心烦减轻，口舌生疮未减，以前方变黄连为15 g，6剂。

三诊：急躁易怒好转，口舌生疮消除，以前方变黄连为12 g，6剂。

四诊：失眠多梦基本消除，恐惧不安好转，以前方6剂继服。

五诊：失眠多梦基本恢复正常，时时还有急躁易怒，以前方6剂继服。

六诊：头晕目眩消除，耳鸣明显好转，以前方6剂继服。

七诊：诸症基本消退，又以前方治疗80余剂。随访1年，一切尚好。

用方体会：根据心悸、脉沉弱辨为心血虚，再根据急躁不安、脉沉弱辨为肝血虚，因恐惧不安辨为肝魂不舍，又因口舌生疮辨为郁热浸淫，更因耳鸣、头晕目眩辨为肾虚，以此辨为心肝血虚，心肾虚热证。方以酸枣仁汤养血安神，清热除烦；四逆散疏肝解郁，调理气机；黄连阿胶汤清热育阴。方药相互为用，以奏其效。

2. 围绝经期综合征

童某，女，49 岁，郑州人。有 3 年围绝经期综合征病史，服用中西药未能有效控制症状，近由病友介绍前来诊治。刻诊：心悸，心烦，急躁易怒，情绪低落，胸胁满闷，失眠多梦，头痛，口苦咽干，不思饮食，头晕目眩，舌质红、苔薄黄，脉沉细弱。辨为心肝血虚、少阳郁热证，治当滋养心肝，清热调气，给予酸枣仁汤与小柴胡汤合方：酸枣仁 45 g，知母 6 g，川芎 6 g，茯苓 6 g，柴胡 24 g，生半夏 12 g，黄芩 10 g，生姜 10 g，大枣 12 枚，红参 12 g，生山楂 24 g，生麦芽 12 g，炙甘草 12 g。6 剂，水煎服，第 1 次煎 35 min，第 2 次煎 25 min，合并药液，每日 1 剂，每次服 150 mL 左右，每日分早、中、晚 3 次服。

二诊：口苦减轻，仍不思食，以前方变生麦芽为 18 g，6 剂。

三诊：心悸、心烦、急躁易怒好转，头痛减轻，以前方 6 剂继服。

四诊：心悸、急躁易怒较前又有好转，以前方 6 剂继服。

五诊：情绪低落好转，饮食转佳，以前方减山楂为 12 g，6 剂。

六诊：急躁易怒明显趋于缓解，口苦消除，以前方 6 剂继服。

七诊：诸症较前均有明显好转，又以前方治疗 70 余剂。随访 1 年，一切尚好。

用方体会：根据心悸、脉沉细弱辨为心血虚，再根据急躁不安、脉沉弱辨为肝血虚，因胸胁满闷、口苦辨为少阳郁热，又因头晕目眩、脉沉细弱辨为气虚，以此辨为心肝血虚，少阳郁热证。方以酸枣仁汤养血安神，清热除烦；小柴胡汤清少阳，调气机，益正气。方药相互为用，以奏其效。

3. 神经性耳鸣

逯某，男，38 岁，郑州人。有多年神经性耳鸣病史，多次检查均未发现明显器质性病变，服用中西药但未能有效控制耳鸣，近由病友介绍前来诊治。刻诊：耳鸣，心烦，失眠，多梦，健忘，腰酸，自汗，盗汗，五心烦热，急躁，头晕目眩，舌质淡、苔薄白，脉沉弱。辨为心肝血虚、肾阴阳俱虚证，治当滋养心肝，滋补肾阴，温补肾阳，给予酸枣仁汤与肾气丸合方：酸枣仁 45 g，知母 6 g，川芎 6 g，茯苓 6 g，生地黄 24 g，山药 12 g，山茱萸 12 g，茯苓 10 g，泽泻 10 g，牡丹皮 10 g，生附子 3 g，桂枝 3 g，炙甘草 6 g。6 剂，水煎服，第

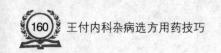

1 次煎 35 min，第 2 次煎 25 min，合并药液，每日 1 剂，每次服 150 mL 左右，每日分早、中、晚 3 次服。

二诊：自汗减少，盗汗止，以前方 6 剂继服。

三诊：耳鸣略有减轻，仍然心烦、失眠，以前方加龙骨 24 g，6 剂。

四诊：耳鸣较前又有减轻，盗汗止，以前方 6 剂继服。

五诊：仍有五心烦热，以前方加生地黄为 30 g，6 剂。

六诊：五心烦热减轻，耳鸣较前又有好转，以前方 6 剂继服。

七诊：诸症较前均有明显减轻，又以前方治疗 80 余剂，仅在夜间偶有轻微耳鸣，患者对治疗满意。随访 1 年，偶尔有轻微耳鸣，其余一切尚好。

用方体会：根据耳鸣、舌质淡辨为阳虚，再根据耳鸣、五心烦热辨为阴虚，因失眠多梦、脉沉弱辨为心血虚，又因急躁、脉沉弱辨为肝血虚，以此辨为心肝血虚，肾阴阳俱虚证。方以酸枣仁汤养血安神，清热除烦；肾气丸滋补肾阴，温补肾阳，加龙骨潜阳重镇安神。方药相互为用，以奏其效。

天王补心丹(《摄生秘剖》)

运用天王补心丹并根据方药组成及用量的配伍特点，可辨治心阴虚内热证、心阴虚内结证、心阴虚内烦证、心阴虚内郁证、心阴虚热扰证、心肝阴血虚证；辨治要点是心悸，失眠，潮热，舌红少苔。

【组成】酸枣仁　柏子仁炒　当归身酒洗　天门冬去心　麦门冬去心,各二两（各 60 g）生地黄酒洗,四两（120 g）人参去芦　玄参微炒　丹参微炒　白茯苓去皮　远志去心,炒　五味子烘　桔梗各五钱（各 15 g）

【用法】将药研为细散状，以蜜为丸，朱砂为衣，饭前温开水送服 9 g，或以龙眼肉汤送服。忌用胡荽、萝卜、鱼腥、烧酒。用汤剂可用原方量的 1/5。

【功效】滋补心阴，养血安神。

1. 辨治心律失常、冠心病、风湿性心脏病、心肌肥大、扩张性心脏病、心脏右束支传导阻滞、神经衰弱属于心阴虚内热证，以心悸、五心烦热为基本特征。

【适用病证】

主要症状：心悸，或怔忡，失眠。

辨证要点：五心烦热，舌红少苔，脉细或细数。

可能伴随的症状：健忘，或盗汗，或心烦不宁，或急躁易怒，或头晕目眩，或大便干结等。

2. **辨治单纯性甲状腺肿、甲状腺功能亢进症、甲状腺炎、甲状腺肿瘤、甲状腺癌属于心阴虚内结证，以颈前喉两旁结块肿大、质软不痛为基本特征。**

【适用病证】

主要症状：颈前喉两旁结块肿大，质硬或结节。

辨证要点：五心烦热，舌红少苔，脉细数。

可能伴随的症状：颈部憋胀，或盗汗，或潮热，或失眠，或心悸，或手指颤抖，或烦热，或眼球突出，或面部烘热等。

3. **辨治焦虑症、抑郁症、神经衰弱、癔症、精神神经紧张综合征、轻型精神分裂症属于心阴虚内郁证，以忧郁急躁、心悸、面色红赤为基本特征。**

【适用病证】

主要症状：忧郁急躁，心悸。

辨证要点：五心烦热，舌红少苔，脉细或数。

可能伴随的症状：失眠，或坐卧不宁，或多梦，或健忘，或盗汗，或健忘，或口干咽燥，或心胸烦热等。

4. **辨治亚健康、慢性消耗性疾病、衰退性疾病、代谢性疾病、内分泌疾病属于心阴虚热扰证，以盗汗、肌肤发热、面赤为基本特征。**

【适用病证】

主要症状：盗汗，面赤，肌肤发热。

辨证要点：五心烦热，舌红少苔，脉细数。

可能伴随的症状：口舌生疮，或健忘，或多梦，或心痛，或胸痛，或胸闷，或大便干结，或小便短少等。

5. **辨治癫痫、中风后遗症属于心肝阴虚证，以斜视、手足抽搐为基本特征。**

【适用病证】

主要症状：手足抽搐，斜视，心悸。

辨证要点：五心烦热，舌红少苔，脉沉细。

可能伴随的症状：神思恍惚，或心神不定，或眩仆倒地，或盗汗，或不省

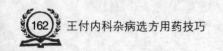
人事，或头晕目眩，或两目干涩，或似羊叫声等。

【解读方药】方中用滋阴药2味，天冬偏于降逆，麦冬偏于清心；凉血药2味，生地黄偏于补血，玄参偏于滋阴；当归补血润燥；安神药7味，酸枣仁偏于养心，柏子仁偏于滋阴，五味子偏于敛阴，人参偏于益气，茯苓偏于渗利，朱砂偏于清心，丹参偏于活血，远志偏于化痰；桔梗宣利气机。又，方中用滋阴药配伍补血药，以化生阴血；滋阴药配伍安神药，以治阴虚神动；安神药配伍益气药，以达气能固摄；滋阴药配伍宣利药，以防滋补药壅滞，方药相互为用，以滋补心阴，养血安神为主。

【配伍用药】若阴虚甚者，加大天冬、麦冬用量，以滋阴生津；若血虚甚者，加大当归用量，再加阿胶，以补血养血；若心烦甚者，加黄连，以清热除烦；若盗汗甚者，加大酸枣仁、五味子用量，以酸敛止汗等。

安神定志丸(《医学心悟》)

运用安神定志丸并根据方药组成及用量的配伍特点，可以辨治心气虚夹痰扰神证、心气虚夹痰阻证；辨治要点是心悸，失眠，苔腻。

【组成】人参—两（30 g）　茯苓—两（30 g）　茯神—两（30 g）　远志—两（30 g）　石菖蒲五钱（15 g）　龙齿五钱（15 g）

【用法】将药研为细散状，以蜜为丸，以辰砂为衣，每次服6 g，以黄酒送服。用汤剂可用原方量的1/3。

【功效】益气化痰，安神定志。

1. 辨治神经衰弱、精神分裂症、睡眠障碍、焦虑症、抑郁症属于心气虚夹痰扰神证，以失眠、易惊为基本特征。

【适用病证】

主要症状：失眠，健忘。

辨证要点：神疲乏力，多梦，舌质淡、苔白腻或厚，脉虚弱或沉滑。

可能伴随的症状：面色不荣，或坐卧不宁，或心烦不宁，或恶闻声响，或烦躁不安，或怔忡，或健忘，或头沉等。

2. 辨治心脏传导阻滞、心律不齐、心动过速、心动过缓、风湿性心脏病、肺源性心脏病、高血压心脏病属于心气虚夹痰阻滞证，以心悸、心痛为基本特征。

【适用病证】

主要症状：心悸，心痛。

辨证要点：神疲乏力，胸闷，舌质淡、苔白腻或厚，脉虚弱或沉滑。

可能伴随的症状：面色不荣，或气短不足一息，或怔忡，或头沉，或肢体沉重，或手足不温，或头晕目眩，或怕冷，或心胸拘急等。

【解读方药】 方中用益气安神药 3 味，人参偏于大补，茯苓偏于渗利，茯神偏于宁心；祛邪安神药 3 味，远志偏于化痰，石菖蒲偏于开窍，龙齿偏于重镇。又，方中用益气安神药配伍祛邪安神药，既养于内又祛于外，兼顾内外；安神药配伍化痰药，以治痰扰神动，方药相互为用，以益气化痰，安神定志为主。

【配伍用药】 若心悸甚者，加大人参用量，再加白术，以健脾益气；若易惊甚者，加大石菖蒲、远志用量，再加磁石，以开窍安神；若多梦者，加龙骨、牡蛎，以潜阳安神；若面色不荣者，加当归、白芍，以补血行血；不思饮食者，加生山楂、麦芽，以消食和胃等。

【临证验案】 抑郁症、围绝经期综合征

邱某，女，53 岁，郑州人。有多年抑郁症病史，5 年前又出现围绝经期综合征，更加重抑郁症，服用中西药但未能有效控制症状，近由病友介绍前来诊治。刻诊：焦虑，烦躁，情绪低落，淡漠人生，不欲言语，失眠多梦，倦怠乏力，手足不温，怕冷，头晕目眩，舌质淡、苔白厚腻，脉沉细弱。辨为心气虚夹痰扰神证，治当补益心气，温阳宁心，兼以化痰，给予安神定志丸、四逆散与茯苓四逆汤合方：红参 10 g，茯苓 24 g，远志 10 g，石菖蒲 5 g，龙骨 24 g，柴胡 12 g，枳实 12 g，白芍 12 g，生附子 5 g，干姜 5 g，生半夏 12 g，炙甘草 12 g。6 剂，水煎服，第 1 次煎 40 min，第 2 次煎 25 min，合并药液，每日 1 剂，每次服 150 mL 左右，每日分早、中、晚 3 次服。

二诊：手足不温好转，怕冷减轻，以前方 6 剂继服。

三诊：烦躁减轻，失眠多梦好转，以前方 6 剂继服。

四诊：仍然焦虑，头晕目眩减轻，以前方变石菖蒲为 10 g，6 剂。

五诊：情绪较前转佳，仍有失眠，以前方变龙骨为 30 g，6 剂。

六诊：倦怠乏力及头晕目眩基本消除，以前方 6 剂继服。

七诊：诸症基本趋于缓解，又以前方治疗 60 余剂，诸症悉平。随访 1 年，

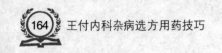

一切尚好。

用方体会：根据焦虑、脉沉细弱辨为心神不守，再根据淡漠人生、不欲言语辨为肝郁，因倦怠乏力辨为气虚，又因手足不温、怕冷辨为阳虚，更因舌苔厚腻辨为痰，以此辨为心气虚夹痰扰神证。方以安神定志丸益气安神，化痰开窍；四逆散疏肝解郁，调理气机；以茯苓四逆汤温阳散寒，益气宁心。方药相互为用，以奏其效。

酸枣仁汤 （《伤寒杂病论》） 与安神定志丸 （《医学心悟》） 合方

运用酸枣仁汤与安神定志丸合方并根据方药组成及用量的配伍特点，可以辨治心肝阴血不足夹气虚痰扰证；辨治要点是心悸，失眠，两目干涩。

【组成】

酸枣仁汤：酸枣仁二升 （48 g）　甘草一两 （3 g）　知母二两 （6 g）　茯苓二两 （6 g）　川芎二两 （6 g）

安神定志丸：人参一两 （30 g）　茯苓一两 （30 g）　茯神一两 （30 g）　远志一两 （30 g）　石菖蒲五钱 （15 g）　龙齿五钱 （15 g）

【用法】用水 660 mL，先煎酸枣仁 10 min，煮取药液 210 mL，每日分 3 次温服。

【功效】养血安神，益气化痰，清热除烦。

辨治神经衰弱、内分泌失调、围绝经期综合征、抑郁症、精神障碍属于心肝阴血虚证，以失眠、触事易惊为基本特征。

【适用病证】

主要症状：失眠，心悸易惊，两目干涩。

辨证要点：神疲乏力，咽干口燥，舌质淡红、苔薄，脉细弱。

可能伴随的症状：面色不荣，或坐卧不宁，或恶闻声响，或多梦，或怔忡，或健忘，或头晕目眩，或指甲失泽，或急躁，手足烦热等。

【解读方药】方中用安神药 6 味，酸枣仁偏于养心益血，茯苓偏于益气渗利，茯神偏于宁心，远志偏于化痰，石菖蒲偏于开窍，龙齿偏于重镇；知母清热益阴；川芎理血行气；益气药 2 味，人参偏于大补，甘草偏于缓补。又，方中用安神药配伍益气药，以治气虚神动；安神药配伍清热药，以治热扰神明；安神药配伍理血药，以行血安神，方药相互为用，以养血安神，益气化痰，清热除烦为主。

【配伍用药】若阴虚甚者，加麦冬、玉竹，以滋补阴津；若血虚甚者，加当归、熟地黄，以补血养血；若气虚甚者，加大人参用量，再加山药，以补益中气；若两目干涩者，加菊花、枸杞子，以滋阴明目；若急躁者，加柴胡、枳实，以调理气机等。

【临证验案】失眠、焦虑症

詹某，女，54 岁，郑州人。有 10 余年失眠病史，又因 3 年前出现焦虑不安，服用中西药但未能有效控制症状，近由病友介绍前来诊治。刻诊：失眠多梦，心烦，心悸易惊，坐卧不宁，恶闻声响，两目干涩，神疲乏力，咽干口燥，手足烦热，舌质淡红、苔腻黄白夹杂，脉沉细弱。辨为心肝阴血夹气虚痰扰证，治当补益阴血，清热益气，兼以化痰，给予酸枣仁汤与安神定志丸合方加味：酸枣仁 45 g，知母 6 g，川芎 6 g，红参 10 g，茯苓 20 g，远志 10 g，石菖蒲 5 g，龙骨 5 g，黄连 12 g，生地黄 24 g，黄芩 6 g，炙甘草 6 g。6 剂，水煎服，第 1 次煎 35 min，第 2 次煎 25 min，合并药液，每日 1 剂，每次服 150 mL 左右，每日分早、中、晚 3 次服。

二诊：坐卧不宁略有好转，手足烦热不减，以前方变生地黄为 35 g，6 剂。

三诊：失眠多梦好转，咽干口燥减轻，以前方变龙骨为 24 g，6 剂。

四诊：失眠多梦较前又有好转，恶闻响声基本消除，以前方 6 剂继服。

五诊：失眠多梦基本消除，手足烦热止，大便略溏，以前方变生地黄为 24 g，6 剂。

六诊：倦怠乏力基本消除，心悸易惊止，以前方 6 剂继服。

七诊：诸症基本趋于缓解，又以前方治疗 70 余剂，诸症悉平。随访 1 年，一切尚好。

用方体会：根据失眠多梦、两目干涩辨为心肝血虚，再根据倦怠乏力辨为气虚，因咽干咽燥辨为阴虚，又因坐卧不安、苔腻黄白夹杂辨为痰，以此辨为心肝血虚夹气虚痰扰证。方以酸枣仁汤养血安神，清热除烦；安神定志丸健脾益气，化痰安神。方药相互为用，以奏其效。

养心汤(《证治准绳》)

运用养心汤并根据方药组成及用量的配伍特点，可以辨治心肝气血两虚证、心肾气血两虚证；辨治要点是心情抑郁，心悸，急躁，腰酸。

【组成】炙黄芪　茯神　茯苓　半夏曲　当归　川芎各一钱半（各4.5 g）炒远志　炒酸枣仁　肉桂　柏子仁　五味子　人参各一钱（各3 g）炙甘草五分（1.5 g）

【用法】水煎服，每日分6次服。

【功效】益气补血，温阳敛阴，安神化痰。

1. 辨治精神分裂症、焦虑症、围绝经期综合征、精神障碍属于心肝气血两虚证，以心情抑郁、精神恍惚为基本特征。

【适用病证】

主要症状：心情抑郁，急躁，精神恍惚。

辨证要点：倦怠乏力，舌质淡、苔薄白，脉沉弱。

可能伴随的症状：魂梦颠倒，或心悸，或易惊，或肢体困重，或不思饮食，或语无伦次，或失眠等。

2. 辨治亚健康、慢性消耗性疾病、衰退性疾病、代谢性疾病、内分泌疾病属于心肾气血虚证，以心悸、头晕目眩为基本特征。

【适用病证】

主要症状：面色无泽，腰酸，心悸。

辨证要点：动则心悸加重，舌质淡、苔薄，脉虚弱。

可能伴随的症状：失眠，或健忘，或多梦，或头晕目眩，或女子月经漏下等。

【解读方药】方中用益气药5味，人参偏于大补元气，黄芪偏于益气固表，茯苓偏于渗利，茯神偏于安神，甘草偏于缓急；活血药2味，当归偏于补血，川芎偏于行气；安神药4味，酸枣仁偏于养血，远志偏于开窍，柏子仁偏于滋阴，五味子偏于敛阴；肉桂温阳和中；半夏曲醒脾和胃降逆。又，方中用益气药配伍活血药，以治气虚瘀血；益气药配伍安神药，以治气虚不固神明；益气药配伍温阳药，以治气虚生寒；活血药配伍安神药，以治瘀阻神明，方药相互为用，以益气补血，温阳敛阴，安神化痰为主。

【配伍用药】若气虚甚者，加大人参、黄芪用量，以益气和中；若血虚甚者，加大当归用量，再加白芍，以补血养血；若阴虚甚者，加大柏子仁用量，再加麦冬，以滋补阴津；若夹痰甚者，加大半夏用量，再加陈皮，以理气化痰；若腰酸者，加杜仲、桑寄生，以补肾强腰等。

河车大造丸（《中国药典》）

运用河车大造丸并根据方药组成及用量的配伍特点，可以辨治心肾俱虚证；辨治要点是健忘、耳鸣、头晕目眩。

【组成】紫河车（100 g）　　熟地黄（200 g）　　天冬（100 g）　　麦冬（100 g）　　杜仲盐炒（150 g）　　牛膝盐炒（100 g）　　黄柏盐炒（150 g）　　龟甲制（200 g）

【用法】作汤剂，用原方用量的1/10，水煎服，每天分3次温服。

【功效】养血滋阴，益肾清热。

辨治神经衰弱、内分泌失调、围绝经期综合征、抑郁症、精神障碍属于心肾俱虚证，以健忘、耳鸣为基本特征。

【适用病证】

主要症状：健忘，头晕，耳鸣。

辨证要点：口干咽燥，手足不温，舌红少苔，或舌质淡、苔薄白，脉沉细弱。

可能伴随的症状：盗汗，或自汗，或潮热，或怕冷，或男子遗精早泄，或女子月经不调，或腰酸腿软等。

【解读方药】方中用温补益血药2味，紫河车偏于益气生精，熟地黄偏于化阴；滋阴药3味，天冬偏于滋肾，麦冬偏于滋心，龟板偏于滋肝肾；补肾壮骨药2味，杜仲偏于补阳，牛膝偏于活血；黄柏清热坚阴。又，方中用补血药配滋阴药，以治阴血两虚；补血药配伍补肾药，以治肾虚血虚；滋阴药配伍补肾药，以治肾阴阳亏损；滋阴药配伍苦寒药，以防滋补药壅滞，方药相互为用，以益气补血，温阳敛阴，安神化痰为主。

【配伍用药】若阴虚甚者，加大麦冬、龟板用量，以滋补阴津；若血虚甚者，加大紫河车、熟地黄用量，以补血养血；若阳虚甚者，加大杜仲用量，再加巴戟天，以温补阳气；若盗汗者，加五味子、牡蛎，以敛阴止汗；若腰酸甚者，加大杜仲、牛膝用量，以补肾强腰等。

二阴煎(《景岳全书》)

运用二阴煎并根据方药组成及用量的配伍特点，可以辨治血热扰神证；辨治要点是妄言妄为，失眠。

【组成】生地_二至三钱_（6～9 g） 麦冬_二至三钱_（6～9 g） 酸枣仁_二钱_（6 g）生甘草_一钱_（3 g） 玄参_一钱五分_（4.5 g） 黄连_一至二钱_（3～6 g） 茯苓_一钱五分_（4.5 g）木通_一钱五分_（4.5 g）

【用法】水煎服。

【功效】清泻心火，益阴安神。

辨治精神分裂症、焦虑症、围绝经期综合征、精神障碍属于血热扰神证，以妄言妄为、失眠为基本特征。

【适用病证】

主要症状：妄言妄为，失眠。

辨证要点：焦虑不安，舌红少苔、或苔薄黄，脉细数。

可能伴随的症状：急躁不安，或心烦不宁，或如有所见，或如有所闻，或形体消瘦，或健忘等。

【解读方药】方中用滋阴药 3 味，生地黄偏于清热，麦冬偏于滋阴，玄参偏于解毒；安神药 2 味，酸枣仁偏于养心，茯苓偏于渗利；渗利药 2 味，茯苓偏于益气，木通偏于清泻；黄连清热泻火；生甘草清热益气和中。又，方中用滋阴药配伍安神药，以治阴虚内热扰神；滋阴药配伍渗利药，既治阴虚夹湿又防滋阴药浊腻壅滞；滋阴药配伍清热药，以治阴虚热扰，方药相互为用，以清泻心火，益阴安神为主。

【配伍用药】若血热明显者，加大生地黄、玄参用量，再加水牛角，以清热凉血；若烦躁明显者，加朱砂、磁石，以重镇安神；若焦虑甚者，加大黄连用量，再加酸枣仁，以清泻安神等。

生脉饮(《医学启源》)

运用生脉饮并根据方药组成及用量的配伍特点，可以辨治心气阴两虚证、肺气阴两虚证；辨治要点是心悸，咳嗽，乏力，舌红少苔。

【组成】人参五分（1.5 g）　麦冬五分（1.5 g）　五味子七粒（3 g）

【用法】水煎服，每天分 6 次服。用汤剂可在原方用量基础上加大 4 倍。

【功效】益气生津，敛阴止汗。

1. 辨治冠心病心绞痛、肺源性心脏病、风湿性心脏病、心律不齐、病毒性心肌炎、细菌性心肌炎、心内膜炎属于心气阴两虚证，以心胸隐痛、倦怠乏力为基本特征。

【适用病证】

主要症状：心胸隐痛，心悸，失眠。

辨证要点：倦怠乏力，舌质淡、苔薄白，脉虚弱。

可能伴随的症状：心烦，或气短，或声低息微，或神疲，或面色不荣等。

2. 辨治慢性支气管炎、支气管哮喘、支气管扩张、慢性阻塞性肺疾病、间质性肺疾病属于肺气阴两虚证，以咳嗽、口干咽燥、倦怠乏力为基本特征。

【适用病证】

主要症状：咳嗽，气喘。

辨证要点：口干咽燥，倦怠乏力，舌红少苔，脉沉细。

可能伴随的症状：痰少而黏，或胸闷，或气短，或声音嘶哑，或盗汗，或心胸烦热等。

【解读方药】方中用人参补益中气，兼以生津；益阴药 2 味，五味子偏于收敛，麦冬偏于清热。又，益气药配伍滋阴药，以治气阴两虚；益气药配伍收敛药，以治气不固摄，方药相互为用，以益气生津，敛阴止汗为主。

【配伍用药】若阴虚甚者，加大麦冬、五味子用量，再加生地黄，以滋阴生津；若血虚甚者，加阿胶、当归，以补血养血；若咳嗽甚者，加大五味子用量，再加贝母、全瓜蒌，以益肺止咳；若自汗甚者，加大五味子用量，再加黄芪，以益气止汗；若盗汗者，加大五味子用量，再加牡蛎，以敛阴止汗等。

【临证验案】窦性心动过速

谢某，男，48岁，郑州人。有多年窦性心动过速病史，多次检查致病原因不明，服用中西药未能有效控制心悸，气短，近由病友介绍前来诊治。刻诊：心悸，心胸隐痛如刺，心烦，面色不荣，倦怠乏力，肢体困重，盗汗，五心烦热，自汗，口渴欲饮水，舌质淡红、苔黄厚腻，脉虚弱。辨为心气阴两虚夹痰瘀证，治当益气滋阴，兼以化痰，给予生脉饮、小陷胸汤与酸枣仁汤合方加味：红参5 g，麦冬5 g，五味子10 g，酸枣仁45 g，知母6 g，川芎6 g，茯苓6 g，龙骨24 g，黄连3 g，生半夏12 g，全瓜蒌15 g，五灵脂10 g，炙甘草6 g。6剂，水煎服，第1次煎35 min，第2次煎25 min，合并药液，每日1剂，每次服150 mL左右，每日分早、中、晚3次服。

二诊：心痛止，自汗减少，以前方变五味子为12 g，6剂。

三诊：心悸好转，五心烦热，以前方变麦冬为24 g，6剂。

四诊：肢体困重好转，盗汗止，以前方6剂继服。

五诊：心胸隐痛如刺止，心烦消除，以前方去五灵脂，6剂。

六诊：倦怠乏力、五心烦热止，以前方6剂继服。

七诊：诸症基本趋于缓解，又以前方治疗30余剂，诸症悉平。随访1年，一切尚好。

用方体会：根据心悸、自汗辨为心气虚，再根据盗汗、五心烦热辨为心阴虚，因苔黄厚腻辨为痰热，又因心胸隐痛如刺辨为瘀，以此辨为心气阴两虚夹痰瘀证。方以生脉饮益气养阴，宁心安神；以酸枣仁汤养血安神，清热除烦；以小陷胸汤清热化痰，理气宽胸，加龙骨潜阳重镇安神，五灵脂活血化瘀。方药相互为用，以奏其效。

人参养荣汤（原名养荣汤，《三因极一病证方论》）

运用人参养荣汤并根据方药组成及用量的配伍特点，可以辨治心气血两虚证、气血亏损证、气血不荣证；辨治要点是心悸，昏倒，肌肉蠕动，舌质淡、苔薄白。

【组成】黄芪　当归　桂心　甘草炙　橘皮　白术　人参各一两（各30 g）白芍药三两（90 g）　熟地黄　五味子　茯苓各七钱半（各22 g）　远志去心,炒,半两（15 g）

【用法】将药研为细散状，每次服12 g，用水煎时加入生姜3片，大枣2个同煎，饭前服用。用汤剂可用原方量的 1/2，每日分 6 次服。

【功效】益气补血，养心安神。

1. 辨治冠心病心绞痛、肺源性心脏病、风湿性心脏病、心律不齐、病毒性心肌炎、细菌性心肌炎、心内膜炎属于心气血两虚证，以心胸隐痛、活动加重为基本特征。

【适用病证】

主要症状：心胸隐痛，心悸。

辨证要点：心悸因活动或劳累加重，舌质淡、苔薄白，脉虚弱。

可能伴随的症状：心烦，或气短，或声低息微，或神疲，或面色苍白等。

2. 辨治低血压、晕厥、癔症、高血压脑病、脑血管痉挛、低血糖、心源性或出血性休克属于气血亏损证，以突然昏倒、不省人事为基本特征。

【适用病证】

主要症状：突然昏倒，不省人事。

辨证要点：面色苍白，舌质淡、苔薄白，脉虚弱。

可能伴随的症状：头晕目眩，或口张目陷，或手足不温，或肢体颤抖，或呼吸微弱等。

3. 辨治震颤麻痹、肝豆状核变性、特发性震颤、神经性震颤、代谢性震颤、小脑病变的姿势性震颤、甲状腺功能亢进症等属于气血失荣证，以肌肉颤动、面色苍白为基本特征。

【适用病证】

主要症状：肌肉颤动，心悸。

辨证要点：面色苍白，舌质淡、苔薄黄，脉虚弱。

可能伴随的症状：神疲乏力，或健忘，或不思饮食，或头晕目眩，或动则气喘，或精神萎靡不振等。

【解读方药】方中用补血药 3 味，熟地黄偏于滋阴，属于静补，当归偏于活血，属于动补，白芍偏于敛补缓急；补气药 4 味，人参偏于大补元气，甘草偏于平补中气，黄芪偏于固表，白术偏于健脾燥湿；安神药 3 味，五味子偏于敛阴益气，远志偏于开窍化痰，茯苓偏于渗利益气安神；陈皮理气和中；桂心辛热温阳通阳。又，方中用补血药配伍益气药，以治气血两虚，补血药配伍安神药，以治血不守神；补气药配伍安神药，以治气不守神；滋补药配伍理气药，以防滋补药壅滞气机，方药相互为用，以益气补血，养心安神为主。

【配伍用药】若心悸甚者，加酸枣仁、柏子仁，以养心安神；若心烦甚者，加麦冬、黄连，以清滋除烦；若头晕目眩者，加菊花、薄荷，以清利头目；若肌肉颤动甚者，加大人参用量，再加藜芦，以益气止悸；若不思饮食者，加生山楂、麦芽，以消食和胃等。

炙甘草汤(《伤寒杂病论》)

运用炙甘草汤并根据方药组成及用量的配伍特点，可以辨治心阴阳俱虚证、肺阴阳俱虚证；辨治要点是心悸，昏倒，肌肉蠕动，舌质淡、苔薄白。

【组成】甘草炙,四两（12 g）　生姜切,三两（9 g）　人参二两（6 g）　生地黄一斤（48 g）　桂枝去皮,三两（9 g）　阿胶二两（6 g）　麦门冬去心,半升（12 g）　麻仁半升（12 g）　大枣擘,三十枚（30 枚）

【用法】用清酒（半成品白酒）490 mL，用水 560 mL，煮取药液 210 mL，加入阿胶溶化，每次服 70 mL，每日分 3 次服。又方名为复脉汤。

【功效】滋阴养血，温阳益气。

1. **辨治冠心病心绞痛、肺源性心脏病、风湿性心脏病、心律不齐、病毒性心肌炎、细菌性心肌炎、心内膜炎属于心阴阳俱虚证，以心悸、脉结代为基本特征。**

【适用病证】

主要症状：心动悸，或怔忡。

辨证要点：手足心热，或手足不温，舌红少苔，或舌淡或紫，脉结代。

可能伴随的症状：心烦，或自汗，或盗汗，或胸痛，或胸闷，或气短，或头晕，或两颧暗红，或痰中带血，或口干欲饮水等。

2. **辨治慢性支气管炎、支气管哮喘、支气管扩张、慢性阻塞性肺疾病、间质性肺疾病属于肺阴阳俱虚证，以咳嗽、胸闷、气喘为基本特征。**

【适用病证】

主要症状：咳嗽，胸闷，气喘。

辨证要点：倦怠乏力，口干咽燥，舌红少苔，或舌质淡、苔薄白，脉沉弱。

可能伴随的症状：痰少而黏，或五心烦热，或气短不足一息，或形体消瘦，或自汗，或盗汗等。

【解读方药】 方中用辛温化阳药 2 味，桂枝偏于通心阳，生姜偏于温中阳；补血药 2 味，生地黄偏于凉血，阿胶偏于止血；益气药 3 味，人参偏于大补元气，大枣偏于益血，甘草偏于平补中气；滋阴药 2 味，麻仁偏于润通，麦冬偏于清热。又，方中用辛温药配伍补血药，血得辛以行；补血药配伍益气药，以治气血两虚；滋阴药配伍补血药，以化生阴血；辛温药配伍益气药，以化生阳气；辛温药配伍滋阴药，以阳中求阴，方药相互为用，以滋阴养血，温阳益气为主。

【配伍用药】 若气虚甚者，加大人参用量，以补益心气；若血虚甚者，加大阿胶用量，以补血养血；若阳虚甚者，加大桂枝、人参用量，再加附子，以益气化阳；若阴虚甚者，加大麦冬用量，再加天冬，以滋补阴津；若不思饮食者，加生山楂、麦芽，以消食和胃等。

【临证验案】

1. **冠心病心绞痛、心肌缺血**

孙某，男，63 岁，郑州人。有多年冠状动脉粥样硬化性心脏病、心肌缺血病史，服用中西药但未能有效控制症状，近由病友介绍前来诊治。刻诊：心悸，心痛，胸闷，面色潮红，倦怠乏力，盗汗，脚心烦热，手心冰凉，自汗，夜间小便多，口渴欲饮热水，舌质淡红、苔白略厚腻，脉细虚弱。辨为心阴阳俱虚夹寒痰证，治当益气温阳，补血滋阴，兼以化痰，给予炙甘草汤与赤丸合方：生姜 10 g，红参 6 g，生地黄 48 g，桂枝 10 g，阿胶 6 g，麦冬 12 g，麻仁 12 g，大枣 30 枚，制川乌 6 g，生半夏 12 g，茯苓 12 g，细辛 3 g，炙甘草 12 g。6 剂，水煎服，第 1 次煎 35 min，第 2 次煎 25 min，合并药液，每日 1 剂，每次服 150 mL 左右，每日分早、中、晚 3 次服。

二诊：心悸减轻，手心冰凉好转，以前方 6 剂继服。

三诊：心悸较前又有减轻，脚心烦热好转，以前方 6 剂继服。

四诊：仍然盗汗、小便多，以前方加龙骨 24 g，生附子 3 g，6 剂。

五诊：心痛如刺虽减轻可仍有，心悸止，以前方加五灵脂 10 g，6 剂。

六诊：心痛如刺止，夜间小便止，以前方 6 剂继服。

七诊：诸症基本趋于缓解，又以前方治疗 60 余剂，诸症悉平。随访 1 年，一切尚好。

用方体会：根据心悸、脚心烦热辨为心阴虚，再根据心悸、手心冰凉辨为心阳虚，因胸闷、苔白厚腻辨为寒痰，又因口渴欲饮热水辨为寒热夹杂，以此辨为心阴阳俱虚夹寒痰证。方以炙甘草汤益气温阳，补血滋阴；以赤丸温化寒痰，方药相互为用，以奏其效。

2. 支气管扩张咯血

纪某，女，44 岁，郑州人。有 4 年支气管扩张病史，1 年来经常咯血，住院及门诊治疗但未能有效控制咯血症状，近由同事介绍前来诊治。刻诊：轻微咳嗽气喘，胸闷，咯血量较多，倦怠乏力，盗汗，自汗，大便干结4 ~ 5 天/次，手足不温，口渴欲饮水，舌质红、苔薄白，脉沉弱。辨为肺阴阳俱虚夹热结证，治当滋阴温阳，泻热通结，给予炙甘草汤与附子泻心汤合方加味：炙甘草 12 g，生姜 10 g，红参 6 g，生地黄 48 g，桂枝 10 g，阿胶 6 g，麦冬 12 g，麻仁 12 g，大枣 30 枚，附子 5 g，黄连 3 g，黄芩 3 g，大黄 6 g，藕节 30 g。6 剂，水煎服，第 1 次煎 35 min，第 2 次煎 25 min，合并药液，每日 1 剂，每次服 150 mL 左右，每日分早、中、晚 3 次服。

二诊：咯血减少，大便 2 天/次，以前方 6 剂继服。

三诊：咯血止，大便正常，以前方 6 剂继服。

四诊：仍然咳嗽气喘，以前方去附子泻心汤，加麻杏石甘汤即麻黄 12 g，杏仁 1 g，石膏 24 g，6 剂。

五诊：咳嗽气喘较前又有减轻，以前方 6 剂继服。

六诊：咳嗽气喘基本趋于缓解，以前方 6 剂继服。

七诊：咯血未再出现，又以前方治疗 30 余剂。随访 1 年，一切尚好。

用方体会：根据咯血、盗汗、口渴辨为阴虚，再根据咯血、苔薄白辨为阳虚，因大便干结、舌质红辨为热结，又因倦怠乏力辨为气虚，以此辨为肺阴阳俱虚夹热结证。方以炙甘草汤益气温阳，补血滋阴；以附子泻心汤泻热通便，凉血止血；又以麻杏石甘汤清宣肺气，降泄浊逆，加藕节凉血止血。方药相互为用，以奏其效。

六君子汤（《妇人大全良方》）
与归脾汤（《济生方》）合方

运用六君子汤与归脾汤合方并根据方药组成及用量的配伍特点，可以辨治心脾两虚证；辨治要点是手足抽搐，斜视，精神疲惫。

【组成】

六君子汤：人参_{去芦} 白术 茯苓_{去皮} 甘草_{炙,各三钱}（各9g） 陈皮 半夏_{各一钱}（各3g）

归脾汤：白术_{一两}（30g） 茯神_{去木,一两}（30g） 黄芪_{去芦,一两}（30g） 龙眼肉_{一两}（30g） 酸枣仁_{炒,去壳,一两}（30g） 人参_{半两}（15g） 木香_{不见火,半两}（15g） 甘草_{炙,二钱半}（8g） 当归_{一钱}（3g） 远志_{蜜炙,一钱}（3g）（当归、远志两味，是从《校注妇人大全良方》补入）

【用法】将药研为细散状，每次服6g，用水煎时加入大枣2枚，生姜3片，温服。

【功效】健脾益气，宁心安神。

辨治癫痫、精神分裂症、焦虑症、癔症属于心脾两虚证、以手足抽搐、精神疲惫为基本特征。

【适用病证】

主要症状：手足抽搐，斜视，或颈项强直。

辨证要点：精神疲惫，舌质淡、苔白腻，脉沉弱。

可能伴随的症状：心悸，或大便溏泄，或眩仆倒地，或不省人事，或口角痰涎，或神志模糊，或似羊叫声等。

【解读方药】方中用补血药2味，当归偏于活血，龙眼肉偏于安神；补气药5味，人参偏于大补元气，甘草偏于平补中气，黄芪偏于固表，白术偏于健脾，茯苓偏于渗利；安神药3味，酸枣仁偏于养血，远志偏于开窍，茯神偏于渗利；理气药2味，陈皮偏于和胃，木香偏于导滞；半夏醒脾燥湿降逆。又，方中用补血药配伍补气药，以治气血两虚；补血药配伍安神药，以治血虚神动；补气药配伍理气药，以治气虚气郁；理气药配伍安神药，以治气郁扰神，方药相互为用，以益健脾益气，宁心安神为主。

【配伍用药】若血虚甚者，加熟地黄、白芍，以滋补阴血；若气虚甚者，加大人参、白术、黄芪用量，以益气和中；若痰多者，加大陈皮、半夏用量，以理气燥湿化痰；若心悸甚者，加酸枣仁、茯神，以益心安神等。

左归丸(《景岳全书》)

运用左归丸并根据方药组成及用量的配伍特点，可以辨治肝肾阴虚躁动证，肾精不足证，肝肾阴虚、脉络失养证，肾阴虚筋痿证，肝肾阴虚失荣证，肾阴虚骨弱证；辨治要点是手足抽搐，腰酸，头晕目眩，半身不遂，阳痿。

【组成】大熟　地黄八两（240 g）　山药炒,四两（120 g）　山茱萸四两（120 g）枸杞子四两（120 g）　川牛膝酒洗,蒸熟,三两（90 g）　菟丝子制,四两（120 g）　鹿角胶敲碎,炒珠,四两（120 g）　龟板胶切碎,炒珠,四两（120 g）

【用法】先将熟地黄蒸烂，制为膏状，然后将其余药研为散状，以蜜为丸，每次服 9 g，饭前用温开水或淡盐汤送服。用汤剂可用原方量的 1/10。

【功效】滋阴补肾，填精益髓。

1. 辨治癫痫、精神分裂症、多动症属于肝肾阴虚躁动证，以斜视、抽搐、腰酸为基本特征。

【适用病证】

主要症状：手足抽搐，斜视，腰酸膝软。

辨证要点：五心烦热，舌红少苔，脉沉细。

可能伴随的症状：耳鸣，或眩仆倒地，或盗汗，或不省人事，或头晕目眩，或两目干涩，或似羊叫声等。

2. 辨治高血压、低血压、脑动脉硬化、椎－基底动脉供血不足、梅尼埃病、神经衰弱、贫血属于肾精不足证，以头晕目眩、腰酸腿软为基本特征。

【适用病证】

主要症状：头晕目眩。

辨证要点：五心烦热，舌红少苔，脉沉细。

可能伴随的症状：心悸，或失眠，或多梦，或健忘，或两目干涩，或视力减退，或耳鸣，或牙齿松动，或颧红，或潮热，或盗汗，或女子月经不调，或男子遗精早泄等。

3. 辨治面神经炎、多发性神经炎、脑血管疾病如缺血性中风和出血性中风、脑梗死、蛛网膜下腔出血属于肝肾阴虚，脉络失养证，以口眼㖞斜、半身不遂为基本特征。

【适用病证】

主要症状：口眼㖞斜，或半身不遂。

辨证要点：腰膝软弱无力，舌质淡、苔薄，脉沉弱。

可能伴随的症状：头晕目眩，或面色不荣，或耳鸣，或耳聋，或肢体麻木，或舌强语謇，或手足拘挛等。

4. 辨治性神经衰弱、前列腺炎、前列腺增生、精索静脉曲张、亚健康属于肾阴虚筋痿证，以阳痿、五心烦热为基本特征。

【适用病证】

主要症状：阳痿，腰酸膝软。

辨证要点：五心烦热，舌红少苔，脉沉细或数。

可能伴随的症状：倦怠乏力，或盗汗，或面色潮热，或头晕目眩，或耳鸣，或小便短少，或大便干结等。

5. 辨治亚健康、慢性消耗性疾病、衰退性疾病、代谢性疾病、内分泌疾病属于肝肾阴虚失荣证，以腰酸、耳鸣为基本特征。

【适用病证】

主要症状：腰酸，耳鸣。

辨证要点：五心烦热，舌红少苔，脉沉细。

可能伴随的症状：两足痿弱，或耳聋，或腿软，或颧红，或咽干，或男子遗精，或女子月经不调等。

6. 辨治腰肌劳损、腰肌纤维炎、腰椎间盘突出、腰椎间盘膨出、腰椎骨质增生、强直性脊柱炎等属于肾阴虚骨弱证，以腰痛、腰酸为基本特征。

【适用病证】

主要症状：腰痛，腰酸。

辨证要点：因劳累或活动加重，舌红少苔，脉沉细。

可能伴随的症状：五心烦热，或潮热，或盗汗，或身体转侧不利，或不能俯仰，或女子月经不调，或男子性功能减退，或肢体麻木等。

【解读方药】方中用滋阴药 3 味，熟地黄偏于补血，枸杞子偏于益精，龟板偏于坚固阴津；补阳药 3 味，鹿角胶偏于壮阳，菟丝子偏于温通阳气，山茱萸偏于温固；牛膝平补肝肾；山药益气化阴。又，方中用滋阴药配伍补阳药，补阴兼顾阳气；滋阴药配伍益气药，阴得气而化；补阳药配伍益气药，气以化阳，方药相互为用，以滋阴补肾，填精益髓为主。

【配伍用药】 若阴虚甚者，加大枸杞子用量，再加女贞子，以滋补阴津；若血虚甚者，加大熟地黄用量，再加阿胶，以补血养血；若五心烦热者，加胡黄连、银柴胡、地骨皮，以清退虚热；若腰酸甚者，加大鹿角胶、菟丝子用量，再加杜仲，以强健筋骨等。

【临证验案】

1. **腰纤维肌炎**

郑某，女，37 岁，郑州人。有 3 年腰纤维肌炎病史，服用中西药但未能有效控制症状，近由病友介绍前来诊治。刻诊：腰痛，腰酸，不能俯仰，因劳累或活动加重，五心烦热，时时盗汗，月经无规律，时时下肢麻木，舌质红、苔黄腻，脉沉细弱。辨为肾阴虚夹痰热证，治当滋补肾阴，清热化痰，给予左归丸、芍药甘草汤与小陷胸汤合方：熟地黄 24 g，山药 12 g，山茱萸 12 g，枸杞子 12 g，川牛膝 10 g，菟丝子 12 g，鹿角胶 12 g，龟板胶 12 g，白芍 24 g，黄连 3 g，生半夏 12 g，全瓜蒌 30 g，生地黄 24 g，炙甘草 24 g。6 剂，水煎服，第 1 次煎 30 min，第 2 次煎 25 min，合并药液，每日 1 剂，每次服 150 mL 左右，每日分早、中、晚 3 次服。

二诊：腰痛、腰酸好转，盗汗减少，以前方 6 剂继服。

三诊：五心烦热好转，苔腻减轻，大便溏，以前方减全瓜蒌为 24 g，6 剂。

四诊：大便正常，不能俯仰减轻，以前方 6 剂继服。

五诊：下肢麻木减轻，仍有五心烦热，以前方加牡丹皮为 10 g，6 剂。

六诊：腰痛、腰酸较前又有明显减轻，以前方 6 剂继服。

七诊：诸症基本消除，为了巩固疗效，又以前方治疗 30 余剂，诸症悉平。随访 1 年，一切尚好。

用方体会：根据腰痛、五心烦热辨为阴虚，再根据腰酸、因活动加重辨为气虚，因苔黄腻辨为痰热，以此辨为肾阴虚夹痰热证。方以左归丸滋补肾阴，兼益气温阳；以芍药甘草汤补益气血；以小陷胸汤清热化痰，加生地黄清热滋阴凉血。方药相互为用，以奏其效。

2. 性功能减退

钱某，男，32 岁，郑州人。有 4 年性功能减退病史，服用中西药但未能达到预期治疗目的，近由病友介绍前来诊治。刻诊：性功能减退，伴有阳痿，五心烦热，盗汗，阴部怕冷，阴茎因寒拘急不适，倦怠乏力，舌质淡红、少苔，脉沉弱。辨为肾阴虚夹寒证，治当滋补肾阴，温补阳气，给予左归丸与茯苓四逆汤合方：生地黄 24 g，山药 12 g，山茱萸 12 g，枸杞子 12 g，川牛膝 10 g，菟丝子 12 g，鹿角胶 12 g，龟板胶 12 g，茯苓 12 g，生附子 5 g，干姜 5 g，红参 3 g，罂粟壳 5 g，炙甘草 24 g。6 剂，水煎服，第 1 次煎 30 min，第 2 次煎 25 min，合并药液，每日 1 剂，每次服 150 mL 左右，每日分早、中、晚 3 次服。

二诊：五心烦热减轻，阴部怕冷好转，以前方 6 剂继服。

三诊：性功能略有改善，仍然倦怠乏力，以前方变红参为 10 g，6 剂。

四诊：倦怠乏力好转，性功能较前又有改善，以前方 6 剂继服。

五诊：五心烦热、盗汗止，以前方 6 剂继服。

六诊：阴部怕冷及阴茎因寒拘急不适基本消除，以前方 6 剂继服。

七诊：诸症基本消除，为了巩固疗效，又以前方治疗 40 余剂。随访 1 年，一切尚好。

用方体会：根据性功能减退、五心烦热辨为阴虚，再根据阳痿、阴茎拘急因寒加重辨为夹阳虚，因倦怠乏力辨为气虚，以此辨为肾阴虚夹阳虚证。方以左归丸滋补肾阴，兼益气温阳；以茯苓四逆汤温壮阳气，加罂粟壳益气固精化阳。方药相互为用，以奏其效。

七福饮(《景岳全书》)

运用七福饮并根据方药组成及用量的配伍特点，可以辨治气血虚弱证、清窍失养证、五脏亏损证；辨治要点是智能减退，气短不足一息。

【组成】人参、熟地黄各随宜（各10 g） 当归二至三钱（6～9 g） 炒白术 炙甘草各一钱（各3 g） 酸枣仁二钱（6 g） 制远志三至五分（1～1.5 g）

【用法】水煎服，每日分 3 次服。

【功效】益气补血，开窍安神。

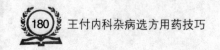

1. 辨治老年性痴呆、脑血管性痴呆、混合性痴呆、脑萎缩、脑白质脱髓鞘、代谢性脑病、中毒性脑病属于气血虚弱，清窍失养证，以智能减退、气短不足一息为基本特征。

【适用病证】

主要症状：智能减退（记忆力、判断力、计算力减退）。

辨证要点：神情呆滞，舌质淡、苔薄，脉沉弱。

可能伴随的症状：言语词不达意，或心神不定，或头晕目眩，或自汗，或倦怠乏力，或毛发枯萎，或步履艰难，或腰酸膝软等。

2. 辨治亚健康、慢性消耗性疾病、衰退性疾病、代谢性疾病、内分泌疾病属于五脏亏损证，以气喘、倦怠为基本特征。

【适用病证】

主要症状：气短不足一息，心悸。

辨证要点：活动加重心悸，舌质淡、苔薄，脉虚弱。

可能伴随的症状：自汗，或怕风，或手足不温，或面色不荣，或倦怠乏力，或失眠，或健忘等。

【解读方药】方中用益气药3味，人参偏于大补元气，白术偏于健脾燥湿，甘草偏于益气缓急；补血药2味，熟地黄偏于益阴，当归偏于活血；安神药2味，酸枣仁偏于养心补血，远志偏于开窍。又，方中用益气药配伍补血药，以治气血两虚；益气药配伍安神药，以治气虚不固；补血药配伍安神药，以治血虚不守神；方药相互为用，以益气补血，开窍安神为主。

【配伍用药】若智能减退甚者，加大人参、酸枣仁用量，再加黄芪，以益气安神；若神情呆滞甚者，加大远志用量，再加石菖蒲、冰片，以开窍醒神；若气不足一息者，加大人参、白术用量，再加山药，以补益中气；若手足不温者，加附子、干姜，以温阳散寒；若自汗者，加黄芪、白术，以益气固表止汗等。

还少丹(《杨氏家藏方》)

运用还少丹并根据方药组成及用量的配伍特点，可以辨治阴阳俱虚，清窍失养证；辨治要点是智能减退，神情呆滞。

【组成】干山药　牛膝_{酒浸一宿,焙干,各一两五钱}（各 45 g）　山茱萸　白茯苓_{去皮}
五味子　肉苁蓉_{酒浸一宿,焙干}　石菖蒲　巴戟_{去心}　远志_{去心}　杜仲_{去粗皮,用生姜汁并酒合和,涂炙令热}
楮实　舶上茴香_{各一两}（各 30 g）　枸杞子　生熟地黄_{各五钱}（各 15 g）

【用法】水煎服，每日分 3 次服。

【功效】滋补心肾，开窍安神。

本方是辨治老年性痴呆、脑血管性痴呆、混合性痴呆、脑萎缩、脑白质脱髓鞘、代谢性脑病、中毒性脑病属于阳虚及阴，清窍失荣证，以智能减退、手足不温、舌红少苔为基本特征。

【适用病证】

主要症状：智能减退（记忆力、判断力、计算力减退），神情呆滞。

辨证要点：手足不温，舌质淡红、苔薄白，或舌红少苔，脉沉细弱。

可能伴随的症状：言语不利，或心神不定，或自汗，或盗汗，或食少便溏，或头晕目眩，或肌肉萎缩，或倦怠乏力，或毛发枯萎，或步履艰难，或腰酸膝软等。

【解读方药】方中用补阳药 4 味，巴戟天偏于散寒，杜仲偏于强壮筋骨，肉苁蓉偏于温润，山茱萸偏于固精；益气药 2 味，山药偏于化生阴津，茯苓偏于渗利；滋阴药 3 味，五味子偏于敛阴，楮实子偏于清热，枸杞子偏于益精；熟地黄化生阴血；开窍安神药 2 味，石菖蒲偏于通窍，远志偏于化痰；牛膝补肾强健筋骨；茴香行气温中。又，方中用补阳药配伍益气药，以治阳气虚弱；补阳药配伍滋阴药，以治阴阳俱虚；滋阴药配伍补血药，以治阴血虚弱；滋补药配伍安神药，以治心神失养，滋补药配伍理气药，既可治浊气壅滞又可兼防滋补药壅滞，方药相互为用，以滋补心肾，开窍安神为主。

【配伍用药】若阳虚甚者，加大巴戟天、杜仲用量，以温补阳气；若阴虚甚者，加大枸杞子、五味子用量，以滋补阴津；若气虚甚者，加大山药用量，再加人参，以补益中气；若血虚甚者，加大熟地黄用量，再加当归、阿胶，以补血养血；若盗汗者，加大五味子用量，再加牡蛎，以敛阴止汗等。

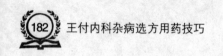

归脾汤(《济生方》)

运用归脾汤并根据方药组成及用量的配伍特点，可以辨治心脾两虚证、气血虚血淋证；辨治要点是心悸，健忘，或出血，舌质淡、苔薄白。

【组成】白术_一两（30 g） 茯神_去木,一两（30 g） 黄芪_去芦,一两（30 g） 龙眼肉_一两（30 g） 酸枣仁_炒,去壳一两（30 g） 人参_半两（15 g） 木香_不见火,半两（15 g）甘草_炙,二钱半（8 g） 当归_一钱（3 g） 远志_蜜炙,一钱（3 g） （当归、远志两味，是从《校注妇人大全良方》补入）

【用法】将药研为细散状，每次服 12 g，用水煎时加入生姜 5 片，枣 1 枚同煎，温服，不拘时候。用汤剂可用原方量的 1/3。

【功效】益气补血，健脾养心。

1. 辨治冠心病心绞痛、肺源性心脏病、风湿性心脏病、心律不齐、病毒性心肌炎、细菌性心肌炎、心内膜炎属于心脾两虚证，以心悸、健忘为基本特征。

【适用病证】

主要症状：心悸，健忘。

辨证要点：面色不荣，舌质淡、苔薄，脉虚弱。

可能伴随的症状：怔忡，或失眠，或自汗，或盗汗，或不思饮食，或气短，或头晕，或大便溏泄，或气短不足一息等。

2. 辨治急慢性泌尿系感染、泌尿系结石、泌尿系结核、泌尿系综合征、急慢性妇科炎症、急慢性男科炎症、乳糜尿属于气血虚血淋证，以小便不利、尿中夹血为基本特征。

【适用病证】

主要症状：小便不利，少腹拘急，尿中夹血。

辨证要点：倦怠乏力，口淡不渴，舌质淡、苔薄白，脉沉弱。

可能伴随的症状：头晕目眩，或面色不荣，或排尿涩痛，或尿急，或尿痛，或少腹隐痛，或大便溏泄等。

【解读方药】方中用补血药 2 味，当归偏于活血，龙眼肉偏于安神；补气药 4 味，人参偏于大补元气，甘草偏于平补中气，黄芪偏于固表，白术偏于健脾；安神药 3 味，酸枣仁偏于养血，远志偏于开窍，茯神偏于渗利；木香行气导滞；又，龙眼肉与当归配伍以补血，与酸枣仁、远志、茯神配伍以安神。又，方中用补血药配伍益气药，以治气血两虚；补血药配伍安神药，以治血虚神动；益气药配伍安神药，以治气虚不固心神；滋补药配伍理气药，以防滋补药壅滞，方药相互为用，以益气补血，健脾养心为主。

【配伍用药】若血虚甚者，加熟地黄、白芍，以滋补阴血；若出血偏寒者，加艾叶、姜炭、阿胶，以温阳止血补血；若出血偏于热者，加生地黄、地榆、棕榈，以清热止血等。

香砂六君子汤(《古今名医方论》)

运用香砂六君子汤并根据方药组成及用量的配伍特点，可以辨治湿阻清阳证、脾胃气虚痰湿证、肺虚气滞痰湿证；辨治要点是嗜卧，胃脘嘈杂，咳嗽痰稀，舌质淡、苔薄白或腻。

【组成】人参 一钱（3 g）　白术 二钱（6 g）　茯苓 二钱（6 g）　甘草 七分（2 g）
陈皮 八分（2.4 g）　半夏 一钱（3 g）　木香 七分（2 g）　砂仁 八分（2.4 g）

【用法】水煎服，煎药时加入生姜 6 g。用汤剂可在原方用量基础上加大 3 倍。

【功效】健脾和胃，理气止痛。

1. 辨治神经衰弱、内分泌失调、围绝经期综合征、抑郁症、精神障碍属于湿阻清阳证，以嗜睡、头昏为基本特征。

【适用病证】

主要症状：嗜睡，头昏。

辨证要点：倦怠乏力，舌质淡、苔薄白或腻，脉沉或沉弱。

可能伴随的症状：面色萎黄，或不思饮食，或大便溏泄，或食后即睡，或食则头昏等。

2. 辨治急慢性胃炎、胃及十二指肠溃疡、功能性消化不良、慢性肠炎、慢性阑尾炎、胃黏膜病变属于脾胃气虚痰湿证，以胃脘不适、吞酸吐酸、口淡不渴为基本特征。

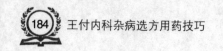

【适用病证】

主要症状：胃脘不舒，吞酸嗳腐，呕吐。

辨证要点：口淡，舌质淡、苔薄白，脉沉弱。

可能伴随的症状：喜唾涎沫，或喜饮热食，或手足不温，或胃脘拘急，或恶心，或呕吐，或大便溏泄等。

3. 辨治慢性支气管炎、支气管哮喘、支气管扩张、慢性阻塞性肺疾病、间质性肺疾病属于肺虚气滞痰湿证，以咳嗽、气喘为基本特征。

【适用病证】

主要症状：咳嗽，胸闷，气喘。

辨证要点：倦怠乏力，舌质淡、苔白腻，脉沉弱。

可能伴随的症状：痰多清稀，或胸满，或胸胀，或大便不调等。

【解读方药】方中用益气药3味，人参偏于大补，白术偏于燥湿，甘草偏于平补，理气药3味，陈皮偏于化滞，砂仁偏于醒脾，木香偏于消积；降利药2味，半夏偏于降逆燥湿，茯苓偏于渗利水湿；又，半夏与白术配伍以燥湿，与陈皮配伍以调理气机。又，益气药配伍理气药，以治气虚气滞；益气药配伍降利药，以治气虚气逆；理气药配伍降利药，以调理气机，方药相互为用，以健脾和胃，理气止痛为主。

【配伍用药】若气虚甚者，加大人参、白术用量，以补益中气；若气滞甚者，加大木香、陈皮用量，以行气化滞；若痰湿甚者，加大陈皮、半夏用量，以理气化痰；若大便溏泄甚者，加山药、诃子，以益气固涩止泻；若咳嗽者，加紫菀、款冬花，以宣降止咳等。

【临证验案】

1. 室性心动过缓

马某，女，46岁，郑州人。有多年室性心动过缓病史，近由病友介绍前来诊治。刻诊：心悸（心率46次/min），动则气短不足一息，自汗，全身怕冷，手足不温，不思饮食，腹胀，舌质淡、苔白厚腻，脉沉弱。辨为心脾阳虚夹痰证，治当健脾益气，温壮阳气，给予香砂六君子汤与茯苓四逆汤合方：人参10 g，白术18 g，茯苓18 g，陈皮7 g，生半夏9 g，木香6 g，砂仁7 g，干姜5 g，生附子5 g，生麦芽24 g，炙甘草24 g。6剂，水煎服，第1次煎30 min，第2次煎25 min，合并药液，每日1剂，每次服150 mL左右，每日分早、中、晚 3 次服。

二诊：心悸及腹胀减轻，不思饮食好转，以前方 6 剂继服。

三诊：全身怕冷减轻，以前方 6 剂继服。

四诊：心悸明显好转（心率 54 次/min），以前方 6 剂继服。

五诊：仍有轻微全身怕冷，以前方变生附子为 10 g，6 剂。

六诊：饮食基本恢复正常，其余症状基本消退，心悸基本消除（心率 58 次/分），以前方 6 剂继服。

七诊：诸症基本消除，为了巩固疗效，又以前方治疗 20 余剂，心率维持在约 60 次/分。随访 1 年，一切尚好。

用方体会：根据心悸、动则不足一息辨为气虚，再根据全身怕冷、手足不温辨为阳虚，因不思饮食、腹胀辨为脾气虚，又因苔白腻辨为痰湿，以此辨为心脾阳虚夹痰证。方以香砂六君子汤健脾益气，燥湿化痰；以茯苓四逆汤温壮阳气，宁心安神。方药相互为用，以奏其效。

2. 室性心动过速

詹某，女，66 岁，郑州人。有多年室性心动过速病史，近由病友介绍前来诊治。刻诊：心悸（心率 124 次/min），动则气短不足一息，自汗，全身怕冷，手足不温，恶心、时有呕吐，不思饮食，腹胀，舌质淡红、苔白厚腻，脉沉弱。辨为心脾阳虚夹痰证，治当健脾益气，温阳化痰，给予香砂六君子汤与茯苓四逆汤合方：人参 10 g，白术 18 g，茯苓 18 g，生甘草 6 g，陈皮 7 g，生半夏 9 g，木香 6 g，砂仁 7 g，干姜 5 g，生附子 5 g，生山楂 24，炙甘草 24 g。6 剂，水煎服，第 1 次煎 30 min，第 2 次煎 25 min，合并药液，每日 1 剂，每次服 150 mL 左右，每日分早、中、晚 3 次服。

二诊：心悸及自汗减轻，不思饮食好转，以前方 6 剂继服。

三诊：手足不温明显好转，以前方 6 剂继服。

四诊：心悸明显好转（心率 112 次/min），以前方 6 剂继服。

五诊：仍有腹胀，恶心好转，以前方变木香为 15 g，6 剂。

六诊：腹胀基本消除，心悸基本消除（心率 91 次/min），以前方 6 剂继服。

七诊：诸症基本消除，为了巩固疗效，又以前方治疗 20 余剂，心率维持在约 82 次/min。随访 1 年，一切尚好。

用方体会：根据心悸、动则不足一息辨为气虚，再根据全身怕冷、手足不

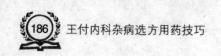

温辨为阳虚，因不思饮食、腹胀辨为脾气虚，又因苔白腻辨为痰湿，以此辨为心脾阳虚夹痰证。方以香砂六君子汤健脾益气，燥湿化痰；以茯苓四逆汤温壮阳气，宁心安神。方药相互为用，以奏其效。

一则病例是心动过缓，一则病例是心动过速，从西医角度是截然不同的病证表现，而从中医辨识的重点则是审明病变均是阳虚，所以选用相同的治疗方药而取得预期治疗效果。

附子理中丸(《太平惠民和剂局方》)

运用附子理中丸并根据方药组成及用量的配伍特点，可以辨治心阳虚寒湿证、脾胃虚寒证；辨治要点是嗜卧，神志昏沉，脘腹疼痛，舌质淡、苔薄白。

【组成】附子_{炮,去皮,脐}　人参_{去芦}　干姜_炮　白术　甘草_{炙,各三两}（各90 g）

【用法】将药研为细散状，以蜜为丸，每次服3 g，以水送服，温热服之，饭前服用。用汤剂可用原方量的1/10，每日分6次服。

【功效】温阳逐寒，健脾益气。

1. 辨治神经衰弱、内分泌失调、围绝经期综合征、抑郁症、精神障碍属于心阳虚寒湿证，以嗜睡、心神昏沉为基本特征。

【适用病证】

主要症状：嗜睡，神志昏沉。

辨证要点：形寒怕冷，舌质淡、苔薄白或腻，脉沉细弱。

可能伴随的症状：倦怠乏力，或面色萎黄，或健忘，或不思饮食，或大便溏泄等。

2. 辨治急慢性胰腺炎、急慢性胆囊炎、不完全性肠梗阻、肠粘连、腹膜病变、肠系膜病变、肠胃痉挛、腹型过敏性紫癜、肠道寄生虫、肠易激综合征属于脾胃虚寒证，以腹痛、形寒怕冷为基本特征。

【适用病证】

主要症状：腹痛，胃痛。

辨证要点：形寒怕冷，舌质淡、苔薄，脉沉弱。

可能伴随的症状：面色不荣，或手足不温，或气短懒言，或疼痛喜按，或腹胀，或不思饮食，或大便溏泄等。

【解读方药】 方中用益气药 3 味，人参、甘草偏于生津，白术偏于燥湿；辛热温阳药 2 味，干姜偏于温暖脾胃，附子偏于温肾壮阳。又，方中用益气药配伍辛热药，辛甘化阳补阳，以治气虚生寒，方药相互为用，以温阳逐寒，益气健脾为主。

【配伍用药】 若气虚甚者，加大人参、白术用量，以补益中气；若寒甚者，加大附子、干姜用量，以温阳散寒；若神志昏沉者，加远志、石菖蒲，以芳香开窍；若健忘者，加酸枣仁、龙骨，以安神益智；若脘腹疼痛者，加桂枝、芍药，以温通缓急止痛等。

【临证验案】 不完全性肠梗阻

申某，女，43 岁，郑州人。有 2 年不完全性肠梗阻病史，服用中西药但未能有效控制症状，近由病友介绍前来诊治。刻诊：腹痛，腹胀，恶心，嗳腐，时时呕吐，肢体困重，大便困难，腹中有水声，倦怠乏力，手足不温，怕冷，舌质淡、苔白腻，脉沉弱。辨为脾胃虚寒内结夹痰水证，治当温补脾胃，散寒通结，给予附子理中丸与大黄附子汤合方加味：附子 15 g，红参 10 g，白术 10 g，干姜 10 g，大黄 10 g，细辛 6 g，生半夏 12 g，陈皮 15 g，甘遂 3 g，炙甘草 10 g。6 剂，水煎服，第 1 次煎 30 min，第 2 次煎 25 min，合并药液，每日 1 剂，每次服 150 mL 左右，每日分早、中、晚 3 次服。

二诊：恶心减轻，服药第 3 天大便较前通畅，仍腹胀，以前方加枳实、厚朴各 12 g，6 剂。

三诊：腹胀减轻，腹痛较前明显缓解，大便 2 天/次且没有明显痛苦，以前方 6 剂继服。

四诊：大便 1 天/次，略有困难，手足转温，以前方 6 剂继服。

五诊：恶心、嗳腐、呕吐未再出现，以前方 6 剂继服。

六诊：诸症基本消除，为了巩固疗效，又以前方治疗 40 余剂。随访 1 年，一切尚好。

用方体会：根据腹痛、手足不温辨为寒，再根据倦怠乏力、脉沉弱辨为气虚，因大便困难辨为寒结，又因肢体困重、苔腻辨为痰湿，更因腹中有水声辨为水气蕴结，以此辨为脾胃虚寒内结夹痰水证。方以附子理中丸温中散寒，补益脾胃；以大黄附子汤温阳散寒通结，加半夏醒脾燥湿化痰，陈皮理气燥湿化痰，甘遂攻逐水饮。方药相互为用，以奏其效。

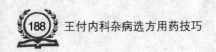

人参益气汤(《太平惠民和剂局方》)

运用人参益气汤并根据方药组成及用量的配伍特点，可以辨治气虚阳郁证；辨治要点是嗜卧，头昏不清，舌质淡红、苔薄白。

【组成】 黄芪_{八钱}（24 g）　生甘草_{五钱}（15 g）　人参_{五钱}（15 g）　白芍药_{三钱}（9 g）　柴胡_{二钱五分}（8 g）　炙甘草_{二钱}（6 g）　升麻_{二钱}（6 g）　五味子_{一百四十个}（12 g）

【用法】 水煎服，每日分 3 次服。

【功效】 益气升阳，兼益阴血。

辨治神经衰弱、内分泌失调、围绝经期综合征、抑郁症、精神障碍属于气虚阳郁证，以嗜睡、头痛为基本特征。

【适用病证】

主要症状：嗜睡，头昏不清。

辨证要点：面色萎黄，舌质淡红、苔薄白，脉虚弱。

可能伴随的症状：倦怠乏力，或气短不足以息，或健忘，或不思饮食，或大便溏泄等。

【解读方药】 方中用益气药 4 味，人参偏于大补元气，黄芪偏于固表益气，生甘草偏于清补缓急，炙甘草偏于温补缓急；敛阴药 2 味，白芍偏于补血，五味子偏于生津；升阳药 2 味，柴胡偏于疏泄，升麻偏于透散。又，方中用益气药配伍敛阴药，以使气阴内守；益气药配伍升阳药，以治阳气不升，方药相互为用，以益气升阳，兼益阴血为主。

【配伍用药】 若气虚甚者，加大人参、黄芪用量，以补益中气；若阴伤甚者，加大白芍、五味子用量，以敛涩阴津；若阳郁甚者，加柴胡、升麻，以疏散阳郁；若不思饮食者，加山楂、神曲，以消食和胃等。

附子理中丸（《太平惠民和剂局方》）
与人参益气汤（《太平惠民和剂局方》）合方

运用附子理中丸与人参益气汤合方并根据方药组成及用量的配伍特点，可以辨治阳郁阳虚寒湿证；辨治要点是嗜卧，头昏不清，舌质淡红、苔薄白。

【组成】

附子理中丸：附子_{炮,去皮,脐}　人参_{去芦}　干姜_炮　白术　甘草_{炙,各三两}（各90 g）

人参益气汤：黄芪_{八钱}（24 g）　生甘草_{五钱}（15 g）　人参_{五钱}（15 g）　白芍药_{三钱}（9 g）　柴胡_{二钱五分}（8 g）　炙甘草_{二钱}（6 g）　升麻_{二钱}（6 g）　五味子_{一百四十个}（12 g）

【用法】附子理中丸用汤剂可用原方量的1/10，水煎服，每日分3次服。

【功效】温阳逐寒，健脾益气，兼益阴血。

辨治神经衰弱、内分泌失调、围绝经期综合征、抑郁症、精神障碍属于阳郁阳虚寒湿证，以嗜睡、神志昏沉为基本特征。

【适用病证】

主要症状：嗜睡，神志昏沉。

辨证要点：形寒怕冷，舌质淡红、苔薄白或腻，脉沉细弱。

可能伴随的症状：倦怠乏力，或面色萎黄，或气短不足以息，或健忘，或不思饮食，或大便溏泄等。

【解读方药】方中用益气药5味，人参偏于大补元气，黄芪偏于固表益气，白术偏于健脾燥湿，生甘草偏于清补缓急，炙甘草偏于温补缓急；敛阴药2味，白芍偏于补血，五味子偏于生津；升阳药2味，柴胡偏于疏泄，升麻偏于透散；温阳散寒药2味，附子偏于温壮阳气，干姜偏于温暖脾胃。又，方中用益气药配伍敛阴药，以使气阴内守；益气药配伍升阳药，以治阳气不升；益气药配伍温阳药，以治阳气虚弱，方药相互为用，以益气升阳，兼益阴血为主。

【配伍用药】若气虚甚者，加大人参、黄芪用量，再加山药，以补益中气；若阴伤甚者，加大白芍、五味子用量，再加麦冬，以敛涩阴津；若阳郁甚者，加柴胡、升麻，以疏散阳郁；若阳虚甚者，加大附子、干姜用量，以温阳散寒等。

右归饮（《景岳全书》）

运用右归饮并根据方药组成及用量的配伍特点，可以辨治心肾阳虚及阴证、肾阳虚不固及阴证；辨治要点是心悸，阳痿，舌质淡、苔薄白。

【组成】熟地_{二至三钱或加至一至二两}（6~9 g 或 30~60 g）　山药_{炒,二钱}（6 g）　山茱萸_{一钱}（3 g）　枸杞子_{二钱}（6 g）　甘草_{炙,一至二钱}（3~6 g）　杜仲_{姜制,二钱}（6 g）肉桂_{一至二钱}（3~6 g）　附子_{一二三钱}（3 g、6 g、9 g）

【用法】水煎服，饭前或饭后 1 小时服用。

【功效】温壮肾阳，滋阴补血。

1. **辨治冠心病心绞痛、肺源性心脏病、风湿性心脏病、心律不齐、病毒性心肌炎、细菌性心肌炎、心内膜炎属于心肾阳虚证，以心痛、手足不温为基本特征。**

【适用病证】

主要症状：心悸，心痛，耳鸣。

辨证要点：手足不温，舌质淡、苔薄白，脉沉弱。

可能伴随的症状：肢体畏寒，或自汗，或肢体水肿，或面色不荣，或倦怠乏力，或腰酸腿软等。

2. **辨治性神经衰弱、前列腺炎、前列腺增生、精索静脉曲张、亚健康属于阳虚不固证，以阳痿、早泄、腰酸为基本特征。**

【适用病证】

主要症状：阳痿，早泄，腰酸。

辨证要点：倦怠乏力，舌质淡、苔薄白，脉沉弱。

可能伴随的症状：面色萎黄，或手足不温，或听力下降，或头晕目眩，或耳鸣，或小便清长等。

【解读方药】方中用温阳药 2 味，附子偏于温壮元阳，肉桂偏于温暖脾胃；杜仲补肾阳，壮筋骨；益气药 3 味，山药偏于固涩，茯苓偏于渗利，甘草偏于生津；滋阴药 2 味，熟地黄偏于补血，枸杞子偏于益精；山茱萸温肾固精。又，方中用温阳药配伍益气药，以治阳气虚弱；温阳药配伍补阳药，以温壮阳气；温补阳药配伍滋阴药，以治阳虚及阴；温补阳药配伍固精药，以治阳虚不固，方药相互为用，以温壮肾阳，滋阴补血为主。

【配伍用药】若气虚甚者，加大山药用量，再加人参，以补益中气；若寒甚者，加大附子、肉桂用量，再加干姜，以温阳散寒；若心悸甚者，加人参、酸枣仁，以益气安神；若阳痿甚者，加巴戟天、菟丝子，以温补阳气；若早泄者，加金樱子、沙苑子，以固肾止遗等。

【临证验案】阵发性室性心动过缓

贾某，男，54岁，郑州人。有多年阵发性室性心动过缓病史，服用中西药但未能有效改善症状，近由病友介绍前来诊治。刻诊：心悸（心率51次/分），耳鸣，自汗，面色不荣，倦怠乏力，手足不温，肢体沉重怕冷，舌质淡、苔白厚腻，脉沉弱。辨为心肾虚寒夹痰湿证，治当温补心肾，燥湿化痰，给予右归饮、四逆汤与小半夏加茯苓汤合方加味：熟地黄30 g，山药6 g，山茱萸3 g，枸杞子6 g，杜仲6 g，肉桂6 g，制附子6 g，生附子5 g，干姜5 g，生半夏24 g，生姜24 g，茯苓10 g，炙甘草6 g。6剂，水煎服，第1次煎30 min，第2次煎25 min，合并药液，每日1剂，每次服150 mL左右，每日分早、中、晚3次服。

二诊：自汗减少，心悸（心率55次/分）略有好转，以前方6剂继服。

三诊：仍然耳鸣，自汗较前又有减少，以前方加龙骨24 g，6剂。

四诊：手足不温好转，仍然肢体沉重，以前方加白术10 g，6剂。

五诊：耳鸣较前减轻，心悸（心率58次/分）明显好转，以前方6剂继服。

六诊：自汗止，心悸（心率64次/分）基本消除，手足温和，以前方6剂继服。

七诊：诸症基本消除，为了巩固疗效，又以前方治疗30余剂，心率维持在64次/分。随访1年，一切尚好。

用方体会：根据心悸、手足不温辨为心阳虚，再根据耳鸣、手足不温辨为肾阳虚，因倦怠乏力、脉沉弱辨为气虚，又因肢体困重、苔白腻辨为痰湿，以此辨为心肾虚寒夹痰湿证。方以右归饮温补肾阳；四逆汤温壮心阳；以小半夏加茯苓汤醒脾燥湿化痰。方药相互为用，以奏其效。

右归饮（《景岳全书》）
与参附汤（《医方类聚》引《济生续方》）合方

运用右归饮与参附汤合方并根据方药组成及用量的配伍特点，可以辨治心肾阳虚重证、肾阳虚不固重证；运用左归饮与参附汤合方的辨治要点是心悸，阳痿，舌质淡、苔薄白，以此用之常常能取得预期治疗效果。

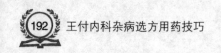

【组成】

右归饮：熟地黄_{二至三钱或加至一至二两}（6～9 g 或 30～60 g）　山药_{炒,二钱}（6 g）
山茱萸_{一钱}（3 g）　枸杞子_{二钱}（6 g）　甘草_{炙,一至二钱}（3～6 g）　杜仲_{姜制,二钱}（6 g）
肉桂_{一至二钱}（3～6 g）　附子_{一二三钱}（3 g、6 g、9 g）

参附汤：人参_{半两}（15 g）附子_{炮,去皮脐,一两}（30 g）

【用法】水煎服，每日分 3 次服。

【功效】温壮肾阳，滋阴补血，益气回阳。

1. **辨治冠心病心绞痛、肺源性心脏病、风湿性心脏病、心律不齐、病毒性心肌炎、细菌性心肌炎、心内膜炎属于心肾阳虚重证，以心痛、手足不温为基本特征。**

【适用病证】

主要症状：心悸，心痛，头晕目眩。

辨证要点：手足不温，神志昏沉，舌质淡、苔薄白，脉沉弱。

可能伴随的症状：呼吸短促，或肢体畏寒，或自汗，或肢体水肿，或面色不荣，或倦怠乏力，或腰酸腿软等。

2. **辨治性神经衰弱、前列腺炎、前列腺增生、精索静脉曲张、亚健康属于阳虚不固重证，以阳痿、早泄、腰酸为基本特征。**

【适用病证】

主要症状：阳痿，早泄，腰酸，头晕目眩。

辨证要点：倦怠乏力，因活动加重，舌质淡、苔薄白，脉沉弱。

可能伴随的症状：面色萎黄，或手足不温，或听力下降，或头晕目眩，或耳鸣，或小便清长等。

【解读方药】方中用温阳药 2 味，附子偏于温壮元阳，肉桂偏于温暖脾胃；杜仲补肾阳，壮筋骨；益气药 4 味，人参偏于大补元气，山药偏于固涩，茯苓偏于渗利，甘草偏于生津；滋阴药 2 味，熟地黄偏于补血，枸杞子偏于益精；山茱萸温肾固精。又，方中用温阳药配伍益气药，以治阳气虚弱；温阳药配伍补阳药，以温壮阳气；温补阳药配伍滋阴药，以治阳虚及阴；温补阳药配伍固精药，以治阳虚不固，方药相互为用，以温壮肾阳，滋阴补血，益气回阳为主。

【配伍用药】若气虚甚者，加大山药、人参用量，再加黄芪，以补益中气；若寒甚者，加大附子、肉桂用量，再加干姜，以温阳散寒；若心痛甚者，加桂枝、细辛，以温阳通经止痛；若腰酸甚者，加杜仲、续断，以温肾壮腰止痛；若耳鸣者，加五味子、磁石，以交通心肾等。

保元汤(《博爱心鉴》)

运用保元汤并根据方药组成及用量的配伍特点，可以辨治心气虚损证、元气不足证；辨治要点是心悸，心痛，舌质淡、苔薄白。

【组成】黄芪（18 g）　人参（10 g）　肉桂（8 g）　甘草（5 g）

【用法】水煎服，煎药时加入生姜 1 片，温服。

【功效】补气温阳。

1. 辨治冠心病心绞痛、肺源性心脏病、风湿性心脏病、心律不齐、病毒性心肌炎、细菌性心肌炎、心内膜炎属于元气虚损证，以心悸、心痛、手足不温为基本特征。

【适用病证】

主要症状：心悸，心痛。

辨证要点：倦怠，畏寒，舌质淡、苔薄白，脉沉弱。

可能伴随的症状：心胸疼痛，或胸部窒塞，或汗出，或心烦，或胸中空痛等。

2. 辨治亚健康、慢性消耗性疾病、衰退性疾病、代谢性疾病、内分泌疾病属于元气不足证，以倦怠乏力、手足不温为基本特征。

【适用病证】

主要症状：倦怠乏力，头晕目眩。

辨证要点：手足不温，舌质淡、苔薄白，脉沉弱。

可能伴随的症状：胸闷，或心痛，或咳嗽，或腰酸，或胸胁不适，或耳鸣，或嗜卧，或大便不畅等。

【解读方药】方中用益气药 3 味，人参偏于峻补，甘草偏于平补，黄芪偏于固护；肉桂温阳散寒。又，方中用益气药配伍温热药，以治气虚夹寒，方药相互为用，以补气温阳为主。

【配伍用药】若心悸甚者，加酸枣仁、柏子仁，以养心安神；若心痛甚者，加川芎、桂枝，以活血通经止痛；若手足厥冷者，加附子、干姜，以温阳散

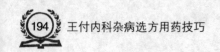

寒；若胸闷甚者，加薤白、枳实，以行气宽胸；若不思饮食者，加山楂、神曲，以消食和胃等。

【临证验案】头晕目眩

孙某，男，59 岁，郑州人。有多年头晕目眩病史，经多次检查未发现明显器质性病变，服用中西药但未能有效改善头晕目眩，1 年来头晕目眩加重，影响正常生活，近由病友介绍前来诊治。刻诊：头晕目眩，心悸，倦怠乏力，面色不荣，全身怕冷，手足不温，大便溏泄，口干咽燥，舌红少苔，脉沉细弱。辨为心阳虚夹伤阴证，治当温补心阳，兼益心阴，给予保元汤、茯苓四逆汤与百合地黄汤合方加味：黄芪 18 g，红参 10 g，肉桂 8 g，生附子 5 g，干姜 5 g，茯苓 12 g，百合 15 g，生地黄 50 g，山药 24 g，炙甘草 6 g。6 剂，水煎服，第 1 次煎 35 min，第 2 次煎 25 min，合并药液，每日 1 剂，每次服 150 mL 左右，每日分早、中、晚 3 次服。

二诊：头晕目眩好转，口干咽燥止，以前方 6 剂继服。

三诊：心悸止，手足不温好转，大便略溏，以前方减生地黄为 30 g，6 剂。

四诊：大便正常，头晕目眩较前又有好转，以前方 6 剂继服。

五诊：头晕目眩基本消除，仍有轻微全身怕冷，以前方 6 剂继服。

六诊：诸症基本消除，为了巩固疗效，又以前方治疗 12 剂。随访 1 年，一切尚好。

用方体会：根据头晕目眩、心悸辨为心气虚，再根据全身怕冷、手足不温辨为阳虚，因口干咽燥、舌红少苔辨为阴虚，以此辨为心阳虚夹伤阴证。方以保元汤补气温阳；以茯苓四逆汤温阳散寒，益气宁心；以百合地黄汤滋补阴津。方药相互为用，以奏其效。

保元汤（《博爱心鉴》）与失笑散（《太平惠民和剂局方》）合方

运用保元汤与失笑散合方并根据方药组成及用量的配伍特点，可以辨治心气虚夹瘀证；辨治要点是心悸，心痛如刺，舌质暗淡、苔薄白。

【组成】

保元汤：黄芪（18 g）　人参（10 g）　肉桂（8 g）　甘草（5 g）

失笑散：五灵脂_{酒研,淘去沙土}　蒲黄_{炒香,各等分}（各 10 g）

【用法】水煎服，每日分 3 次服。

【功效】补气温阳，活血化瘀。

辨治冠心病心绞痛、肺源性心脏病、风湿性心脏病、心律不齐、病毒性心肌炎、细菌性心肌炎、心内膜炎属于气虚夹瘀证，以心痛如刺、倦怠乏力、手足不温为基本特征。

【适用病证】

主要症状：心悸，心痛。

辨证要点：倦怠畏寒，痛如针刺，舌质暗或紫、苔薄，脉沉或涩。

可能伴随的症状：心胸疼痛，或胸部窒塞，或头痛，或汗出，或心烦，或胸中紧痛等。

【解读方药】方中用益气药 3 味，人参偏于峻补，甘草偏于平补，黄芪偏于固护；活血药 2 味，五灵脂偏于止痛，蒲黄偏于利浊；肉桂温阳散寒。又，方中用益气药配伍活血药，以治气虚血瘀；益气药配伍温阳药，以治气虚夹寒，方药相互为用，以补气温阳，活血化瘀为主。

【配伍用药】若气虚甚者，加大人参、黄芪用量，以补益中气；若瘀甚者，加当归、川芎，以活血通经止痛；若手足厥冷者，加附子、干姜，以温阳散寒；若心悸甚者，加酸枣仁、远志，以养心开窍安神；若不思饮食者，加山楂、神曲，以消食和胃等。

【临证验案】冠心病心绞痛

马某，女，64 岁，郑州人。有多年冠心病心绞痛病史，1 年来心绞痛发作较频繁，服用中西药但未能有效改善心绞痛，近由病友介绍前来诊治。刻诊：心痛如针刺，时时心悸，心烦，倦怠乏力，面色不荣，全身怕冷，手足不温，腹胀，口腻不渴，舌质暗淡夹瘀紫、苔薄白，脉沉弱略涩。辨为心阳虚夹痰瘀证，治当温补心阳，活血化痰，给予保元汤、茯苓四逆汤、小半夏汤与失笑散合方加味：黄芪 18 g，红参 10 g，肉桂 8 g，生附子 5 g，干姜 5 g，茯苓 12 g，生半夏 24 g，生姜 24 g，五灵脂 10 g，蒲黄 10 g，陈皮 15 g，炙甘草 6 g。6 剂，水煎服，第 1 次煎 40 min，第 2 次煎 25 min，合并药液，每日 1 剂，每次服 150 mL 左右，每日分早、中、晚 3 次服。

二诊：心痛减轻，心悸好转，以前方 6 剂继服。

三诊：仍然腹胀，心痛较前又有减轻，以前方变陈皮为 24 g，6 剂。

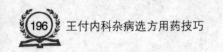

四诊：腹胀减轻，心悸基本消除，以前方减陈皮为 15 g，6 剂。

五诊：心烦止，仍有轻微全身怕冷，以前方 6 剂继服。

六诊：心痛基本缓解，口腻基本消除，以前方 6 剂继服。

七诊：诸症基本消除，又以前方治疗 30 剂，为了巩固疗效，以前方变汤剂为散剂，每次 6 g，每日分早、中、晚 3 次服。随访 1 年，一切尚好。

用方体会：根据心悸、倦怠乏力辨为心气虚，再根据全身怕冷、手足不温辨为心阳虚，因腹胀、口腻辨为痰湿，又因舌质暗淡夹瘀紫辨为瘀，以此辨为心阳虚夹痰瘀证。方以保元汤补气温阳；以茯苓四逆汤温阳散寒，益气宁心；以小半夏汤燥湿化痰；以失笑散活血化瘀止痛。方药相互为用，以奏其效。

四逆加人参汤(《伤寒杂病论》)

运用四逆加人参汤合方并根据方药组成及用量的配伍特点，可以辨治心阳虚脱证、肺气虚脱证；辨治要点是心悸，气喘，呼吸微弱，舌质淡、苔薄白。

【组成】甘草炙,二两（6 g）　干姜一两半（4.5 g）　附子生用,去皮,破八片,一枚（5 g）人参一两（3 g）

【用法】用水 210 mL，煮取药液 35 mL，每日分 6 次服。

【功效】温补心肺，健脾益气。

1. 辨治冠心病心绞痛、肺源性心脏病、风湿性心脏病、心律不齐、病毒性心肌炎、细菌性心肌炎、心内膜炎属于心阳虚脱证，以心胸疼痛、面色苍白为基本特征。

【适用病证】

主要症状：心胸疼痛，烦躁不安。

辨证要点：面色苍白，手足不温，舌质淡、苔薄白，脉沉无力或欲无。

可能伴随的症状：胸中憋闷，或喘促不宁，或心悸，或大汗淋漓，或表情淡漠，或手撒遗尿等。

2. 辨治慢性支气管炎、支气管哮喘、支气管扩张、慢性阻塞性肺疾病、间质性肺疾病属于肺气虚脱证，以咳嗽、气喘、手足不温为基本特征。

【适用病证】

主要症状：咳嗽，气喘。

辨证要点：呼吸微弱，手足不温，舌质淡、苔薄白，脉沉弱。

可能伴随的症状：大汗淋漓，或胸闷，或气短不足一息，或面色苍白，或全身怕冷等。

【解读方药】方中用辛热温阳药 2 味，生附子偏于回阳救急，干姜偏于温暖中阳；益气药 2 味，人参偏于大补元气，甘草偏于平补中气。又，方中用辛热药配伍益气药，以治阳虚不固，方药相互为用，以温补心肺，健脾益气为主。

【配伍用药】若气虚甚者，加大人参用量，以补益中气；若寒甚者，加大附子、干姜用量，以温阳散寒；若心悸甚者，加酸枣仁、五味子，以养心安神；若气喘者，加蛤蚧，以纳气平喘等。

【临证验案】慢性支气管炎

曹某，男，54 岁，郑州人。有多年慢性支气管炎病史，服用中西药但未能有效改善症状，近由病友介绍前来诊治。刻诊：咳嗽、胸闷，不得呼吸，轻微气喘，痰多清稀色白，倦怠乏力，面色不荣，全身怕冷，手足不温，心悸，口腻不渴，舌质暗淡夹瘀紫、苔薄白，脉沉弱略涩。辨为肺寒郁闭夹虚痰瘀证，治当温阳散寒，宣降肺气，化瘀化痰，给予茯苓四逆汤、麻黄汤、小半夏汤与失笑散合方：生附子 5 g，干姜 5 g，茯苓 12 g，红参 3 g，麻黄 10 g，桂枝 6 g，杏仁 15 g，生半夏 24 g，生姜 24 g，五灵脂 10 g，蒲黄 10 g，炙甘草 6 g。6 剂，水煎服，第 1 次煎 40 min，第 2 次煎 25 min，合并药液，每日 1 剂，每次服 150 mL 左右，每日分早、中、晚 3 次服。

二诊：咳嗽次数减少，全身怕冷好转，以前方 6 剂继服。

三诊：仍然心悸、倦怠乏力，以前方变红参为 10 g，6 剂。

四诊：胸闷减轻，痰量减少，以前方 6 剂继服。

五诊：倦怠乏力好转，气喘基本消除，以前方 6 剂继服。

六诊：心悸止，全身怕冷及手足不温基本消除，以前方 6 剂继服。

七诊：诸症基本消除，又以前方治疗 50 剂。随访 1 年，一切尚好。

用方体会：根据咳嗽、倦怠乏力辨为肺气虚，再根据全身怕冷、手足不温辨为虚寒，因口腻不渴辨为痰湿，又因舌质暗淡夹瘀紫辨为瘀，以此辨为肺寒郁闭夹虚痰瘀证。方以茯苓四逆汤温阳散寒，益气宁心；以麻黄汤温肺降逆散寒；以小半夏汤降肺燥湿化痰；以失笑散活血化瘀止痛。方药相互为用，以奏其效。

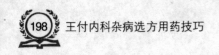

归脾汤(《济生方》)

运用归脾汤并根据方药组成及用量的配伍特点，可以辨治心气血虚证、心脾两虚证、心脾两虚证、脾胃气血虚弱证、心肝虚弱证、心肾两虚证、心脾肾不固证、气血两虚内郁证、气血不固出血证、气血虚不固证；辨治要点是心悸，失眠，食少，出血，苔薄。

【组成】白术一两（30 g）　茯神去木，一两（30 g）　黄芪去芦，一两（30 g）　龙眼肉一两（30 g）　酸枣仁炒，去壳，一两（30 g）　人参半两（15 g）　木香不见火，半两（15 g）　甘草炙，二钱半（8 g）　当归一钱（3 g）　远志蜜炙，一钱（3 g）（当归、远志两味，是从《校注妇人大全良方》补入）

【用法】将药研为细散状，每次服12 g，用水煎时加入生姜5片，枣1枚同煎，温服，不拘时候。用汤剂可用原方量的1/3，每日分6次服。

【功效】益气补血，健脾养心。

1. 辨治冠心病、风湿性心脏病、心肌肥大、神经衰弱属于心气血两虚证，以心悸、倦怠为基本特征。

【适用病证】

主要症状：心悸，或怔忡，失眠。

辨证要点：神疲乏力，面色萎黄，舌质淡、苔薄白，脉虚弱。

可能伴随的症状：健忘，或盗汗，或心烦不宁，或食少体倦，或健忘，或头晕目眩等。

2. 辨治神经衰弱、内分泌失调、围绝经期综合征、心律不齐属于心脾两虚证，以失眠、多梦为基本特征。

【适用病证】

主要症状：失眠，多梦。

辨证要点：倦怠乏力，舌质淡、苔薄白，脉虚弱。

可能伴随的症状：健忘，或便溏，或食少，或头晕目眩，或心悸，或腹胀，或面色无华等。

3. 辨治急慢性胃炎、胃及十二指肠溃疡、功能性消化不良、慢性肠炎、慢性阑尾炎、胃黏膜病变属于脾胃气血虚弱证，以嘈杂、倦怠乏力为基本特征。

【适用病证】

主要症状：胃脘嘈杂。

辨证要点：倦怠乏力，头晕目眩，舌质淡、苔薄白，脉沉弱。

可能伴随的症状：面色苍白，或食后腹胀，或口淡无味，或嗜卧，或胃脘拘急，或恶心，或呕吐，或失眠，或多梦等。

4. 辨治高血压、低血压、脑动脉硬化、椎-基底动脉供血不足、梅尼埃病、神经衰弱、贫血属于心肝虚弱证，以头晕目眩、指甲不荣因活动加重为基本特征。

【适用病证】

主要症状：头晕目眩。

辨证要点：因活动加重，舌质淡、苔薄白，脉沉弱。

可能伴随的症状：心悸，或面色无华，或失眠，或倦怠乏力，或不思饮食，或指甲无泽，或腹胀等。

5. 辨治性神经衰弱、前列腺炎、前列腺增生、精索静脉曲张、亚健康属于心肾两虚证，以阳痿、心悸失眠为基本特征。

【适用病证】

主要症状：阳痿，心悸，失眠。

辨证要点：倦怠乏力，舌质淡、苔薄白，脉虚弱。

可能伴随的症状：面色萎黄，或手足不温，或面色不荣，或头晕目眩，或耳鸣，或小便清长等。

6. 辨治性神经衰弱、内分泌失调、前列腺炎、前列腺增生、精囊炎、包皮病变、包茎病变属于心脾肾不固证，以早泄、心悸、腹胀为基本特征。

【适用病证】

主要症状：早泄，心悸，腹胀。

辨证要点：倦怠乏力，舌质淡、苔薄，脉虚弱。

可能伴随的症状：形体消瘦，或面色无华，或头晕目眩，或自汗，或不思饮食，或大便溏泄等。

7. 辨治焦虑症、抑郁症、神经衰弱、癔症、精神神经紧张综合征、轻型精神分裂症属于气血两虚内郁证，以忧郁急躁、心悸、面色萎黄为基本特征。

【适用病证】

主要症状：忧郁急躁，心悸。

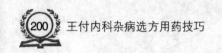

辨证要点：倦怠乏力，舌质淡、苔薄白，脉沉弱。

可能伴随的症状：失眠，或坐卧不宁，或多梦，或健忘，或胸胁胀闷，或不思饮食，或大便不调等。

8. 辨治原发性血小板减少性紫癜、过敏性血小板减少性紫癜、溶血性贫血、血友病、维生素 C 缺乏症，以及造血系统疾病属于气血不固出血证，以出血、倦怠乏力为基本特征。

【适用病证】

主要症状：出血，或吐血，或牙龈出血，或便血，或皮肤紫癜。

辨证要点：倦怠乏力，舌质淡、苔薄白，脉沉弱。

可能伴随的症状：面色不荣，或口淡不渴，或头晕目眩，或失眠，或多梦，或自汗，或不思饮食等。

9. 辨治原因不明性内分泌失调、甲状腺功能亢进症、自主神经功能紊乱、结核病、风湿病、亚健康属于气血虚不固证，以自汗、倦怠乏力为基本特征。

【适用病证】

主要症状：自汗，盗汗。

辨证要点：倦怠乏力，舌质淡、苔薄，脉虚弱。

可能伴随的症状：心悸，或失眠，或健忘，或面色不荣，或不思饮食，或大便溏泄等。

10. 辨治功能性低热、内分泌失调、血液病变、结缔组织病变、肿瘤病变属于气血虚弱汗出证，以发热、汗出、倦怠乏力为基本特征。

【适用病证】

主要症状：发热，自汗，盗汗。

辨证要点：倦怠乏力，舌质淡、苔薄白，脉虚弱。

可能伴随的症状：面色不荣，或头晕目眩，或失眠，或健忘，或心悸，或指甲无泽等。

【解读方药】方中用补血药 3 味，当归偏于活血，龙眼肉偏于安神；补气药 4 味，人参偏于大补元气，甘草偏于平补中气，黄芪偏于固表，白术偏于健脾；安神药 3 味，酸枣仁偏于养血，远志偏于开窍，茯神偏于渗利；木香行气导滞；又，龙眼肉与当归配伍以补血，与酸枣仁、远志、茯神配伍以安神。又，方中用补血药配伍益气药，以气血双补；补血药配伍安神药，以治血虚神不守藏；益气药配伍安神药，以治气虚神不固守；补益药配伍行气药，既治气郁又防滋补药浊腻，方药相互为用，以益气补血，健脾养心为主。

【配伍用药】若气虚甚者，加大人参、黄芪用量，以补益中气；若血虚甚者，加大当归、龙眼肉用量，以补血养血；若心悸甚者，加大酸枣仁、远志用量，以安神定志；若自汗甚者，加大酸枣仁用量，再加五味子，以酸敛止汗等。

【临证验案】过敏性血小板减少性紫癜

赵某，女，49 岁，郑州人。有多年过敏性血小板减少性紫癜病史，经多次检查未发现过敏原，服用中西药但未能有效控制症状，近由病友介绍前来诊治。刻诊：月经量多夹血块，下肢及腹部多处出现大小不等紫癜，倦怠乏力，怕冷，失眠多梦，时时自汗，面色苍白，心悸，大便干结，腹胀，舌质暗红夹瘀紫、苔薄黄、脉沉弱略涩。辨为心脾气血虚夹瘀证，治当健脾益气，养心安神，活血化瘀，给予归脾汤与下瘀血汤合方：红参 15 g，白术 30 g，茯苓 30 g，黄芪 30 g，龙眼肉 30 g，酸枣仁 30 g，木香 15 g，当归 3 g，远志 3 g，大黄 6 g，桃仁 5 g，土鳖虫 10 g，炙甘草 10 g。6 剂，水煎服，第 1 次煎 40 min，第 2 次煎 25 min，合并药液，每日 1 剂，每次服 150 mL 左右，每日分早、中、晚 3 次服。

二诊：月经量减少，倦怠乏力好转，以前方 6 剂继服。

三诊：月经仍淋漓不止且量明显减少，心悸、自汗止，下肢及腹部紫癜略有变淡，以前方变红参为 10 g，加阿胶 6 g，6 剂。

四诊：大便正常，腹胀明显好转，以前方 6 剂继服。

五诊：大便略溏，以前方减大黄为 3 g，6 剂。

六诊：失眠多梦基本消除，以前方 6 剂继服。

七诊：诸症基本消除，又以前方治疗 40 剂。随访 1 年，一切尚好。

用方体会：根据月经量多、倦怠乏力辨为气虚，再根据面色苍白、心悸辨为血虚，因大便干结、苔黄辨为热结，又因舌质暗红夹瘀紫辨为瘀热，以此辨为心脾气血虚夹瘀证。方以归脾汤健脾益气，摄血止血，养心安神；下瘀血汤泻热化瘀。方药相互为用，以奏其效。

六味地黄丸(《小儿药证直诀》)

运用六味地黄丸并根据方药组成及用量的配伍特点,可以辨治心肾阴虚证、阴虚水肿证、肝肾阴虚证、阴虚出血证、阴虚内热证;辨治要点是心悸,失眠,潮热,舌红少苔。

【组成】 熟地黄_{八钱}(24 g) 山药_{四钱}(12 g)山茱萸_{四钱}(12 g) 泽泻_{三钱}(9 g) 茯苓_{去皮,三钱}(9 g) 牡丹皮_{三钱}(9 g)

【用法】 将药研为细散状,以蜜为丸,饭前温水送服9 g。亦可作汤剂。

【功效】 滋补(肝)肾阴。

1. **辨治神经衰弱、内分泌失调、围绝经期综合征、心律不齐属于心肾阴虚证,以失眠、耳鸣为基本特征。**

【适用病证】

主要症状:失眠,耳鸣。

辨证要点:五心烦热,舌红少苔,脉细或细数。

可能伴随的症状:头晕目眩,或潮热,或盗汗,或耳鸣,或多梦,或腰酸膝软,或男子遗精,或女子月经不调,或大便干结,或小便短少等。

2. **辨治肿瘤腹水、结核腹水、病毒性肝炎、血吸虫病、丝虫病、乳糜尿、腹水、慢性缩窄性心包炎、肾病综合征属于阴虚水肿证,以腹大胀满、肢体水肿、腰酸腿软为基本特征。**

【适用病证】

主要症状:腹大坚满,肢体水肿,腰膝酸软。

辨证要点:面色潮红,五心烦热,舌红少苔,脉沉细。

可能伴随的症状:脘腹痞满,或口干咽燥,或心烦,或头晕目眩,或失眠,或面色晦滞,或小便短少,或鼻衄,或牙龈出血等。

3. **辨治焦虑症、抑郁症,神经衰弱、癔症、精神神经紧张综合征、轻型精神分裂症属于肝肾阴虚证,以五心烦热、忧郁急躁、腰酸为基本特征。**

【适用病证】

主要症状:忧郁急躁,腰酸。

辨证要点:五心烦热,舌红少苔,脉细或数。

可能伴随的症状：失眠，或坐卧不宁，或多梦，或遗精，或盗汗，或男子早泄，或女子月经不调，或口干咽燥，或耳鸣等。

4. 辨治原发性血小板减少性紫癜、过敏性血小板减少性紫癜、溶血性贫血、血友病、维生素 C 缺乏症，以及造血系统疾病属于阴虚出血证，以出血、五心烦热为基本特征。

【适用病证】

主要症状：出血，或肿痛。

辨证要点：五心烦热，舌红少苔，脉细数。

可能伴随的症状：头晕目眩，或口干咽燥，或口腔溃疡，或牙齿松动，或小便短赤，或盗汗，或潮热等。

5. 辨治糖尿病、尿崩症、甲状腺功能亢进症、原因不明性内分泌失调属于阴虚内热证，以口渴、倦怠乏力为基本特征。

【适用病证】

主要症状：口渴，腰酸，尿多。

辨证要点：口干咽燥，舌红少苔，脉细弱。

可能伴随的症状：形体消瘦，或小便混浊，或尿夹甜味，或大便干结，或潮热，或盗汗，或头晕目眩等。

【解读方药】方中用熟地黄滋阴补血；山药补气化阴；山茱萸益肾固精；牡丹皮凉血益阴；渗利药 2 味，茯苓偏于益气，泽泻偏于清热。又，方中用滋阴补血药配伍益气药，以益气化阴；滋阴药配伍凉血药，以治阴虚生热；滋阴药配伍渗利药，以防滋补药浊腻，方药相互为用，以滋补肾阴为主。

【配伍用药】若阴虚甚者，加大熟地黄用量，再加生地黄、玄参，以滋阴生津；若血虚甚者，加大熟地黄用量，再加阿胶、当归，以补血养血；若水气甚者，加大茯苓、泽泻用量，以渗利水气；若盗汗甚者，加牡蛎、五味子，以酸敛止汗等。

【临证验案】精神神经紧张综合征

詹某，女，61 岁，郑州人。有多年精神神经紧张综合征病史，多次检查未发现器质性病变，服用中西药但未能有效控制症状，近由病友介绍前来诊治。刻诊：遇事情绪过度紧张，心烦急躁，盗汗，失眠多梦，腰酸，月经不调，口干咽燥，五心烦热，舌红少苔，脉细数。辨为心肾阴虚，肝郁扰神证，治当滋补心肾，养心安神，给予六味地黄丸、四逆散与酸枣仁汤合方：熟地黄 24 g，山药 12 g，山茱萸 12 g，茯苓 10 g，泽泻 10 g，酸枣仁 45 g，知母 6 g，川芎 6 g，柴胡 12 g，枳实 10 g，白芍 10 g，炙甘草 10 g。6 剂，水煎服，第 1 次煎 35 min，第 2 次煎 25 min，合并药液，每日 1 剂，每次服 150 mL 左右，每日分早、中、晚 3 次服。

二诊：遇事情绪过度紧张略有好转，口干咽燥减轻，以前方 6 剂继服。

三诊：腰酸好转，五心烦热减轻，以前方 6 剂继服。

四诊：仍然失眠多梦，以前方加龙骨、牡蛎各 24 g，6 剂。

五诊：遇事情绪过度紧张较前又有好转，失眠多梦减轻，以前方 6 剂继服。

六诊：心烦急躁基本消除，盗汗止，以前方减龙骨、牡蛎为各 12 g，6 剂。

七诊：诸症基本趋于缓解，又以前方治疗 30 剂；之后，为了巩固疗效，以前方变汤剂为散剂，每次 6 g，每日分早、中、晚 3 次服。随访 1 年，一切尚好。

用方体会：根据失眠多梦、舌红少苔辨为心阴虚，再根据腰酸、舌红少苔辨为肾阴虚，因遇事情绪过度紧张、心烦急躁辨为肝郁，又因口干咽燥辨为虚热，以此辨为心肾阴虚，肝郁扰神证。方以六味地黄丸滋补肾阴，兼养心阴；以酸枣仁汤养心安神，清热除烦；以四逆散疏肝解郁，调理气机。方药相互为用，以奏其效。

六味地黄丸（《小儿药证直诀》）与交泰丸（《韩氏医通》）合方

运用六味地黄丸与交泰丸合方并根据方药组成及用量的配伍特点，可以辨治心肾阴虚内热夹寒证；辨治要点是失眠，耳鸣，舌红少苔，或舌质淡、苔薄白。

【组成】
六味地黄丸：熟地黄八钱（24 g）　山药四钱（12 g）　山茱萸四钱（12 g）泽泻三钱（9 g）　茯苓去皮,三钱（9 g）　牡丹皮三钱（9 g）

交泰丸：黄连（15 g）　肉桂（10 g）

【用法】水煎服，每日分 3 次服。

【功效】滋补（肝）肾阴，清心温肾。

辨治神经衰弱、内分泌失调、围绝经期综合征、心律不齐、抑郁症属于心肾阴虚内热夹寒证，以失眠、耳鸣为基本特征。

【适用病证】

主要症状：失眠，耳鸣。

辨证要点：口干咽燥，手足不温，舌红少苔，或舌质淡、苔薄白，脉沉细或细数。

可能伴随的症状：头晕目眩，或潮热，或怕冷，或盗汗，或耳鸣，或多梦，或腰酸膝软，或男子遗精，或女子月经不调，或大便干结，或小便短少等。

【解读方药】方中用熟地黄滋阴补血；山药补气化阴；山茱萸益肾固精；清热药 3 味，黄连偏于泻火，牡丹皮偏于凉血益阴；渗利药 2 味，茯苓偏于益气，泽泻偏于清热；肉桂温阳散寒。又，方中用滋阴补血药配伍益气药，以益气化阴；滋阴药配伍苦寒药，以治阴虚夹热；滋阴药配伍温热药，以治阴虚夹寒；滋阴药配伍凉血药，以治阴虚生热；滋阴药配伍渗利药，以防滋补药浊腻，方药相互为用，以滋补（肝）肾阴，清心温肾为主。

【配伍用药】若失眠甚者，加大黄连用量，再加酸枣仁，以清热安神；若耳鸣甚者，加大山茱萸用量，再加磁石，以固精止鸣；若口渴甚者，加大熟地黄用量，再加麦冬，以滋补阴津；若盗汗甚者，加牡蛎、五味子，以酸敛止汗；若手足不温者，加附子，以温阳散寒等。

桂枝甘草龙骨牡蛎汤（《伤寒杂病论》）

运用桂枝甘草龙骨牡蛎汤并根据方药组成及用量的配伍特点，可以辨治心阳不足，心神不守证；辨治要点是心悸，失眠，舌质淡、苔薄白。

【组成】桂枝去皮，一两（3 g）　甘草炙，二两（6 g）　牡蛎熬，二两（6 g）　龙骨二两（6 g）

【用法】用水 350 mL，煮取药液 180 mL，每日分 3 次温服。

【功效】补益心阳，潜镇安神。

辨治心律失常、冠心病、风湿性心脏病、神经衰弱属于心阳不足，心神不

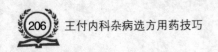

守证，以心悸、手足不温为基本特征。

【适用病证】

主要症状：心悸，或怔忡，失眠。

辨证要点：手足不温，舌质淡、苔薄白，脉沉弱。

可能伴随的症状：胸闷，或气短，或肢体怕冷，或健忘，或多梦，或面色不荣等。

【解读方药】 方中用桂枝温阳通阳；甘草益气和中；安神药2味，龙骨偏于潜阳，牡蛎偏于收敛。又，方中用温阳药配伍安神药，以治阳虚神不守藏；益气药配伍安神药，以气能摄神，方药相互为用，以补益心阳，潜镇安神为主。

【配伍用药】 若阳虚甚者，加大桂枝用量，再加附子，以温壮阳气；若气虚甚者，加大甘草用量，再加人参，以大补元气；若心悸甚者，加大龙骨用量，再加磁石，以重镇安神；若胸闷甚者，加薤白、全瓜蒌，以开胸行气等。

【临证验案】房性心动过速

蒋某，女，58岁，郑州人。有多年房性心动过速病史，服用中西药但未能有效控制症状，近由病友介绍前来诊治。刻诊：心中悸动不安，恐惧不宁，失眠多梦，胸闷，气短，手足不温，口苦，舌质淡红、苔黄腻，脉沉弱。辨为阳虚夹痰热证，治当温补心阳，清热化痰，给予桂枝甘草龙骨牡蛎汤、茯苓四逆汤与小陷胸汤合方加味：桂枝6 g，龙骨12 g，牡蛎12 g，茯苓12 g，生附子5 g，干姜5 g，红参6 g，黄连3 g，全瓜蒌15 g，生半夏12 g，蜀漆3 g，白芍10 g，炙甘草10 g。6剂，水煎服，第1次煎35 min，第2次煎25 min，合并药液，每日1剂，每次服150 mL左右，每日分早、中、晚3次服。

二诊：手足不温好转，仍然胸闷，以前方加薤白24 g，6剂。

三诊：胸闷减轻，口苦好转，以前方6剂继服。

四诊：心中悸动不安好转，仍然失眠多梦，以前方变龙骨、牡蛎为各30 g，6剂。

五诊：失眠多梦明显好转，心中悸动不安明显减轻，以前方6剂继服。

六诊：胸闷止，恐惧不安基本消除，以前方减龙骨、牡蛎为各12 g，6剂。

七诊：诸症基本趋于缓解，又以前方治疗40余剂。随访1年，一切尚好。

用方体会：根据心中悸动不安、手足不温辨为心阳虚，再根据恐惧、多梦辨为心神不安，因口苦、苔黄腻辨为痰热，又因气短、脉沉弱辨为气虚，以此辨为阳虚夹痰热证。方以桂枝甘草龙骨牡蛎汤温心阳，潜心阳，安心神；以茯苓四逆汤温壮阳气；以小陷胸汤清热燥湿，化痰散结。方药相互为用，以奏其效。

桂枝甘草龙骨牡蛎汤（《伤寒杂病论》）
与参附汤（《医方类聚》引《济生续方》）合方

运用桂枝甘草龙骨牡蛎汤与参附汤合方并根据方药组成及用量的配伍特点，可以辨治心阳虚损证；辨治要点是心悸，气短不足一息，舌质淡、苔薄白。

【组成】

桂枝甘草龙骨牡蛎汤：桂枝_{去皮,一两}（3 g）　甘草_{炙,二两}（6 g）　牡蛎_{熬,二两}（6 g）　龙骨_{二两}（6 g）

参附汤：人参_{半两}（15 g）　附子_{炮,去皮脐,一两}（30 g）

【用法】用水 450 mL，煮取药液 180 mL，每日分 3 次温服。

【功效】补益心阳，益气回阳。

辨治心律失常、冠心病、风湿性心脏病、高原性心脏病、神经衰弱属于心阳虚损证，以心悸、手足不温为基本特征。

【适用病证】

主要症状：心悸，或怔忡，失眠。

辨证要点：手足不温，动则悸甚，舌质淡、苔薄白，脉沉弱。

可能伴随的症状：胸闷，或气短，或肢体怕冷，或健忘，或多梦，或面色不荣等。

【解读方药】方中用温阳药 2 味，桂枝偏于通阳，附子偏于壮阳；益气药 2 味，人参偏于大补元气，甘草甘缓益气；安神药 2 味，龙骨偏于潜阳，牡蛎偏于收敛。又，方中用温阳药配伍安神药，以治阳虚神不守藏；益气药配伍安神药，以气能摄神，方药相互为用，以补益心阳，潜镇安神为主。

【配伍用药】若阳虚甚者，加大桂枝、附子用量，再加干姜，以温壮阳气；若气虚甚者，加大甘草、人参用量，再加白术，以健脾益气；若心悸甚者，加大龙骨用量，再加磁石、琥珀，以重镇安神；若胸闷甚者，加薤白、全瓜蒌、

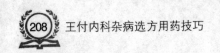

木香，以开胸行气等。

【临证验案】右束支不完全性传导阻滞、慢性支气管炎

向某，女，47岁，郑州人。有多年右束支不完全性传导阻滞、慢性支气管炎病史，服用中西药但未能有效控制咳喘、心悸症状，近由病友介绍前来诊治。刻诊：心悸，时有心痛，胸闷，咳嗽，痰稀色白，遇冷加重，气短不足一息，自汗，失眠多梦，舌质暗红夹瘀紫、苔黄腻，脉沉弱。辨为心肺虚寒，夹痰热瘀证，治当温补心阳，化痰清热，兼以活血，给予桂枝甘草龙骨牡蛎汤、参附汤、小陷胸汤、麻黄汤与失笑散合方：桂枝6 g，牡蛎6 g，龙骨6 g，红参15 g，附子30 g，黄连3 g，全瓜蒌15 g，生半夏12 g，麻黄10 g，杏仁15 g，五灵脂10 g，蒲黄10 g，炙甘草6 g。6剂，水煎服，第1次煎35 min，第2次煎25 min，合并药液，每日1剂，每次服150 mL左右，每日分早、中、晚3次服。

二诊：怕冷明显减轻，自汗减少，心悸好转，以前方6剂继服。

三诊：咳嗽减轻，怕冷较前又有好转，仍然失眠多梦，以前方变龙骨、牡蛎为各24 g，6剂。

四诊：咳嗽较前又有减轻，怕冷及自汗基本解除，以前方减附子为15 g，6剂。

五诊：心悸止，心痛偶尔出现，痰多基本消除，以前方6剂继服。

六诊：诸症较前均有好转，以前方6剂继服。

七诊：诸症基本消除，又以前方治疗40剂；之后，为了巩固疗效，以前方变汤剂为散剂，每次6 g，每日分早、中、晚3次服。随访1年，一切尚好。

用方体会：根据心悸、心痛、因寒加重辨为心阳虚，再根据咳嗽、痰稀色白辨为寒痰郁肺，因失眠多梦辨为心神不安，又因苔黄腻辨为痰热，更因舌质暗红夹瘀紫辨为瘀，以此辨为心肺虚寒，夹痰热瘀证。方以桂枝甘草龙骨牡蛎汤温阳益气安神；以参附子汤益气温阳壮阳；以麻黄汤温肺宣肺降逆；以小陷胸汤清热化痰利肺；以失笑散活血化瘀。方药相互为用，以奏其效。

苓桂术甘汤(《伤寒杂病论》)

运用苓桂术甘汤并根据方药组成及用量的配伍特点，可以辨治阳虚水气凌心证、脾胃阳虚痰饮证、脾胃阳虚水气证；辨治要点是心悸，脘腹痞闷，肢体水肿，舌质淡、苔薄白。

【组成】茯苓_{四两}（12 g）　桂枝_{去皮,三两}（9 g）　白术　甘草_{各二两}（各6 g）

【用法】用水 420 mL，煮取药液 210 mL，每日分 3 次温服。

【功效】温阳化饮，健脾利湿。

1. 辨治心律失常、冠心病、风湿性心脏病、肺心病属于阳虚水气凌心证，以心悸、头晕目眩、水肿为基本特征。

【适用病证】

主要症状：心悸，或头晕目眩，水肿。

辨证要点：手足不温，舌质淡、苔薄白滑，脉沉弱。

可能伴随的症状：胸闷痞满，或气短，或肢体怕冷，或恶心，或呕吐，或大便溏泄，或面色不荣等。

2. 辨治神经性呕吐、幽门梗阻、幽门痉挛、急慢性胃炎、慢性胆囊炎、慢性胰腺炎、心源性呕吐、胃黏膜脱垂属于脾胃阳虚痰饮证，以胃脘痞闷、呕吐为基本特征。

【适用病证】

主要症状：胃脘痞闷，呕吐。

辨证要点：肢体困重，舌质淡、苔白或腻，脉沉弱。

可能伴随的症状：头晕目眩，或心悸，或胸膈痞闷，或恶心，或腹痛，或不思饮食，或大便溏泄等。

3. 辨治慢性胃炎、慢性肠炎、支气管炎、支气管哮喘、渗出性胸膜炎、慢性肾炎水肿、心脏病水肿、内分泌失调水肿、淋巴回流受阻属于脾胃阳虚水气证，以肢体水肿、胸胁脘腹胀满为基本特征。

【适用病证】

主要症状：肢体水肿，胸胁脘腹胀满。

辨证要点：口淡不渴，舌质淡、苔白或腻，脉沉弱。

可能伴随的症状：头晕目眩，或脘腹怕冷，或呕吐痰涎，或恶心，或口渴不欲饮，或不思饮食，或心悸，或形体消瘦，或大便溏泄等。

【解读方药】方中用健脾益气药 3 味，白术偏于燥湿，茯苓偏于利湿，甘草偏于生津；桂枝辛散温通，助阳化气。又，方中用益气药配伍温阳药，以治

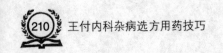

气虚及阳；治湿药配伍温阳药，以气能化湿，方药相互为用，以温阳化饮，健脾利湿为主。

【配伍用药】 若心悸甚者，加大桂枝、茯苓用量，再加远志，以温阳化饮止悸；若水肿甚者，加大茯苓、白术用量，再加泽泻，以健脾益气利水；若呕吐甚者，加陈皮、半夏，以降逆止呕；若怕冷甚者，加附子、干姜，以温阳散寒等。

【临证验案】

1. 耳源性眩晕（梅尼埃病）

徐某，男，77岁，郑州人。有多年耳源性眩晕病史，服用中西药但未能有效控制头晕目眩，近由病友介绍前来诊治。刻诊：头晕目眩，恶心，呕吐，口涎多甚于夜间，倦怠乏力，手足不温，大便溏泄，口淡不渴，舌质淡，脉沉弱。辨为阳虚痰饮上逆清窍证，治当温阳化痰降逆，给予苓桂术甘汤、吴茱萸汤与赤丸合方：茯苓24 g，桂枝10 g，白术6 g，吴茱萸24 g，红参10 g，生姜18 g，大枣12枚，制川乌6 g，生半夏12 g，细辛3 g，炙甘草6 g。6剂，水煎服，第1次煎35 min，第2次煎25 min，合并药液，每日1剂，每次服150 mL左右，每日分早、中、晚3次服。

二诊：头晕目眩减轻，以前方6剂继服。

三诊：恶心呕吐基本消除，以前方6剂继服。

四诊：口涎多止，手足温和，以前方6剂继服。

五诊：诸症基本消除，以前方6剂继服。

六诊：诸症完全消除，又以前方治疗12剂。随访1年，一切尚好。

用方体会：根据头晕目眩、口涎多辨为痰饮上逆清阳，再根据口涎多甚于夜间辨为寒痰，因手足不温、脉沉弱辨为阳虚，又因倦怠乏力辨为气虚，以此辨为阳虚痰饮上逆清窍证。方以苓桂术甘汤温阳益气化饮；以吴茱萸汤温中益气，降逆散寒；以赤丸温阳燥湿，化痰涤饮。方药相互为用，以奏其效。

2. 慢性胆囊炎、神经性呕吐

马某，男，47岁，郑州人。有多年慢性胆囊炎病史，8个月前又出现神经性呕吐，服用中西药但未能有效控制呕吐症状，近因病证加重前来诊治。刻诊：呕吐频繁，胃脘胀满，胃中有水声，胁肋时时胀痛，大便不调，不思饮食，倦怠乏力，手足不温，口苦口腻，口淡不渴，舌质淡红、苔黄略腻，脉沉弱。辨为脾虚痰饮夹湿热证，治当健脾益气，温阳化饮，清热燥湿，给予苓桂术甘汤与半夏泻心汤合方加味：茯苓 24 g，桂枝 10 g，白术 6 g，生半夏 12 g，红参 10 g，黄连 3 g，黄芩 10 g，干姜 10 g，大枣 12 枚，木香 10 g，炙甘草 6 g。6 剂，水煎服，第 1 次煎 35 min，第 2 次煎 25 min，合并药液，每日 1 剂，每次服 150 mL 左右，每日分早、中、晚 3 次服。

二诊：呕吐次数减少，胃脘胀满略有减轻，仍然口苦口腻，以前方变黄连为 6 g，6 剂。

三诊：口苦口腻减轻，胃中有水声减少，呕吐较前又有好转，以前方 6 剂继服。

四诊：胁肋胀痛明显减轻，饮食转佳，以前方 6 剂继服。

五诊：呕吐基本停止，胃脘胀满消除，仍有手足不温，以前方加附子 5 g，6 剂。

六诊：手足温和，大便正常，肋胁胀痛未再出现，以前方 6 剂继服。

七诊：诸症完全消除，又以前方治疗 20 剂。随访 1 年，一切尚好。

用方体会：根据呕吐、胃脘胀满辨为胃气上逆，再根据胃中有水声辨为水气内停，因手足不温、脉沉弱辨为阳虚，又因口苦口腻辨为湿热，以此辨为脾虚痰饮夹湿热证。方以苓桂术甘汤温阳益气化饮；以半夏泻心汤温中降逆，清热燥湿，益气和中，加木香行气导滞和中。方药相互为用，以奏其效。

心瘀血证用方

心瘀血证的基本症状有心悸，心烦，心痛，失眠；辨治心瘀血证的基本要点是痛如针刺，痛处不移，舌质暗，脉沉涩，运用方药辨治心瘀血证只有重视同中求异，才能选择最佳切机方药而取得良好治疗效果。

当归四逆汤（《伤寒杂病论》）

运用当归四逆汤并根据方药组成及用量的配伍特点，可以辨治心血虚寒凝瘀滞

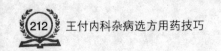

证、血虚寒瘀证；辨治要点是心痛，关节疼痛，手足不温，舌质暗淡、苔薄白。

【组成】当归三两（9 g）　桂枝去皮,三两（9 g）　芍药三两（9 g）　细辛三两（9 g）　甘草炙,二两（6 g）　通草二两（6 g）　大枣擘,二十五枚（25 枚）

【用法】用水 560 mL，煮取药液 210 mL，每次 70 mL，每日分 6 次服。

【功效】温经散寒，养血通脉。

1. 辨治冠心病心绞痛、肺源性心脏病、风湿性心脏病、心律不齐、病毒性心肌炎、细菌性心肌炎、心内膜炎属于心血虚寒凝瘀滞证，以心胸疼痛、手足不温为基本特征。

【适用病证】

主要症状：心胸疼痛，痛则冷汗出。

辨证要点：手足不温，舌质暗淡或瘀紫、苔薄白，脉沉或沉涩。

可能伴随的症状：心痛彻背，或背痛彻心，或因阴雨天气加重，或胸闷，或心悸，或面色不荣等。

2. 辨治风湿性关节炎、类风湿关节炎、反应性关节炎、强直性脊柱炎、增生性关节炎、变形性关节炎、痛风、纤维肌炎属于血虚寒瘀证，以肌肉关节麻木、疼痛、肿胀为基本特征。

【适用病证】

主要症状：筋脉、肌肉、关节疼痛。

辨证要点：疼痛因天气变化加重，口淡不渴，舌质淡、苔薄白，脉沉弱。

可能伴随的症状：身体空痛，或肌肉麻木，或肌肉酸胀，或肌肉胀痛，或手足不温，或怕冷等。

【解读方药】方中用补血药 2 味，当归偏于活血，芍药偏于收敛；温通药 2 味，桂枝偏于通经，细辛偏于止痛；通草通利血脉；益气药 2 味，大枣偏于补血，甘草偏于生津。又，方中用补血药配伍温通药，以治血虚滞涩；补血药配伍益气药，以治气血虚弱；益气药配伍温通药，以治气虚不通，方药相互为用，以温经散寒，养血通脉为主。

【配伍用药】若心痛甚者，加大桂枝、芍药用量，以温通缓急止痛；若手足不温甚者，加大桂枝用量，再加附子，以温通阳气；若冷汗甚者，加附子、干姜，以温阳止汗；若心悸甚者，加大大枣、甘草用量，再加龙骨，以益气安神等。

【临证验案】

1. 风湿性心脏病、心律不齐

黄某，女，53 岁，郑州人。有多年风湿性心脏病、心律不齐病史，服用中西药但未能有效控制症状，近由病友介绍前来诊治。刻诊：心胸疼痛如针刺，胸闷，因活动及天气变化加重，时有心悸，面色不荣，手足不温，舌质暗淡夹瘀紫，苔白腻，脉沉弱涩。辨为气血虚夹寒痰瘀证，治当补血益气，散寒化瘀，给予当归四逆汤、赤丸与失笑散合方加味：当归 10 g，桂枝 10 g，白芍 10 g，细辛 10 g，通草 6 g，大枣 25 枚，制川乌 6 g，生半夏 12 g，茯苓 12 g，五灵脂 10 g，蒲黄 10 g，红参 10 g，炙甘草 6 g。6 剂，水煎服，第 1 次煎 40 min，第 2 次煎 25 min，合并药液，每日 1 剂，每次服 150 mL 左右，每日分早、中、晚 3 次服。

二诊：心痛减轻，以前方 6 剂继服。

三诊：心悸好转，心痛较前又有减轻，以前方 6 剂继服。

四诊：仍然胸闷，手足不温好转，以前方加薤白 24 g，6 剂。

五诊：胸闷减轻，心悸止，以前方 6 剂继服。

六诊：手足温和，心悸未再出现，以前方 6 剂继服。

七诊：诸症基本趋于缓解，又以前方治疗 50 余剂；为了巩固疗效，以前方变汤剂为散剂，每次 6 g，每日分早、中、晚 3 次服。随访 1 年，一切尚好。

用方体会：根据心痛如刺辨为瘀，再根据面色不荣辨为虚，因手足不温、脉沉弱辨为阳虚，又因活动及天气变化加重辨为虚寒，以此辨为气血虚夹寒痰瘀证。方以当归四逆汤温阳散寒，益气补血；以赤丸温阳散寒，化痰通阳；以失笑散活血化瘀止痛，方药相互为用，以奏其效。

2. 风湿性关节炎、膝关节积液、滑膜炎

汤某，男，38 岁，郑州人。有多年风湿性关节炎病史，6 个月前又出现膝关节积液、滑膜炎，服用中西药但未能有效控制关节疼痛，近由病友介绍前来诊治。刻诊：四肢关节疼痛，因天气异常加重，膝关节肿胀，屈伸不利，手足不温，全身怕冷，倦怠乏力，大便干结，经常口腔溃疡，舌质淡红、苔薄黄，脉沉弱。辨为虚寒瘀夹热证，治当补血益气，散寒化瘀，兼以清热，给予当归四逆汤、乌头汤与附子泻心汤合方：当归 10 g，桂枝 10 g，白芍 20 g，细辛 10 g，通草 6 g，大枣 25 枚，制川乌 10 g，麻黄 10 g，黄芪 10 g，附子 6 g，大黄 6 g，黄

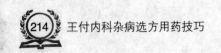

连3 g，黄芩3 g，炙甘草6 g。6剂，水煎服，第1次煎40 min，第2次煎25 min，合并药液，每日1剂，每次服150 mL左右，每日分早、中、晚3次服。

二诊：关节疼痛略有减轻，以前方6剂继服。

三诊：大便通畅，仍有口腔溃疡，以前方变黄连、黄芩为各6 g，6剂。

四诊：口腔溃疡痊愈，仍有关节疼痛，以前方变附子为10 g，6剂。

五诊：膝关节肿胀好转，以前方变黄连、黄芩为各3 g，12剂。

六诊：手足不温好转，疼痛较前又有减轻，以前方12剂继服。

七诊：经检查，膝关节积液基本消除，其余诸症均基本缓解，又以前方治疗40余剂；为了巩固疗效，以前方变汤剂为散剂，每次6 g，每日分早、中、晚3次服。随访1年，一切尚好。

用方体会：根据关节疼痛因寒加重辨为寒，再根据倦怠乏力辨为虚，因手足不温、脉沉弱辨为阳虚，又因大便干结、口腔溃疡、苔薄黄辨为夹热，以此辨为虚寒瘀夹热证。方以当归四逆汤温阳散寒，益气补血；以乌头汤温通散寒，益气止痛；以附子泻心汤温阳清热，方药相互为用，以奏其效。

通窍活血汤（《医林改错》）

运用通窍活血汤并根据方药组成及用量的配伍特点，可以辨治瘀遏清窍证、瘀阻清窍证、瘀蒙清窍证、瘀阻清阳证、瘀阻脉络证、瘀血阻结证；辨治要点是心痛，健忘，头晕目眩，舌质暗淡、苔薄。

【组成】赤芍一钱（3 g）　川芎一钱（3 g）　桃仁研泥,二钱（6 g）　红花三钱（9 g）　老葱切研,三根（45 g）　生姜切片,三钱（9 g）　大枣去核,七个（7个）　麝香绢包,五厘（0.15 g）　黄酒半斤（250 g）

【用法】水煎服，以麝香入酒内煎2~3 s，睡前服用。用汤剂可在原方用量基础上加大1倍。

【功效】温阳通窍，活血化瘀。

1. 辨治神经衰弱、内分泌失调、围绝经期综合征、抑郁症、精神障碍属于瘀遏清窍证，以嗜睡、头痛为基本特征。

【适用病证】

主要症状：嗜睡，头痛。

辨证要点：痛处固定，舌质暗紫、苔薄，脉沉或涩。

可能伴随的症状：面色晦暗，或失眠，或多梦，或头昏等。

2. 辨治癫痫、抑郁症、精神分裂症属于瘀阻清窍证，以斜视、抽搐为基本特征。

【适用病证】

主要症状：手足抽搐，斜视。

辨证要点：头痛如针刺，舌质淡红、苔厚腻，脉弦或滑。

可能伴随的症状：眩仆倒地，或颈项强直，或不省人事，或口角痰涎，或神志模糊，或似羊叫声等。

3. 辨治老年性痴呆、脑血管性痴呆、混合性痴呆、脑萎缩、脑白质脱髓鞘、代谢性脑病、中毒性脑病属于瘀蒙清窍证，以智能减退、舌质暗淡为基本特征。

【适用病证】

主要症状：智能减退（记忆力、判断力、计算力减退）。

辨证要点：肌肤甲错，舌质暗夹瘀紫、苔薄，脉沉涩。

可能伴随的症状：言语词不达意，或易怒，或行为古怪，或两目晦暗，或肌肉萎缩，或脘腹胀满，或头重如裹，或口吐涎沫，或哭笑无常等。

4. 辨治高血压头痛、高脂血症头痛、神经性头痛、血管性头痛、三叉神经痛、颅脑疾病头痛、外伤性头痛属于瘀阻清阳证，以头痛如刺为基本特征。

【适用病证】

主要症状：头痛。

辨证要点：痛如针刺，舌质暗紫或夹瘀斑、苔薄，脉沉或沉涩。

可能伴随的症状：痛处不移，或夜间痛甚，或有外伤病史等。

5. 辨治高血压、低血压、脑动脉硬化、椎-基底动脉供血不足、梅尼埃病、神经衰弱、贫血属于瘀阻脉络证，以头晕目眩、腰酸腿软、舌质暗紫为基本特征。

【适用病证】

主要症状：头晕目眩。

辨证要点：舌质暗淡夹瘀紫、苔薄，脉沉涩。

可能伴随的症状：头痛，或头痛如刺，或疼痛固定，或夜间痛甚，或失

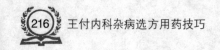

眠，或多梦，或耳鸣，或耳聋，或心烦心悸等。

6. 辨治良性肿瘤、恶性肿瘤、皮下囊肿、脂肪瘤、增生性病变、淋巴结肿大、肝硬化、脾大属于瘀血阻结证，以痞块、疼痛为基本特征。

【适用病证】

主要症状：痞块，头痛。

辨证要点：痛如针刺，舌质暗红或夹瘀斑、苔薄黄，脉沉或涩。

可能伴随的症状：健忘，或视物不清，或疼痛夜间加重，或痛处固定，或肢体麻木，或恶心呕吐等。

【解读方药】方中用活血药5味，桃仁偏于破血，红花偏于通经，黄酒偏于行散，赤芍偏于凉血，川芎偏于行气；辛散通阳药2味，生姜偏于行散，老葱偏于开窍；麝香芳香开窍醒神；大枣益气和中。又，方中用活血药配伍辛散药，以治血瘀不通；活血药配伍开窍药，以治瘀血阻窍；活血药配伍益气药，气帅血行，方药相互为用，以活血化瘀通窍为主。

【配伍用药】若头痛甚者，加冰片，以芳香开窍；若健忘甚者，加远志、石菖蒲，以开窍醒神；若痞块甚者，加三棱、莪术，以破血逐瘀；若抽搐甚者，加全蝎、蜈蚣，以息风止痉等。

【临证验案】

1. 血管神经性头痛

袁某，女，49岁，郑州人。有多年血管神经性头痛病史，服用中西药但未能有效控制头痛症状，近由病友介绍前来诊治。刻诊：头痛如针刺，因情绪异常加重，倦怠乏力，舌质暗红夹瘀紫、苔薄白，脉沉涩。辨为瘀血夹虚郁证，治当活血化瘀，疏肝理气，兼以益气，给予通窍活血汤与四逆散合方加味：赤芍6g，川芎6g，桃仁12g，红花20g，老葱3根，生姜20g，大枣7个，冰片（因麝香价格昂贵）3g，黄酒20mL，柴胡12g，枳实12g，白芍12g，五灵脂10g，蒲黄10g，红参10g，炙甘草6g。6剂，水煎服，第1次煎40min，第2次煎25min，合并药液，每日1剂，每次服150mL左右，每日分早、中、晚3次服。

二诊：头痛略有好转，以前方6剂继服。

三诊：倦怠乏力好转，头痛较前又有减轻，以前方6剂继服。

四诊：情绪好转，仍有头痛，以前方加五灵脂10g，6剂。

五诊：头痛基本消除，以前方 6 剂继服。

六诊：头痛未再发作，以前方 6 剂继服。

七诊：头痛未再发作，又以前方治疗 12 剂。随访 1 年，一切尚好。

用方体会：根据头痛如刺辨为瘀，再根据情绪异常加重辨为气郁，因舌质暗红、苔薄白辨为寒热夹杂，更因倦怠乏力辨为气虚，以此辨为瘀血夹虚郁证。方以通窍活血汤温通兼清，活血化瘀；以四逆散疏理气机，加红参补益和中，方药相互为用，以奏其效。

2. 围绝经期综合征

程某，女，49 岁，郑州人。于 1 年前出现围绝经期综合征，服用中西药但未能有效控制头痛、急躁症状，近由病友介绍前来诊治。刻诊：头痛如刀劈，急躁易怒，不欲言语，胸胁胀满，时时发热如火烤，时时怕冷如临冰，口苦，咽喉干燥，不思饮食，时时恶心，月经淋漓不尽，舌质暗红夹瘀紫、苔薄黄，脉沉涩。辨为瘀血夹郁热证，治当活血化瘀，清热调气，给予通窍活血汤与小柴胡汤合方：赤芍 6 g，川芎 6 g，桃仁 12 g，红花 20 g，老葱 3 根，冰片（因麝香价格昂贵）3 g，黄酒 20 mL，柴胡 24 g，黄芩 10 g，生半夏 12 g，生姜 20 g，大枣 12 枚，红参 10 g，炙甘草 6 g。6 剂，水煎服，第 1 次煎 50 min，第 2 次煎 25 min，合并药液，每日 1 剂，每次服 150 mL 左右，每日分早、中、晚 3 次服。

二诊：急躁易怒略有好转，头痛略有减轻，以前方 6 剂继服。

三诊：发热怕冷略有减轻，仍不思饮食，以前方加山楂 24 g，6 剂。

四诊：头痛较前又有减轻，以前方加五灵脂 10 g，6 剂。

五诊：饮食恢复正常，以前方去山楂，6 剂。

六诊：发热怕冷基本消除，以前方 6 剂继服。

七诊：诸症均有明显改善，为了巩固疗效，又以前方治疗 50 余剂，诸症悉除。随访 1 年，一切尚好。

用方体会：根据头痛如刺辨为瘀，再根据时时发热、时时怕冷辨为少阳气郁寒热夹杂，因口苦、咽喉干燥辨为少阳郁热，又因月经淋漓不尽辨为热入血室，以此辨为瘀血夹郁热证。方以通窍活血汤温通兼清，活血化瘀；以小柴胡汤清热调气益正，方药相互为用，以奏其效。

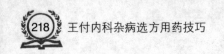

血府逐瘀汤(《医林改错》)

运用血府逐瘀汤并根据方药组成及用量的配伍特点，可以辨治瘀阻血脉证、瘀郁心神证、瘀阻脉络证、瘀郁内热证、瘀郁阻结证；辨治要点是心痛，健忘，发热，痞块。

【组成】桃仁四钱（12 g） 红花三钱（9 g） 当归三钱（9 g） 生地黄三钱（9 g）川芎一钱半（5 g） 赤芍二钱（6 g） 牛膝三钱（9 g） 桔梗一钱半（5 g） 柴胡一钱（3 g） 枳壳二钱（6 g） 甘草一钱（3 g）

【用法】水煎服。

【功效】活血化瘀，理气止痛。

1. 辨治冠心病心绞痛、风湿性心脏病、心肌炎、心律失常、神经衰弱属于瘀阻血脉证，以心痛如刺为基本特征。

【适用病证】

主要症状：心痛，心悸。

辨证要点：痛如针刺，舌质紫暗、苔薄，脉沉或沉涩。

可能伴随的症状：失眠，或烦躁，或疼痛不移，或夜间加重，或心痛彻背，或背痛彻心，或急躁易怒，或痛引肩背等。

2. 辨治神经衰弱、内分泌失调、围绝经期综合征、抑郁症、精神障碍属于瘀郁心神证，以健忘、呆滞为基本特征。

【适用病证】

主要症状：健忘，呆滞。

辨证要点：头沉，舌质暗紫、苔薄，脉沉涩。

可能伴随的症状：头晕目眩，或心烦，或心悸，或头痛，或言语迟钝，或失眠等。

3. 辨治急慢性肝炎、急慢性胆囊炎、急慢性胰腺炎、胆结石、胆道蛔虫症、肋间神经痛，以及急慢性胃炎属于瘀阻脉络证，以胁肋胀痛、疼痛固定为基本特征。

【适用病证】

主要症状：胁肋疼痛，固定不移。

辨证要点：痛如针刺，舌质暗紫或夹瘀点、苔薄，脉沉涩。

可能伴随的症状：疼痛拒按，或入夜加重，或胁下痞块，或腹胀，或呕吐，或大便不畅等。

4. 辨治功能性低热、内分泌失调、血液病变、结缔组织病变、肿瘤病变属于瘀郁内热证，以发热、口燥不欲饮水为基本特征。

【适用病证】

主要症状：发热，面色晦暗。

辨证要点：口燥不欲饮水，舌质暗红瘀紫、苔薄黄，脉沉或沉涩。

可能伴随的症状：潮热，或心烦急躁，或头痛，或胸痛，或胃痛，或失眠，或胸部怕冷，或大便不畅等。

5. 辨治良性肿瘤、恶性肿瘤、皮下囊肿、脂肪瘤、增生性病变、淋巴结肿大、肝硬化、脾大属于瘀郁阻结证，以痞块、疼痛为基本特征。

【适用病证】

主要症状：痞块，疼痛。

辨证要点：痛如针刺，舌质暗红或夹瘀斑、苔薄黄，脉沉或涩。

可能伴随的症状：痞结不通，或咳嗽，或胸闷，或胸痛，或胁下胀痛，或疼痛夜间加重，或痛处固定，或头痛，或腹痛等。

【解读方药】方中用活血药 4 味，桃仁偏于破血，红花偏于通经，牛膝偏于下行，川芎偏于行气；理气药 2 味，柴胡偏于升散，枳壳偏于降泄；当归补血活血；凉血药 2 味，赤芍偏于散瘀，生地黄偏于益阴；桔梗宣畅气机；甘草益气和中。又，方中用活血药配伍理气药，以治瘀血气滞；活血药配伍凉血药，以治瘀血夹热；活血药配伍益气药，以气帅血行，方药相互为用，以活血化瘀，理气止痛为主。

【配伍用药】若瘀血甚者，加大桃仁、红花用量，再加三七，以活血止痛；若气郁甚者，加大柴胡、枳壳用量，再加陈皮，以理气止痛；若痞块甚者，加三棱、莪术，以消痞散结；若胸闷甚者，加薤白、全瓜蒌，以行气宽胸等。

【临证验案】

1. 病毒性心肌炎

邵某，男，38 岁，郑州人。3 年前经检查诊断为病毒性心肌炎，服用中西药但未能有效控制症状，近由病友介绍前来诊治。刻诊：心痛如针刺，心悸，情绪低落，不欲言语，倦怠乏力，手足不温，怕冷，舌质暗红夹瘀紫、苔薄黄，脉沉弱涩。辨为瘀热夹郁夹虚寒证，治当活血化瘀，疏肝理气，益气散寒，给予血府逐瘀汤与理中丸合方：桃仁 12 g，红花 10 g，当归 10 g，生地黄 10 g，川芎 5 g，赤芍 6 g，牛膝 10 g，桔梗 5 g，柴胡 3 g，枳壳 6 g，红参 10 g，白术 10 g，干姜 10 g，炙甘草 10 g。6 剂，水煎服，第 1 次煎 40 min，第 2 次煎 25 min，合并药液，每日 1 剂，每次服 150 mL 左右，每日分早、中、晚 3 次服。

二诊：心痛略有减轻，怕冷好转，以前方 6 剂继服。

三诊：仍然心痛，情绪低落好转，以前方加五灵脂 10 g，6 剂。

四诊：心痛明显减轻，手足较前温和，以前方 6 剂继服。

五诊：心痛止，怕冷基本消除，以前方 6 剂继服。

六诊：心痛较前又有明显减轻，以前方 6 剂继服。

七诊：诸症基本消除，为了巩固疗效，又以前方治疗 30 余剂。随访 1 年，一切尚好。

用方体会：根据心痛如刺辨为瘀，再根据情绪低落、不欲言语辨为气郁，因手足不温、怕冷辨为寒，又因舌质红、苔薄黄辨为热，以此辨为瘀热夹郁夹虚寒证。方以血府逐瘀汤活血化瘀，理气止痛；以理中丸温中散寒，健脾益气，方药相互为用，以奏其效。

2. 慢性胰腺炎伴胰腺囊肿

夏某，女，59 岁，郑州人。有多年慢性胰腺炎病史，2 年前经检查又诊断为慢性胰腺炎伴胰腺囊肿，服用中西药但未能有效控制症状，近由病友介绍前来诊治。刻诊：脘腹及左胁疼痛，时时如针刺，情绪急躁，心烦意乱，倦怠乏力，手足不温，不思饮食，怕冷，舌质暗红夹瘀紫、苔薄黄，脉沉弱涩。辨为瘀热夹郁夹虚寒证，治当活血化瘀，疏肝理气，益气散寒，给予血府逐瘀汤与理中丸合方：桃仁 12 g，红花 10 g，当归 10 g，生地黄 10 g，川芎 5 g，赤芍 6 g，牛膝 10 g，桔梗 5 g，柴胡 3 g，枳壳 6 g，红参 10 g，白术 10 g，干姜 10 g，炙甘草 10 g。6 剂，水煎服，第 1 次煎 40 min，第 2 次煎 25 min，合并药液，每日 1 剂，每次服 150 mL 左右，每日分早、中、晚 3 次服。

二诊：脘腹疼痛减轻，心烦意乱好转，以前方 6 剂继服。

三诊：脘腹疼痛较前又有减轻，手足不温好转，以前方 6 剂继服。

四诊：脘腹疼痛较前又有减轻，仍然不思饮食，以前方加山楂 30 g，6 剂。

五诊：手足温和，情绪急躁好转，以前方 6 剂继服。

六诊：脘腹疼痛较前又有明显减轻，以前方 6 剂继服。

七诊：诸症基本趋于缓解，又以前方治疗 70 余剂，经复查胰腺囊肿消失。随访 1 年，一切尚好。

用方体会：根据脘腹疼痛如刺辨为瘀，再根据情绪急躁、心烦意乱辨为气郁，因手足不温、怕冷辨为寒，又因舌质红、苔薄黄辨为热，以此辨为瘀热夹郁夹虚寒证。方以血府逐瘀汤活血化瘀，理气止痛；以理中丸温中散寒，健脾益气，方药相互为用，以奏其效。

失笑散（《太平惠民和剂局方》）

运用失笑散并根据方药组成及用量的配伍特点，可以辨治心脉瘀阻证、胃络瘀阻证；辨治要点是心痛，胃痛，痛如针刺。

【组成】五灵脂_{酒研,淘去沙土}　蒲黄_{炒香,各等分}　（各 10 g）

【用法】将药研为细散状，用醋 10 mL，煎熬成膏，加入水中煎煮，饭前热服。

【功效】活血祛瘀，散结止痛。

1. **辨治冠心病心绞痛、肺源性心脏病、风湿性心脏病、心律不齐、病毒性心肌炎、细菌性心肌炎、心内膜炎属于心脉瘀阻证，以心痛、因寒加重为基本特征。**

【适用病证】

主要症状：心胸疼痛。

辨证要点：痛如针刺，舌质暗或紫、苔薄，脉沉或涩。

可能伴随的症状：心胸疼痛，或胸部窒塞，或头痛，或心烦等。

2. **辨治急慢性胃炎、胃及十二指肠溃疡、慢性胆囊炎、慢性胰腺炎、功能性消化不良、胃黏膜病变属于胃络瘀阻证，以胃脘胀痛、痛如针刺为基本特征。**

【适用病证】

主要症状：胃痛，胃胀，呕吐。

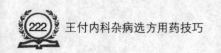

辨证要点：痛如针刺，舌质暗红或夹紫、苔薄，脉沉或沉涩。

可能伴随的症状：痛处不移，或按之痛甚，或不思饮食，或入夜加剧，或恶心，或吐血，或大便色黑等。

【解读方药】方中用五灵脂活血通络止痛；蒲黄活血散瘀止痛，方药相互为用，以活血祛瘀，散结止痛为主。

【配伍用药】若瘀血甚者，加桃仁、红花，以活血化瘀；若气郁甚者，加枳实、香附，以行气解郁；若心悸者，加远志、石菖蒲，以开窍安神；若胸闷甚者，加薤白、枳实，以行气宽胸等。

桃仁红花煎(《陈素庵妇科补解》)

运用桃仁红花煎并根据方药组成及用量的配伍特点，可以辨治瘀阻心脉证、肺痈瘀阻证；辨治要点是心痛，胸痛，痛如针刺。

【组成】红花　当归　桃仁　香附　延胡索　赤芍　川芎　乳香　丹参　青皮　生地黄（各 12 g）

【用法】水煎服，每日分 3 次温服。

【功效】活血化瘀，理气通络。

1. 辨治心律失常、冠心病、风湿性心脏病、神经衰弱属于瘀阻心脉证，以心悸、心痛为基本特征。

【适用病证】

主要症状：心悸，心痛。

辨证要点：痛如针刺，舌质紫暗或瘀点、苔薄，脉沉或涩或结。

可能伴随的症状：心痛夜间加重，或固定不移，或唇甲青紫，或胸中闷痛，或面色晦暗等。

2. 辨治化脓性肺脓肿、急性大叶性肺炎、支气管肺炎、病毒性肺炎属于肺痈瘀阻证，以咳嗽、胸痛为基本特征。

【适用病证】

主要症状：咳嗽，胸痛。

辨证要点：痛如针刺，舌质暗紫或夹瘀斑、苔薄，脉沉或涩。

可能伴随的症状：气喘，或咯吐脓血，或气短急促，或烦躁，或喉间有腥味，或痰呈红绿色等。

【解读方药】方中用活血药 8 味，红花偏于通经，当归偏于补血，桃仁偏于破血，延胡索、川芎偏于温通行气，丹参偏于安神，乳香偏于止痛；凉血药 2 味，生地黄偏于滋阴，赤芍偏于凉血；行气药 2 味。香附偏于行气，青皮偏于降泄。又，方中用活血药配伍凉血药，以治瘀血夹热；活血药配伍理气药，既可帅血行瘀又可治瘀血气滞；理气药配伍凉血药，以治气郁夹热，方药相互为用，以活血化瘀，理气通络为主。

【配伍用药】若心悸甚者，加大当归、丹参用量，再加远志，以补血活血安神；若瘀血甚者，加大桃仁、红花用量，以活血化瘀；若气郁甚者，加大香附、青皮用量，再加柴胡，以行气解郁；若血热甚者，加大生地黄、赤芍用量，再加玄参，以清热凉血等。

桃仁红花煎(《陈素庵妇科补解》)
与桂枝甘草龙骨牡蛎汤(《伤寒杂病论》)合方

运用桃仁红花煎与桂枝甘草龙骨牡蛎汤合方并根据方药组成及用量的配伍特点，可以辨治瘀阻心脉，心阳不足证；辨治要点是心痛，痛如针刺，形寒怕冷。

【组成】

桃仁红花煎：红花　当归　桃仁　香附　延胡索　赤芍　川芎　乳香　丹参　青皮　生地黄（各 12 g）

桂枝甘草龙骨牡蛎汤：桂枝去皮,一两（3 g）　甘草炙,二两（6 g）　牡蛎熬,二两（6 g）　龙骨二两（6 g）

【用法】水煎服，每日分 3 次温服。

【功效】活血化瘀，理气通络，补益心阳。

辨治心律失常，冠心病、风湿性心脏病、神经衰弱属于瘀阻心脉，心阳不足证，以心悸、心痛、手足不温为基本特征。

【适用病证】

主要症状：心悸，心痛，失眠。

辨证要点：痛如针刺，手足不温，舌质紫暗或瘀点、苔薄，脉沉或涩

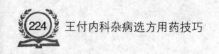
或结。

可能伴随的症状：心痛夜间加重，或固定不移，或唇甲青紫，或胸中闷痛，或多梦，或气短，或肢体怕冷，或面色晦暗等。

【解读方药】方中用活血药8味，红花偏于通经，当归偏于补血，桃仁偏于破血，延胡索、川芎偏于温通行气，丹参偏于安神，乳香偏于止痛；桂枝温通阳气；凉血药2味，生地黄偏于滋阴，赤芍偏于凉血；行气药2味，香附偏于行气，青皮偏于降泄；潜阳安神药2味，龙骨偏于重镇，牡蛎偏于固涩；甘草益气和中。又，方中用活血药配伍凉血药，以治瘀血夹热；活血药配伍安神药，以治瘀血扰神；活血药配伍理气药，既可帅血行瘀又可治瘀血气滞；安神药配伍益气药，使气能固守；理气药配伍凉血药，以治气郁夹热，方药相互为用，以活血化瘀，理气通络，补益心阳为主。

【配伍用药】若心悸甚者，加大当归、丹参、龙骨、牡蛎用量，以补血活血，潜阳安神；若瘀血甚者，加大桃仁、红花、桂枝用量，以通经活血化瘀；若气郁甚者，加大香附、青皮用量，再加柴胡，以行气解郁；若血热甚者，加大生地黄、赤芍用量，再加玄参，以清热凉血等。

【临证验案】冠心病、神经衰弱

谢某，男，68岁，郑州人。有多年冠心病病史，2年前又有神经衰弱，但服用中西药未能有效控制症状，近由病友介绍前来诊治。刻诊：心痛如针刺，失眠，多梦，胸闷，心悸，气短，心烦，健忘，耳鸣，头晕目眩，舌质暗夹瘀紫、苔薄白、脉沉略涩。辨为瘀夹心肾不交证，治当活血化瘀，交通心肾，给予桃仁红花煎与桂枝甘草龙骨牡蛎汤合方：红花12 g，当归12 g，桃仁12 g，香附12 g，延胡索12 g，赤芍12 g，川芎12 g，乳香12 g，丹参12 g，青皮12 g，生地黄12 g，桂枝3 g，牡蛎6 g，龙骨6 g，炙甘草6 g。6剂，水煎服，第1次煎40 min，第2次煎25 min，合并药液，每日1剂，每次服150 mL左右，每日分早、中、晚3次服。

二诊：心痛略有减轻，以前方6剂继服。

三诊：仍然胸闷，以前方变香附、青皮为各24 g，6剂。

四诊：心痛较前又有减轻，仍有失眠多梦，以前方变龙骨、牡蛎为各24 g，6剂。

五诊：失眠多梦好转，耳鸣减轻，以前方6剂继服。

六诊：心痛基本消除，头晕目眩止，以前方 6 剂继服。

七诊：诸症基本缓解，又以前方治疗 40 余剂；为了巩固疗效，以前方变汤剂为散剂，每次 6 g，每日分早、中、晚 3 次服，服药 3 个月。随访 1 年，一切尚好。

用方体会：根据心痛如刺辨为瘀，再根据失眠、耳鸣辨为心肾不交，因胸闷辨为气郁，以此辨为瘀夹心肾不交证。方以桃仁红花煎活血化瘀，理气通络；以桂枝甘草龙骨牡蛎汤温阳安神，交通心肾，方药相互为用，以奏其效。

心痰湿证用方

心痰湿证的基本症状有心悸，心烦，心痛，失眠；辨治心痰湿证的基本要点是胸闷，苔厚腻，运用方药辨治心痰湿证只有重视同中求异，才能选择最佳切机方药而取得良好治疗效果。

导痰汤(《济生方》)

运用导痰汤并根据方药组成及用量的配伍特点，可以辨治痰阻清窍证、痰阻湿滞证、痰郁经筋证、痰逆经脉证；辨治要点是突然昏倒，或肥胖，或头昏，或肌肉颤动。

【组成】半夏汤洗七次,四两（120 g）　天南星炮,去皮　橘皮　枳实去瓤,麸炒　赤茯苓去皮,各一两（各 30 g）　甘草炙,半两（15 g）

【用法】将药研为细散状，每次服 12 g，水煎时加入生姜 10 片同煎，饭后温服。用汤剂可用原方量的 1/5，每日分 6 次服。

【功效】燥湿化痰，行气开结。

1. 辨治低血压、晕厥、癔症、高血压脑病、脑血管痉挛、低血糖、心源性或出血性休克属于痰阻清窍证，以突然昏倒、不省人事为基本特征。

【适用病证】

主要症状：突然昏倒，不省人事。

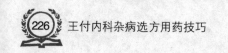

辨证要点：喉中痰鸣，舌质淡、苔白腻，脉沉滑。

可能伴随的症状：呕吐痰涎，或呼吸气粗，或头晕目眩，或头沉，或肢体困重等。

2. 辨治内分泌紊乱如甲状腺病变、代谢紊乱、糖尿病、单纯性肥胖、继发性肥胖如胰岛素病变属于痰阻湿滞证，以肥胖、身体重着为基本特征。

【适用病证】

主要症状：肥胖，嗜卧。

辨证要点：身体重着，舌质淡、苔白腻，脉沉滑。

可能伴随的症状：胸脘痞闷，或头沉，或痰多，或头昏，或胃脘胀满，或大便不畅等。

3. 辨治流行性脑脊髓膜炎、流行性乙型脑炎、结核性脑膜炎、肝性脑病、肾性脑病、中毒性脑病、脑寄生虫病、脑囊虫病、脑脓肿等属于痰郁经筋证，以头痛、项强、头昏为基本特征。

【适用病证】

主要症状：头昏，颈项强直，谵语。

辨证要点：口腻，舌质淡、苔腻，脉沉或滑。

可能伴随的症状：头沉，或神志呆滞，或呕吐痰涎，或胸脘痞满，或手足抽搐，或角弓反张等。

4. 辨治震颤麻痹、肝豆状核变性、特发性震颤、神经性震颤、代谢性震颤、小脑病变的姿势性震颤、甲状腺功能亢进症等属于痰逆经脉证，以肌肉颤动、胸闷口腻为基本特征。

【适用病证】

主要症状：肌肉颤动，胸闷口苦。

辨证要点：口腻，舌质淡、苔白腻，脉沉或滑。

可能伴随的症状：胃脘痞满，或呕吐痰涎，或口角流涎，或舌体胖大，或手重不能持物，或肢体麻木等。

【解读方药】方中用燥湿化痰药2味，半夏偏于醒脾，天南星偏于通络；理气药2味，陈皮偏于行散化痰，枳实偏于降浊化饮；益气药2味，茯苓偏于健脾渗湿；甘草偏于和中缓急。又，方中用化痰药配伍理气药，气顺痰消；化痰药配伍益气药，气化痰湿；理气药配伍益气药，理气药不伤气，方药相互为用，以燥湿祛痰，行气开郁为主。

【配伍用药】若痰甚者，加大半夏、陈皮用量，以理气化痰；若气郁甚者，加大陈皮用量，再加木香、砂仁，以行气化痰；若颤动甚者，加藜芦、甘草，以息风缓急等。

【临证验案】**单纯性肥胖**

汪某，女，23 岁，郑州人。4 年前体重为 76 kg，身高 161 cm，至今体重为 89 kg，经检查未发现明显器质性病变，服用中西药但未能有效控制体重，近由同学介绍前来诊治。刻诊：肥胖，嗜卧，身体沉重，大便难 4～5 天/次，腹部发热，四肢怕冷，舌质淡红夹瘀紫、苔厚腻黄白夹杂，脉沉滑。辨为寒痰夹瘀热证，治当燥湿化痰，活血化瘀，给予导痰汤与桃核承气汤合方加味：生半夏 40 g，天南星 10 g，陈皮 10 g，枳实 10 g，赤茯苓 10 g，桃仁 10 g，桂枝 6 g，大黄 12 g，芒硝 6 g，甘遂 5 g，海藻 30 g，炙甘草 6 g。6 剂，水煎服，第 1 次煎 40 min，第 2 次煎 25 min，合并药液，每日 1 剂，每次服 150 mL 左右，每日分早、中、晚 3 次服。

二诊：大便较前通畅，仍有不利，以前方变大黄为 15 g，6 剂。

三诊：大便通畅，腹部发热减轻，以前方 6 剂继服。

四诊：仍有四肢怕冷，以前方加附子 6 g，6 剂。

五诊：身体沉重略有好转，以前方变甘遂为 6 g，6 剂。

六诊：嗜卧好转，以前方 6 剂继服。

七诊：肥胖减轻（84 kg），又以前方治疗 60 余剂，体重 79 kg；为了巩固疗效，以前方变汤剂为散剂，每次 10 g，每日分早、中、晚 3 次服，服药 3 个月，体重 75 kg，又治疗 3 个月，体重 67 kg。随访 1 年，体重 66 kg 左右，其他一切尚好。

用方体会：根据肥胖、苔腻辨为痰，再根据大便难、腹部发热辨为热结，因舌质淡红夹瘀紫辨为瘀，又因身体沉重、怕冷辨为寒痰，以此辨为寒痰夹瘀热证。方以导痰汤温化寒痰，行气和中；以桃核承气汤泻热祛瘀，加甘遂荡涤痰饮，海藻软坚泻利，方药相互为用，以奏其效。

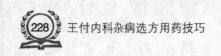

黄连温胆汤(《六因条辨》)

运用黄连温胆汤并根据方药组成及用量的配伍特点，可以辨治痰热郁心夹寒证、痰热扰心夹寒证、痰热郁滞夹寒证、脾胃痰热夹寒证；辨治要点是肢体沉重、苔黄腻。

【组成】半夏汤洗七次　竹茹　枳实麸炒,去瓤,各二两（各 60 g）　陈皮三两（90 g）甘草炙,一两（30 g）　茯苓一两半（45 g）　黄连三两（90 g）

【用法】水煎服，每日分 6 次服。用汤剂可用原方量的 1/5。

【功效】清热和胃，温化寒痰。

1. 辨治心律失常、冠心病、风湿性心脏病、神经衰弱属于痰热郁心夹寒证，以心悸、胸闷为基本特征。

【适用病证】

主要症状：心悸，健忘。

辨证要点：胸中闷热，舌质红、苔腻黄白夹杂，脉沉滑或弦。

可能伴随的症状：失眠，或烦躁，或口苦，或不思饮食，或大便干结，或小便短赤等。

2. 辨治神经衰弱、内分泌失调、围绝经期综合征、心律不齐属于痰热扰心夹寒证，以失眠、胸闷为基本特征。

【适用病证】

主要症状：失眠，胸闷。

辨证要点：肢体困重，舌质红、苔腻黄白夹杂，脉滑数。

可能伴随的症状：胃脘痞满，或多梦，或恶心，或不思饮食，或大便溏泄，或小便短少等。

3. 辨治功能性低热、内分泌失调、血液病变、结缔组织病变、肿瘤病变属于痰热郁滞夹寒证，以发热、肢体沉重为基本特征。

【适用病证】

主要症状：发热，胸脘痞闷。

辨证要点：肢体沉重，舌质红、苔腻黄白夹杂，脉沉或滑。

可能伴随的症状：午后身热，或不思饮食，或渴不欲饮，或呕吐，或恶心，或大便溏泄等。

4. 辨治急慢性胃炎、胃及十二指肠溃疡、功能性消化不良、慢性肠炎、慢性阑尾炎、胃黏膜病变属于脾胃痰热夹寒证，以胃脘嘈杂、舌质淡红为基本特征。

【适用病证】

主要症状：胃脘嘈杂，心下痞满。

辨证要点：口腻口臭，舌质淡红、苔腻黄白夹杂，脉沉或滑。

可能伴随的症状：吞酸，或呕吐，或恶心，或肢体沉重，或头沉，或头蒙等。

【解读方药】 方中用清热药 2 味，黄连偏于燥湿，竹茹偏于降逆；化痰药 2 味，半夏偏于醒脾燥湿，竹茹偏于解郁清降；理气化痰药 2 味，陈皮偏于温化行散，枳实偏于清热降浊；茯苓健脾益气渗湿；甘草益气和中。又，方中用清热药配伍理气药，以治气郁夹热；清热药配伍化痰药，以治痰热蕴结；理气药配伍化痰药，气顺痰消；清热药配伍益气药，使寒药不伤胃，方药相互为用，以清热和胃，燥湿化痰为主。

【配伍用药】 若热甚者，加大黄连用量，再加黄芩，以清热燥湿；若痰甚者，加大半夏、陈皮用量，再加贝母，以理气燥湿化痰；若失眠甚者，加远志、石菖蒲，以开窍化痰安神；若不思饮食者，加生山楂、麦芽，以消食和胃等。

【临证验案】 慢性胃炎，慢性胆囊炎

司某，男，51 岁，郑州人。有多年慢性胃炎、慢性胆囊炎病史，服用中西药但未能有效控制症状，近由病友介绍前来诊治。刻诊：胃脘嘈杂痞满，喜食温热，肢体沉重，怕冷，倦怠乏力，恶心，经常口腔溃疡，口腻，口苦，口臭，舌质淡红、苔腻黄白夹杂，脉沉弱。辨为痰热夹虚夹寒证，治当温化燥湿，清热化痰，补益中气，给予黄连温胆汤与半夏泻心汤合方：生半夏 15 g，竹茹 15 g，枳实 15 g，陈皮 24 g，茯苓 12 g，黄连 24 g，黄芩 10 g，干姜 10 g，红参 10 g，大枣 12 枚，炙甘草 10 g。6 剂，水煎服，第 1 次煎 40 min，第 2 次煎 25 min，合并药液，每日 1 剂，每次服 150 mL 左右，每日分早、中、晚 3 次服。

二诊：胃脘嘈杂痞满减轻，口腔溃疡消除，以前方减黄连为 15 g，6 剂。

三诊：仍有怕冷，以前方加生附子 5 g，6 剂。

四诊：怕冷好转，恶心呕吐止，以前方变半夏为 24 g，6 剂。

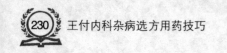

五诊：诸症基本消除，以前方6剂继服。

六诊：诸症消除，为了巩固疗效，又以前方治疗20余剂。随访1年，一切尚好。

用方体会：根据胃脘痞满嘈杂、喜食温热辨为寒痰，再根据口腔溃疡、口苦辨为热，因倦怠乏力辨为气虚，又因身体沉重、苔腻辨为痰，以此辨为痰热夹虚夹寒证。方以黄连温胆汤清热和胃，温化寒痰；以半夏泻心汤清热燥湿，温化益气，方药相互为用，以奏其效。

顺气导痰汤(《医学入门》)

运用顺气导痰汤并根据方药组成及用量的配伍特点，可以辨治心肝气郁夹痰湿证；辨治要点是精神抑郁，胸胁闷塞，表情沉默。

【组成】半夏汤洗七次,四两（120 g） 天南星炮,去皮 橘皮 枳实去瓤,麸炒 赤茯苓去皮,各一两（各30 g） 甘草炙,半两（15 g） 香附三钱（9 g） 乌药三钱（9 g） 沉香二钱（6 g） 木香三钱（9 g）

【用法】将药研为细散状，每次服12 g，水煎时加入生姜10片同煎，饭后温服。用汤剂可用原方量的1/5。

【功效】燥湿祛痰，行气开郁。

辨治精神分裂症、焦虑症、围绝经期综合征、精神障碍属于心肝郁痰滞证，以精神抑郁、胸胁闷塞为基本特征。

【适用病证】

主要症状：精神抑郁，胸胁闷塞。

辨证要点：因情绪异常诱发或加重，舌质淡、苔白腻，脉沉或滑。

可能伴随的症状：表情淡漠，或沉默不语，或善叹息，或喃喃自语，或言疑多虑，或语无伦次，或不思饮食，或大便溏泄等。

【解读方药】方中用理气药6味，陈皮偏于和胃，枳实偏于降泄，香附偏于调经，木香偏于导滞，沉香偏于纳气，乌药偏于温通；化痰药2味，半夏偏于醒脾，天南星偏于通络；赤茯苓渗利湿浊；甘草益气缓急。又，方中用理气药配伍化痰药，以治气郁痰蕴；理气药配伍渗利药，以治气不化湿；理气药配伍化痰药，气顺痰消；理气药配伍益气药，既可治气郁气虚又可兼防理气药伤气，方药相互为用，以燥湿祛痰，行气开郁为主。

【配伍用药】若肝郁甚者，加大枳实、木香用量，以增强疏肝解郁；若痰湿甚者，加大半夏、天南星用量，再加贝母，以降泄痰浊；若湿盛者，加大赤茯苓用量，再加白术、泽泻，以健脾利湿等。

温胆汤(《三因极一病证方论》)

运用温胆汤并根据方药组成及用量的配伍特点，可以辨治心痰热夹寒证、脾胃痰热夹寒证、肺痰热夹寒证；辨治要点是健忘、胃脘嘈杂、咳嗽。

【组成】半夏汤洗七次　竹茹　枳实麸炒去瓤,各二两 （各60 g） 橘皮去白,三两 （90 g） 甘草炙,一两 （30 g）　白茯苓一两半 （45 g）

【用法】将药研为细散状，每次服 12 g，用水煎时加入生姜 5 片，枣 1 个同煎，饭前服用。用汤剂可用原方量的 1/5，每日分 6 次服。

【功效】理气化痰，清热益中。

1. 辨治神经衰弱、内分泌失调、围绝经期综合征、抑郁症、精神障碍属于心痰热夹寒证，以失眠、触事易惊为基本特征。

【适用病证】

主要症状：健忘，嗜睡。

辨证要点：头沉，舌质淡红、苔腻黄白夹杂，脉弦或滑。

可能伴随的症状：胸闷，或呕吐，或恶心，或头晕目眩，或肢体困重，或大便溏泄等。

2. 辨治急慢性胃炎、胃及十二指肠溃疡、功能性消化不良、慢性肠炎、慢性阑尾炎、胃黏膜病变属于胆胃痰热夹寒证，以胃脘嘈杂、舌质淡红为基本特征。

【适用病证】

主要症状：胃脘嘈杂。

辨证要点：口渴，口臭，舌质淡红、苔腻黄白夹杂，脉沉或滑。

可能伴随的症状：吞酸，或胆怯易惊，或胃脘拘急，或似饥不饥，或恶心，或呕吐等。

3. 辨治慢性支气管炎、支气管哮喘、支气管扩张、慢性阻塞性肺疾病、间质性肺疾病属于肺痰热夹寒证，以咳嗽、胸闷、痰色黄白夹杂为基本特征。

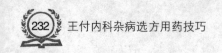

【适用病证】

主要症状：咳嗽，气喘，胸闷。

辨证要点：咯痰黄白夹杂，舌质红、苔黄腻，或舌质淡、苔白腻，脉沉或滑。

可能伴随的症状：胸中闷塞，或恶心呕吐，或急躁易怒，或咯痰不出，或胸中憋胀，或大便不畅等。

【解读方药】方中用半夏醒脾燥湿化痰；理气化痰药2味，陈皮偏于行散，枳实偏于降浊；茯苓健脾益气渗湿；竹茹解郁清降化痰；甘草益气和中。又，方中用燥湿药配伍理气药，气顺痰消；燥湿药配伍利湿药，以治痰湿蕴结；理气药配伍益气药，以治气郁气虚，兼防理气药伤气，方药相互为用，以理气化痰，清胆和胃为主。

【配伍用药】若健忘甚者，加远志、石菖蒲，以开窍安神；若胃脘嘈杂甚者，加山药、白术，以健脾和胃；若咳嗽甚者，加紫菀、款冬花，以宣降止咳；若胸闷甚者，加薤白、全瓜蒌，以宽胸行气；若口臭者，加黄连、黄芩，以清热燥湿等。

【临证验案】慢性阻塞性肺疾病、功能性消化不良

钱某，男，71岁，郑州人。有多年慢性阻塞性肺疾病病史，2年来又出现功能性消化不良，服用中西药但未能有效控制症状，近由病友介绍前来诊治。刻诊：咳嗽、气喘，动则加重，痰多时稀时稠色白，胸闷，烦躁，胃脘痞满，不思饮食，喜食温热，手足不温，怕冷，倦怠乏力，口腻不利，舌质淡红、苔腻黄白夹杂，脉沉弱。辨为肺胃寒痰夹虚夹热证，治当温肺降逆，温胃益气，兼清化痰，给予温胆汤、麻黄汤与桂枝人参汤合方：生半夏15 g，竹茹15 g，枳实15 g，陈皮24 g，茯苓12 g，桂枝12 g，干姜10 g，红参10 g，白术12 g，麻黄10 g，杏仁15 g，生山楂30 g，炙甘草10 g。6剂，水煎服，第1次煎40 min，第2次煎25 min，合并药液，每日1剂，每次服150 mL左右，每日分早、中、晚3次服。

二诊：痰多减少，胸闷好转，以前方6剂继服。

三诊：仍有怕冷，以前方加生附子5 g，6剂。

四诊：怕冷较前又有好转，胃脘痞满减轻，以前方6剂继服。

五诊：手足不温、怕冷基本消除，以前方减生附子为3 g，6剂。

六诊：痰多明显减少，仍有轻微咳嗽、气喘，以前方 6 剂继服。

七诊：肺部症状明显改善，消化症状基本消除，为了巩固疗效，又以前方治疗 60 余剂。随访 1 年，一切尚好。

用方体会：根据咳嗽、气喘、痰多色白辨为肺寒痰，再根据胃脘痞满、喜饮热食辨为胃寒，因倦怠乏力辨为气虚，又因舌质淡红、苔黄白夹杂辨为寒热夹杂，以此辨为肺胃寒痰夹虚夹热证。方以温胆汤理气化痰，清热益中；以麻黄汤宣降肺气；以桂枝人参汤温中散寒，健脾益气，加生山楂消食和胃，方药相互为用，以奏其效。

平胃散(《简要济众方》)

运用平胃散并根据方药组成及用量的配伍特点，可以辨治湿困清窍证、湿困脾胃证；辨治要点是身重、胃脘嘈杂、咳嗽。

【组成】苍术 去黑皮，捣为细末，炒黄色，四两（120 g）　厚朴 去粗皮，涂生姜汁，炙令香熟，三两（90 g）陈橘皮 洗令净，焙干，二两（60 g）　甘草 炙，黄，一两（30 g）

【用法】将药研为细散状，每次服 5 g，用水煎，加入生姜 2 片，大枣 2 枚同煎，饭前温服。用汤剂可用原方量的 1/10，每日分 6 次服。

【功效】燥湿运脾，行气和胃。

1. 辨治神经衰弱、内分泌失调、围绝经期综合征、抑郁症、精神障碍属于湿困清窍证，以嗜睡、头蒙如裹为基本特征。

【适用病证】

主要症状：嗜睡，头蒙如裹。

辨证要点：肢体沉重，舌质淡、苔白厚腻，脉沉或滑。

可能伴随的症状：胸闷，或脘腹痞满，或恶心，或不思饮食，或头昏，或大便溏泄等。

2. 辨治急慢性胃炎、胃及十二指肠溃疡、功能性消化不良、慢性肠炎、慢性阑尾炎、胃黏膜病变属于湿困脾胃证，以胃脘痞满、口腻不渴为基本特征。

【适用病证】

主要症状：胃脘痞满，呕吐。

辨证要点：口腻，舌质淡、苔白腻，脉沉或滑。

可能伴随的症状：呕吐痰涎，或腹胀，或不思饮食，或手足不温，或大便溏泄，或头晕目眩等。

【解读方药】方中用苍术芳香运脾燥湿；理气药 2 味，厚朴偏于下气，陈皮偏于调中；生姜醒脾和胃；益气药 2 味，甘草偏于缓急，大枣偏于生血。又，方中用运脾药配伍理气药，以治脾胃气滞；燥湿药配伍益气药，气能化湿；理气药配伍益气药，理气药不伤气，方药相互为用，以燥湿运脾，行气和胃为主。

【配伍用药】若嗜睡甚者，加附子、远志、石菖蒲，以温阳开窍安神；若头蒙如裹甚者，加川芎、白芷，以行气理血开窍；若呕吐甚者，加大陈皮用量，再加竹茹，以降逆止呕；若口腻甚者，加大苍术用量，再加茯苓，以燥湿利湿；若不思饮食者，加山楂、莱菔子，以消食和胃等。

【临证验案】胃及十二指肠溃疡

许某，女，63 岁，郑州人。有多年胃及十二指肠溃疡病史，服用中西药但未能有效控制症状，近由病友介绍前来诊治。刻诊：胃痛，胃胀痞满，呕吐痰涎，不思饮食，手足不温，大便溏泄，倦怠乏力，口腻，口苦，舌质暗淡边略红、苔腻黄白夹杂，脉沉弱。辨为脾胃寒湿夹虚夹热证，治当燥湿运脾，行气和胃，兼清郁热，给予平胃散与半夏泻心汤合方：苍术 24 g，厚朴 18 g，陈皮 12 g，生半夏 12 g，干姜 10 g，红参 10 g，黄连 10 g，黄芩 10 g，大枣 12 枚，五灵脂 10 g，炙甘草 10 g。6 剂，水煎服，第 1 次煎 40 min，第 2 次煎 25 min，合并药液，每日 1 剂，每次服 150 mL 左右，每日分早、中、晚 3 次服。

二诊：胃痛减轻，饮食较前好转，以前方 6 剂继服。

三诊：仍大便溏泄，以前方加茯苓 15 g，6 剂。

四诊：胃痛较前又有好转，胃胀痞满减轻，以前方 6 剂继服。

五诊：口苦、口腻基本消除，以前方 6 剂继服。

六诊：诸症基本消除，为了巩固疗效，又以前方治疗 40 余剂。随访 1 年，一切尚好。

用方体会：根据胃痛、呕吐痰涎、口腻辨为痰湿，再根据胃胀痞满、不思饮食辨为浊气壅滞，因倦怠乏力辨为气虚，又因舌质淡红、苔黄白夹杂辨为寒热夹杂，以此辨为脾胃寒湿夹虚夹热证。方以平胃散燥湿运脾，理气和胃；以半夏泻心汤清热温中，益气散结，加五灵脂活血止痛，方药相互为用，以奏其效。

心气郁证用方

心气郁证的基本症状有心悸，心烦，心痛，失眠；辨治心气郁证的基本要点以胸闷，表情沉默，不欲言语为基本特征，运用方药辨治心气郁证只有重视同中求异，才能选择最佳切机方药而取得良好治疗效果。

柴胡疏肝散(《证治准绳》)

运用柴胡疏肝散并根据方药组成及用量的配伍特点，可以辨治心肝气郁证、肝胃气郁证、肝脾气结证、肝气郁滞证、肝脾气郁内结证、肝脾气郁水气证、心肝气郁内结证、肝脾气郁阻结证；辨治要点是胀满，因情绪异常加重。

【组成】柴胡　陈皮_{醋炒,各二钱}（各6 g）　川芎　枳壳_{麸炒}　芍药　香附_{各一钱半}（各4.5 g）　甘草_{炙,五分}（1.5 g）

【用法】将药研为细散状，用水煎服，饭前服用。用汤剂可在原方用量基础上加大1倍。

【功效】疏肝解郁，行气止痛。

1. 辨治冠心病心绞痛、风湿性心脏病、心肌炎、心律失常，神经衰弱属于心肝气郁证，以心胸胁肋窜痛为基本特征。

【适用病证】

主要症状：心胸窜痛，胁肋胀痛。

辨证要点：因情绪异常加重，舌质淡红、苔薄，脉沉或沉弦。

可能伴随的症状：喜太息，或胸脘痞闷，或善嗳气，或得矢气则舒，或隐隐心痛，或背痛彻心，或心痛彻背，或痛引肩背等。

2. 辨治急慢性胃炎、胃及十二指肠溃疡、慢性胆囊炎、慢性胰腺炎、功能性消化不良、胃黏膜病变属于肝胃气郁证，以胃脘胀痛、胀连两胁为基本特征。

【适用病证】

主要症状：胃脘胀痛，胀连两胁。

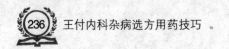

辨证要点：因情绪异常加重，舌质淡红、苔薄，脉沉或弦。

可能伴随的症状：恶心，或不思饮食，或嗳气，或呕吐，或腹胀，或情绪低落，或喜叹息，或胸闷，或大便不畅等。

3. 辨治急慢性胰腺炎、急慢性胆囊炎、不完全性肠梗阻、肠粘连、腹膜病变、肠系膜病变、肠胃痉挛、腹型过敏性紫癜、肠道寄生虫、肠易激综合征属于肝脾气结证，以腹痛，痛无定处为基本特征。

【适用病证】

主要症状：腹痛，痛无定处。

辨证要点：情绪异常加重，舌质淡红、苔薄，脉沉或弦。

可能伴随的症状：两胁窜痛，或腹胀，或不思饮食，或嗳气频频，或痛引少腹，或呕吐，或矢气得舒等。

4. 辨治急慢性肝炎、急慢性胆囊炎、急慢性胰腺炎、胆结石、胆道蛔虫症、肋间神经痛，以及急慢性胃炎属于肝气郁滞证，以胁肋胀痛、因情绪异常加重为基本特征。

【适用病证】

主要症状：胁肋疼痛，走窜不定。

辨证要点：因情绪异常加重，舌质淡红、苔薄，脉沉或弦。

可能伴随的症状：痛连胸背，或胸闷，或嗳气，或腹胀，或胀痛因嗳气缓解，或大便不畅等。

5. 辨治化疗性肝损伤、肝硬化、肝癌、肝炎综合征、酒精性肝损伤、急慢性肝炎、钩端螺旋体病、流行性出血热、急慢性胆囊炎、急慢性胰腺炎、胆结石、胆道蛔虫症、肋间神经痛，以及急慢性胃炎属于肝脾气郁内结证，以身目发黄、因情绪异常加重为基本特征。

【适用病证】

主要症状：身体发黄，胁痛。

辨证要点：因情绪异常加重，舌质淡红、苔薄，脉沉或弦。

可能伴随的症状：脘腹痞满，或情绪低落，或大便不调，或急躁易怒，或恶心呕吐，或小便黄等。

6. 辨治肿瘤腹水、结核腹水、病毒性肝炎、血吸虫病、丝虫病乳糜尿腹水、慢性缩窄性心包炎、肾病综合征属于肝脾气郁水气证，以腹大胀满、因情绪异常加重为基本特征。

【适用病证】

主要症状：腹大胀满，按之如囊裹水。

辨证要点：因情绪异常加重，舌质淡红、苔薄，脉沉弦。

可能伴随的症状：脘腹痞满，或嗳气，或叹息，或不思饮食，或腹中窜胀，或食后加重，或情绪低落等。

7. 辨治焦虑症、抑郁症、神经衰弱、癔症、精神神经紧张综合征、轻型精神分裂症属于心肝气郁内结证，以忧郁寡言、胸胁胀闷为基本特征。

【适用病证】

主要症状：忧郁寡言，胸胁胀闷。

辨证要点：情绪不宁，舌质淡红、苔薄，脉弦或沉紧。

可能伴随的症状：表情沉默，或坐卧不宁，或心烦不宁，或胃脘痞闷，或嗳气频频，或不思饮食，或大便不畅等。

8. 辨治良性肿瘤、恶性肿瘤、皮下囊肿、脂肪瘤、增生性病变、淋巴结肿大、肝硬化、脾大属于肝脾气郁阻结证，以痞块、胁痛、情绪低落为基本特征。

【适用病证】

主要症状：痞块，胁胀，胁痛。

辨证要点：因情绪异常加重，舌质淡红、苔薄，脉沉弦。

可能伴随的症状：胸胁痞闷，或善太息，或不思饮食，或腹泻，或大便干结等。

【解读方药】方中用理气药 4 味，柴胡偏于辛达疏肝，枳壳偏于降气，陈皮偏于行散，香附偏于解郁；芍药敛肝益血缓急；川芎理血行气；甘草益气和中。又，方中用理气药配伍收敛药，疏敛有序；理气药配伍活血药，以调理气血；理气药配伍益气药，理气药不伤气，方药相互为用，以疏肝解郁，行气止痛为主。

【配伍用药】若胀甚者，加大陈皮用量，再加厚朴，以行气除胀；若满甚者，加大柴胡用量，再加青皮、厚朴，以行气除满；若闷甚者，加砂仁、木香，以行气消闷；若瘀甚者，加大川芎用量，再加三棱、莪术，以消散瘀结；若不思饮食者，加生山楂、麦芽，以消食和胃等。

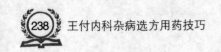
【临证验案】

1. 心脏右束支不完全性传导阻滞

徐某，女，49岁，郑州人。在2年前因心痛，胸闷，经检查诊断为右束支不完全性传导阻滞，服用中西药但未能有效控制心痛、胸闷，近由病友介绍前来诊治。刻诊：心痛如刺，胸闷，因情绪异常加重，自觉胸中气逆左右窜动，表情沉默，大便偏干，倦怠乏力，口淡不渴，舌质暗淡、苔白略腻，脉沉弱。辨为心肝郁滞夹虚夹瘀证，治当疏肝理气，行气通阳，兼以活血，给予柴胡疏肝散、枳实薤白桂枝汤与失笑散合方：柴胡12 g，陈皮12 g，川芎10 g，白芍10 g，香附10 g，枳实10 g，厚朴12 g，薤白24 g，桂枝3 g，全瓜蒌15 g，红参10 g，五灵脂10 g，蒲黄10 g，炙甘草3 g。6剂，水煎服，第1次煎40 min，第2次煎25 min，合并药液，每日1剂，每次服150 mL左右，每日分早、中、晚3次服。

二诊：胸闷减轻，心痛好转，以前方6剂继服。

三诊：大便正常，心痛较前又有好转，以前方6剂继服。

四诊：自觉胸中气逆、左右窜动基本消除，以前方6剂继服。

五诊：仍有倦怠乏力，以前方变红参为12 g，6剂。

六诊：倦怠乏力明显好转，情绪较前好转，以前方6剂继服。

七诊：诸症趋于缓解，为了巩固疗效，又以前方治疗60余剂，经复查右束支不完全性传导阻滞基本消除。随访1年，一切尚好。

用方体会：根据心痛如刺辨为瘀，再根据胸闷、因情绪异常加重辨为气郁，因倦怠乏力辨为气虚，又因舌苔白略腻辨为痰，以此辨为心肝郁滞夹虚夹瘀证。方以柴胡疏肝散疏肝解郁，调理气机；以枳实薤白桂枝汤行气通阳，宽胸理气；以失笑散活血化瘀，加红参补益心气，方药相互为用，以奏其效。

2. 慢性胰腺炎、慢性结肠炎

谢某，女，67岁，郑州人。有多年慢性胰腺炎、慢性结肠炎病史，服用中西药但未能有效控制症状，近由病友介绍前来诊治。刻诊：脘腹胀满疼痛，胀连两胁，因情绪异常加重，喜食温热，喜叹息，大便溏泄3~4次/天，倦怠乏力，口苦，舌质暗红、苔黄腻，脉沉弱。辨为肝胃寒郁夹湿热证，治当疏肝理气，清热燥湿，兼益中气，给予柴胡疏肝散与半夏泻心汤合方：柴胡12 g，陈皮12 g，川芎10 g，枳壳10 g，白芍10 g，香附10 g，生半夏12 g，黄连3 g，黄芩 10 g，红参 10 g，干姜 10 g，大枣 12 枚，五灵脂 10 g，炙甘草 10 g。6 剂，水煎服，第 1 次煎 40 min，第 2 次煎 25 min，合并药液，每日 1 剂，每次服 150 mL 左右，每日分早、中、晚 3 次服。

二诊：脘腹胀满好转，口苦减轻，以前方 6 剂继服。

三诊：胀连两胁减轻，仍然脘腹疼痛，以前方变白芍为 24 g，6 剂。

四诊：仍然大便溏泄 3～4 次/天，以前方变生半夏为 24 g，6 剂。

五诊：情绪好转，大便溏泄 2 次/天，以前方减半夏为 15 g，6 剂。

六诊：倦怠乏力明显好转，大便正常，喜叹息消除，以前方 6 剂继服。

七诊：诸症基本趋于缓解，为了巩固疗效，又以前方治疗 50 余剂。随访 1 年，一切尚好。

用方体会：根据脘腹胀满、因情绪异常加重辨为气郁，再根据倦怠乏力辨为气虚，又因口苦、苔黄腻辨为湿热，以此辨为肝胃寒郁夹湿热证。方以柴胡疏肝散疏肝解郁，调理气机；以半夏泻心汤清热燥湿，益气温中，消痞散结，加五灵脂活血止痛，方药相互为用，以奏其效。

3. 抑郁症、围绝经期综合征

夏某，女，51 岁，郑州人。有多年抑郁症病史，3 年前又有围绝经期综合征，1 年来病证明显加重，经住院及门诊治疗均未能控制症状，近由亲戚介绍前来诊治。刻诊：忧郁寡言，胸胁胀闷，情绪低落，淡漠人生，失眠多梦，心烦急躁，耳鸣，口苦，口腻，舌质红、苔薄黄，脉弦细。辨为肝郁夹心肾虚热证，治当疏肝理气，清热育阴，除烦安神，给予柴胡疏肝散与黄连阿胶汤合方加味：柴胡 12 g，陈皮 12 g，川芎 10 g，枳壳 10 g，白芍 10 g，香附 10 g，酸枣仁 45 g，黄连 12 g，黄芩 6 g，白芍 12 g，鸡子黄 2 枚，阿胶 6 g，龙骨 24 g，炙甘草 10 g。6 剂，水煎服，第 1 次煎 40 min，第 2 次煎 25 min，合并药液，每日 1 剂，每次服 150 mL 左右，每日分早、中、晚 3 次服。

二诊：胸胁胀闷减轻，失眠略有好转，以前方 6 剂继服。

三诊：仍然口苦、口腻，以前方变黄连为 18 g，6 剂。

四诊：情绪低落较前好转，口苦、口腻减轻，以前方变黄连为 15 g，6 剂。

五诊：情绪及心烦急躁较前又有好转，以前方 6 剂继服。

六诊：口苦、口腻消除，仍有耳鸣，以前方变龙骨为 30 g，6 剂。

七诊：耳鸣较前略有好转，其余诸症基本缓解，为了巩固疗效，又以前方

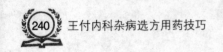

治疗 80 余剂。随访 1 年，一切尚好。

用方体会：根据情绪低落、因情绪异常加重辨为气郁，再根据失眠多梦、口苦辨为湿热，又因心烦急躁、耳鸣辨为心肾虚热，以此辨为肝郁夹心肾虚热证。方以柴胡疏肝散疏肝解郁，调理气机；以黄连阿胶汤清心热育肾阴，加酸枣仁养心安神，龙骨潜阳重镇安神，方药相互为用，以奏其效。

瓜蒌薤白半夏汤（《伤寒杂病论》）

运用瓜蒌薤白半夏汤并根据方药组成及用量的配伍特点，可以辨治心气郁夹痰浊证、气郁夹痰瘀证；辨治要点是心胸满闷，因心情异常加重。

【组成】瓜蒌_{实捣，一枚}（15 g）　薤白_{三两}（9 g）　半夏_{半升}（12 g）　白酒_{一斗}（50 mL）

【用法】用水 420 mL，煮取药液 280 mL，每日分 3 次温服。

【功效】通阳蠲痰，宽胸开结。

1. 辨治冠心病心绞痛、肺源性心脏病、风湿性心脏病、心律不齐、病毒性心肌炎、细菌性心肌炎、心内膜炎属于心气郁滞夹痰浊证，以心胸闷痛为基本特征。

【适用病证】

主要症状：心胸闷痛，咽中痰阻。

辨证要点：肢体困重，舌质淡、苔腻或厚，脉沉或沉滑。

可能伴随的症状：形体肥胖，或头沉，或头昏，或遇雨天加重，或胃脘痞满，或呕吐痰涎，或大便溏泄等。

2. 辨治良性肿瘤、恶性肿瘤、皮下囊肿、脂肪瘤、增生性病变、淋巴结肿大、肝硬化、脾大属于气郁夹痰瘀证，以痞块、沉闷疼痛为基本特征。

【适用病证】

主要症状：痞块，胸闷，胸胁肩背引痛。

辨证要点：肢体沉重，舌质淡、苔白腻，脉沉或滑。

可能伴随的症状：痞结不通，或短气，或心中痞塞，或胸痛，或咽中痰阻等。

【解读方药】方中用宽胸药 2 味，薤白偏于通阳，瓜蒌实偏于化痰；白酒活血行气通阳；半夏降逆散结。又，方中用宽胸药配伍活血药，以治胸痹；宽胸药配伍化痰药，以治痰气郁结；活血药配伍降逆药，以治痰郁气逆，方药相互为用，以通阳豁痰，宽胸开结为主。

【配伍用药】 若心中痞闷甚者，加大薤白用量，再加木香，以行气消痞；若咽中夹痰甚者，加大半夏用量，再加厚朴、苏叶，以行气燥湿化痰；若肢体沉重甚者，加茯苓、防己，以渗利湿浊；若胸痛甚者，加大白酒用量，再加五灵脂、蒲黄，以活血止痛；若头沉者，加川芎、羌活，以行气理血除湿等。

【临证验案】 心悸、胸闷

孙某，男，37 岁，郑州人。在 3 年前出现心悸胸闷，症状比较重，经北京、郑州等地多次检查均未发现器质性病变，有诊断为抑郁症，有诊断为癔症，服用西药镇静药效果明显，停药则诸症状又出现，配合服用中西药也没有取得预期治疗效果，近由病友介绍前来诊治。刻诊：心悸，胸闷，咽中如有物阻，因情绪异常加重，倦怠乏力，怕冷，手足不温，舌质暗淡略紫、苔白腻，脉沉略弱涩。辨为心气郁滞夹阳虚痰瘀证，治当调理心气，温阳益气，化痰化瘀，给予瓜蒌薤白半夏汤、茯苓四逆汤与失笑散合方：瓜蒌实 15 g，薤白 10 g，生半夏 12 g，白酒 50 mL，茯苓 12 g，生附子 5 g，干姜 5 g，红参 3 g，五灵脂 10 g，蒲黄 10 g，炙甘草 6 g。6 剂，水煎服，第 1 次煎 40 min，第 2 次煎 25 min，合并药液，每日 1 剂，每次服 150 mL 左右，每日分早、中、晚 3 次服。

二诊：心悸减轻，胸闷仍在，以前方变薤白为 24 g，6 剂。

三诊：胸闷减轻，心悸较前又有好转，以前方 6 剂继服。

四诊：倦怠乏力虽有好转，但仍有，以前方变红参为 6 g，6 剂。

五诊：仍有倦怠乏力，以前方变红参为 10 g，6 剂。

六诊：倦怠乏力较前好转，情绪较前也有明显好转，以前方 6 剂继服。

七诊：诸症基本趋于缓解，为了巩固疗效，又以前方治疗 40 余剂。随访 1 年，一切尚好。

用方体会：根据心悸、胸闷辨为气郁，再根据心悸、怕冷辨为阳虚，因苔腻辨为夹痰，又因舌质暗淡略紫辨为夹瘀，以此辨为心气郁滞夹阳虚痰瘀证。方以瓜蒌薤白半夏汤宽胸行气，通脉化痰；以茯苓四逆汤温阳益气宁心；以失笑散活血化瘀，方药相互为用，以奏其效。

瓜蒌薤白半夏汤(《伤寒杂病论》)与
涤痰汤(《证治准绳》)合方

运用瓜蒌薤白半夏汤与涤痰汤合方并根据方药组成及用量的配伍特点，可以辨治气郁痰浊闭阻证；辨治要点是心胸闷痛，心胸痰阻。

【组成】

瓜蒌薤白半夏汤：瓜蒌实捣,一枚（15 g）　薤白三两（9 g）　半夏半升（12 g）白酒一斗（50 mL）

涤痰汤：南星姜制　半夏汤洗七次,各二钱半（各 7.5 g）　枳实麸炒　茯苓去皮,各二钱（各 6 g）　橘红一钱半（4.5 g）　石菖蒲　人参各一钱（各 3 g）　竹茹七分（2 g）甘草半钱（1.5 g）

【用法】用水 620 mL，煮取药液 280 mL，每日分 3 次温服。

【功效】通阳蠲痰，宽胸开结。

辨治冠心病心绞痛、肺源性心脏病、风湿性心脏病、心律不齐、病毒性心肌炎、细菌性心肌炎、心内膜炎属于气郁痰浊闭阻证，以心胸闷痛为基本特征。

【适用病证】

主要症状：心胸闷痛，胸咽痰阻。

辨证要点：肢体困重，舌质淡、苔腻或滑腻，脉沉或沉滑。

可能伴随的症状：形体肥胖，或头沉，或头昏，或遇雨天加重，或胃脘痞满，或呕吐痰涎，或撮空理线，或嗜睡，或昏迷，或肢体颤抖，或大便溏泄等。

【解读方药】方中用宽胸药 2 味，薤白偏于通阳，瓜蒌实偏于化痰；白酒活血行气通阳；燥湿化痰药 2 味，半夏偏于醒脾，天南星偏于通络；理气化痰药有 2 味，陈皮偏于行散，枳实偏于降浊；解郁化痰药 2 味，石菖蒲偏于开窍，竹茹偏于降逆；益气药 3 味，人参偏于大补，茯苓偏于健脾益气渗湿，甘草偏于平补。又，方中用宽胸药配伍活血药，以治胸痹；宽胸药配伍化痰药，以治痰气郁结；宽胸药配伍理气药，以通阳散结；活血药配伍解郁药，以治瘀阻心窍；活血药配伍降逆药，以治痰郁气逆；宽胸药配伍益气药，既治气虚阳郁又兼防通阳药伤气，方药相互为用，以通阳蠲痰，宽胸开结为主。

【配伍用药】若心胸闷痛甚者，加大薤白用量，再加川芎，以行气理血止痛；若胸咽痰阻甚者，加大半夏用量，再加桔梗、贝母，以宣利燥湿化痰；若肢体困重甚者，加白术、苍术，以健脾醒脾燥湿；若胃脘痞满甚者，加大陈皮、半夏用量，再加木香、砂仁，以行气燥湿除满；若神志昏迷者，加冰片、皂角，以开窍化痰等。

【临证验案】肺源性心脏病、慢性胃炎

李某，女，68 岁，郑州人。有多年肺源性心脏病、慢性胃炎病史，1 年前至今肺源性心脏病加重，服用中西药但未能有效控制症状，近由病友介绍前来诊治。刻诊：气喘，心悸，轻微咳嗽，心胸闷痛，咽中如有痰阻，全身困重，倦怠乏力，头沉，胃脘痞满，不思饮食，食则欲呕，舌质淡、苔白厚腻，脉沉略滑。辨为痰郁心肺，气郁夹虚证，治当燥湿化痰，宽胸降肺，兼益心肺，给予瓜蒌薤白半夏汤与涤痰汤合方加味：瓜蒌实 15 g，薤白 10 g，白酒 50 mL，姜南星 15 g，生半夏 15 g，枳实 12 g，茯苓 12 g，陈皮 10 g，石菖蒲 6 g，红参 6 g，竹茹 5 g，生白术 12 g，生甘草 3 g。6 剂，水煎服，第 1 次煎 35 min，第 2 次煎 25 min，合并药液，每日 1 剂，每次服 150 mL 左右，每日分早、中、晚 3 次服。

二诊：气喘仍在，胸闷好转，以前方变红参为 10 g，6 剂。

三诊：气喘较前好转，心悸减轻，以前方 6 剂继服。

四诊：饮食好转，心痛基本缓解，以前方 6 剂继服。

五诊：咳嗽止，全身困重明显缓解，仍有胃脘痞满，以前方加莱菔子 24 g，6 剂。

六诊：心胸闷痛缓解，饮食转佳，以前方 6 剂继服。

七诊：诸症基本缓解，又以前方治疗 60 余剂；为了巩固疗效，以前方变汤剂为散剂，每次 6 g，每日分早、中、晚 3 次服。随访 1 年，身体未有明显不适，一切尚好。

用方体会：根据气喘、胸闷、苔腻辨为痰壅肺气，再根据心悸、心痛、苔腻辨为痰郁于心，因胃脘痞满、苔腻辨为痰阻胃脘，又因倦怠乏力辨为气虚，以此辨为痰壅心肺，气郁夹虚证。方以瓜蒌薤白半夏汤宽胸行气，通脉化痰；以涤痰汤荡涤顽痰，行气益气，加白术健脾益气，燥湿化痰，方药相互为用，以奏其效。

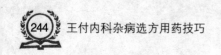

枳实薤白桂枝汤(《伤寒杂病论》)

运用枳实薤白桂枝汤并根据方药组成及用量的配伍特点，可以辨治心气郁痰阻证、肺气郁滞证、胸胁络郁证；辨治要点是心中痞，胸胁痞满。

【组成】枳实四枚（4 g）　厚朴四两（12 g）　薤白半斤（24 g）　桂枝一两（3 g）瓜蒌实捣,一枚（15 g）

【用法】用水 350 mL，先煎枳实、厚朴 10 min，加入其余诸药，煎 5 min，每日分 3 次温服。

【功效】通阳行气，宽胸化痰。

1. 辨治冠心病心绞痛、肺源性心脏病、风湿性心脏病、心律不齐、病毒性心肌炎、细菌性心肌炎、心内膜炎属于心气郁痰阻证，以心中痞、胸满为基本特征。

【适用病证】

主要症状：心中痞，胸满，胸痛。

辨证要点：因情绪异常加重，舌质淡、苔薄或腻或夹紫暗或有瘀点，脉沉或沉涩。

可能伴随的症状：心胸闷痛，或咽中痰阻，或胁下逆抢心，或胸痛引背，或气喘，或喉中有痰等。

2. 辨治慢性支气管炎、支气管哮喘、支气管扩张、慢性阻塞性肺疾病、间质性肺疾病属于肺气郁滞证，以咳嗽、胸闷、气喘为基本特征。

【适用病证】

主要症状：咳嗽，胸闷，气喘。

辨证要点：因情绪异常加重，舌质淡、苔白腻，脉沉。

可能伴随的症状：痰少而黏，或气短，或肢体沉重，或痰多，或胸满等。

3. 辨治结核性胸膜炎、粘连性胸膜炎、胸腔积水属于胸胁络郁证，以胁肋胀痛、胸闷、气短为基本特征。

【适用病证】

主要症状：胁肋胀痛，胸闷，气短。

辨证要点：因情绪异常加重，舌质淡、苔白腻，脉沉。

可能伴随的症状：胸胁窜痛，或胸胁胀痛，或气短不足一息，或肢体沉重，或痰多，或胸中痞塞等。

【解读方药】 方中用理气药 2 味，枳实偏于破气，厚朴偏于下气；桂枝通经散瘀；宽胸药 2 味，薤白偏于通阳，瓜蒌实偏于化痰。又，方中用理气药配伍散瘀药，以治气郁夹瘀；理气药配伍宽胸药，以治胸阳痹阻，方药相互为用，以通阳行气，宽胸化痰为主。

【配伍用药】 若心中痞甚者，加大薤白、瓜蒌用量，再加香附，以行气消痞；若咳嗽甚者，加紫菀、款冬花，以宣降止咳；若胸胁胀痛甚者，加川芎、香附，以行气除胀止痛；若气短甚者，加大薤白用量，再加木香、砂仁，以行气宽胸除满；若痰多者，加半夏、陈皮，以理气降逆化痰等。

【临证验案】 冠心病心肌梗死、右束支完全性传导阻滞

孙某，男，70 岁，郑州人。有多年冠心病病史，2 年前又出现心肌梗死，经检查又有右束支完全性传导阻滞，服用中西药但未能有效控制症状，近由他人介绍前来诊治。刻诊：心痛，心烦，胸闷，因情绪异常诱发或加重，全身怕冷，手足不温，咽中如有痰阻，倦怠乏力，舌质暗淡夹紫、苔白厚腻，脉沉弱。辨为心气郁滞，阳虚痰瘀证，治当宽胸行气，温阳通脉，补益心气，给予枳实薤白桂枝汤、茯苓四逆汤、桂枝人参汤与失笑散合方：枳实 5 g，瓜蒌实 15 g，薤白 24 g，桂枝 12 g，厚朴 12 g，茯苓 12 g，生附子 5 g，干姜 10 g，红参 10 g，白术 10 g，五灵脂 10 g，蒲黄 10 g，炙甘草 12 g。6 剂，水煎服，第 1 次煎 35 min，第 2 次煎 25 min，合并药液，每日 1 剂，每次服 150 mL 左右，每日分早、中、晚 3 次服。

二诊：心痛、胸闷减轻，以前方 6 剂继服。

三诊：倦怠乏力好转，以前方 6 剂继服。

四诊：仍然全身怕冷，心痛基本缓解，以前方变生附子为 10 g，6 剂。

五诊：全身怕冷明显缓解，仍有咽中如有物阻，以前方加生半夏 12 g，6 剂。

六诊：咽中如有物阻减轻，心痛止，以前方 6 剂继服。

七诊：诸症基本趋于缓解，又以前方治疗 80 余剂；为了巩固疗效，以前方变汤剂为散剂，每次 6 g，每日分早、中、晚 3 次服。随访 1 年，一切尚好。

用方体会：根据心痛、因情绪异常加重辨为心气郁，再根据全身怕冷辨为阳虚，因倦怠乏力辨为气虚，又因舌质暗淡夹紫辨为瘀，以此辨为心气郁滞，阳虚痰瘀证。方以枳实薤白桂枝汤宽胸行气，温阳化痰；以茯苓四逆汤温阳益气，散寒止痛；以桂枝人参汤健脾益气，温阳化气，以失笑散活血化瘀止痛，方药相互为用，以奏其效。

枳实薤白桂枝汤(《伤寒杂病论》)
与当归四逆汤(《伤寒杂病论》)合方

运用枳实薤白桂枝汤与当归四逆汤合方并根据方药组成及用量的配伍特点，可以辨治气郁痰瘀证；辨治要点是心胸痞闷，痛如针刺。

【组成】

枳实薤白桂枝汤：枳实_四枚_（4 g）　厚朴_四两_（12 g）　薤白_半斤_（24 g）　桂枝_一两_（3 g）　瓜蒌_实捣,一枚_（15 g）

当归四逆汤：当归_三两_（9 g）　桂枝_去皮,三两_（9 g）　芍药_三两_（9 g）　细辛_三两_（9 g）　甘草_炙,二两_（6 g）　通草_二两_（6 g）　大枣_擘,二十五枚_（25 枚）

【用法】用水 650 mL，先煎枳实、厚朴 10 min，加入其余诸药，煎 5 min，每日分 3 次温服。

【功效】通阳行气，宽胸化痰，养血通脉。

辨治冠心病心绞痛、肺源性心脏病、风湿性心脏病、心律不齐、病毒性心肌炎、细菌性心肌炎、心内膜炎属于气郁痰瘀证，以心胸痞闷、痛如针刺为基本特征。

【适用病证】

主要症状：心胸痞闷，胸满，胸痛。

辨证要点：因情绪异常加重；痛如针刺，舌质暗淡或紫暗或夹瘀点、苔薄或腻，脉沉或沉涩。

可能伴随的症状：心胸闷痛，或心痛彻背，或背痛彻心，或咽中痰阻，或胁下逆抢心，或胸痛引背，或因阴雨天气加重，或冷汗出，或心悸，或气喘，或喉中有痰等。

【解读方药】方中用理气药 2 味，枳实偏于破气，厚朴偏于下气；温通药 2 味，桂枝偏于通经，细辛偏于止痛；宽胸药 2 味，薤白偏于通阳，瓜蒌实偏于化痰；补血药 2 味，当归偏于活血，芍药偏于收敛；通草通利血脉；益气药 2 味，大枣偏于补血，甘草偏于生津。又，方中用理气药配伍温通药，以治阳郁气滞；理气药配伍宽胸药，以治气机郁滞；理气药配伍补血药，以治气滞血虚；补血药配伍益气药，以治气血虚弱，方药相互为用，以通阳行气，宽胸化痰，养血通脉为主。

【配伍用药】若心胸痞闷甚者，加大薤白、瓜蒌、枳实、厚朴用量，以行气散结；若胸痛甚者，加大桂枝、细辛用量，以温通止痛；若气虚甚者，加大大枣用量，再加人参，以补益中气；若瘀血甚者，加大桂枝、当归用量，再加川芎，以活血通经；若痰多者，加大瓜蒌用量，再加半夏、陈皮，以宽胸降逆化痰等。

【临证验案】病毒性心肌炎、慢性支气管炎

梁某，女，42 岁，郑州人。有多年慢性支气管炎病史，1 年前又出现心悸、胸闷比较重，经检查诊断为病毒性心肌炎，服用中西药但未能有效控制症状，近由其亲戚介绍前来诊治。刻诊：心胸痞闷，心痛如刺，咽中痰阻，手足不温，面色不荣，倦怠乏力，气短不足一息，舌质紫暗夹瘀点、苔白略腻，脉沉弱涩。辨为心气郁滞，瘀血夹虚证，治当宽胸行气，活血通脉，补益气血，给予枳实薤白桂枝汤与当归四逆汤合方加味：枳实 5 g，瓜蒌实 15 g，薤白 24 g，桂枝 10 g，厚朴 12 g，当归 10 g，白芍 10 g，细辛 10 g，通草 6 g，大枣 25 枚，红参 10 g，五灵脂 10 g，炙甘草 12 g。6 剂，水煎服，第 1 次煎 35 min，第 2 次煎 25 min，合并药液，每日 1 剂，每次服 150 mL 左右，每日分早、中、晚 3 次服。

二诊：心胸痞闷减轻，心痛好转，以前方 6 剂继服。

三诊：气短不足一息、倦怠乏力好转，以前方 6 剂继服。

四诊：心胸痞闷、心痛如刺较前又有减轻，以前方 6 剂继服。

五诊：手足不温未有明显好转，以前方加生附子 5 g，6 剂。

六诊：手足不温明显好转，胸闷、心痛基本消除，以前方 6 剂继服。

七诊：诸症基本消除，为了巩固疗效，又以前方治疗 40 余剂。随访 1 年，一切尚好。

用方体会：根据心胸痞闷辨为心气郁，再根据心痛如刺辨为瘀，因倦怠乏力辨为气虚，又因手足不温辨为阳虚，以此辨为心气郁滞，瘀血夹虚证。方以

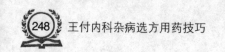

枳实薤白桂枝汤宽胸行气，温阳化痰；以当归四逆汤温阳散寒，益气养血，通脉止痛，加红参补益中气，五灵脂活血化瘀止痛，方药相互为用，以奏其效。

逍遥散(《太平惠民和剂局方》)

运用逍遥散并根据方药组成及用量的配伍特点，可以辨治心肝气郁夹虚证、肝郁脾虚证、肝郁气结夹虚证、肝郁遏阳证、肝郁血虚证、肝胃气郁夹虚证；辨治要点是胸胁胀痛，倦怠乏力，表情沉默，或月经不调。

【组成】柴胡去苗　茯苓去白　白术　当归去苗,锉,微炒　芍药各一两（各30 g）甘草微炙赤,半两（15 g）

【用法】将药研为细散状，每次服6 g，用水加入烧生姜、薄荷同煎，温热服之，不拘时服。用汤剂可用原方量的1/2。

【功效】疏肝解郁，健脾养血。

1. **辨治精神分裂症、焦虑症、围绝经期综合征、精神障碍属于心肝气郁夹虚证，以精神抑郁、表情淡漠为基本特征。**

【适用病证】

主要症状：精神抑郁，表情淡漠。

辨证要点：因情绪异常诱发或加重，倦怠乏力，舌质淡、苔薄白，脉虚弱。

可能伴随的症状：沉默不语，或善叹息，或喃喃自语，或言疑多虑，或不思饮食，或大便溏泄等。

2. **辨治化疗性肝损伤、肝硬化、肝癌、肝炎综合征、酒精性肝损伤、急慢性肝炎、钩端螺旋体病、流行性出血热、急慢性胆囊炎、急慢性胰腺炎、胆结石、胆道蛔虫症、肋间神经痛，以及急慢性胃炎属于肝郁脾虚证，以身目发黄、倦怠乏力、急躁易怒为基本特征。**

【适用病证】

主要症状：身体发黄，脘腹痞满。

辨证要点：倦怠乏力，急躁易怒，舌质淡、苔薄白，脉沉弱。

可能伴随的症状：胁痛，或不思饮食，或大便不调，或头晕目眩，或恶心呕吐等。

3. 辨治肝脾大、肝硬化、肝癌、腹腔肿瘤、增生性疾病属于肝郁气结夹虚证，以腹中痞块、时聚时散为基本特征。

【适用病证】

主要症状：腹中痞块，胀满不通。

辨证要点：痞块时聚时散，情绪异常加重，倦怠乏力，舌质淡红、苔薄，脉沉弦。

可能伴随的症状：脘腹痞满，或头晕目眩，或面色不荣，或胁痛，或不思饮食，或攻窜胀痛，或情绪低落，或急躁易怒等。

4. 辨治性神经衰弱、前列腺炎、前列腺增生、精索静脉曲张、亚健康属于肝郁遏阳证，以阳痿、胸胁胀闷为基本特征。

【适用病证】

主要症状：阳痿，胸胁胀满。

辨证要点：因情绪异常加重，舌质淡红、苔薄，脉沉或弦。

可能伴随的症状：心情抑郁，或脘闷不舒，或不思饮食，或头晕目眩，或大便溏泄等。

5. 辨治月经不调（量少、量多、先期、后期、不定期）、经前期紧张综合征、乳房病变、带下病变属于肝郁血虚证，以月经不调、乳房胀痛为基本特征。

【适用病证】

主要症状：月经不调，乳房胀痛。

辨证要点：因情绪异常加重，面色不荣，舌质淡、苔薄，脉沉弦或弱。

可能伴随的症状：心情抑郁，或小腹少腹胀痛，或带下，或头晕目眩，或不孕等。

6. 辨治急性胃炎、慢性胆囊炎、慢性胰腺炎、慢性胃炎、慢性结肠炎、慢性肝炎属于肝胃气郁夹虚证，以胃脘痞闷、胸胁胀满为基本特征。

【适用病证】

主要症状：胃脘痞闷，胸胁胀满。

辨证要点：因情绪异常加重，面色不荣，舌质淡、苔薄白，脉沉弱。

可能伴随的症状：嗳腐，或胸膈痞满，或呕吐，或恶心，或善太息，或不思饮食，或急躁易怒，或大便溏泄等。

【解读方药】 方中用柴胡疏肝解郁，调理气机；益气药3味，白术偏于健脾，茯苓偏于渗利，甘草偏于缓急；补血药2味，当归偏于活血，芍药偏于敛阴。又，疏肝药配伍益气药，以治肝郁夹气虚；疏肝药配伍补血药，以治肝郁夹血虚；益气药配伍补血药，以治气血虚；方药相互为用，以疏肝解郁，健脾养血为主。

【配伍用药】 若肝郁甚者，加大柴胡、白芍用量，以疏肝解郁；若脾虚甚者，加大白术、茯苓用量，以健脾益气；若血虚甚者，加大当归、白芍用量，以补血养血；若夹阴虚者，加麦冬、沙参，以滋阴柔肝；若肝郁化火者，加丹皮、栀子，以清肝泻火；若不思饮食者，加麦芽、莱菔子，以疏肝消食等。

【临证验案】

1. 围绝经期综合征、慢性胆囊炎

李某，女，50岁，郑州人。有多年慢性胆囊炎病史，2年前又出现围绝经期综合征，服用中西药但未能有效控制症状，近由其亲戚介绍前来诊治。刻诊：精神抑郁，表情淡漠，因情绪异常诱发或加重，月经淋漓不断已半年，倦怠乏力，头晕目眩，面色不荣，大便溏泄2~3次/天，舌质暗淡边夹瘀点、苔薄白，脉虚弱略涩。辨为肝郁夹气血虚夹瘀证，治当疏肝解郁，益气补血，兼以活血，给予逍遥散、理中丸与胶艾汤合方：柴胡10 g，茯苓10 g，白术10 g，当归10 g，白芍12 g，川芎6 g，阿胶6 g，艾叶10 g，红参10 g，干姜10 g，生地黄20 g，炙甘草10 g。6剂，水煎服，第1次煎35 min，第2次煎25 min，合并药液，每日1剂，每次服150 mL左右，每日分早、中、晚3次服。

二诊：精神抑郁略有好转，仍然头晕目眩、月经仍淋漓不断，以前方变阿胶为15 g，艾叶为24 g，6剂。

三诊：头晕目眩明显好转，月经淋漓较前减少，以前方6剂继服。

四诊：精神抑郁较前又有好转，大便溏泄基本趋于缓解，以前方6剂继服。

五诊：倦怠乏力、头晕目眩基本趋于缓解，以前方6剂继服。

六诊：月经淋漓基本消除，精神抑郁较前又有改善，以前方6剂继服。

七诊：诸症基本趋于缓解，又以前方治疗50余剂；为了巩固疗效，以前方变汤剂为散剂，每次6 g，每日分早、中、晚3次服，治疗2个月，诸症悉除。随访1年，一切尚好。

用方体会：根据精神抑郁、因情绪异常加重辨为肝郁，再根据月经淋漓不断并结合年龄辨为月经不调，因倦怠乏力辨为气虚，又因舌质暗淡边夹瘀点辨为瘀，更因大便溏泄、苔薄白辨为脾胃阳虚，以此辨为肝郁夹气血虚夹瘀证。方以逍遥散疏肝理气，健脾养血，兼以活血；以理中丸温中散寒，健脾益气；以胶艾汤补益气血，摄血止血，方药相互为用，以奏其效。

2. 抑郁症、慢性前列腺炎、性功能减退

李某，男，36岁，郑州人。有多年抑郁症、慢性前列腺炎病史，3前年又出现性功能减退，服用中西药但未能有效控制症状，近由病友介绍前来诊治。刻诊：精神抑郁，阳痿，因情绪异常诱发或加重，夜间小便4~5次，自觉阴茎拘急，倦怠乏力，手足不温，面色不荣，大便溏泄2次/d，舌质暗淡夹瘀紫、苔薄白，脉虚弱略涩。辨为肝郁夹虚夹瘀证，治当疏肝解郁，益气补血，兼以活血，给予逍遥散、理中丸与胶艾汤合方加味：柴胡10 g，茯苓10 g，白术10 g，当归10 g，白芍12 g，川芎6 g，阿胶6 g，艾叶10 g，红参10 g，干姜10 g，生地黄20 g，瞿麦12 g，炙甘草10 g。6剂，水煎服，第1次煎35 min，第2次煎25 min，合并药液，每日1剂，每次服150 mL左右，每日分早、中、晚3次服。

二诊：精神抑郁略有好转，仍有阴茎拘急，夜间小便4~5次，以前方加生附子为6 g，6剂。

三诊：夜间小便3次，阴茎拘急消除，性功能较前好转，以前方6剂继服。

四诊：精神抑郁较前又有好转，大便正常，以前方6剂继服。

五诊：倦怠乏力、手足不温基本消除，以前方6剂继服。

六诊：性功能基本恢复正常，精神抑郁较前又有改善，以前方6剂继服。

七诊：诸症基本趋于缓解，又以前方治疗50余剂，诸症悉除。随访1年，一切尚好。

用方体会：根据精神抑郁、因情绪异常加重辨为肝郁，再根据阳痿、因情绪异常加重、手足不温辨为郁夹阳虚，因倦怠乏力辨为气虚，又因舌质暗淡夹瘀紫辨为瘀，更因大便溏泄、苔薄白辨为脾胃阳虚，以此辨为肝郁夹虚夹瘀证。方以逍遥散疏肝理气，健脾养血，兼以活血；以理中丸温中散寒，健脾益气；以胶艾汤补益气血，方药相互为用，以奏其效。

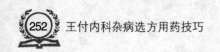

3. 慢性胃炎、缺铁性贫血

尚某，男，57 岁，郑州人。有多年慢性胃炎病史，2 年前出现头晕目眩，恶心呕吐比较重，经检查诊断为缺铁性贫血，服用中西药但未能有效控制症状，近由病友介绍前来诊治。刻诊：胃脘不适，时痛时胀，胀连两胁，因情绪异常诱发或加重，恶心呕吐，倦怠乏力，头晕目眩，手足不温，面色不荣，大便溏泄，舌质暗淡夹瘀紫、苔薄白，脉虚弱略涩。辨为肝胃郁滞夹虚夹瘀证，治当疏肝解郁，益气补血，兼以活血，给予逍遥散、理中丸与胶艾汤合方加味：柴胡 10 g，茯苓 10 g，白术 10 g，当归 10 g，白芍 12 g，川芎 6 g，阿胶 6 g，艾叶 10 g，红参 10 g，干姜 10 g，生地黄 20 g，生半夏 24 g，炙甘草 10 g。6 剂，水煎服，第 1 次煎 35 min，第 2 次煎 25 min，合并药液，每日 1 剂，每次服 150 mL 左右，每日分早、中、晚 3 次服。

二诊：头晕目眩、恶心呕吐好转，大便基本成形，以前方 6 剂继服。

三诊：情绪较前好转，以前方 6 剂继服。

四诊：大便正常，恶心呕吐止，以前方减生半夏为 12 g，6 剂。

五诊：头晕目眩基本消除，胃脘不适较前好转，以前方 6 剂继服。

六诊：情绪明显好转，手足不温基本消除，以前方 6 剂继服。

七诊：诸症基本消除，又以前方治疗 40 余剂，诸症悉除，经复查慢性胃炎基本消除，缺铁性贫血痊愈。随访 1 年，一切尚好。

用方体会：根据胃脘不适、因情绪异常加重辨为肝胃郁滞，再根据恶心、呕吐、因情绪异常加重、手足不温辨为郁夹阳虚，因倦怠乏力辨为气虚，又因舌质暗淡夹瘀紫辨为瘀，更因大便溏泄、苔薄白辨为脾胃阳虚，以此辨为肝胃郁滞夹虚夹瘀证。方以逍遥散疏肝理气，健脾养血，兼以活血；以理中丸温中散寒，健脾益气；以胶艾汤补益气血，方药相互为用，以奏其效。

上述 3 个临床诊治病例，一个是妇科内科夹杂即围绝经期综合征、慢性胆囊炎，一个是男科内科夹杂即抑郁症、慢性前列腺炎、性功能减退，一个是消化血液夹杂即慢性胃炎、缺铁性贫血，尽管西医疾病不尽相同，但从中医辨治角度再根据病变证机基本相同，可选用相同治疗方药，常常能取得最佳预期治疗效果，这就是用方辨治病证的基本准则与特色，在临床中只要合理运用用方辨治思维及方法，既能扩大用方思路又能突出中医治病优势与特色。

交泰丸(《韩氏医通》)

运用交泰丸并根据方药组成及用量的配伍特点，可以辨治心热肾寒证；辨治要点是失眠、耳鸣。

【组成】 黄连（15 g） 肉桂（10 g）

【用法】 水煎服。

【功效】 清心温肾。

辨治神经衰弱、内分泌失调、围绝经期综合征、抑郁症属于心热肾寒证，以失眠、耳鸣为基本特征。

【适用病证】

主要症状：失眠，耳鸣。

辨证要点：心胸烦热，手足不温，舌质淡红、苔黄白夹杂，脉浮或沉。

可能伴随的症状：多梦，或口舌生疮，或口渴不欲饮水，或耳鸣，或多梦，或腰酸膝软等。

【解读方药】 方中用药 2 味，黄连清心除烦；肉桂温暖下元，方药相互为用，以奏清心温肾之效。

【配伍用药】 若失眠甚者，加酸枣仁、龙骨，以安神定志；若耳鸣甚者，加龙骨、牡蛎、磁石，以潜阳止鸣；若心胸烦热甚者，加大黄连用量，再加黄芩，以清热除烦；若寒甚者，加大肉桂用量，再加附子，以温阳散寒；若腰酸者，加杜仲、桑寄生，以强筋壮骨等。

越鞠丸(《丹溪心法》)

运用越鞠丸并根据方药组成及用量的配伍特点，可以辨治气郁痰热证、脾胃气郁证；辨治要点是心情抑郁、胃脘痞满。

【组成】 香附 川芎 栀子 苍术 神曲_{各等分}（各 10 g）

【用法】 将药研为细散状，以水丸或蜜丸，每服 6 g，每日分 3 次服。

【功效】 行气解郁，清热和中。

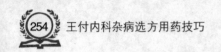
1. **辨治精神分裂症、焦虑症、围绝经期综合征、精神障碍属于气郁痰热证，以心情抑郁、精神恍惚为基本特征。**

【适用病证】

主要症状：心情抑郁，精神恍惚。

辨证要点：肢体困重，舌质红、苔黄，脉沉。

可能伴随的症状：胸膈痞满，或胸胁胀痛，或易惊，或不思饮食，或语无伦次，或失眠多梦等。

2. **辨治急性胃炎、慢性胆囊炎、慢性胰腺炎、慢性胃炎、慢性结肠炎、慢性肝炎属于脾胃气郁证，以胃脘痞闷、胸胁胀满为基本特征。**

【适用病证】

主要症状：胃脘痞闷，胸胁胀满。

辨证要点：因情绪异常加重，舌质红、苔厚黄腻，脉沉或弦。

可能伴随的症状：嗳腐，或胸膈痞满，或呕吐，或恶心，或善太息，或不思饮食，或小便不畅，或大便溏泄等。

【解读方药】方中用香附行气解郁；苍术醒脾燥湿；栀子清热燥湿；神曲消食和胃；川芎理血行气。又，理气药配伍活血药，以调理气血；理气药配伍清热药，以治气郁夹热；理气药配伍燥湿药，以气能化湿；理气药配伍消食药，以治气郁夹食滞；醒脾药配伍消食药，以治脾胃积滞，方药相互为用，以行气解郁，清热和中为主。

【配伍用药】若气郁明显者，加厚朴、枳实，以行气理气下气；若血瘀明显者，加当归、丹参，以活血散瘀止痛；若邪热内盛者，加黄连、黄芩，以清热泻火；若饮食积滞明显者，加麦芽、莱菔子，以消食和胃；若湿盛者，加白术、茯苓，以健脾渗湿；若痰盛者，加半夏、陈皮，以降逆化痰等。

【临证验案】反流性食管炎、慢性胃炎、缺铁性贫血

程某，女，53岁，郑州人。有多年反流性食管炎、慢性胃炎、缺铁性贫血病史，服用中西药但未能有效控制症状，近由病友介绍前来诊治。刻诊：胃脘胀闷疼痛，烧心，泛酸，胸痛，因劳累或情绪异常诱发或加重，喜食温热，食凉胃痛，倦怠乏力，头晕目眩，失眠，大便不调，舌质红、苔黄腻，脉虚弱。辨为脾胃郁热夹虚寒证，治当调理脾胃，温阳清热，健脾益气，给予越鞠丸与半夏泻心汤合方：香附12 g，川芎12 g，苍术12 g，栀子12 g，神曲12 g，黄连

10 g，黄芩 10 g，生半夏 12 g，红参 10 g，干姜 10 g，大枣 12 枚，五灵脂 10 g，炙甘草 10 g。6 剂，水煎服，第 1 次煎 35 min，第 2 次煎 25 min，合并药液，每日 1 剂，每次服 150 mL 左右，每日分早、中、晚 3 次服。

二诊：胃脘胀闷疼痛减轻，仍泛酸、烧心，以前方变黄连为 15 g，黄芩为 24 g，6 剂。

三诊：泛酸、烧心减轻，胸痛好转，以前方 6 剂继服。

四诊：胃痛明显减轻，泛酸、烧心较前又有好转，以前方 6 剂继服。

五诊：倦怠乏力、胃痛基本消除，以前方 6 剂继服。

六诊：情绪明显好转，泛酸、烧心仍有但减轻，以前方变黄连为 20 g，6 剂。

七诊：泛酸、烧心基本消除，其余诸症也基本消除，又以前方治疗 40 余剂，诸症悉除。随访 1 年，一切尚好。

用方体会：根据胃脘痞满、因情绪异常加重辨为肝胃郁滞，再根据烧心、泛酸、苔黄辨为郁热，因倦怠乏力辨为气虚，又因喜食温热辨为寒，以此辨为肝胃郁热夹虚寒证。方以越鞠丸行气解郁，清热和中；以半夏泻心汤清热燥湿，温中散寒，益气和中，加五灵脂活血止痛，方药相互为用，以奏其效。

心神不安证用方

心神不安证的基本症状有心悸，心烦，心痛，失眠；辨治心神不安证的基本要点是心神不宁，起卧不安，运用方药辨治心神不安证只有重视同中求异，才能选择最佳切机方药而取得良好治疗效果。

生铁落饮（《医学心悟》）

运用生铁落饮并根据方药组成及用量的配伍特点，可以辨治痰火扰神证；辨治要点是狂躁不安、两目怒视。

【组成】天冬去心　麦冬去心　贝母各三钱（各 9 g）　胆星　橘红　远志肉　石

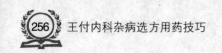

菖蒲　连翘　茯苓　茯神_{各一钱}（各 3 g）　元钩藤　丹参_{各一钱五分}（各 5 g）　辰砂_{三分}（1 g）　生铁落（50 g）

【用法】水煎服。

【功效】清热涤痰，镇心安神。

辨治精神分裂症、焦虑症、围绝经期综合征、精神障碍属于痰火扰神证，以狂躁不安，两目怒视为基本特征。

【适用病证】

主要症状：狂躁不安，两目怒视。

辨证要点：面红目赤，舌质红、苔黄腻或黄燥，脉沉滑。

可能伴随的症状：失眠，或狂乱无知，或骂詈狂叫，或不避亲疏，或逾垣登高，或毁物伤人，或失眠多梦等。

【解读方药】方中用安神药 7 味，辰砂偏于清心，生铁落偏于泻肝，远志偏于化痰，石菖蒲偏于开窍，茯苓偏于益气，茯神偏于养心，丹参偏于活血；滋阴药 2 味，麦冬偏于清心，天冬偏于降逆；化痰药 3 味，胆南星偏于散结，贝母偏于软坚，陈皮偏于理气；连翘清热解毒；钩藤平肝息风止痉。又，方中用安神药配伍滋阴药，以治阴虚内热扰神；安神药配伍化痰药，以治痰扰心神；安神药配伍清热药，以治郁热扰神；安神药配伍息风药，以治风动扰神；化痰药配伍清热药，以治痰热内扰，方药相互为用，以清热涤痰，镇心安神为主。

【配伍用药】若郁热明显者，加黄连、黄芩，以清热泻火；若阴伤明显者，加麦冬、天冬，以滋阴生津；若大便干结者，加大黄、芒硝，以泻热通便等。

癫狂梦醒汤（《医林改错》）

运用癫狂梦醒汤并根据方药组成及用量的配伍特点，可以辨治痰气瘀结证；辨治要点是狂躁不安、恼怒不休。

【组成】桃仁_{八钱}（24 g）　柴胡_{三钱}（9 g）　香附_{二钱}（6 g）　木通_{三钱}（9 g）　赤芍_{三钱}（9 g）　半夏_{二钱}（6 g）　大腹皮_{三钱}（9 g）　青皮_{二钱}（6 g）　陈皮_{三钱}（9 g）　桑皮_{三钱}（9 g）　苏子_{四钱,研}（12 g）　甘草_{五钱}（15 g）

【用法】水煎服。

【功效】理气活血，燥湿化痰。

辨治精神分裂症、焦虑症、围绝经期综合征、精神障碍属于痰气瘀结证，以狂躁不安，恼怒不休为基本特征。

【适用病证】

主要症状：狂躁不安，恼怒不休。

辨证要点：面色晦暗，舌质红、苔黄腻或黄燥，脉沉弦或沉滑。

可能伴随的症状：失眠，或多语无序，或骂詈狂叫，或不避亲疏，或登高而歌，或弃衣而走，或妄见妄闻，或头痛，或毁物伤人，或失眠多梦等。

【解读方药】方中用活血药 2 味，桃仁偏于破血，赤芍偏于凉血；理气药 4 味，柴胡偏于疏散，香附偏于调经，青皮偏于破气，陈皮偏于和中；利湿药 2 味，木通偏于通经，大腹皮偏于行气；化痰药 3 味，半夏醒脾燥湿化痰，桑皮偏于清化痰湿，苏子偏于降泄水气；甘草益气和中。又，方中用活血药配伍理气药，以治气郁血瘀；活血药配伍利湿药，以治瘀血夹湿；利湿药配伍化痰药，以治痰湿蕴结；活血药配伍益气药，气帅血行，方药相互为用，以理气活血，燥湿化痰为主。

【配伍用药】若瘀血明显者，加三棱、莪术，以破血逐瘀；若狂躁明显者，加朱砂、紫石英，以重镇安神；若热甚者，加大黄、黄连，以清泻积热；若大便干结者，加大黄、芒硝，以泻热通便等。

琥珀养心丹(《证治准绳·类方》)

运用琥珀养心丹并根据方药组成及用量的配伍特点，可以辨治心气血虚，热扰神明证；辨证要点是妄言妄为，焦虑烦躁，口渴。

【组成】琥珀另研，二钱（6 g）　龙齿煅，另研，一两（30 g）　远志黑豆、甘草同煮，去骨　石菖蒲　茯神　人参　酸枣仁炒，各五钱（各 15 g）　当归　生地黄各七钱（各 21 g）　黄连三钱（9 g）　柏子仁五钱（15 g）　朱砂另研，三钱（9 g）　牛黄另研，一钱（3 g）

【用法】水煎服。

【功效】清热凉血，益阴安神。

1. 辨治精神分裂症、焦虑症、围绝经期综合征、精神障碍属于心气血虚，热扰神明证，以妄言妄为、焦虑烦躁不安为基本特征。

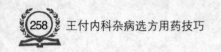

【适用病证】

主要症状：妄言妄为，焦虑烦躁不安。

辨证要点：口渴，舌红少苔，或苔薄黄，脉细数。

可能伴随的症状：急躁不安，或心烦不宁，或盗汗，或头痛，或如有所见，或如有所闻，或形体消瘦，或健忘等。

【解读方药】 方中用安神药7味，琥珀偏于潜阳，龙齿偏于重镇，远志偏于化痰，石菖蒲偏于开窍，酸枣仁偏于养心，柏子仁偏于益阴，朱砂偏于清热；清热解毒药2味，黄连偏于燥湿，牛黄偏于化痰；益气药2味，人参偏于大补，甘草偏于缓补；补血药2味，当归偏于活血，生地黄偏于凉血。又，方中用安神药配伍清热药，以治郁热扰神；安神药配伍益气药，以治气虚不固；安神药配伍补血药，以治血虚不守；益气药配伍补血药，以治气血两虚；补益药配伍清热药，以治虚夹郁热，方药相互为用，以清热凉血，益阴安神为主。

【配伍用药】 若血热明显者，加大生地黄用量，再加水牛角、玄参，以清热凉血；若盗汗明显者，加牡蛎、五味子，以敛阴止汗；若郁热内盛甚者，加大黄连用量，再加栀子、淡豆豉，以清泻郁热等。

定痫丸(《医学心悟》)

运用定痫丸并根据方药组成及用量的配伍特点，可以辨治痰热阻窍证；辨治要点是手足抽搐，斜视。

【组成】 明天麻　川贝母　半夏_{姜汁炒}　茯苓_蒸　茯神_{去木,蒸,各一两}（各30 g）胆南星_{九蒸者}　石菖蒲_{杵碎,取粉}　全蝎_{去尾,甘草水洗}　僵蚕　甘草_{水洗,去咀,炒}　真琥珀_{腐煮,灯草研,各五钱}（各15 g）　陈皮_{洗,去白}　远志_{去心}　甘草_{水泡,各七钱}（各21 g）　丹参_{酒蒸}　麦冬_{去心,各二两}（各60 g）　辰砂_{细研,水飞,三钱}（9 g）

【用法】 将药研为细散状，以竹沥一小碗，姜汁一杯，再用甘草120 g煎煮为膏，和药为丸，辰砂为衣，每次服4 g，每日分6次服。

【功效】 清热涤痰，息风止痉。

辨治癫痫、精神分裂症、焦虑症属于痰热阻窍证，以斜视、抽搐为基本特征。

【适用病证】

主要症状：手足抽搐，斜视，或颈项强直。

辨证要点：喉间痰鸣，舌质淡红、苔厚腻，脉弦或滑。

可能伴随的症状：眩仆倒地，或不省人事，或口角痰涎，或神志模糊，或似羊叫声等。

【解读方药】 方中用化痰药3味，半夏偏于醒脾燥湿，胆南星偏于消痰止痉，贝母偏于清润降逆；安神药6味，朱砂偏于清热，琥珀偏于活血，石菖蒲偏于开窍，远志偏于化痰，茯苓偏于益气，茯神偏于宁心；息风止痉药3味，全蝎偏于定惊，僵蚕偏于化痰，天麻偏于潜阳通络；陈皮理气调中；清热药3味，丹参偏于活血，麦冬偏于滋阴；甘草益气和中。又，方中用化痰药配伍安神药，以治痰扰心神；安神药配伍息风药，以治内风扰神；化痰药配伍理气药，气顺痰消；化痰药配伍活血药，以治痰瘀扰心；化痰药配伍益气药，化痰药不伤气，方药相互为用，以燥湿化痰，平肝息风为主。

【配伍用药】 若痰明显者，加大半夏、胆南星用量，以燥湿化痰；若郁热明显者，加黄连、黄芩，以清泻郁热；若瘀血者，加当归、川芎，以活血行气补血等。

龙胆泻肝汤(《医方集解》)与涤痰汤(《证治准绳》)合方

运用龙胆泻肝汤与涤痰汤合方并根据方药组成及用量的配伍特点，可以辨治肝火动神证；辨治要点是手足抽搐，斜视，口苦。

【组成】

龙胆泻肝汤：龙胆草_酒炒_（10 g） 栀子_酒炒_（12 g） 黄芩_炒_（9 g） 泽泻（10 g） 车前子（10 g） 木通（6 g） 生地黄_酒炒_（6 g） 当归_酒炒_（10 g） 柴胡（6 g） 生甘草（6 g）［原书未注用量］

涤痰汤：南星_姜制_ 半夏_汤洗七次,各二钱半_（各7.5 g） 枳实_麸炒_ 茯苓_去皮,各二钱_（各6 g） 橘红_钱半_（4.5 g） 石菖蒲 人参_各一钱_（各3 g） 竹茹_七分_（2 g） 甘草_半钱_（1.5 g）

【用法】 水煎服，每日分6次服。

【功效】 清泻肝热，化痰开窍。

辨治癫痫、精神分裂症属于肝火动神证，以斜视、抽搐为基本特征。

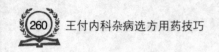

【适用病证】

主要症状：手足抽搐，斜视，或颈项强直。

辨证要点：口苦，急躁易怒，舌质红、苔黄腻，脉弦或滑。

可能伴随的症状：眩仆倒地，或不省人事，或口角痰涎，或神志模糊，或似羊叫声，或失眠，或头胀，或头沉，或大便干结，或小便短少等。

【解读方药】 方中用清热燥湿药3味，栀子偏于泻三焦之热，黄芩偏于泻上中二焦之热，龙胆草偏于泻肝胆之热；利湿药3味，木通偏于通脉，泽泻偏于通淋，车前子偏于明目；燥湿化痰药2味，半夏偏于醒脾，天南星偏于通络；理气化痰药2味，陈皮偏于行散，枳实偏于降浊；解郁化痰药2味，石菖蒲偏于开窍，竹茹偏于降逆；补血药2味，当归偏于活血，生地黄偏于凉血；柴胡疏肝理气解郁；益气药3味，人参偏于大补，茯苓偏于健脾益气渗湿，甘草偏于平补。又，方中用清热药配伍利湿药，以治湿热蕴结；清热药配伍化痰药，以治痰热蕴结；化痰药配伍理气药，气顺痰消；解郁药配伍活血药，以治痰瘀阻窍；益气药配伍理气药，以治气郁气虚，兼防理气药伤气；利湿药配伍理气药，气化湿浊，方药相互为用，以清泻肝热，化痰开窍为主。

【配伍用药】 若热甚者，加大栀子、黄芩用量，以清热燥湿；若湿甚者，加大车前子、泽泻用量，以渗利湿浊；若痰甚者，加大半夏、南星用量，以燥湿化痰；若昏倒者，加冰片、皂角，以开窍醒神等。

通关散(《丹溪心法附余》)

运用通关散并根据方药组成及用量的配伍特点，可以辨治痰郁闭窍证；辨治要点是突然昏倒，不省人事。

【组成】 细辛_{洗,去土、叶}　　猪牙皂角_{去子,各一钱}（各3 g）

【用法】 研粉部服；或水煎服，每日分3次服。

【功效】 开窍通关。

辨治低血压、晕厥、癔症、高血压脑病、脑血管痉挛、低血糖、心源性或出血性休克属于痰郁闭窍证，以突然昏倒、不省人事为基本特征。

【适用病证】

主要症状：突然昏倒，不省人事。

辨证要点：喉中痰阻，舌质淡、苔薄，脉沉伏或弦。

可能伴随的症状：四肢厥冷，或呼吸气粗，或口噤不开，或两手握固，或大小便闭等。

【解读方药】方中用细辛辛散温通开窍；猪牙皂角涤痰散结开窍；方药相互为用，以开窍通关为主。

【配伍用药】若寒甚者，加大细辛用量，再加附子，以温阳散寒；若痰甚者，加大猪牙皂角用量，再加半夏，以燥湿化痰等。

通关散(《丹溪心法附余》)与五磨饮子(《医便》)合方

运用通关散与五磨饮子合方并根据方药组成及用量的配伍特点，可以辨治痰气郁结闭窍证；辨治要点是突然昏倒，不省人事，表情黯淡。

【组成】

通关散：细辛_{洗,去土、叶}　猪牙皂角_{去子,各一钱}（各 3 g）

五磨饮子：沉香　槟榔　乌药　木香　枳实（各 6 g）［原书未注用量］

【用法】研粉部服；或水煎服，每日分 3 次服。

【功效】开窍通关，涤痰解郁。

辨治低血压、晕厥、癔症、高血压脑病、脑血管痉挛、低血糖、心源性或出血性休克属于气机郁闭证，以突然昏倒、不省人事为基本特征。

【适用病证】

主要症状：突然昏倒，不省人事。

辨证要点：因情绪异常诱发，舌质淡、苔薄，脉沉伏或弦。

可能伴随的症状：四肢厥冷，或呼吸气粗，或口噤不开，或两手握固，或大小便闭等。

【解读方药】方中用细辛辛散温通开窍；猪牙皂角涤痰散结开窍；理气药4 味，沉香偏于纳气，木香偏于导滞，槟榔偏于消滞，枳实偏于破气；乌药温通阳气。又，方中用开窍药配伍理气药，以治气机郁闭；涤痰药配伍理气药，以治气郁痰阻，方药相互为用，以开窍通关，涤痰降逆为主。

【配伍用药】若寒甚者，加大细辛用量，再加附子，以温阳散寒；若痰甚者，加大猪牙皂角用量，再加半夏，以燥湿化痰；若气郁甚者，加大木香、枳

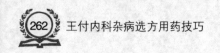

实用量，以行气散结等。

【临证验案】晕厥

谢某，男，58岁，郑州人。有多年晕厥病史，多次检查未发现明显器质性病变，服用中西药但未能有效控制症状，近由病友介绍前来诊治。刻诊：突然头晕目眩，接着昏不知人，醒后仍头晕目眩，半小时后渐渐恢复正常，因情绪异常诱发，胸闷，咽中如痰阻，大便不畅，舌质淡红、苔黄白夹杂，脉沉。辨为气郁夹痰，阻遏清窍证，治当调理气机，化痰开窍，给予通关散、四逆散与五磨饮子合方：细辛3 g，皂角粉3 g，沉香6 g，槟榔6 g，乌药6 g，木香6 g，枳实12 g，柴胡12 g，白芍12 g，炙甘草10 g。6剂，水煎服，第1次煎35 min，第2次煎25 min，合并药液，每日1剂，每次服150 mL左右，每日分早、中、晚3次服。

二诊：未出现头晕目眩、昏不知人，以前方6剂继服。

三诊：又有头晕目眩、昏不知人，但症状较前明显减轻（据患者说病情已好转70%），以前方6剂继服。

四诊：未出现头晕目眩、晕厥，以前方6剂继服。

五诊：胸闷基本消除，咽中痰阻明显减轻，以前方6剂继服。

六诊：未再出现头晕目眩、昏不知人，以前方6剂继服。

七诊：诸症基本消除，又以前方治疗20余剂。随访1年，一切尚好。

用方体会：根据头晕目眩、昏不知人、与情绪有关辨为气郁，再根据咽中如有痰阻辨为痰遏，以此辨为气郁夹痰，阻遏清阳证。方以通关散开窍通达，化痰涤浊；以五磨饮子行气解郁，降泄浊气；以四逆散疏理气机，益兼正气，方药相互为用，以奏其效。

四味回阳饮(《景岳全书》)

运用四味回阳饮并根据方药组成及用量的配伍特点，可以辨治气虚阳脱证；辨治要点是突然昏倒，不省人事，大汗淋漓。

【组成】人参_至二两（30～60 g）　制附子_二至三钱（6～9 g）　炙甘草_一至二钱（3～6 g）　炮干姜_二至三钱（6～9 g）

【用法】水煎服，每日分3次服。

【功效】益气回阳。

辨治低血压、晕厥、癔症、高血压脑病、脑血管痉挛、低血糖、心源性或出血性休克属于气虚阳脱证，以突然昏倒、不省人事为基本特征。

【适用病证】

主要症状：突然昏倒，不省人事。

辨证要点：大汗淋漓，舌质淡、苔薄，脉沉欲无。

可能伴随的症状：四肢厥冷，或呼吸微弱，或口开不合，或两手不固，或大小便失禁等。

【解读方药】方中用温阳药 2 味，附子偏于温壮肾阳，干姜偏于温暖中阳；益气药 2 味，人参偏于大补元阳，甘草偏于甘缓和中。又，方中用温阳药配伍益气药，以治阳气不固，方药相互为用，以益气回阳为主。

【配伍用药】若大汗淋漓甚者，加大人参用量，再加五味子，以益气敛阴；若手足厥冷甚者，加大附子用量，再加生附子，以温阳逐寒；若呼吸微弱者，加蛤蚧，以温阳纳气等。

【临证验案】低血压、晕厥

马某，男，51 岁，郑州人。有多年低血压（73/49 mmHg）、晕厥病史，服用中西药但未能有效控制症状，近由病友介绍前来诊治。刻诊：头晕目眩，头沉，时时晕厥，时时头痛，手足冰冷，晕则大汗淋漓及面色苍白，肢体沉重，舌质淡、苔白厚腻，脉沉欲绝。辨为阳虚痰阻证，治当温阳壮阳，化痰开窍，给予四味回阳饮、四逆汤与小半夏加茯苓汤合方：红参 15 g，制附子 10 g，干姜 10 g，生附子 5 g，生半夏 24 g，生姜 24 g，茯苓 12 g，炙甘草 12。6 剂，水煎服，第 1 次煎 50 min，第 2 次煎 25 min，合并药液，每日 1 剂，每次服 150 mL 左右，每日分早、中、晚 3 次服。

二诊：手足冰冷好转，以前方 6 剂继服。

三诊：血压 79/53 mmHg，面色苍白好转，以前方 6 剂继服。

四诊：血压 82/55 mmHg，未出现头晕目眩、晕厥，以前方 6 剂继服。

五诊：血压 86/58 mmHg，仍有轻微头痛，咽中痰阻明显减轻，以前方 6 剂继服。

六诊：血压 90/58 mmHg，肢体沉重减轻，以前方 6 剂继服。

七诊：血压 97/65 mmHg，诸症基本消除，又以前方 40 余剂继服，血压在

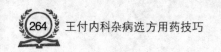

100/68 mmHg 左右。随访 1 年，一切尚好。

用方体会：根据头晕目眩、手足冰冷辨为阳虚，再根据头沉、苔腻辨为痰阻，因面色苍白、大汗淋漓辨为阳虚不固，以此辨为阳虚痰阻证。方以四味回阳饮温阳固脱；以四逆汤温阳壮阳，益气固脱；以小半夏加茯苓汤温阳益气化痰，方药相互为用，以奏其效。

羚角钩藤汤（《通俗伤寒论》）

运用羚角钩藤汤并根据方药组成及用量的配伍特点，可以辨治肝热扰神证、肝热伤筋证、肝热伤肾证、肝热闭窍证、肝热动风证；辨治要点是面赤，烦热，肌肉颤动，手足抽搐，苔黄。

【组成】羚角片_{先煎，一钱半}（5 g）　双钩藤_{后入，三钱}（9 g）　霜桑叶_{二钱}（6 g）
滁菊花_{三钱}（9 g）　鲜生地_{五钱}（15 g）　生白芍_{三钱}（9 g）　川贝母_{去心，四钱}（12 g）
淡竹茹_{鲜刮，与羚羊角先煎代水，五钱}（15 g）　茯神木_{三钱}（9 g）　生甘草_{八分}（2.4 g）

【用法】水煎服，每日分 6 次服。

【功效】清透肝热，舒筋息风。

1. 辨治低血压、晕厥、癔症、高血压脑病、脑血管痉挛、低血糖、心源性或出血性休克属于肝热扰神证，以突然昏倒、不省人事为基本特征。

【适用病证】

主要症状：突然昏倒，不省人事。

辨证要点：面赤，烦热，舌质红、苔薄黄，脉沉弦有力。

可能伴随的症状：牙关紧闭，或口唇青紫，或高热，或头晕目眩，或心胸烦热等。

2. 辨治面神经炎、多发性神经炎、脑血管疾病如缺血性中风和出血性中风、脑梗死、蛛网膜下腔出血属于肝热伤筋证，以口眼㖞斜、两手握固为基本特征。

【适用病证】

主要症状：口眼㖞斜，两手握固。

辨证要点：面赤，身热，舌质红、苔薄黄，脉弦数或滑数。

可能伴随的症状：肢体强直，或突然昏倒，或不省人事，或牙关紧闭，或舌强语謇，或半身不遂，或口臭气粗，或烦躁不宁，或手足拘挛，或大便干结，或小便不通等。

3. **辨治神经性尿闭、尿道肿瘤、尿道损伤、尿道狭窄、尿道炎症、膀胱括约肌痉挛属于肝热伤肾证，以小便不通、呕吐、视物模糊为基本特征。**

【适用病证】

主要症状：小便不通，或尿闭，呕吐，手足抽搐。

辨证要点：身体烦热，舌质红、苔薄黄，脉弦或数。

可能伴随的症状：少腹拘急，或头晕目眩，或汗出，或面赤，或大便干结，或视物模糊，或腰膝酸软等。

4. **辨治流行性脑脊髓膜炎、流行性乙型脑炎、结核性脑膜炎、肝性脑病、肾性脑病、中毒性脑病、脑寄生虫病、脑囊虫病、脑脓肿等属于肝热闭窍证，以头痛、项强为基本特征。**

【适用病证】

主要症状：牙关紧闭，手足抽搐，颈项强直。

辨证要点：口渴，汗出，舌质红、苔黄，脉弦或数。

可能伴随的症状：舌强不能语，或四肢抽搐，或角弓反张，或头痛，或高热等。

5. **辨治震颤麻痹、肝豆状核变性、特发性震颤、神经性震颤、代谢性震颤、小脑病变的姿势性震颤、甲状腺功能亢进症等属于肝热动风证，以肌肉颤动、抽搐为基本特征。**

【适用病证】

主要症状：肌肉颤动，抽搐。

辨证要点：口苦，舌质淡、苔薄黄，脉沉或弦。

可能伴随的症状：急躁易怒，或心胸烦热，或面赤，或目赤，或手重不能持物，或肢体麻木等。

【解读方药】方中用清热息风药 2 味，羚羊角偏于清肝，钩藤偏于平肝；辛散疏散药 2 味，桑叶偏于清肝，菊花偏于疏散；益血药 2 味，生地黄偏于凉血益阴，白芍偏于敛阴缓急；化痰药 2 味，贝母偏于软坚，竹茹偏于降逆；茯神益气安神；甘草益气缓急。又，方中用息风药配伍辛散药，以疏散平息；清热药配伍益血药，以治内热伤血；辛散药配伍化痰药，以治痰气郁结；清热药配伍安神药，以治内热扰神；辛散药配伍益气药，以防辛散药伤气，方药相互为用，以凉肝息风，增液舒筋为主。

【配伍用药】若灼伤阴津甚者，加鳖甲、牡蛎，以滋阴息风；若阴津亏虚甚者，加麻仁、麦冬，以滋阴息风；若邪热太盛者，加石膏、知母，以清热泻火息风；若大便干者，加大黄、枳实，以通便泻实等。

【临证验案】高血压脑水肿

詹某，男，51岁，郑州人。有多年高血压病史，1个月前出现高血压脑水肿，神志昏迷住院治疗，来诊前患者仍高热，抽搐，时时昏迷，因患者住院病友介绍其女儿前来代诊：头痛剧烈，呕吐呈喷射状，手足时时抽搐，视物模糊，高热不退，面色潮红，大便干结，腹胀，时时神志不清，舌质暗红、苔薄黄（舌及苔从手机照片获知）。辨为肝热生风夹热结证，治当清肝息风，通泻热结，给予羚角钩藤汤与大承气汤合方：羚羊角5 g，钩藤10 g，桑叶6 g，菊花10 g，生地黄15 g，生白芍10 g，浙贝母12 g，淡竹茹15 g，茯神10 g，生甘草3 g，大黄12 g，芒硝10 g，枳实5 g，厚朴24 g。6剂，水煎服，第1次煎50 min，第2次煎25 min，合并药液，每日1剂，每次服150 mL左右，每日分早、中、晚3次服。

二诊（其女儿代诉）：大便通畅，高热已退，抽搐减少，以前方6剂继服。

三诊（其女儿代诉）：头痛减轻，神志明显好转，以前方6剂继服。

四诊（其女儿代诉）：经复查颅内压水肿基本消退，病情基本稳定，以前方减羚羊角为3 g，6剂。

五诊：诊患者脉沉实，轻微头痛，未再抽搐，以前方减羚羊角为2 g，6剂。

六诊：诸症基本趋于缓解，病情稳定，血压恢复正常，以前方减羚羊角为1 g，6剂。

七诊：病情稳定，并酌情变化用方，以调治高血压。随访1年，一切尚好。

用方体会：根据头痛剧烈、抽搐辨为肝热生风，再根据大便干结、腹胀辨为热结，因面色潮红、舌质暗红辨为郁热迫血，以此辨为肝热生风夹热结证。方以羚角钩藤汤清肝热，息肝风，凉肝血；以大承气汤泻热通便，调理气机，方药相互为用，以奏其效。

通瘀煎(《景岳全书》)

运用通瘀煎并根据方药组成及用量的配伍特点，可以辨治瘀郁阻窍证；辨治要点是突然昏倒，舌质暗红夹瘀紫、苔黄。

【组成】当归尾_{三至五钱}（9～15 g）　山楂　香附　红花_{新者,炒黄,各二钱}（各6 g）乌药_{一至二钱}（3～6 g）　青皮_{一钱五分}（4.5 g）　木香_{七钱}（2.1 g）　泽泻_{一钱五分}（4.5 g）

【用法】水煎服，每日分6次服。

【功效】理气活血。

辨治低血压、晕厥、癔症、高血压脑病、脑血管痉挛、低血糖、心源性或出血性休克属于瘀郁阻窍证，以突然昏倒、不省人事为基本特征。

【适用病证】

主要症状：突然昏倒，不省人事，或急躁易怒。

辨证要点：面赤，舌质暗红夹瘀紫、苔薄黄，脉沉涩。

可能伴随的症状：头晕目眩，或口唇青紫，或腹胀，或肢体疼痛，或头痛等。

【解读方药】方中用活血药3味，当归偏于补血，山楂偏于消食，红花偏于行散；行气药4味，香附偏于调经，青皮偏于散结，乌药偏于温通，木香偏于导滞；泽泻渗利泻浊。又，方中用活血药配伍行气药，以治气郁血瘀；活血药配伍渗利药，以渗利瘀浊；行气药配伍渗利药，以治气机郁滞，方药相互为用，以理气活血为主。

【配伍用药】若瘀血甚者，加大当归、红花用量，再加丹参，以活血化瘀；若气郁甚者，加大青皮、木香用量，再加枳实，以行气降浊；若急躁易怒者，加柴胡、白芍，以疏肝缓急等。

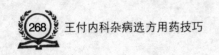

第3章　脾胃系病证用方

脾胃系疾病是临床中比较常见的疾病之一，从西医角度认识疾病主要有脾病变、胃病变、小肠及大肠病变、免疫反应病变、造血及血液储存病变5大类，从中医辨治重点不是辨中医疾病而是辨症状，然后再根据症状并结合患者的整体情况进一步辨病变证型，辨脾胃的基本症状有消化症状、免疫反应症状、造血及血液症状。

脾病变症状主要有出血，贫血，感染。

胃病变症状主要有疼痛，胀满，痞闷，恶心，呕吐，口苦，打嗝，嗳气。

脾胃病变症状主要有脘腹不适，大便干结，或大便溏泄，泛酸烧心，嘈杂，不思饮食。

人的脾脏位于腹腔的左上方，呈扁椭圆形，暗红色、质软而脆。脾在正常情况下，只产生淋巴细胞及单核细胞，但在病态及大失血后可以制造各种血细胞。脾内的巨噬细胞能将衰老的红细胞、血小板和退化的白细胞吞噬消灭。脾是血循环中重要的滤过器，能清除血液中的异物、病菌以及衰老死亡的细胞，特别是红细胞和血小板。脾是供血、滤血、藏血、免疫的中央，脾脏从循环中清除太多的血细胞（统称为脾功能亢进），各种各样的问题将会发生，包括红细胞太少而贫血；因白细胞太少而易经常感染，因为血小板太少而出血。最后，巨大的脾脏捕获、破坏异常血细胞的同时也捕获、破坏正常的血细胞。

胃是人体的消化器官，位于膈下，上接食道，下通小肠。胃主要将大块食物研磨成小块，并将食物中的大分子降解成较小的分子，以便于进一步被吸收。胃液主要是由胃蛋白酶和盐酸组成的。胃蛋白酶是一种蛋白质，它是一种无害的消化酶。但盐酸却不同，它具有很强的腐蚀性，能轻而易举地毁坏胃的组织细胞，在胃壁上皮细胞上面还覆盖着薄薄的一层碳水化合物，它可以进一步加强对胃的保护。

中枢神经由脑和脊髓组成，是人体神经系统的最主体部分。中枢神经系统接受全身各处的传入信息，人类的思维活动也是中枢神经系统的功能。其主要功能是传递、储存和加工信息，产生各种心理活动，支配与控制动物的全部行为。脊髓的功能，一是传导功能，二是反射功能。中枢神经系统似信息加工器，加工的结果可以出现反射活动、产生感觉或记忆。

中医之脾胃包括脾、胃、部分小肠大肠、造血血液，以及免疫反应。

脾主运化水谷和运化水湿，运化水谷以化生气血津液为人所用，运化水湿即水湿清者为人所用，浊者排泄于外；脾主血既主生血又主统血，生血以滋养全身各部，统血以使血行于经脉之中布于全身各部；脾主升既升达清气以四布又升达血液以周流。中医与西医中都有脾的概念，西医之脾主要是人体最大的淋巴结，属于免疫系统；中医之脾包括部分胃肠、肝胆、胰腺以及造血血液等功能。

胃主受纳和腐熟，受纳即胃主接纳和容纳，胃接纳食物是人生存的必由之路，胃容纳食物是人生存的必然存在；腐熟即胃主腐烂食物以消化，胃主熟化食物以化生，腐与熟以化生水谷之精微；又，胃既主通又主降，通则胃气得畅，降则胃气得和，通降以构成食物在体内的新陈代谢过程。

脾胃为水谷之海，亦即消化功能和饮食的消化及营养，脾胃对人体生命和健康生存都起到至关重要的作用。胃主受纳腐熟水谷，脾主运化水谷，脾胃关系密不可分，以此才能完成水谷化为精微，化生气血，充养全身。

从中医分型辨治脾胃疾病的基本证型有脾胃热证、脾胃寒证、脾胃寒热夹杂证、虚证、虚实夹杂证，辨治脾胃热证又有诸多方药，而诸多方药又有诸多不尽相同的作用，又如脾胃热可能夹痰，也有可能夹瘀，更有可能夹郁，临证以辨治脾胃热证用方，还要特别重视同中求异以选择最佳方药，取得最佳治疗效果。

脾胃之气失调，不能运化水谷，则不能饮食，或食后腹胀；不能运化水湿，水湿外溢可引起肢体肌肤水肿；水湿下注可引起大便溏泄；胃气不能通降，浊气上逆可引起恶心呕吐；脾气不升，胃气不降，清浊之气壅滞脘腹气机，则可引起脘腹胀满不通。

脾开窍于口，脾气不能协和于口，可变生诸症，根据病变可从脾胃治疗。

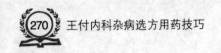

脾胃寒证用方

脾胃寒证的基本症状有胃痛、腹痛、不思饮食、呕吐、大便溏泄；辨治脾胃寒证的基本要点是喜饮热食、口淡不渴、舌质淡，运用方药辨治脾胃寒证只有重视同中求异，才能选择最佳切机方药而取得良好治疗效果。

桂枝人参汤(《伤寒杂病论》)

运用桂枝人参汤并根据方药组成及用量的配伍特点，可以辨治脾胃阳虚证、心阳虚证；辨治要点是胃脘痞闷，呕吐，手足不温。

【组成】桂枝_{别切,四两}（12 g） 甘草_{炙,四两}（12 g） 白术_{三两}（9 g） 人参_{三两}（9 g） 干姜_{三两}（9 g）

【用法】用水 630 mL，先煎人参、白术、干姜、甘草 20 min，加入桂枝煎 10 min，煮取药液 210 mL，每日分 3 次服，白天服 2 次，夜间服 1 次。

【功效】温补中气，解肌散邪。

1. 辨治神经性呕吐、幽门梗阻、幽门痉挛、急慢性胃炎、慢性胆囊炎、慢性胰腺炎、心源性呕吐、胃黏膜脱垂属于脾胃阳虚证，以脘腹疼痛、痞满、手足不温为基本特征。

【适用病证】

主要症状：脘腹疼痛，痞满。

辨证要点：倦怠乏力，舌质淡、苔薄白或腻，脉沉弱。

可能伴随的症状：呕吐，或恶心，或胸膈痞闷，或不思饮食，或大便溏泄，或全身怕冷，或头晕目眩等。

2. 辨治心肌炎、心肌病、扩张性心肌病、肥大性心肌病、心律不齐属于心阳虚证，以心痛、心悸、手足不温、脉沉弱为基本特征。

【适用病证】

主要症状：心痛，心悸。

辨证要点：倦怠乏力，手足不温，舌质红、苔薄白略腻，脉沉弱。

可能伴随的症状：心胸痞塞，或口淡不渴，或头晕目眩，或气短不足一息，或面色不荣等。

【解读方药】方中用益气药3味，人参、甘草偏于生津，白术偏于燥湿；辛温药2味，干姜偏于温阳散寒，桂枝偏于温通解肌。又，方中用益气药配伍温阳药，以治气虚生寒；益气生津药配伍益气燥湿药，补益不助湿；益气药配伍通经药，以治经气不通；方药相互为用，以温补中气，解肌散邪为主。

【配伍用药】若腹痛者，加大桂枝用量，再加白芍，以通经缓急止痛；若手足厥冷者，加大干姜用量，再加附子，以温阳散寒；若大便溏泄者，加大白术用量，再加山药、茯苓，以健脾止泻；若不思饮食者，加砂仁、山楂，以醒脾和胃消食等。

【临证验案】

1. **慢性非特异性溃疡性结肠炎、肛漏**

郑某，女，52岁，郑州人。有多年慢性非特异性溃疡性结肠炎病史，2年前又诊断为肛漏，经住院及门诊治疗但未能有效改善症状，经病友介绍前来诊治：腹痛有时痛如针刺，大便溏泄夹脓血，里急后重，时时腹胀腹急，不思饮食，形体消瘦，倦怠乏力，口腔溃疡，舌质红夹瘀紫、苔黄腻，脉沉弱略涩。辨为脾胃阳虚，湿热夹瘀证，治当健脾益气，清热燥湿、兼以活血，给予桂枝人参汤、葛根芩连汤与失笑散合方：桂枝12 g，红参10 g，白术10 g，干姜10 g，葛根24 g，黄连10 g，黄芩10 g，五灵脂10 g，蒲黄10 g，肉桂6 g，赤石脂24 g，炙甘草12 g。6剂，水煎服，第1次煎45 min，第2次煎25 min，合并药液，每日1剂，每次服30 mL左右，每日分15次服。

二诊：大便溏泄减轻，仍有口腔溃疡，以前方变黄连为12 g，6剂。

三诊：腹痛好转，未再出现针刺样疼痛，大便夹脓血减少，仍有不思饮食，口腔溃疡消除，以前方加生山楂24 g，减黄连为10 g，6剂。

四诊：饮食好转，仍有手足不温，以前方变干姜为15 g，6剂。

五诊：里急后重消除，未再出现口腔溃疡，以前方6剂继服。

六诊：诸症基本趋于缓解，以前方6剂继服。

七诊：诸症基本消除，又以前方治疗50余剂，以巩固治疗效果。随访1年，一切尚好。

用方体会：根据大便溏泄、手足不温辨为阳虚，再根据倦怠乏力、脉沉弱辨为气虚，因口腔溃疡、舌质红辨为热，又因舌质夹瘀紫、脉沉涩辨为瘀，以此辨为脾胃阳虚，湿热夹瘀证。方以桂枝人参汤温阳散寒，健脾益气；以葛根芩连汤清热燥湿泻火；以失笑散活血化瘀止痛，加肉桂温阳散寒调中，赤石脂温中固涩，方药相互为用，以奏其效。

2. 肠易激综合征、焦虑抑郁症

李某，女，49岁，郑州人。有多年肠易激综合征及焦虑抑郁症病史，服用中西药但未能有效改善症状，经病友介绍前来诊治：腹胀腹满，有时腹痛如针刺，大便溏泄因情绪异常加重，大便溏泄后腹胀腹满减轻，腹部怕冷，手足不温，倦怠乏力，情绪低落，急躁易怒，口渴不欲饮水，舌质淡夹瘀紫，苔薄白，脉沉弱略涩。辨为脾胃阳虚，肝气郁滞证，治当健脾益气，温阳散寒，兼以活血，给予桂枝人参汤、葛根芩连汤与四逆散合方：桂枝15 g，红参10 g，白术10 g，干姜12 g，葛根12 g，黄连5 g，黄芩5 g，柴胡10 g，枳实10 g，白芍10 g，五灵脂10 g，生半夏12 g，生附子5 g，炙甘草12 g。6剂，水煎服，第1次煎45 min，第2次煎25 min，合并药液，每日1剂，每次服30 mL左右，每日分15次服。二诊：大便溏泄减轻，情绪略有好转，以前方6剂继服。

三诊：仍有腹痛如刺，大便溏泄略前又有减轻，以前方变白芍为24 g，6剂。

四诊：口渴基本消除，急躁易怒好转，仍有手足不温、腹部怕冷，以前方变干姜为15 g，生附子为10 g，6剂。

五诊：全身怕冷好转，情绪较前又有明显好转，以前方变干姜为10 g，生附子为6 g，6剂。

六诊：未再出现腹痛，倦怠乏力基本消除，以前方6剂继服。

七诊：诸症基本趋于缓解，为了巩固治疗效果，又以前方治疗70余剂，诸症悉除。随访1年，一切尚好。

用方体会：根据脘腹胀满、大便溏泄辨为脾胃气虚；又根据大便溏泄、因情绪异常加重辨为肝郁，因怕冷、倦怠乏力、脉沉弱辨为阳虚，又因口渴不欲饮水、苔薄白辨为阳虚不化，更因舌质淡夹瘀紫、脉沉涩辨为瘀，以此辨为脾胃阳虚，肝气郁滞证。方以桂枝人参汤酌情加大桂枝、干姜用量；温阳散寒，健脾益气；以葛根芩连汤酌情减量既燥湿止泻又制约温热药燥化伤阴；以四逆散疏肝理气，调理气机，加五灵脂活血化瘀止痛，方药相互为用，以奏其效。

3. 贝赫切特综合征、真菌性肠炎

孙某，男，51岁，有多年贝赫切特综合征病史，5年前又出现大便溏泄5~6次/d，经检查未发现明显器质性病变，但中西药治疗未能有效控制大便溏泄次数。近由病友介绍前来诊治。刻诊：口腔溃疡反复不愈，肛门灼热湿疹，阴囊潮湿瘙痒，大便溏泄5~6次/d，咽喉肿痛，倦怠乏力，口苦，口腻，舌质红、苔腻略黄，脉沉弱。辨为湿热蕴结下注证，治当清热燥湿，健脾益气，给予桂枝人参汤、苦参汤、栀子豉汤与葛根芩连汤合方加味。处方：桂枝6 g，红参5 g，白术5 g，干姜5 g，葛根24 g，黄连12 g，黄芩12 g，苦参12 g，白矾12 g，栀子15 g，淡豆豉10 g，生甘草12 g。6剂，每日1剂，水煎服，第1次煎45 min，第2次煎25 min，合并药液，每日1剂，每次服30 mL左右，每日分15次服。

二诊：口腔溃疡基本消除，仍有肛门灼热，大便溏泄次数减为3/天，以前方变苦参为24 g，6剂。

三诊：口苦、口腻基本消除，口腔溃疡基本消除，以前方变苦参为15 g，6剂。

四诊：倦怠乏力基本消除，大便溏泄较前减为2次/天，以前方加茯苓为10 g，6剂。

五诊：肛门灼热基本消除，大便溏泄基本正常，以前方6剂继服。

六诊：口腔溃疡又有轻微发作，其他诸症较前又有好转，以前方变黄连为15 g，黄芩为15 g，6剂。

七诊：诸症基本趋于缓解，以前方6剂继服。

八诊：诸症消除，为了巩固疗效，又以前方治疗60余剂，诸症悉除。随访1年，一切尚好。

用方体会：根据口腔溃疡、肛门灼热辨为热，再根据阴囊潮湿、口苦、口腻辨为湿热，因倦怠乏力、脉沉辨为气虚，又因咽喉肿痛辨为郁热上扰，以此辨为湿热蕴结下注证。方以桂枝人参汤用量减半健脾益气；以葛根芩连汤酌情加大用量清热燥湿止泻；以苦参汤清热燥湿止痒；以栀子豉汤清透郁热，方药相互为用，以奏其效。

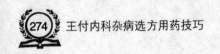

藿香正气散(《太平惠民和剂局方》)

运用藿香正气散并根据方药组成及用量的配伍特点，可以辨治脾胃寒湿证；辨治要点是胃脘痞闷，呕吐，肢体沉重。

【组成】大腹皮　白芷　紫苏　茯苓去皮,各一两（各30 g）　半夏曲　白术　陈皮去白　厚朴去粗皮,姜汁炙　苦桔梗各二两（各60 g）　藿香去土,三两（90 g）　甘草炙,二两半（75 g）

【用法】将药研为细散状，每次服6 g，用水煎，加入生姜3片，大枣1枚同煎，温热服用。用汤剂可用原方量的1/5。

【功效】解表化湿，理气和中。

辨治神经性呕吐、幽门梗阻、幽门痉挛、急慢性胃炎、慢性胆囊炎、慢性胰腺炎、心源性呕吐，胃黏膜脱垂属于脾胃寒湿证，以脘腹痞满、呕吐、胸膈痞满为基本特征。

【适用病证】

主要症状：胃脘痞闷，呕吐。

辨证要点：肢体困重，舌质淡、苔白或腻，脉沉。

可能伴随的症状：头痛，或身体疼痛，或胸膈痞闷，或恶心，或腹痛，或不思饮食，或大便溏泄等。

【解读方药】方中用半夏醒脾燥湿；理气药3味，厚朴偏于下气，陈皮偏于调中，大腹皮偏于利湿；芳香化湿药3味，藿香偏于醒脾，紫苏偏于行气，白芷偏于开窍；益气药3味，白术偏于燥湿，茯苓偏于利湿，甘草偏于和中；桔梗宣肺利咽。又，方中用燥湿药配伍理气药，气以化湿；芳香化湿药配伍益气药，化湿药不伤气；理气药配伍宣利药，气机畅通，方药相互为用，以解表化湿，理气和中为主。

【配伍用药】若胃脘痞闷者，加大藿香、厚朴用量，以芳香行气除满；若呕吐者，加大陈皮、半夏用量，以行气降逆止呕；若大便溏泄者，加大大腹皮、茯苓用量，以渗利水湿等。

小半夏汤(《伤寒杂病论》)

运用小半夏汤并根据方药组成及用量的配伍特点，可以辨治痰浊气逆证；辨治要点是胃脘痞闷，呕吐，苔白腻。

【组成】半夏一升（24 g）　生姜半斤（24 g）

【用法】用水 490 mL，煮取药液 100 mL。每日分 2 次温服。

【功效】温胃通阳，化饮降逆。

辨治神经性呕吐、幽门梗阻、幽门痉挛、急慢性胃炎、慢性胆囊炎、慢性胰腺炎、心源性呕吐、胃黏膜脱垂属于痰浊气逆证，以呕吐、胃脘痞满为基本特征。

【适用病证】

主要症状：胃脘痞闷，呕吐。

辨证要点：肢体困重，舌质淡、苔白腻，脉沉。

可能伴随的症状：胸闷不饥，或头沉，或胸膈痞闷，或恶心，或腹痛，或不思饮食，或大便溏泄等。

【解读方药】方中用半夏醒脾燥湿，降逆止呕；生姜温胃降逆，方药相互为用，以温胃通阳，化饮降逆为主。

【配伍用药】若胃脘痞闷者，加莱菔子、木香，以行气消痞除满；若呕吐甚者，加大生姜、半夏用量，以降逆止呕；若寒甚者，加附子、干姜，以温中散寒等。

小半夏汤(《伤寒杂病论》)与
苓桂术甘汤(《伤寒杂病论》)合方

运用小半夏汤与苓桂术甘汤合方并根据方药组成及用量的配伍特点，可以辨治痰浊气逆证；辨治要点是胃脘痞闷，呕吐，胸膈痞满。

【组成】

小半夏汤：半夏一升（24 g）　生姜半斤（24 g）

苓桂术甘汤：茯苓四两（12 g）　桂枝去皮，三两（9 g）　白术　甘草各二两（各 6 g）

【用法】水煎服。

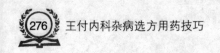

【功效】温胃降逆，健脾化饮。

辨治神经性呕吐、幽门梗阻、幽门痉挛、急慢性胃炎、慢性胆囊炎、慢性胰腺炎、心源性呕吐、胃黏膜脱垂属于脾虚痰饮气逆证，以呕吐、胸膈痞满为基本特征。

【适用病证】

主要症状：胃脘痞闷，呕吐。

辨证要点：肢体困重，舌质淡、苔白腻，脉沉。

可能伴随的症状：呕吐痰涎，或头晕目眩，或胸膈痞闷，或恶心，或腹痛，或不思饮食，或大便溏泄等。

【解读方药】方中用降逆药 2 味，半夏偏于醒脾燥湿，生姜温胃化饮；健脾益气药 3 味，白术偏于燥湿，茯苓偏于利湿，甘草偏于生津；桂枝辛散温通，助阳化气。又，方中用降逆药配伍益气药，降逆药不伤气，兼治气虚；降逆药配伍温通药，以治湿浊阻滞，方药相互为用，以温胃降逆，健脾化饮为主。

【配伍用药】若怕冷甚者，加附子、干姜，以温阳散寒；若胃脘痞闷者，加莱菔子、木香，以行气消痞除满；若呕吐甚者，加大生姜、半夏用量，以降逆止呕；若大便溏泄者，加薏苡仁、山药，以健脾止泻等。

【临证验案】慢性胃炎、幽门水肿梗阻

刘某，女，34 岁，郑州人。有多年慢性胃炎病史，1 个月前出现不能饮食，食则呕吐，饮水亦吐，经检查诊断为慢性胃炎伴有幽门水肿梗阻，经住院治疗但未能有效改善症状，经其朋友介绍前来诊治：胃脘痞闷不通，呕吐食物或痰涎，不思饮食，倦怠乏力，肢体困重，大便干结不通，手足不温，舌质淡红、苔白腻，脉沉弱。辨为脾虚痰饮夹寒结证，治当健脾燥湿，涤痰化饮，通泻寒结，给予小半夏汤、苓桂术甘汤与大黄附子汤合方加味：生半夏 24 g，生姜 24 g，茯苓 12 g，桂枝 10 g，白术 6 g，大黄 10 g，附子 15 g，细辛 6 g，红参 10 g，甘草 6 g。6 剂，水煎服，第 1 次煎 50 min，第 2 次煎 25 min，合并药液，每日 1 剂，每次服 30 mL 左右，每日分 15 次服。

二诊：呕吐次数减少，程度减轻，以前方 6 剂继服。

三诊：大便通畅，呕吐止，已能少量饮食，以前方减大黄为 6 g，6 剂，服药改为早、中、晚 3 次服。

四诊：手足温和，食后不再呕吐，仍有倦怠乏力，以前方加白术 15 g，减附子为 10 g，6 剂。

五诊：诸症基本消除，未有呕吐，以前方 6 剂继服。

六诊：诸症基本趋于缓解，病情稳定，又以前方治疗 6 剂。随访半年，一切尚好。

用方体会：根据呕吐、苔腻辨为痰，再根据倦怠乏力、脉沉弱辨为脾虚，因大便干结、手足不温辨为寒结，以此辨为脾虚痰饮夹寒结证。方以小半夏汤降逆燥湿化痰；以苓桂术甘汤健脾益气，温阳化饮；以大黄附子汤温阳通泻，加红参益气和中，方药相互为用，以奏其效。

吴茱萸汤(《伤寒杂病论》)

运用吴茱萸汤并根据方药组成及用量的配伍特点，可以辨治肝胃虚寒证、肝寒内结气逆证；辨治要点是脘腹胁肋不适，唾涎，或小便不利，呕吐。

【组成】吴茱萸洗,一升（24 g）人参三两（9 g）　生姜切,六两（18 g）　大枣擘,十二枚（12 枚）

【用法】用水 490 mL，煮取药液 150 mL，每次温服 50 mL，每日分 3 次服。

【功效】温中补虚，降逆止呕。

1. 辨治急慢性胃炎、胃及十二指肠溃疡、功能性消化不良、慢性肠炎、慢性阑尾炎、胃黏膜病变属于肝胃虚寒证，以胃脘疼痛、胁肋痞满、口淡不渴为基本特征。

【适用病证】

主要症状：脘腹胀满疼痛，胁肋痞满，或大便溏泄，或呕吐。

辨证要点：口淡，急躁，舌质淡、苔薄白，脉沉弱。

可能伴随的症状：喜唾涎沫，或喜饮热食，或手足不温，或胃脘拘急，或头痛，或头晕，或食则欲吐等。

2. 辨治神经性尿闭、尿道肿瘤、尿道损伤、尿道狭窄、尿道炎症、膀胱括约肌痉挛属于肝寒内结气逆证，以小便不通、呕吐、大便溏泄为基本特征。

【适用病证】

主要症状：小便不通，或尿闭，呕吐，大便溏泄。

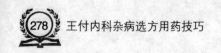

辨证要点：手足不温，舌质淡、苔薄白，脉沉弱。

可能伴随的症状：少腹拘急，或倦怠乏力，或不思饮食，或面色不荣，或大便溏泄，或腰以下水肿，或腹胀等。

【解读方药】 方中用益气药2味，大枣偏于补血，人参偏于生津；辛温药2味，吴茱萸偏于降逆，生姜偏于宣散。又，方中益气药配伍散寒药，以治气虚生寒；益气药配伍降逆药，以治气虚寒逆，方药相互为用，以温中补虚，降逆止呕为主。

【配伍用药】 若呕吐明显者加半夏、陈皮，以理气化湿，散寒止逆；头痛明显者加蔓荆子、白芷，以散寒通经止痛；泄泻明显者加山药、茯苓，以健脾渗利止泻等。

【临证验案】慢性胃炎、胃黏膜脱垂

邱某，男，46岁，郑州人。有多年慢性胃炎病史，2年前经检查又诊断为慢性胃炎伴有胃黏膜脱垂，多次服用中西药但未能有效改善症状，经病友介绍前来诊治：脘腹胀满疼痛，嗳气，恶心，呕吐，不思饮食，食则欲吐，形体消瘦，急躁易怒，头晕目眩，手足不温，舌质淡、苔白腻，脉沉弱。辨为肝胃虚寒，痰湿气郁证，治当温肝暖胃，散寒燥湿，疏肝理气，给予吴茱萸汤、小半夏加茯苓汤与四逆散合方加味：吴茱萸24 g，生姜24 g，大枣12枚，红参10 g，生半夏24 g，茯苓6 g，柴胡10 g，枳实10 g，白芍10 g，生山楂24 g，炙甘草10 g。6剂，水煎服，第1次煎40 min，第2次煎25 min，合并药液，每日1剂，每次服30 mL左右，每日分早、中、晚3次服。

二诊：疼痛减轻，呕吐减少，以前方6剂继服。

三诊：急躁易怒好转，呕吐止，以前方减生半夏、生姜为各12 g，6剂。

四诊：食则欲吐基本消除，手足不温好转，以前方6剂继服。

五诊：饮食较前明显好转，仍有不思饮食，以前方加麦芽15 g，6剂。

六诊：疼痛胀满较前又有明显好转，以前方6剂继服。

七诊：诸症基本趋于缓解，未有明显不适，又以前方治疗60余剂，经复查慢性胃炎、胃黏膜脱垂基本痊愈。随访半年，一切尚好。

用方体会：根据食则欲吐、急躁易怒辨为肝郁气逆，再根据恶心、呕吐、苔白腻辨为胃寒痰饮上逆，因倦怠乏力、头晕目眩辨为气虚，以此辨为肝胃虚寒痰湿气逆证。方以吴茱萸汤温肝暖胃，降逆止呕；小半夏加茯苓汤醒脾降逆，燥湿化痰；以四逆散疏肝理气，调理气机，加生山楂消食和胃，方药相互为用，以奏其效。

桃花汤(《伤寒杂病论》)

运用桃花汤并根据方药组成及用量的配伍特点，可以辨治阳虚不固痢疾证；辨治要点是腹痛，便脓血，手足不温。

【组成】赤石脂—半全用，—半筛末，—斤（48 g）　干姜—两（3 g）　粳米—升（24 g）

【用法】用水 420 mL，煎药以米熟为度，温服 50 mL，冲服赤石脂末 8 g，每日分 3 次服。若一服病愈，停止服药。

【功效】温涩固脱。

辨治细菌性痢疾、阿米巴痢疾、溃疡性结肠炎、放射性肠炎、中毒性肠炎属于阳虚不固痢疾证，以便脓血、舌质淡、苔白为基本特征。

【适用病证】

主要症状：便脓血，腹痛。

辨证要点：口淡不渴，手足不温，舌质淡、苔薄白，脉沉或沉弱。

可能伴随的症状：里急后重，或肛门坠胀，或喜温喜按，或形寒怕冷，或手足不温，或腹胀，或不思饮食等。

【解读方药】方中用赤石脂温涩固肠；干姜温阳散寒；粳米补益脾气。又，方中用温固药配伍散寒药，以治阴寒内盛；温固药配伍益气药，以治阳虚不固；散寒药配伍益气药，以治阳气虚弱，方药相互为用，以温涩固脱为主。

【配伍用药】若脾肾虚寒，手足不温者，加附子、肉桂，以温肾暖脾；若脱肛下坠者，加升麻、黄芪，以益气升陷；若滑脱不禁者，加罂粟壳、乌梅，以温涩固脱等。

【临证验案】**慢性痢疾、慢性溃疡性结肠炎**

陈某，女，64 岁，郑州人。有多年慢性溃疡性结肠炎病史，1 年前又出现急性细菌性痢疾，经治疗后又转变为慢性痢疾，近由病友介绍前来诊治：脘腹疼痛，腹泻夹脓血，不思饮食，倦怠嗜卧，肢体困重，手足不温，怕冷，时时腹胀，舌质淡、苔白厚腻，脉沉弱。辨为阳虚便脓血证，治当温阳健脾止泻，给予桃花汤、赤丸与桂枝人参汤合方：赤石脂（一半煎服，一半冲服）50 g，干姜 10 g，粳米 24 g，制川乌 6 g，生半夏 12 g，细辛 3 g，茯苓 12 g，红参 10 g，白术 10 g，桂枝 12 g，罂粟壳 6 g，炙甘草 10 g。6 剂，水煎服，第 1 次煎 35 min，第 2 次煎 25 min，合并药液，每日 1 剂，每次服 30 mL 左右，每日分早、中、晚 3 次服。

二诊：脘腹疼痛减轻，腹泻减少，以前方 6 剂继服。

三诊：大便溏泄夹脓血减轻，仍有不思饮食，以前方加生麦芽 12 g，6 剂。

四诊：肢体困重减轻，手足温和，以前方 6 剂继服。

五诊：脘腹疼痛消除，怕冷明显缓解，以前方 6 剂继服。

六诊：大便溏泄虽减轻但仍有，以前方加乌梅 24 g，6 剂。

七诊：大便溏泄基本恢复正常，其余诸症基本消除，为了巩固疗效，又以前方治疗 30 剂。随访 1 年，一切尚好。

用方体会：根据脘腹疼痛、手足不温辨为阳虚，又根据倦怠乏力辨为气虚，因大便夹脓血辨为阳虚不固，又因肢体沉重、苔腻辨为湿浊，以此辨为阳虚便脓血证。方以桃花汤温阳固涩止泻；赤丸温阳燥湿，化痰降逆；以桂枝人参汤温阳健脾，益气止泻，方药相互为用，以奏其效。

真人养脏汤(《太平惠民和剂局方》)

运用真人养脏汤并根据方药组成及用量的配伍特点，可以辨治脾肾阳虚滑脱证；辨治要点是腹痛，便脓血，滑脱不禁。

【组成】人参　当归_{去芦}　白术_{煯,各六钱}（各 18 g）　肉豆蔻_{面裹煨,半两}（15 g）肉桂_{去粗皮}　炙甘草_{各八钱}（各 24 g）　白芍_{一两六钱}（48 g）　木香_{不见火,一两四钱}（42 g）诃子_{去核,一两二钱}（36 g）　罂粟壳_{去蒂萼,蜜炙,三两六钱}（108 g）

【用法】将药研为细散状，每次服 6～9 g，用水煎服，饭前温服。服药期间忌饮酒、生冷面食、鱼腥、油腻。用汤剂可用原方量的 1/2。

【功效】温补脾肾，涩肠固脱。

辨治细菌性痢疾、阿米巴痢疾、溃疡性结肠炎、放射性肠炎、中毒性肠炎属于脾肾阳虚滑脱证，以便脓血、滑脱不禁、舌质淡、苔白为基本特征。

【适用病证】

主要症状：便脓血，腹痛，滑脱不禁。

辨证要点：口淡不渴，舌质淡、苔薄白，脉沉或沉弱。

可能伴随的症状：痢下赤白清稀，或里急后重，或腰酸腿软，或肛门坠胀，或喜温喜按，或形寒怕冷，或手足不温，或腹胀，或不思饮食等。

【解读方药】方中用固肠药3味，罂粟壳偏于益气，诃子偏于固脱，肉豆蔻偏于消食；益气药3味，人参偏于大补，白术偏于燥湿，甘草偏于平补；肉桂温中散寒；补血药2味，当归偏于活血，白芍偏于缓急；木香行气导滞。又，方中用固肠药配伍益气药，以治气虚不固；固肠药配伍温中药，以治阳虚不固；温固药配伍补血药，以治滑脱伤血；固肠药配伍行气药，以防固涩药恋邪，方药相互为用，以温补脾肾，涩肠固脱为主。

【配伍用药】若脾肾虚寒，手足不温者，加附子、干姜，以温暖脾肾；若脱肛下坠者，加升麻、黄芪，以益气升举；若腹痛明显者，加延胡索、川楝子，以行气理血止痛等。

桃花汤(《伤寒杂病论》) 与真人养脏汤(《太平惠民和剂局方》)合方

运用桃花汤与真人养脏汤合方并根据方药组成及用量的配伍特点，可以辨治脾肾阳虚滑脱证；辨治要点是腹痛，便脓血，滑脱不禁，手足不温。

【组成】

桃花汤：赤石脂_一半全用，一半筛末，一斤 （48 g） 干姜_一两 （3 g） 粳米_一升 （24 g）

真人养脏汤：人参 当归_去芦 白术_焙，各六钱 （各18 g） 肉豆蔻_面裹煨，半两 （15 g） 肉桂_去粗皮 炙甘草_各八钱 （各24 g） 白芍_一两六钱 （48 g） 木香_不见火，一两四钱 （42 g） 诃子_去核，一两二钱 （36 g） 罂粟壳_去蒂萼，蜜炙，三两六钱 （108 g）

【用法】用水420 mL，煎药以米熟为度，温服50 mL，冲服赤石脂末8 g，每日分3次服。若一服病愈，停止服药。

【功效】温涩固脱。

辨治细菌性痢疾、阿米巴痢疾、溃疡性结肠炎、放射性肠炎、中毒性肠炎属于脾肾阳虚不固证，以便脓血、大便滑脱不禁为基本特征。

【适用病证】

主要症状：便脓血，腹痛，滑脱不禁。

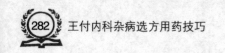

辨证要点：口淡不渴，手足不温，舌质淡、苔薄白，脉沉或沉弱。

可能伴随的症状：痢下赤白，或里急后重，或腰酸腿软，或肛门坠胀，或喜温喜按，或形寒怕冷，或手足不温，或腹胀，或不思饮食等。

【解读方药】方中用固肠药4味，罂粟壳偏于益气，诃子偏于固脱，肉豆蔻偏于消食，赤石脂偏于补血；益气药4味，人参偏于大补，白术偏于燥湿，粳米偏于固脾，甘草偏于平补；温热药2味，肉桂偏于温肾散寒，干姜偏于温脾散寒；补血药2味，当归偏于活血，白芍偏于缓急；木香行气导滞。又，方中用固肠药配伍益气药，以治气虚不固；固肠药配伍温热药，以治阳虚不固；温固药配伍补血药，以治滑脱伤血；固肠药配伍行气药，以防固涩药恋邪，方药相互为用，以温补脾肾，涩肠固脱为主。

【配伍用药】若气虚甚者，加大人参、白术用量，以健脾益气；若寒甚者，加大干姜用量，再加附子，以温阳散寒；若腹痛明显者，加大白芍、木香用量，以行气理血，缓急止痛等。

四神丸(《内科摘要》)

运用四神丸并根据方药组成及用量的配伍特点，可以辨治脾肾阳虚证；辨治要点是腹痛，腹泻，口淡不渴。

【组成】肉豆蔻_{二两}（60 g）　补骨脂_{四两}（120 g）　五味子　吴茱萸_{各二两}（各60 g）

【用法】将药研为细散状，用水300 mL，煎生姜12 g，红枣50枚，取枣肉和为丸，每次服9 g，饭前服用。用汤剂可用原方量的1/10。

【功效】温肾暖脾，固肠止泻。

辨治消化不良综合征、急性肠炎、肠伤寒、肠结核、肠道肿瘤、肠易激综合征属于脾肾阳虚证，以腹泻、黎明前脘腹不适为基本特征。

【适用病证】

主要症状：腹泻，腹痛。

辨证要点：黎明前腹泻，舌质淡、苔白，脉沉弱。

可能伴随的症状：肠鸣，或泻下不消化食物，或腹部怕凉，或形寒肢冷，或腰酸腿软，或腹胀，或不思饮食，手足不温等。

【解读方药】方中用温固药2味，肉豆蔻偏于温脾，补骨脂偏于温肾；吴茱萸温阳散寒；五味子敛阴益气。又，方中用温固药配伍散寒药，以治阴寒内盛；温固药配伍收敛药，以治阳虚不固，方药相互为用，以温肾暖脾，固肠止泻为主。

【配伍用药】若寒甚者，加附子、肉桂，以温阳散寒；若气虚者，加人参、白术，以健脾益气；若腹泻甚者，加赤石脂、禹余粮，以涩肠固脱等。

【临证验案】慢性溃疡性结肠炎

夏某，女，70岁，郑州人。有多年慢性溃疡性结肠炎病史，经病友介绍前来诊治：腹痛，腹中拘急不适，每天早上4~7时大便溏泄2~3次，头晕目眩，倦怠乏力，手足不温，不思饮食，急躁易怒，情绪低落，舌质淡、苔白腻，脉沉弱。辨为脾肾阳虚，肝郁夹痰证，治当温补脾肾，疏肝解郁，给予四神丸、四逆散与桂枝人参汤合方加味：肉豆蔻6 g，补骨脂12 g，五味子6 g，吴茱萸6 g，桂枝12 g，白术10 g，干姜10 g，红参10 g，柴胡12 g，枳实12 g，白芍12 g，生半夏12 g，生附子5 g，炙甘草10 g。6剂，水煎服，第1次煎40 min，第2次煎25 min，合并药液，每日1剂，每次服30 mL左右，每日分早、中、晚3次服。

二诊：腹痛减轻，大便溏泄2次/天，以前方6剂继服。

三诊：腹中拘急明显减轻，情绪好转，仍有急躁，以前方加龙骨24 g，6剂。

四诊：腹痛止，大便1天1次仍有溏泄，以前方变生半夏为15 g，6剂。

五诊：诸症基本消除，又以前方治疗20余剂，诸症悉除。随访1年，一切尚好。

用方体会：根据黎明大便溏泄、手足不温辨为脾肾阳虚，再根据倦怠乏力辨为气虚，因急躁易怒辨为肝郁，又因苔腻辨为痰，以此辨为脾肾阳虚，肝郁夹痰证。方以四神丸温补脾肾，固涩止泻；以四逆散疏肝解郁，调理气机；以桂枝人参汤温阳散寒，健脾止泻，加生半夏燥湿止泻，生附子温阳止泻，方药相互为用，以奏其效。

大黄附子汤(《伤寒杂病论》)

运用大黄附子汤并根据方药组成及用量的配伍特点，可以辨治寒气内结证；辨治要点是大便干，腹胀，手足不温。

【组成】大黄_{三两}（9 g） 附子_{炮,三枚}（15 g） 细辛_{二两}（6 g）

【用法】用水 350 mL，煮取药液 140 mL，每日分 3 次温服。若强人煮取药液 180 mL，第 1 次与第 2 次服药间隔 30 min。

【功效】温阳散寒，通便止痛。

辨治药物性便秘、习惯性便秘、产后便秘、痔疮术后便秘、肠麻痹、胃柿石、不完全性肠梗阻属于寒气内结证，以大便干结、手足不温为基本特征。

【适用病证】

主要症状：大便干结，腹胀。

辨证要点：手足不温，舌质淡、苔薄白或腻，脉弦或紧。

可能伴随的症状：腹痛，或胁下疼痛，或形寒怕冷，或不思饮食，或呕吐，或腹痛拒按等。

【解读方药】方中用散寒药 2 味，附子偏于温阳，细辛偏于止痛；大黄通下泻结。又，方中用散寒药配伍泻下药，以治寒结，既兼防温热药伤阴又有制约寒药凝滞；温阳药配伍止痛药，以治寒凝不通，方药相互作用，以温阳散寒，通便止痛为主。

【配伍用药】若气虚明显者，加人参、白术，以补气健脾；若血虚者，加当归、麻仁，以补血润肠通便；若阳虚者，加肉苁蓉、牛膝，以温阳补阳润肠；若恶寒明显者，加干姜、肉桂，以温阳散寒；若腹胀者，加厚朴、槟榔，以下气行气导滞等。

【临证验案】**功能性消化不良、麻痹性肠梗阻**

姚某，女，38 岁，郑州人。有多年功能性消化不良病史，8 个月前出现脘腹胀满不通，经检查诊断为麻痹性肠梗阻，住院治疗 1 周，出院半个月又出现麻痹性肠梗阻，几经住院及门诊中西药治疗，但未能有效达到预期治疗目的，近由病友介绍前来诊治：大便干结，脘腹胀满不通，恶心，呕吐，呼吸困难，小便不利，倦怠乏力，不思饮食，手足不温，口渴，舌质红、苔黄厚腻，脉沉弱。辨为寒结夹热夹虚证，治当温阳散寒，兼清郁热，给予大黄附子汤、麻杏石甘汤与桂枝人参汤合方：大黄 10 g，附子 15 g，细辛 6 g，麻黄 12 g，杏仁 10 g，桂枝 12 g，红参 10 g，白术 10 g，干姜 10 g，石膏 24 g，芒硝（溶化）10 g，炙甘草 10 g。6 剂，水煎服，第 1 次煎 35 min，第 2 次煎 25 min，合并药液，每日 1 剂，每次服 30 mL 左右，每日分早、中、晚 3 次服。

二诊：大便干结好转，以前方 6 剂继服。

三诊：仍然不思饮食，大便干结又有好转，以前方加生山楂 24 g，6 剂。

四诊：大便通畅，小便通利，以前方 6 剂继服。

五诊：大便正常，其余诸症基本消除，又以前方治疗 20 余剂；为了巩固疗效，以前方变汤剂为散剂，每次 6 g，每日分早、中、晚 3 次服，治疗 3 个月。随访 1 年，一切尚好。

用方体会：根据脘腹胀满不通、手足不温辨为寒结，又根据呼吸困难、舌质红辨为肺热郁闭，因苔黄厚腻辨为夹湿热，又因脉沉弱辨为气虚，以此辨为寒结夹热夹虚证。方以大黄附子汤温阳散寒通便，兼清郁热；以麻杏石甘汤宣泻肺热，兼以润肠；以桂枝人参汤温阳散寒，健脾益气，加芒硝软坚散结，兼以泻热，方药相互为用，以奏其效。

温脾汤（《备急千金要方》）

运用温脾汤并根据方药组成及用量的配伍特点，可以辨治寒结夹虚证、脾肾阳虚寒结证；辨治要点是大便干，腹胀，或小便不利，或点滴难下，呕吐，手足不温。

【组成】附子_{大者一枚}（8 g）　干姜_{二两}（6 g）　人参_{二两}（6 g）　大黄_{四两}（12 g）　甘草_{二两}（6 g）

【用法】将药研为细散状，用水 560 mL，煮取药液 180 mL，每日分 3 次温服；大黄后下。

【功效】温补脾阳，攻下冷积。

1. **辨治药物性便秘、习惯性便秘、产后便秘、痔疮术后便秘、肠麻痹、胃柿石、不完全性肠梗阻属于寒结夹虚证**，以大便干结、腹胀为基本特征。

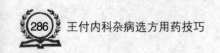

【适用病证】

主要症状：大便干结，腹胀。

辨证要点：手足不温，倦怠乏力，舌质淡、苔薄白或腻，脉弦或紧。

可能伴随的症状：腹痛，或胁下疼痛，或呃逆，或不思饮食，或呕吐，或腹痛拒按等。

2. **辨治神经性尿闭、尿道肿瘤、尿道损伤、尿道狭窄、尿道炎症、膀胱括约肌痉挛属于脾肾阳虚寒结证，以小便不通、呕吐、大便干结为基本特征。**

【适用病证】

主要症状：小便不通，或尿闭，呕吐，大便不通。

辨证要点：手足不温，舌质淡边夹齿印、苔薄白，脉沉弱。

可能伴随的症状：少腹拘急，或倦怠乏力，或不思饮食，或面色不荣，或腰以下水肿，或腹胀等。

【解读方药】方中用散寒药 2 味，附子偏于壮阳，干姜偏于温中；益气药 2 味，人参偏于大补，甘草偏于缓补；大黄性寒通下积结。又，方中用散寒药配伍益气药，以治阳虚内结；散寒药配伍寒下药，既可兼防散寒药燥化又可通下泻结；益气药配伍寒性药，既可兼防补气药壅滞又可兼清郁热，方药相互为用，以温补脾阳，攻下冷积为主。

脾胃热证用方

脾胃热证的基本症状有胃痛、腹痛、不思饮食、呕吐、大便溏泄；辨治脾胃寒证的基本要点是喜饮冷食，口渴，舌质红，运用方药辨治脾胃热证只有重视同中求异，才能选择最佳切机方药而取得良好治疗效果。

竹叶石膏汤(《伤寒杂病论》)

运用竹叶石膏汤并根据方药组成及用量的配伍特点，可以辨治胃热气逆夹虚证；辨治要点是呃声有力，胃中烦热，呕吐。

【组成】竹叶_二把_（20 g）　石膏_一斤_（48 g）　半夏_洗,半升_（12 g）　麦门冬_去心,一升_（24 g）　人参_二两_（6 g）　甘草_炙,二两_（6 g）　粳米_半升_（12 g）

【用法】用水 700 mL，煮取药液 210 mL；每日分 3 次温服。

【功效】清热生津，益气和胃。

辨治膈肌痉挛、肠胃神经紊乱、慢性胃炎、胃扩张、胸腹腔肿瘤、尿毒症、脑血管病属于胃热气逆夹虚证，以呃声有力、苔黄为基本特征。

【适用病证】

主要症状：呃声有力，胃脘不适。

辨证要点：口渴，舌质红、苔薄黄，脉滑或数。

可能伴随的症状：手足烦热，或口臭，或胸膈痞满，或喜食冷食，或腹胀，或不思饮食，或大便干结等。

【解读方药】方中用清热药 2 味，石膏偏于生津，竹叶偏于利水；益气药 2 味，人参偏于大补，甘草偏于缓补；麦冬滋补阴津；半夏辛苦降逆。又，方中用清热药配伍益气药，以治郁热伤气；清热药配伍滋阴药，以治郁热伤阴；清热药配伍降逆药，以治郁热上逆，方药相互为用，以清热生津，益气和胃为主。

【配伍用药】若气虚甚者，加大人参用量，再加山药，以健脾补气；若热甚者，加大石膏用量，再加黄连，以清泻胃热；若津伤者，加大麦冬用量，再加玉竹，以滋补阴津等。

【临证验案】膈肌痉挛

司某，男，29 岁，郑州人。2 年前至今反复出现膈肌痉挛，但服用中西药未能有效控制症状，近由病友介绍前来诊治：呃逆频繁且不能自制，倦怠乏力，面色红赤，大便干结，口渴，舌质红、苔薄黄，脉沉弱。辨为胃热夹虚呃逆证，治当清胃降逆，益气和中，给予竹叶石膏汤与大黄甘草汤合方加味：竹叶 20 g，石膏 48 g，生半夏 12 g，麦冬 24 g，红参 6 g，粳米 12 g，大黄 12 g，竹茹 45 g，白术 10 g，炙甘草 10 g。6 剂，水煎服，第 1 次煎 40 min，第 2 次煎 25 min，合并药液，每日 1 剂，每次服 30 mL 左右，每日分早、中、晚 3 次服。

二诊：呃逆减轻，以前方 6 剂继服。

三诊：呃逆较前又有减轻，大便略溏，以前方减大黄为 10 g，6 剂。

四诊：呃逆基本消除，以前方 6 剂继服。

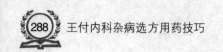

五诊：诸症基本消除，为了巩固疗效，又以前方治疗 12 剂。随访 1 年，一切尚好。

用方体会：根据呃逆、面色红赤辨为热，再根据倦怠乏力辨为气虚，因大便干结辨为热结，以此辨为胃热夹虚呃逆证。方以竹叶石膏汤清热益气，降逆和胃；大黄甘草汤清泻热结，加白术健脾益气，竹茹清热降逆和胃，方药相互为用，以奏其效。

大承气汤（《伤寒杂病论》）

运用大承气汤并根据方药组成及用量的配伍特点，可以辨治阳明热结证；辨治要点是腹痛，腹胀，口渴。

【组成】大黄酒洗，四两（12 g）　厚朴炙，去皮，半斤（24 g）　枳实炙，五枚（5 g）　芒硝三合（8 g）

【用法】用水 700 mL，先煎枳实、厚朴 25 min，加入大黄煎 15 min，再加入芒硝煎 2 ~ 3 s，煮取药液 140 mL，每日分 2 次温服。大便得通，当停止用药。

【功效】峻下热结。

辨治急慢性胰腺炎、急慢性胆囊炎、不完全性肠梗阻、肠粘连、腹膜病变、肠系膜病变、肠胃痉挛、腹型过敏性紫癜、肠道寄生虫、肠易激综合征、急慢性阑尾炎属于阳明热结证，以腹痛、大便干结为基本特征。

【适用病证】

主要症状：腹痛，大便干结。

辨证要点：口渴引水，舌质红、苔黄，脉沉或滑。

可能伴随的症状：潮热，或汗出，或热结旁流，或疼痛拒按，或腹胀，或不思饮食，或小便短赤等。

【解读方药】方中用泻热通下药 2 味，大黄偏于硬攻，芒硝偏于软坚；理气药 2 味，枳实苦寒偏于清热，厚朴苦温偏于温通。又，方中用泻热药配伍理气药，以治浊热壅滞；泻热药配伍温通药，以防寒凉药凝滞，方药相互作用，以峻下热结，兼以行气通滞。

【配伍用药】若食积者，加莱菔子、山楂，以消食导滞；若腹大满不通者，加槟榔、青皮，以行气导滞消胀；若气虚者，加红参、白术，以健脾益气；若血虚者，加当归、熟地黄，以滋补阴血；若阴津不足者，加麦冬、生地黄，以滋阴生津润肠；若肌肤枯燥者，加海参、玄参，以润燥生津等。

【临证验案】慢性阑尾炎急性发作

商某，女，32 岁，郑州人。在 3 年前出现急性阑尾炎，住院 2 周痊愈出院，出院至今多次发作，西医主张手术，但患者不接受手术，最近急性发作，住院治疗 1 周出院，出院后仍然腹痛，时轻时重，经其同学介绍前来诊治：右少腹痛时轻时重，腹胀，烦躁，大便干结困难，倦怠乏力，手足不温，口渴，舌质暗红夹瘀紫、苔黄腻，脉沉弱。辨为阳明热结，瘀血阻滞，阳气不足证，治当泻下热结，活血化瘀，温阳益气，给予大承气汤、大黄牡丹汤、理中丸与四逆散合方：大黄（后下，煎 15 min）12 g，芒硝 10 g，厚朴 24 g，红参10 g，干姜 10 g，白术 10 g，桃仁 10 g，牡丹皮 3 g，冬瓜子 12 g，柴胡 10 g，枳实 10 g，白芍 10 g，炙甘草 10 g。6 剂，水煎服，第 1 次煎 40 min，第 2 次煎 25 min，合并药液，每日 1 剂，每次服 30 mL 左右，每日分早、中、晚 3 次服。

二诊：少腹疼痛基本消除，大便通畅，以前方 6 剂继服。

三诊：倦怠乏力好转，手足不温基本消除，以前方 6 剂继服。

四诊：诸症基本消除，大便略溏，以前方减大黄为 6 g，芒硝为 3 g，6 剂。

五诊：大便正常，腹痛、腹胀消除，以前方 6 剂继服。

六诊：诸症完全消除，为了巩固疗效，又以前方治疗 12 剂。随访 2 年，一切尚好。

用方体会：根据少腹疼痛、大便不通、舌质红辨为热结，再根据腹痛、舌质暗红夹瘀紫辨为瘀热，因倦怠乏力、手足不温辨为阳虚，又因口苦、苔黄腻辨为湿热，以此辨为阳明热结，瘀热阻滞，阳气不足证。方以大承气汤攻泻热结；以大黄牡丹汤泻热祛瘀；以理中丸健脾温中散寒；以四逆散疏肝理气，缓急止痛，方药相互为用，以奏其效。

麻子仁丸（《伤寒杂病论》）

运用麻子仁丸并根据方药组成及用量的配伍特点，可以辨治郁热脾约内结证；辨治要点是大便干，小便数。

【组成】麻仁二升（48 g）　芍药半斤（24 g）　枳实炙,半斤（24 g）　大黄去皮,一斤（48 g）　厚朴炙,去皮,一尺（30 g）　杏仁去皮尖,熬,别作脂,一升（24 g）

【用法】用汤剂，可减少原方用量的 2/3；丸剂以蜜制作，视病情定服药用量及次数。用汤剂可用原方量的 1/3。

【功效】运脾泻热，行气通便。

1. 辨治药物性便秘、习惯性便秘、产后便秘、痔疮术后便秘、肠麻痹、胃柿石、不完全性肠梗阻属于郁热脾约内结证，以大便干结、腹胀为基本特征。

【适用病证】

主要症状：大便干结，腹胀。

辨证要点：口干口臭，舌质红、苔薄黄，脉滑或数。

可能伴随的症状：腹痛，或渴欲饮水，或面赤，或心烦，或小便黄赤，或不思饮食等。

2. 辨治内分泌紊乱如甲状腺病变、代谢紊乱、糖尿病、单纯性肥胖、继发性肥胖如胰岛素病变属于郁热脾约内结证，以肥胖、或消渴为基本特征。

【适用病证】

主要症状：肥胖，或消渴。

辨证要点：大便硬，小便数，舌质红、苔黄或腻，脉沉。

可能伴随的症状：胸胁痞闷，或脘腹胀满，或嗜卧，或四肢烦重，或头晕目眩，或头蒙，或心烦等。

【解读方药】方中用润肠药 2 味，麻仁偏于滋润，杏仁偏于肃降；大黄泻热通下；理气药 2 味，枳实苦寒偏于清热，厚朴苦温偏于温通；芍药补血泻肝。又，方中用润肠药配伍泻热药，以治郁热内结；润肠药配伍理气药，以治气机壅滞；润肠药配伍补血泻肝药，以调理肝脾，方药相互作用，以运脾泻热，行气通便为主。

【配伍用药】若气滞者，加陈皮、青皮，以行气除胀；若口臭者，加藿香、黄连，以泻热醒脾；若夹瘀血者，加桃仁、当归，以活血行滞等。

【临证验案】糖尿病

梁某，女，62 岁，郑州人。有多年糖尿病病史，服用中西药但未能将血糖降至正常范围之内，近由病友介绍前来诊治：血糖 19.6mmol/L，大便干结，小便量多，腹中灼热，时时腹胀，倦怠乏力，手足不温，口渴欲饮水，舌质红、苔厚黄腻，脉沉。辨为郁热脾约夹阳虚证，治当清泻郁热，温阳健脾，给予麻子仁丸与桂枝人参汤合方加味：麻仁 15 g，白芍 8 g，枳实 8 g，大黄 15 g，厚朴 10 g，杏仁 8 g，桂枝 12 g，白术 10 g，红参 10 g，黄连 24 g，炙甘草 10 g。6 剂，水煎服，第 1 次煎 35 min，第 2 次煎 25 min，合并药液，每日 1 剂，每次服 30 mL 左右，每日分早、中、晚 3 次服。

二诊：血糖 17.3 mmol/L，大便干结好转，以前方 6 剂继服。

三诊：血糖 14.7 mmol/L，大便正常，仍然手足不温，以前方加生附子 5 g，6 剂。

四诊：血糖 10.9 mmol/L，手足不温好转，以前方 6 剂继服。

五诊：血糖 8.3 mmol/L，倦怠乏力好转，腹中灼热消除，以前方 6 剂继服。

六诊：血糖 7.6 mmol/L，大便略溏，以前方减大黄为 10 g，6 剂。

七诊：血糖 5.9 mmol/L，其余诸症基本消除，为了巩固疗效，又以前方治疗 30 余剂；之后，以前方变汤剂为散剂，每次 6 g，每日分早、中、晚 3 次服。随访 1 年，血糖在 6.0 mmol/L 左右，一切尚好。

用方体会：根据大便干结、小便量多辨为脾约，又根据腹中灼热、舌质红辨为郁热，因倦怠乏力、手足不温辨为阳虚，又因苔厚黄腻辨为湿热，以此辨为郁热脾约夹阳虚证。方以麻子仁丸运脾泻热，理气调中；以桂枝人参汤温阳健脾，益气和中，加黄连清热燥湿，方药相互为用，以奏其效。

葛根芩连汤（《伤寒杂病论》）

运用葛根芩连汤并根据方药组成及用量的配伍特点，可以辨治湿热下注证；辨治要点是腹痛，腹泻，口渴。

【组成】葛根半斤（24 g）　甘草炙,二两（6 g）　黄芩三两（9 g）　黄连三两（9 g）

【用法】用水 560 mL，先煎葛根 10 min，加入其余诸药，煮取药液 140 mL；每日分 2 次服用。

【功效】解表清里。

辨治消化不良综合征、急性肠炎、肠伤寒、肠结核、肠道肿瘤、肠易激综合征属于湿热下注证，以腹泻、肛门灼热为基本特征。

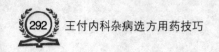

【适用病证】

主要症状：腹泻，腹痛。

辨证要点：口渴，舌质红、苔黄，脉沉。

可能伴随的症状：肛门灼热，或身体发热，或头痛，或气喘，或泻下臭秽，或里急后重，或腹胀，或不思饮食，或便下脓血等。

【解读方药】 方中用黄连、黄芩清热燥湿止利；葛根辛凉透散；甘草益气缓急；又，葛根既可走太阳以解表，又可走肠胃以止泻利。又，方中用清热药配伍辛散药，寒不凝滞；清热药配伍益气药，寒不伤胃，方药相互为用，以清热止利为主，兼以解表。

【配伍用药】 若腹痛明显者，加白芍、当归，以理血止痛；若后重明显者，加薤白、槟榔，以行气导滞除重；若肛门灼热者，加白头翁、秦皮，以清热收涩止泻等。

【临证验案】肠伤寒

贾某，男，16岁，商丘人。3个月前在当地诊断为肠伤寒，经中西药治疗效果不佳，又转郑州住院治疗1月余，病情仍未见好转，经住院医生推荐前来诊治：发热，腹痛，头痛，全身酸痛，恶心，呕吐，肢体困重，倦怠乏力，手足不温，大便溏泄夹脓血，舌质淡红、苔腻黄白夹杂，脉沉弱。辨为湿热阳虚夹痰证，治当清热温阳，燥湿化痰，给予葛根芩连汤、白头翁汤与桂枝人参汤合方加味：桂枝12 g，白术10 g，干姜10 g，红参10 g，葛根24 g，黄连10 g，黄芩10 g，白头翁30 g，黄柏10 g，秦皮10 g，当归10 g，白芍10 g，炙甘草10 g。6剂，水煎服，第1次煎40 min，第2次煎25 min，合并药液，每日1剂，每次服30 mL左右，每日分早、中、晚3次服。

二诊：发热、腹痛减轻，全身酸痛好转，以前方6剂继服。

三诊：发热止，腹痛较前又有减轻，大便夹脓血基本消除，以前方6剂继服。

四诊：腹痛止，大便基本正常，以前方6剂继服。

五诊：仍有手足不温，以前方加生附子5 g，6剂。

六诊：手足温和，诸疼痛基本消除，以前方6剂继服。

七诊：诸症基本消除，又以前方治疗30余剂，经复查肠伤寒痊愈。随访6个月，一切尚好。

用方体会：根据发热、腹痛、苔黄腻辨为湿热，再根据倦怠乏力辨为气虚，因手足不温辨为阳虚，又因恶心、呕吐辨为气上逆，以此辨为湿热阳虚夹痰证。方以葛根芩连汤清热燥湿止泻；以白头翁汤清热凉血，解毒止泻；以桂枝人参汤温中散寒，健脾益气，加当归、白芍活血补血，缓急止痛，方药相互为用，以奏其效。

泻心汤(《伤寒杂病论》)

运用泻心汤并根据方药组成及用量的配伍特点，可以辨治中焦湿热证、胃热伤络证；辨治要点是胃脘灼热，牙龈出血。

【组成】大黄_二两_（6 g） 黄连 黄芩_各一两_（各3 g）

【用法】上三味，以水三升，煮取一升。顿服之。

【功效】清热燥湿和胃。

1. **辨治急性胃炎、慢性胆囊炎、慢性胰腺炎、慢性胃炎、慢性结肠炎、慢性肝炎属于中焦湿热证，以胃脘痞闷、口苦为基本特征。**

【适用病证】

主要症状：胃脘痞闷，嘈杂。

辨证要点：口苦，口腻，舌质红、苔厚黄腻，脉沉或滑。

可能伴随的症状：头昏头沉，或胸膈痞满，或呕吐，或恶心，或不思饮食，或小便不畅，或大便不畅等。

2. **辨治原发性血小板减少性紫癜、过敏性血小板减少性紫癜、溶血性贫血、血友病、维生素 C 缺乏症，以及造血系统疾病属于胃热伤络出血证，以牙龈出血、牙龈肿痛为基本特征。**

【适用病证】

主要症状：牙龈出血，或牙龈痛。

辨证要点：口渴，舌质红、苔薄黄，脉浮。

可能伴随的症状：头痛，或口臭，或口腔溃疡，或大便干结，或小便短赤，或自汗，或胃脘灼热等。

【解读方药】方中用清热药 2 味，黄连偏于解毒，黄芩偏于凉血；大黄泻热导滞。又，方中用清热药配伍泻热药，以导热下行下泻，方药相互为用，以

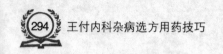

清热燥湿和胃为主。

【配伍用药】若出血甚者，加白茅根、藕节，以清热凉血；若胃痛者，加桂枝、白芍，以通经缓急止痛；若大便秘结者，加大大黄用量，再加枳实，以泄热行气；若胃脘痞满者，加枳实、厚朴，以行气除满等。

【临证验案】过敏性血小板减少性紫癜、月经量多

夏某，女，41岁，郑州人。有3年过敏性血小板减少性紫癜病史，病情反反复复，服用中西药但未能有效控制病情，近由病友介绍前来诊治：牙龈经常出血，月经先量多后量少持续时间15 d左右，大便干结，口腔溃疡，手足不温，怕冷，喜食温热，口渴，舌质红、苔薄黄，脉沉弱。辨为郁热内结，阳虚不固证，治当清泻郁热，温阳固摄，给予泻心汤与黄土汤合方加味：大黄6 g，黄连3 g，黄芩3 g，甘草10 g，生地黄10 g，白术10 g，附子10 g，阿胶10 g，黄芩10 g，灶心黄土24 g，红参10 g，炙甘草10 g。6剂，水煎服，第1次煎40 min，第2次煎25 min，合并药液，每日1剂，每次服30 mL左右，每日分早、中、晚3次服。

二诊：口腔溃疡减轻，仍大便干结，以前方变大黄为10 g，黄连为6 g，黄芩为6 g，6剂。

三诊：月经淋漓止，口腔溃疡消除，以前方6剂继服。

四诊：大便通畅，口腔溃疡未出现，以前方减大黄为6 g，6剂。

五诊：牙龈未再出血，以前方6剂继服。

六诊：月经来临量正常，手足不温明显好转，以前方6剂继服。

七诊：月经7天止，未出现其他不适，以前方6剂继服；为了巩固疗效，又以前方治疗30余剂，经检查血小板恢复正常。随访1年，一切尚好。

用方体会：根据出血、大便干结、舌质红辨为热迫，再根据出血、怕冷、喜食温热辨为阳虚，因口腔溃疡辨为郁热上扰，又因脉沉弱辨为气虚，以此辨为郁热内结，阳虚不固证。方以泻心汤清泻郁热；黄土汤温阳益气，固摄止血，加红参补益中气，气以固摄，方药相互为用，以奏其效。

芍药汤（《素问病机气宜保命集》）

运用芍药汤并根据方药组成及用量的配伍特点，可以辨治湿热下注夹虚

证；辨治要点是腹痛，便脓血，肛门灼热。

【组成】芍药_一两_（30 g）　当归_半两_（15 g）　黄连_半两_（15 g）　槟榔　木香甘草_炒，各二钱_（各 6 g）　大黄_三钱_（9 g）　黄芩_半两_（15 g）　官桂_二钱半_（8 g）

【用法】将药研为细散状，每次服 15 g，用水煎煮，饭后温服。

【功效】清热燥湿，调气和血。

辨治细菌性痢疾、阿米巴痢疾、溃疡性结肠炎、放射性肠炎、中毒性肠炎属于湿热蕴结证，以便脓血、苔黄腻为基本特征。

【适用病证】

主要症状：便脓血，腹痛，里急后重。

辨证要点：口渴，舌质红、苔黄腻，脉沉或滑。

可能伴随的症状：肠鸣，或肛门灼热，或恶心，或呕吐，或腹胀，或不思饮食等。

【解读方药】方中用苦寒药 3 味，黄连、黄芩偏于清热燥湿，大黄偏于泻热通下；理气药 2 味，槟榔偏于导滞，木香偏于醒脾；补血药 2 味，当归偏于活血，芍药偏于缓急止痛；官桂辛热温通；甘草益气缓急。又，方中用苦寒药配伍理气药，以治湿热壅滞；苦寒药配伍补血药，以治湿热迫血；补血药配伍理气药，以调和气血；苦寒药配伍辛热药，以防苦寒药伤阳伤气，方药相互为用，以清热燥湿，调气和血为主。

【配伍用药】若大便脓血多者，加地榆、生地黄，以清热凉血止血；若后重明显者，加薤白、砂仁，以醒脾行气除胀；若口渴明显者，加天花粉、芦根，以生津止渴等。

白头翁汤（《伤寒杂病论》）

运用白头翁汤并根据方药组成及用量的配伍特点，可以辨治热毒血痢证；辨治要点是腹痛，便脓血，肛门灼热。

【组成】白头翁_二两_（6 g）　黄柏_三两_（9 g）　黄连_三两_（9 g）　秦皮_三两_（9 g）

【用法】用水 490 mL，煮取药液 140 mL。每次温服 70 mL，视病情决定服药次数。

【功效】清热解毒，凉血止痢。

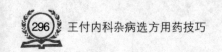

辨治细菌性痢疾、阿米巴痢疾、溃疡性结肠炎、放射性肠炎、中毒性肠炎属于湿热迫血证，以便脓血、赤多白少为基本特征。

【适用病证】

主要症状：便脓血，腹痛，赤多白少，里急后重。

辨证要点：口渴，舌质红、苔黄腻，脉沉数或滑数。

可能伴随的症状：肠鸣，或肛门灼热，或恶心，或呕吐，或腹胀，或不思饮食等。

【解读方药】 方中用黄连、黄柏、白头翁、秦皮均为清热止利（痢），黄连偏于清热止利；黄柏偏于泻下焦之热；白头翁偏于凉血止血；秦皮偏于固涩收敛。又，方中用清热燥湿药配伍凉血药，以治湿热动血；清热燥湿药配伍收涩药，以治热迫血下行，方药相互为用，以清热解毒，凉血止痢为主。

【配伍用药】 若气滞明显者，加槟榔、木香，以行气导滞；若下重明显者，加薤白、枳实，以行气调气等。

【临证验案】 放射性肠炎

马某，男，44岁，郑州人。有多年放射性肠炎病史，患者长期从事放射科工作，每天大便溏泄5～6次，服用中西药但未能有效控制症状，近由医院医生推荐前来诊治：大便溏泄5～6次/d，肛门灼热下坠，肛门潮湿，时有大便夹脓血，阴囊瘙痒，手足不温，怕冷，舌质红、苔薄黄，脉沉略弱。辨为湿热蕴结夹阳虚证，治当清热燥湿，解毒凉血，兼以温阳，给予白头翁汤、紫参汤与茯苓四逆汤合方：白头翁30 g，黄连10 g，黄芩10 g，黄柏10 g，秦皮10 g，拳参24 g，干姜5 g，红参3 g，花椒6 g，生附子5 g，茯苓12 g，炙甘草10 g。6剂，水煎服，第1次煎40 min，第2次煎25 min，合并药液，每日1剂，每次服30 mL左右，每日分早、中、晚3次服。

二诊：大便溏泄4次/d，肛门灼热明显减轻，以前方6剂。

三诊：大便夹脓血止，仍有阴囊瘙痒，以前方变花椒为10 g，6剂。

四诊：手足温和，怕冷减轻，以前方6剂。

五诊：诸症基本消除，为了巩固疗效，又以前方治疗20余剂。随访1年，一切尚好。

用方体会：根据肛门灼热、大便夹脓血辨为热毒迫血，再根据阴囊潮湿辨为湿蕴，因手足不温、怕冷辨为湿热夹阳虚，以此辨为湿热蕴结夹阳虚证。方以白头翁汤清热凉血，解毒止泻；以紫参汤清热止泻；以茯苓四逆汤温阳散寒，益气止泻，加花椒温阳止泻，方药相互为用，以奏其效。

白头翁汤(《伤寒杂病论》)
与芍药汤(《素问病机气宜保命集》)合方

运用白头翁汤与芍药汤合方并根据方药组成及用量的配伍特点，可以辨治湿热迫血证；辨治要点是腹痛，便脓血，肛门灼热。

【组成】

芍药汤：芍药_{一两}（30 g）　当归_{半两}（15 g）　黄连_{半两}（15 g）　槟榔　木香　甘草_{炒,各二钱}（各6 g）　大黄_{三钱}（9 g）　黄芩_{半两}（15 g）　官桂_{二钱半}（8 g）

白头翁汤：白头翁_{二两}（6 g）　黄柏_{三两}（9 g）　黄连_{三两}（9 g）　秦皮_{三两}（9 g）

【用法】用水 800 mL，煮取药液 450 mL。每次温服 150 mL。

【功效】清热燥湿，调气和血。

辨治细菌性痢疾、阿米巴痢疾、溃疡性结肠炎、放射性肠炎、中毒性肠炎属于湿热迫血证，以便脓血、赤多白少、苔黄腻为基本特征。

【适用病证】

主要症状：腹痛剧烈，便脓血，赤多白少，里急后重。

辨证要点：口渴，舌质红、苔黄腻，脉沉或滑。

可能伴随的症状：肠鸣，或肛门灼热，或恶心，或呕吐，或腹胀，或不思饮食等。

【解读方药】方中用苦寒药6味，黄连、黄芩偏于清热燥湿，大黄偏于泻热通下，黄柏偏于泻下焦之热，白头翁偏于凉血止血，秦皮偏于固涩收敛；理气药2味，槟榔偏于导滞，木香偏于醒脾；补血药2味，当归偏于活血，芍药偏于缓急止痛；官桂辛热温通；甘草益气缓急。又，方中用苦寒药配伍理气药，以治湿热壅滞；清热燥湿药配伍凉血药，以治湿热动血；苦寒药配伍补血药，以治湿热迫血；补血药配伍理气药，以调和气血；清热燥湿药配伍收涩药，以治热迫血下行；苦寒药配伍辛热药，以防苦寒药伤阳伤气，方药相互为用，以清热燥湿，调气和血为主。

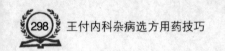

【配伍用药】若大便脓血多者，加地榆、生地黄，以清热凉血止血；若后重明显者，加薤白、砂仁，以醒脾行气除胀；若口渴明显者，加天花粉、芦根，以生津止渴；若气滞明显者，加大槟榔、木香用量，以行气导滞等。

连朴饮(《霍乱论》)

运用连朴饮并根据方药组成及用量的配伍特点，可以辨治湿热阻滞证；辨治要点是胃脘痞闷，肢体困重。

【组成】制厚朴二钱（6 g）　黄连姜汁炒　石菖蒲　制半夏各一钱（各3 g）　香豉炒　焦山栀各三钱（各9 g）　芦根二两（60 g）

【用法】水煎温服。

【功效】清热化湿，理气和中。

辨治急性胃炎、慢性胆囊炎、慢性胰腺炎、慢性胃炎、慢性结肠炎、慢性肝炎属于湿热阻滞证，以胃脘痞闷、肢体困重、口苦为基本特征。

【适用病证】

主要症状：胃脘痞闷，呕吐，或大便溏泄。

辨证要点：口苦，口腻，肢体困重，舌质红、苔厚黄腻，脉沉或滑。

可能伴随的症状：头昏头沉，或胸膈痞满，或恶心，或腹痛，或不思饮食，或小便不畅等。

【解读方药】方中用清热药3味，黄连、栀子偏于燥湿，芦根偏于生津；厚朴化湿下气；石菖蒲开窍化湿；半夏醒脾降逆燥湿；淡豆豉辛散透达。又，方中用清热药配伍理气药，以治湿热壅滞；清热药配伍醒脾药，以治湿热困脾；清热药配伍辛散药，以透解湿热；理气药配伍开窍药，以治湿浊壅滞，方药相互为用，以清热化湿，理气和中为主。

【配伍用药】若胃脘痞闷甚者，加大厚朴用量，再加木香，以行气消痞；若呕吐者，加陈皮、竹茹，以降逆和胃；若口苦甚者，加大黄连用量，再加黄芩，以清热燥湿；若不思饮食者，加山楂、神曲，以消食和胃等。

【临证验案】慢性细菌性痢疾

杨某，男，63岁，郑州人。2 年前急性细菌性痢疾转变为慢性细菌性痢疾，虽经中西药治疗但病情反复不愈，近由病友介绍前来诊治：腹痛，胃脘痞闷不通，大便溏泄夹脓血，肛门发热下坠，肢体困重，手足不温，怕冷，喜食温热，口苦口腻，舌质红、苔厚黄腻，脉沉略弱。辨为湿热蕴结，阳虚不化证，治当清泻郁热，温阳止泻，给予连朴饮与桂枝人参汤合方：制厚朴 12 g，黄连 12 g，石菖蒲 12 g，生半夏 12 g，香豉 18 g，焦山栀 18 g，芦根 60 g，桂枝 12 g，白术 10 g，干姜 10 g，红参 10 g，炙甘草 10 g。6 剂，水煎服，第 1 次煎 40 min，第 2 次煎 25 min，合并药液，每日 1 剂，每次服 30 mL 左右，每日分早、中、晚 3 次服。

二诊：腹痛减轻，胃脘痞闷不通好转，以前方 6 剂继服。

三诊：大便溏泄明显好转，便中未夹脓血，以前方 6 剂继服。

四诊：手足转温，肢体困重缓解，以前方 6 剂继服。

五诊：大便正常，但仍有肛门发热，以前方加白头翁 12 g，6 剂。

六诊：肛门发热消除，怕冷消除，以前方 6 剂继服。

七诊：诸症基本消除，又以前方治疗 12 剂，以巩固治疗效果。随访 1 年，一切尚好。

用方体会：根据便脓血、肛门发热、舌质红辨为热迫，再根据手足不温、怕冷、喜食温热辨为阳虚，因口苦口腻、苔黄腻辨为湿热，以此辨为湿热蕴结，阳虚不化证。方以连朴饮清热化湿，理气和中；以桂枝人参汤温补脾胃，健脾止泻，方药相互为用，以奏其效。

泻心汤（《伤寒杂病论》）与连朴饮（《霍乱论》）合方

运用泻心汤与连朴饮合方并根据方药组成及用量的配伍特点，可以辨治湿热阻滞证；辨治要点是胃脘痞塞、嘈杂，肢体沉重。

【组成】

泻心汤：大黄_{二两}（6 g）　黄连　黄芩_{各一两}（各 3 g）

连朴饮：制厚朴_{二钱}（6 g）　黄连_{姜汁炒}　石菖蒲　制半夏_{各一钱}（各 3 g）　香豉_炒　焦山栀_{各三钱}（各 9 g）　芦根_{二两}（60 g）

【用法】上三味，以水三升，煮取一升。顿服之。

【功效】清热泻湿，理气和中。

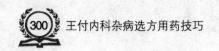

辨治急性胃炎、慢性胆囊炎、慢性胰腺炎、慢性胃炎、慢性结肠炎、慢性肝炎属于湿热蕴结证，以胃脘痞闷、嘈杂、口苦为基本特征。

【适用病证】

主要症状：胃脘痞塞、嘈杂，呕吐。

辨证要点：口苦口腻，肢体困重，舌质红、苔厚黄腻，脉沉或滑。

可能伴随的症状：头昏头沉，或胸膈痞满，或呕吐，或恶心，或腹痛，或不思饮食，或小便不畅，或大便不畅等。

【解读方药】方中用清热药3味，黄连、栀子偏于燥湿，芦根偏于生津；大黄泻热导滞；厚朴化湿下气；石菖蒲开窍化湿；半夏醒脾降逆燥湿；淡豆豉辛散透达。又，方中用清热药配伍理气药，以治湿热壅滞；清热药配伍泻热药，以导热下泻；清热药配伍醒脾药，以治湿热困脾；清热药配伍辛散药，以透解湿热；理气药配伍开窍药，以治湿浊壅滞，方药相互为用，以清热化湿，理气和中为主。

【配伍用药】若胃脘嘈杂者，加大黄连用量，再加半夏，以燥湿降逆；若肢体沉重者，加茯苓、车前子，以渗利湿浊；若呕吐者，加陈皮、竹茹，以降逆止呕；若泻下甚者，加茯苓、薏苡仁，以渗湿止泻等。

清中汤（《证治准绳·类方》卷四引《医学统旨》）

运用清中汤并根据方药组成及用量的配伍特点，可以辨治湿热气滞证；辨治要点是胃痛，口苦，苔黄。

【组成】黄连_二钱_（6 g）　山栀_炒，二钱_（6 g）　陈皮_一钱半_（4.5 g）　茯苓_一钱半_（4.5 g）　半夏_姜汤泡七次，一钱_（3 g）　草豆蔻仁_捣碎，七分_（2.1 g）　甘草_炙，七分_（2.1 g）

【用法】水煎服，加生姜3片，食前服用。

【功效】清热降逆，理气和胃。

辨治急慢性胃炎、胃及十二指肠溃疡、慢性胆囊炎、慢性胰腺炎、功能性消化不良、胃黏膜病变属于湿热气滞证，以胃脘胀痛、口苦口腻为基本特征。

【适用病证】

主要症状：胃痛，胃胀，呕吐。

辨证要点：胃脘灼热，口苦，舌质红、苔黄，脉滑或沉滑。

可能伴随的症状：口渴，或口腻，或不思饮食，或胃脘痞满，或恶心，或小便黄赤，或大便不畅等。

【解读方药】方中用清热燥湿药2味，黄连偏于泻脾胃之热，山栀子偏于凉血；理气药2味，陈皮偏于和胃，草豆蔻偏于醒脾；治湿药2味，茯苓偏于渗利湿浊，半夏偏于降逆燥湿；炙甘草益气和中。又，方中用清热药配伍理气药，以治气郁夹热；清热药配伍治湿药，以治湿热蕴结；清热药配伍益气药，以防苦寒药伤气，方药相互为用，以奏清热降逆，理气和胃之效。

【配伍用药】若湿热甚者，加大黄连、栀子用量，以清热燥湿；若气滞甚者，加大陈皮、草豆蔻用量，再加木香、砂仁，以行气和胃；若呕吐者，加大陈皮、半夏用量，以降逆和胃等。

脾胃寒热夹杂证用方

脾胃寒热夹杂证的基本症状有胃痛，腹痛，不思饮食，呕吐，大便溏泄；辨治脾胃寒证的基本要点是喜饮冷食，口淡不渴，或喜饮热食，口渴，舌质红，运用方药辨治脾胃寒热夹杂证只有重视同中求异，才能选择最佳切机方药而取得良好治疗效果。

半夏泻心汤（《伤寒杂病论》）

运用半夏泻心汤并根据方药组成及用量的配伍特点，可以辨治脾胃寒热夹杂证、心寒热夹气虚证；辨治要点是胃脘痞满，或胃痛，舌质淡红、苔黄。

【组成】半夏洗,半升（12 g）　黄芩三两（9 g）　人参三两（9 g）　干姜三两（9 g）　甘草三两（9 g）　黄连一两（3 g）　大枣擘,十二枚（12枚）

【用法】上七味，以水一斗，煮取六升，去滓，再煎取三升。温服一升，日3服（现代用法：水煎服）。

【功效】寒热平调，消痞散结。

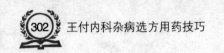
1. **辨治急慢性胃炎、胃及十二指肠溃疡、慢性胆囊炎、慢性胰腺炎、功能性消化不良、胃黏膜病变属于脾胃寒热夹杂证，以胃脘痞满或疼痛、不思冷食、苔黄为基本特征。**

【适用病证】

主要症状：胃脘痞满，或疼痛。

辨证要点：口苦，舌质淡红、苔黄或腻，脉滑或沉滑。

可能伴随的症状：口渴不欲多饮，或口腻，或不思饮食，或恶心，或小便黄赤，或大便不畅等。

2. **辨治心肌炎、心肌病、扩张性心肌病、肥大性心肌病、心律不齐属于心寒热夹气虚证，以心痛、心悸、脉沉弱为基本特征。**

【适用病证】

主要症状：心痛，心悸。

辨证要点：倦怠乏力，手足不温，舌质红、苔黄略腻，脉沉弱。

可能伴随的症状：心烦，或口苦，或口腻，或气短不足一息，或大便溏泄等。

【解读方药】方中用苦寒药 2 味，黄连、黄芩清热燥湿；益气药 3 味，人参偏于大补，大枣偏于平补，甘草偏于缓补；辛开苦降药 2 味，半夏偏于降逆燥湿，干姜偏于温中散寒。又，方中用苦寒药配伍益气药，以治气虚湿热；辛开苦降药配伍益气药，以调理脾胃气机；苦寒药配伍辛开苦降药，以治气机壅滞，方药相互为用，以寒热平调，消痞散结为主。

【配伍用药】若胃热明显者，加栀子、蒲公英，以清热泻火；若食少者，加神曲、香附，以行气消食；若湿阻者，加苍术、川芎，以燥湿行气；若脘腹疼痛者，加延胡索、川楝子，以行气活血止痛等。

【临证验案】

1. **慢性胰腺炎、慢性胃炎**

白某，男，47 岁，郑州人。有多年慢性胰腺炎、慢性胃炎病史，服用中西药但未能有效控制症状，近由病友介绍前来诊治：脘腹胀痛，不思饮食，喜温怕冷，胃中气体频频上冲咽喉，咽喉阻塞不利，时时恶心，倦怠乏力，肢体困重，大便不调，手足不温，口苦口腻，舌质红、苔厚黄腻，脉沉略弱。辨为寒热夹杂，浊气上逆，中气虚弱证，治当清泻温中，降泄浊逆，补益中气，给予半夏泻心汤、橘枳姜汤与旋覆代赭汤合方加味：生半夏 24 g，黄连 3 g，黄芩 10 g，干姜 10 g，红参 10 g，旋覆花 10 g，代赭石 3 g，陈皮 48 g，枳实 10 g，生姜 24 g，生白术 10 g，炙甘草 10 g。6 剂，水煎服，第 1 次煎 40 min，第 2 次煎 25 min，合并药液，每日 1 剂，每次服 30 mL 左右，每日分早、中、晚 3 次服。

二诊：饮食好转，仍口苦，以前方变黄连为 10 g，6 剂。

三诊：口苦减轻，口腻基本消除，以前方 6 剂继服。

四诊：手足转温，怕冷减轻，以前方 6 剂继服。

五诊：胃中气体频频上冲咽喉及咽喉阻塞不利明显减轻，以前方变生半夏为 12 g，6 剂。

六诊：肢体困重好转，怕冷基本消除，以前方 6 剂继服。

七诊：诸症明显好转，又以前方治疗 30 余剂，以巩固治疗效果。随访 1 年，一切尚好。

用方体会：根据脘腹胀痛、喜温怕冷辨为寒，再根据口苦、苔黄腻辨为湿热，因倦怠乏力辨为气虚，又因肢体困重辨为湿，以此辨为寒热夹杂，浊气上逆，中气虚弱证。方以半夏泻心汤清热燥湿，温中散寒，补益中气；以橘枳姜汤行气降逆；以旋覆代赭汤益气降逆和胃，加白术健脾燥湿益气，方药相互为用，以奏其效。

2. 慢性胃炎、冠心病心绞痛

彭某，男，58 岁，郑州人。2 年前慢性胃炎、冠心病心绞痛病史，近由病友介绍前来诊治：胃脘痞满隐痛，不思饮食，喜温怕冷，心胸闷痛，气憋胸中不得息，倦怠乏力，手足不温，口苦，舌质淡红、苔黄腻，脉沉略弱。辨为寒热夹虚，气逆痰阻证，治当清泻温中，益气化痰，给予半夏泻心汤与枳实薤白桂枝汤合方加味：生半夏 12 g，黄连 3 g，黄芩 10 g，干姜 10 g，红参 10 g，枳实 5 g，薤白 24 g，全瓜蒌 15 g，桂枝 3 g，生附子 5 g，五灵脂 10 g，炙甘草 10 g。6 剂，水煎服，第 1 次煎 40 min，第 2 次煎 25 min，合并药液，每日 1 剂，每次服 30 mL 左右，每日分早、中、晚 3 次服。

二诊：心痛略有减轻，仍不思饮食，以前方加山楂 24 g，6 剂。

三诊：饮食较前好转，心胸闷痛仍有，以前方变桂枝为 10 g，6 剂。

四诊：手足转温，心胸闷痛较前减轻，以前方 6 剂继服。

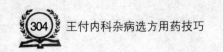
五诊：胃痛消除，偶尔有心痛，口苦仍有，以前方变黄连为6 g，6 剂。

六诊：倦怠乏力好转，怕冷消除，以前方6 剂继服。

七诊：诸症基本消除，又以前方治疗50 余剂，以巩固治疗效果。随访1 年，一切尚好。

用方体会：根据胃脘痞满隐痛、喜温怕冷辨为寒，再根据心胸闷痛、气憋胸中辨为心气郁，因口苦、苔黄腻辨为湿热，又因倦怠乏力辨为气虚，以此辨为寒热夹虚，气逆痰阻证。方以半夏泻心汤清热燥湿，温中散寒，补益中气；以枳实薤白桂枝汤行气化痰，通阳消痞，加生附子温阳散寒，五灵脂活血止痛，方药相互为用，以奏其效。

3. 糖尿病伴胃轻瘫

孙某，男，48 岁，郑州人。有5 年糖尿病病史，服用中西药但未能有效控制血糖，近由病友介绍前来诊治：血糖12.5 mmol/L，胃脘痞满，大便不畅，喜食温热，头晕目眩，倦怠乏力，五心烦热，时时盗汗，小便量多，口渴喜饮水，舌质淡、苔薄白，脉沉略弱。辨为阴阳俱虚夹湿热证，治当滋补阴阳，清热益气，给予半夏泻心汤与肾气丸合方：生半夏24 g，黄连3 g，黄芩10 g，干姜10 g，红参10 g，生地黄12 g，山药12 g，山茱萸12 g，桂枝3 g，生附子3 g，泽泻10 g，牡丹皮10 g，茯苓10 g，炙甘草6 g。6 剂，水煎服，第1 次煎40 min，第2 次煎25 min，合并药液，每日1 剂，每次服30 mL 左右，每日分早、中、晚3 次服。

二诊：五心烦热减轻，盗汗减轻，以前方6 剂继服。

三诊：复查血糖11.6 mmol/L，仍口苦较重，以前方变黄连为24 g，6 剂。

四诊：复查血糖9.5 mmol/L，大便正常，以前方6 剂继服。

五诊：胃脘痞满明显好转，头晕目眩减轻，以前方6 剂继服。

六诊：复查血糖8.3 mmol/L，倦怠乏力好转，以前方6 剂继服。

七诊：复查血糖6.9 mmol/L，诸症基本趋于缓解，又以前方治疗60 余剂；之后，为了巩固治疗效果，以前方变汤剂为散剂，每次6 g，每日分早、中、晚3 次服。随访1 年，血糖在6.0 mmol/L 左右，其他一切尚好。

用方体会：根据胃脘痞满、喜食温热辨为寒，再根据五心烦热、盗汗辨为阴虚，因倦怠乏力辨为气虚，又因舌质淡、苔薄白辨为虚寒，以此辨为阴阳俱虚夹湿热证。方以半夏泻心汤清热燥湿，温中散寒，补益中气；以肾气丸滋补阴津，温补阳气，方药相互为用，以奏其效。

4. 慢性胃炎、间质性肺疾病

郑某，女，64 岁，郑州人。有多年慢性胃炎、慢性支气管炎病史，1 年前又诊断为间质性肺疾病，服用中西药但未能有效控制症状，近由病友介绍前来诊治：胃痛，胃脘痞满，咳嗽，胸闷气喘，痰多黏稠色白，咯痰不利，怕冷，手足不温，倦怠乏力，口苦，口渴喜热饮，舌质淡红、苔薄黄，脉沉略弱。辨为寒热气虚夹痰证，治当温中降逆，清热益气，给予半夏泻心汤与小青龙汤合方加味：生半夏 12 g，黄连 3 g，黄芩 10 g，干姜 10 g，红参 10 g，麻黄 10 g，桂枝 10 g，细辛 10 g，白芍 10 g，五味子 12 g，生附子 5 g，炙甘草 6 g。6 剂，水煎服，第 1 次煎 40 min，第 2 次煎 25 min，合并药液，每日 1 剂，每次服 30 mL 左右，每日分早、中、晚 3 次服。

二诊：咳嗽减轻，胃脘痞满好转，以前方 6 剂继服。

三诊：仍然胃痛，怕冷好转，以前方加五灵脂 10 g，6 剂。

四诊：咳嗽止，仍然轻微胸闷气喘，痰量减少，以前方 6 剂继服。

五诊：胃脘痞满明显减轻，饮食不佳，以前方去五灵脂加莱菔子 15 g，6 剂。

六诊：怕冷及手足不温止，饮食转佳，仍有口苦，以前方变黄连为 6 g，6 剂。

七诊：诸症基本消除，又以前方治疗 30 余剂；之后，为了巩固治疗效果，以前方变汤剂为散剂，每次 6 g，每日分早、中、晚 3 次服。随访 1 年，一切尚好。

用方体会：根据胃痛、口苦、口渴喜热饮辨为寒热夹杂，再根据咳嗽、痰多色白辨为肺寒，因手足不温、倦怠乏力辨为气虚，以此辨为阴阳俱虚夹湿热证。方以半夏泻心汤清热燥湿，温中散寒，补益中气；以小青龙汤温肺散寒，宣降肺气，加生附子温阳散寒，方药相互为用，以奏其效。

5. 风湿性关节炎、膝关节积液肿痛

孙某，男，50 岁，郑州人。有多年风湿性关节炎病史，2 年来又出现膝关节积液肿痛，服用中西药但未能有效控制症状，近由病友介绍前来诊治：四肢关节疼痛，手足不温，怕冷，疼痛因寒冷加重，膝关节肿胀疼痛，行走不利，胃脘痞满，口苦，口腔溃疡，舌质暗红边瘀紫、苔黄略腻，脉沉弱。辨为寒凝

夹瘀热证，治当温阳散寒，清热燥湿，益气止痛，给予半夏泻心汤、乌头汤与失笑散合方加味：生半夏12 g，黄连3 g，黄芩10 g，干姜10 g，红参10 g，麻黄10 g，制川乌10 g，黄芪10 g，白芍10 g，五灵脂10 g，蒲黄10 g，炙甘草6 g。6 剂，水煎服，第1 次煎40 min，第2 次煎25 min，合并药液，每日1 剂，每次服30 mL左右，每日分早、中、晚3 次服。

二诊：疼痛略有减轻，口腔溃疡基本痊愈，以前方6 剂继服。

三诊：疼痛较前又有减轻，怕冷好转，以前方6 剂继服。

四诊：仍有胃脘痞满，以前方加生山楂24 g，6 剂。

五诊：膝关节肿痛好转，手足不温好转，以前方6 剂继服。

六诊：疼痛及怕冷明显好转，口腔溃疡未再出现，以前方减黄芩为6 g，6 剂。

七诊：诸症基本趋于缓解，又以前方治疗40 余剂，膝关节肿痛消除；之后，为了巩固治疗效果，以前方变汤剂为散剂，每次6 g，每日分早、中、晚3 次服。随访1 年，一切尚好。

用方体会：根据四肢关节疼痛、手足不温辨为寒，再根据膝关节肿痛辨为湿，因口苦、口腔溃疡辨为热，又因舌质暗红边瘀紫辨为瘀，以此辨为寒凝夹瘀热证。方以半夏泻心汤清热燥湿，温中散寒，补益中气；以乌头汤温阳散寒，益气止痛；失笑散活血化瘀止痛，方药相互为用，以奏其效。

6. 慢性溃疡性结肠炎、慢性盆腔炎

郑某，女，52 岁，郑州人。有多年慢性溃疡性结肠炎、慢性盆腔炎病史，服用中西药但未能有效控制症状，近由病友介绍前来诊治：腹痛，大便溏泄5 ~6 次/天，手足不温，腹部怕冷，带下量多色黄，阴部潮湿，有异味，舌质淡红、苔黄白夹杂略腻，脉沉略弱。辨为寒热夹气虚证，治当温阳散寒，清热燥湿，益气固涩，给予半夏泻心汤、薏苡附子败酱散与白头翁汤合方：生半夏12 g，黄连10 g，黄芩10 g，干姜10 g，红参10 g，薏苡仁30 g，附子5 g，败酱草15 g，白头翁30 g，黄柏10 g，秦皮10 g，山药24 g，炙甘草6 g。6 剂，水煎服，第1 次煎40 min，第2 次煎25 min，合并药液，每日1 剂，每次服30 mL左右，每日分早、中、晚3 次服。

二诊：腹痛减轻，带下减少，以前方6 剂继服。

三诊：仍有腹部怕冷、手足不温，大便溏泄3 次/天，以前方变附子为

10 g，6 剂。

四诊：阴部潮湿基本消除，怕冷及手足不温好转，以前方 6 剂继服。

五诊：大便正常，仅有轻微腹痛，以前方 6 剂继服。

六诊：带下止，阴部潮湿未再出现，以前方减白头翁为 15 g，6 剂。

七诊：诸症基本消除，又以前方治疗 30 余剂。随访 1 年，一切尚好。

用方体会：根据腹痛、大便溏泄、怕冷辨为寒，再根据带下量多色黄、有异常辨为湿热，因脉沉略弱辨为虚，又因苔黄白夹杂辨为寒热夹杂，以此辨为寒热夹气虚证。方以半夏泻心汤清热燥湿，温中散寒，补益中气；以薏苡附子败酱散温中散寒，兼以清热；以白头翁汤清热燥湿解毒，加山药益气固涩，止带止泻，方药相互为用，以奏其效。

7. 病毒性心肌炎

许某，男，54 岁，郑州人。3 年前因感冒而转变为病毒性心肌炎，经住院治疗及出院后又用中西药治疗，但未能有效控制症状，近由病友介绍前来诊治：心悸，心烦，心痛，胸闷，手足不温，胸闷怕冷，失眠多梦，口渴喜热饮，舌质暗红边瘀紫、苔薄黄，脉沉弱。辨为阳虚夹热夹瘀证，治当温阳益气，清热燥湿，活血化瘀，给予半夏泻心汤、茯苓四逆汤与失笑散合方：生半夏 12 g，黄连 10 g，黄芩 10 g，干姜 10 g，红参 10 g，生附子 5 g，茯苓 12 g，五灵脂 10 g，蒲黄 10 g，薤白 24 g，炙甘草 6 g。6 剂，水煎服，第 1 次煎 40 min，第 2 次煎 25 min，合并药液，每日 1 剂，每次服 30 mL 左右，每日分早、中、晚 3 次服。

二诊：心悸减轻，胸闷好转，以前方 6 剂继服。

三诊：仍有失眠多梦，以前方加龙骨 30 g，6 剂。

四诊：心悸止，心痛较前又有减轻，以前方 6 剂继服。

五诊：手足温和，仅有轻微怕冷，以前方变附子为 10 g，6 剂。

六诊：怕冷止，心悸、心烦、心痛未再出现，以前方 6 剂继服。

七诊：诸症基本消除，又以前方治疗 40 余剂，经检查各项指标均恢复正常。随访 1 年，一切尚好。

用方体会：根据心悸、心痛、怕冷辨为阳虚，再根据舌质红、苔薄黄辨为热，因胸闷辨为郁，又因口渴欲饮热水辨为寒热夹杂，更因舌质夹瘀紫辨为瘀，以此辨为寒热夹热夹瘀证。方以半夏泻心汤清热燥湿，温中散寒，补益中

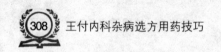

气；以茯苓四逆汤温阳益气，宁心安神；以失笑散活血化瘀止痛，方药相互为用，以奏其效。

8. 腹腔肠黏膜系淋巴结肿大

牛某，男，26岁，信阳人。2年前因腹痛而多次检查，诊断为腹腔肠黏膜系淋巴结肿大，最大的0.9 cm×1.2 cm，经住院及门诊中西药治疗均未能有效控制症状，近由病友介绍前来诊治：腹痛，时时腹胀，腹部怕冷，不思饮食，倦怠乏力，肢体困重，大便不畅，口略腻，舌质暗红夹瘀紫、苔薄黄，脉沉弱涩。辨为寒热夹虚夹瘀证，治当清热温中，益气补中，活血化瘀，给予半夏泻心汤与桂枝茯苓丸合方加味：生半夏12 g，黄连20 g，黄芩10 g，干姜10 g，红参10 g，桂枝12 g，茯苓12 g，桃仁12 g，牡丹皮12 g，白芍12 g，生附子5 g，五灵脂10 g，炙甘草10 g。6剂，水煎服，第1次煎40 min，第2次煎25 min，合并药液，每日1剂，每次服30 mL左右，每日分早、中、晚3次服。

二诊：腹痛减轻，仍不思饮食，以前方加生山楂24 g，6剂。

三诊：腹痛较前又有减轻，饮食较前好转，以前方6剂继服。

四诊：腹痛不明显，腹部仍有怕冷，以前方变附子为10 g，6剂。

五诊：腹部怕冷明显消除，以前方变附子为5 g，6剂。

六诊：病情基本趋于稳定，以前方6剂继服。

七诊：诸症基本消除，为了巩固疗效，又以前方治疗120余剂，经复查腹腔肠黏膜系淋巴结肿大全部消除。随访1年，一切尚好。

用方体会：根据腹痛、腹部怕冷辨为寒，再根据倦怠乏力辨为气虚，因肢体困重辨为湿，又因舌质暗红夹瘀紫辨为瘀热，以此辨为寒热夹虚夹瘀证。方以半夏泻心汤清热燥湿，温中散寒，补益中气；以桂枝茯苓丸活血化瘀，散结消结，加生附子温壮阳气，五灵脂活血化瘀止痛，方药相互为用，以奏其效。

左金丸(《丹溪心法》)

运用左金丸并根据方药组成及用量的配伍特点，可以辨治胃热生酸证；辨治要点是吞酸吐酸，胃脘烦热。

【组成】黄连_{六两}（180 g）　吴茱萸_{一两}（30 g）

【用法】将药研为细散状，以水为丸或以蒸饼为丸，每次服6 g，温水送服。用汤剂可用原方量的 1/10。

【功效】清泻肝胃，降逆止呕。

辨治急慢性胃炎、胃及十二指肠溃疡、功能性消化不良、慢性肠炎、慢性阑尾炎、胃黏膜病变属于胃热生酸证，以吞酸吐酸、胃脘烦热为基本特征。

【适用病证】

主要症状：吞酸嗳腐，胃脘不舒。

辨证要点：口苦，舌质红、苔薄黄，脉沉。

可能伴随的症状：口渴，或心烦，或急躁，或胃脘拘急，或恶心，或呕吐等。

【解读方药】方中用黄连苦寒清热燥湿；吴茱萸苦温芳香化湿，方药相互为用，以清泻肝胃，降逆止呕为主。

【配伍用药】若吐酸甚者，加乌贼骨、煅瓦楞，以制酸止逆；若气郁者，加柴胡、枳实，以疏肝和胃；若烧心者，加生地黄、栀子，以凉血清热等。

【临证验案】慢性胃炎、胃息肉术后泛酸

解某，女，56 岁，郑州人。有多年慢性胃炎病史，2 年前经检查又诊断为胃息肉，住院手术切除胃息肉，术后胃中泛酸、烧心特别明显，服用中西药但未能有效控制症状，近由病友介绍前来诊治：胃脘不适，泛酸，烧心，手足不温，咽喉不利，时有恶心，倦怠乏力，大便不畅，口腻，舌质红、苔薄黄略腻，脉沉弱。辨为寒热夹杂泛酸证，治当清热温中，降泄制酸，补益中气，给予半夏泻心汤与左金丸合方加味：生半夏 12 g，黄连 20 g，黄芩 10 g，干姜 10 g，红参 10 g，吴茱萸 3 g，陈皮 15 g，海螵蛸 30 g，炙甘草 10 g。6 剂，水煎服，第 1 次煎 40 min，第 2 次煎 25 min，合并药液，每日 1 剂，每次服 30 mL 左右，每日分早、中、晚 3 次服。

二诊：泛酸略有减轻，仍然烧心，以前方变黄连为 24 g，6 剂。

三诊：泛酸、烧心均有减轻，以前方 6 剂继服。

四诊：恶心止，大便通畅，以前方 6 剂继服。

五诊：泛酸、烧心明显减轻，以前方 6 剂继服。

六诊：诸症基本消除，又以前方治疗 30 余剂，以巩固治疗效果。随访 1 年，一切尚好。

用方体会：根据胃脘不适、手足不温辨为寒，再根据泛酸、舌质红辨为热，因倦怠乏力辨为气虚，又因咽喉不利辨为浊气上逆，以此辨为寒热夹杂泛酸证。方以半夏泻心汤清热燥湿，温中散寒，补益中气；以左金丸清热燥湿，兼制寒凉凝结，加陈皮理气燥湿和胃，海螵蛸制酸和胃，方药相互为用，以奏其效。

连理汤(《张氏医通》)

运用连理汤并根据方药组成及用量的配伍特点，可以辨治脾肾阳虚滑脱证；辨治要点是腹痛，便脓血，舌质淡红。

【组成】人参三钱（9 g）　白术三钱（9 g）　干姜三钱（9 g）　黄连三钱（9 g）茯苓三钱（9 g）　炙甘草三钱（9 g）

【用法】水煎服，每日分早、中、晚 3 次服。

【功效】温中健脾，兼以清热。

辨治细菌性痢疾、阿米巴痢疾、溃疡性结肠炎、放射性肠炎、中毒性肠炎属于虚寒夹热痢疾证，以便脓血、舌质淡红、苔黄白夹杂为基本特征。

【适用病证】

主要症状：便脓血，赤白黏冻。

辨证要点：因受凉劳累加重，舌质淡红、苔薄黄白夹杂，脉沉或沉弱。

可能伴随的症状：腹痛，或渴欲饮热水，或滑脱不禁，或痢下赤白清稀，或里急后重，或肛门坠胀，或喜温喜按，或形寒怕冷，或手足不温，或腹胀，或不思饮食等。

【解读方药】方中用益气药 4 味，人参偏于大补，白术偏于燥湿，茯苓偏于渗利，甘草偏于平补；干姜温脾暖胃散寒；黄连清热燥湿止利。又，方中用益气药配伍温热药，以辛甘化阳补阳；益气药配伍清热药，以治气虚夹热；散寒药配伍清热药，以治寒热夹杂，方药相互为用，以温中健脾，兼以清热为主。

【配伍用药】若气虚甚者，加大人参、白术用量，以健脾益气；若寒甚者，加大干姜用量，再加附子，以温阳散寒；若热甚者，加大黄连用量，再加黄芩，以清热止利；若腹痛明显者，加大甘草用量，再加白芍，以缓急止痛等。

【临证验案】慢性胆囊炎、慢性溃疡性结肠炎夏某，女，55 岁，郑州人。有多年慢性胆囊炎、慢性溃疡性结肠炎病史，服用中西药但未能有效控制症状，近由病友介绍前来诊治：脘腹胁肋胀痛，时时窜痛，不思饮食，倦怠嗜卧，大便溏泄夹脓血，肛门发热，手足不温，怕冷，舌质淡红、苔腻黄白夹杂，脉沉弱。辨为阳虚夹热便脓血证，治当温阳益气，清热止泻，给予连理汤、四逆散与桂枝人参汤合方：红参 10 g，白术 10 g，干姜 10 g，黄连 10 g，茯苓 10 g，柴胡 12 g，枳实 12 g，白芍 12 g，桂枝 12 g，赤石脂 45 g，炙甘草 10 g。6 剂，水煎服，第 1 次煎 35 min，第 2 次煎 25 min，合并药液，每日 1 剂，每次服 30 mL 左右，每日分早、中、晚 3 次服。

二诊：脘腹胁肋胀痛减轻，仍不思饮食，以前方加生麦芽 15 g，6 剂。

三诊：大便脓血明显减少，肛门灼热减轻，以前方 6 剂继服。

四诊：不思饮食明显好转，手足转温，以前方 6 剂继服。

五诊：脘腹胀痛基本消除，大便基本正常，以前方 6 剂继服。

六诊：肛门灼热消除，怕冷消除，以前方 6 剂继服。

七诊：诸症基本消除，为了巩固疗效，又以前方治疗 40 余剂。随访 1 年，一切尚好。

用方体会：根据脘腹胁肋胀痛、时时窜痛辨为气郁，又根据倦怠嗜卧辨为气虚，因大便夹脓血辨为阳虚不固，又因肛门灼热、苔黄辨为热，更因苔黄白夹杂辨为寒热夹杂，以此辨为阳虚夹热便脓血证。方以连理汤温中健脾，兼以清热；四逆散疏理气机；桂枝人参汤温中健脾，益气止痛，方药相互为用，以奏其效。

脾胃瘀血证用方

脾胃瘀血证的基本症状有胃痛，腹痛，不思饮食，呕吐，大便溏泄；辨治脾胃寒证的基本要点是痛如针刺，痛处不移，运用方药辨治脾胃瘀血证只有重视同中求异，才能选择最佳切机方药而取得良好治疗效果。

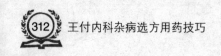

通幽汤(《兰室秘藏》)

运用通幽汤并根据方药组成及用量的配伍特点，可以辨治血瘀夹气滞证；辨治要点是吞咽困难，呕吐。

【组成】 当归身_{一钱}（3 g） 升麻_{一钱}（3 g） 桃仁_{研，一钱}（3 g） 红花_{一钱}（3 g） 甘草_{炙，一钱}（3 g） 生地黄_{五分}（1.5 g） 熟地黄_{五分}（1.5 g） 槟榔_{细末，五分}（1.5 g）

【用法】 上药用水 600 mL，煎取 300 mL，去滓，以槟榔细末 8 g，食前稍热服用。用汤剂可用原方量加大 5 倍。

【功效】 活血补血，行气透散。

辨治神经性呕吐、幽门梗阻、幽门痉挛、急慢性胃炎、慢性胆囊炎、慢性胰腺炎、心源性呕吐、胃黏膜脱垂、食道癌属于血瘀夹虚气滞证，以吞咽不利、胸膈闷满为基本特征。

【适用病证】

主要症状：吞咽困难，呕吐。

辨证要点：胸膈刺痛，舌质紫暗、苔薄，脉沉或沉涩。

可能伴随的症状：食入即吐，或呕吐物如豆汁，或胸膈痞闷，或痛处不移，或肌肤枯燥，或不思饮食，或大便干结等。

【解读方药】 方中用活血药 3 味，当归身偏于补血，桃仁偏于破血，红花偏于行气；补血药 3 味，当归偏于活血，熟地黄偏于化阴，生地黄偏于凉血；升麻清热透散；槟榔行气导滞破结，炙甘草益气和中缓急。又，方中用活血药配伍补血药，以治瘀血夹血虚；活血药配伍辛散药，以行散瘀血；活血药配伍行气药，以行气活血；活血药配伍益气药，气帅血行，方药相互为用，以活血补血，行气透散为主。

【配伍用药】 若瘀甚者，加三棱、莪术，以破血逐瘀；若血虚甚者，加阿胶、白芍，以补血敛阴；若气滞甚者，加木香、薤白，以行气导滞；若阴伤者，加麦冬、天冬，以滋阴润燥等。

通幽汤(《兰室秘藏》)与
四君子汤(《太平惠民和剂局方》)合方

运用通幽汤与四君子汤合方并根据方药组成及用量的配伍特点，可以辨治气虚瘀血证；辨治要点是吞咽困难，痛如针刺、倦怠乏力。

【组成】

通幽汤：当归身_钱（3 g） 升麻_钱（3 g） 桃仁_研，一钱（3 g） 红花_钱（3 g） 甘草_炙，一钱（3 g） 生地黄_五分（1.5 g） 熟地黄_五分（1.5 g） 槟榔_细末，五分（1.5 g）

四君子汤：人参去芦 白术 茯苓去皮 甘草炙_各等分（各10 g）

【用法】水煎服，每日分早、中、晚3次服。

【功效】活血补血，行气补气。

辨治神经性呕吐、幽门梗阻、幽门痉挛、急慢性胃炎、慢性胆囊炎、慢性胰腺炎、心源性呕吐、胃黏膜脱垂属于气虚瘀血证，以吞咽不利、痛如针刺、倦怠乏力为基本特征。

【适用病证】

主要症状：吞咽困难，呕吐。

辨证要点：胸膈刺痛，倦怠乏力，舌质紫暗、苔薄，脉沉弱或沉涩。

可能伴随的症状：食入即吐，或头晕目眩，或面色不荣，或自汗，或呕吐物如赤豆汁，或胸膈痞闷，或痛处不移，或肌肤枯燥，或不思饮食，或大便干结等。

【解读方药】方中用活血药3味，当归身偏于补血，桃仁偏于破血，红花偏于行气；益气药4味，人参偏于大补，白术偏于健脾，茯苓偏于渗利，甘草偏于缓急；补血药3味，当归偏于活血，熟地黄偏于化阴，生地黄偏于凉血；升麻清热透散；槟榔行气导滞破结。又，方中用活血药配伍益气药，以治瘀血夹气虚；益气药配伍补血药，以治气血虚弱；活血药配伍补血药，以治瘀血夹血虚；活血药配伍辛散药，以行散瘀血；活血药配伍行气药，以行气活血；活血药配伍益气药，气帅血行，方药相互为用，以活血补血，行气补气为主。

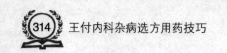

【配伍用药】若气虚甚者，加大人参、白术用量，以健脾补气；若瘀甚者，加三棱、莪术，以破血逐瘀；若血虚甚者，加阿胶、白芍，以补血敛阴；若气滞甚者，加木香、薤白，以行气导滞；若阴伤者，加麦冬、天冬，以滋阴润燥等。

少腹逐瘀汤(《内外伤辨惑论》)

运用少腹逐瘀汤并根据方药组成及用量的配伍特点，可以辨治寒瘀阻滞证；辨治要点是腹痛，痛如针刺。

【组成】小茴香炒,七粒（2 g）　干姜二分（0.6 g）　延胡索一钱（3 g）　没药一钱（3 g）　当归三钱（9 g）　川芎一钱（3 g）　官桂一钱（3 g）　赤芍二钱（6 g）　蒲黄三钱（9 g）　五灵脂炒,二钱（6 g）

【用法】水煎服。

【功效】活血祛瘀，温经止痛。

辨治急慢性胰腺炎、急慢性胆囊炎、不完全性肠梗阻、肠粘连、腹膜病变、肠系膜病变、肠胃痉挛、腹型过敏性紫癜、肠道寄生虫、肠易激综合征属于寒瘀阻滞证，以腹痛、痛如针刺为基本特征。

【适用病证】

主要症状：腹痛，胃痛。

辨证要点：痛如针刺，舌质暗紫、苔薄，脉沉或沉涩。

可能伴随的症状：痛处不移，或夜间加重，或疼痛拒按，或腹胀，或不思饮食，或大便干结等。

【解读方药】方中用活血药6味，五灵脂偏于消积，蒲黄偏于利水，延胡索偏于止痛，川芎偏于行气，当归偏于补血，赤芍偏于凉血，没药偏于止痛；温通药2味，官桂偏于通达，干姜偏于行散；小茴香行气止痛。又，方中用活血药配伍温通药，以治寒瘀阻结；活血药配伍行气药，气帅血行；温通药配伍行气药，气顺温通；活血药配伍补血药，活血不伤血，方药相互为用，以活血祛瘀，温经止痛为主。

【配伍用药】若寒甚者，加大干姜、官桂用量，再加附子，以温阳散寒；若夹气郁者，加柴胡、枳实，以行气解郁；若不思饮食者，加山楂、麦芽，以消食和胃等。

丹参饮(《时方歌括》)与失笑散(《太平惠民和剂局方》)合方

运用丹参饮与失笑散合方并根据方药组成及用量的配伍特点，可以辨治瘀血夹郁证；辨治要点是胃痛如针刺，舌质暗红。

【组成】

丹参饮：丹参_一两_（30 g）　檀香　砂仁_各一钱半_（各 5 g）

失笑散：五灵脂_酒研,海去沙土_　蒲黄_炒香,各等分_（各 10 g）

【用法】水煎服。

【功效】活血散结，行气止痛。

辨治急慢性胃炎、胃及十二指肠溃疡、慢性胆囊炎、慢性胰腺炎、功能性消化不良、胃黏膜病变属于瘀血夹郁证，以胃脘胀痛、痛处不移为基本特征。

【适用病证】

主要症状：胃痛，胃胀。

辨证要点：痛如针刺，舌质暗红或夹紫、苔薄，脉沉或沉涩。

可能伴随的症状：痛处不移，或按之痛甚，或不思饮食，或入夜加剧，或恶心，或吐血，或大便色黑等。

【解读方药】方中用活血药 3 味，丹参、蒲黄偏于通利，五灵脂偏于通络；行气药 2 味，檀香偏于活血，砂仁偏于醒脾开胃。又，方中用活血药配伍行气药，以治气血瘀滞；活血药配伍醒脾药，以治脾胃气机壅滞，方药相互为用，以奏活血散结，行气止痛之效。

【配伍用药】若瘀甚者，加大丹参、五灵脂用量，以活血化瘀；若气滞者，加大砂仁用量，再加木香，以行气导滞；若恶心者，加陈皮、生姜，以降逆和胃；若不思饮食者，加山楂、鸡内金，以消食和胃等。

【临证验案】胃及十二指肠溃疡

朱某，女，37 岁，洛阳人。有多年胃及十二指肠溃疡病史，服用中西药但未能有效控制症状，近由病友介绍前来诊治：脘腹疼痛如针刺，劳累及喜凉加重，不思饮食，倦怠乏力，手足不温，大便溏泄，口淡不渴，舌质暗淡夹瘀紫、苔薄白，脉沉弱略涩。辨为脾胃阳虚夹瘀证，治当温中散寒，益气补中，活血化瘀，给予桂枝人参汤、丹参饮与失笑散合方加味：桂枝 12 g，红参 10 g，白术 10 g，干姜 10 g，丹参 30 g，檀香 5 g，砂仁 5 g，五灵脂 10 g，蒲黄 10 g，生麦芽 24 g，白芍 10 g，炙甘草 12 g。6 剂，水煎服，第 1 次煎 35 min，第 2 次煎 25 min，合并药液，每日 1 剂，每次服 30 mL 左右，每日分早、中、晚 3 次服。

二诊：疼痛减轻，手足不温好转，以前方 6 剂继服。

三诊：倦怠乏力好转，大便仍溏泻，以前方加山药 12 g，茯苓 12 g，6 剂。

四诊：大便成形，手足温和，以前方 6 剂继服。

五诊：诸症基本消除，以前方 6 剂继服。

六诊：诸症悉除，为了巩固疗效，又以前方治疗 20 余剂。随访 1 年，一切尚好。

用方体会：根据胃痛、手足不温辨为胃寒，再根据手足不温、口淡不渴辨为阳虚，因倦怠乏力辨为气虚，又因舌质暗淡夹瘀紫辨为瘀，以此辨为脾胃阳虚夹瘀证。方以桂枝人参汤温中散寒，补益中气；以丹参饮活血理气，消食止痛；以失笑散活血化瘀止痛，加生麦芽消食和胃，白芍缓急和中止痛，方药相互为用，以奏其效。

脾胃虚证用方

脾胃虚证的基本症状有胃痛，腹痛，不思饮食，呕吐，大便溏泄；辨治脾胃虚证的基本要点是倦怠乏力，脉虚弱或沉细，运用方药辨治脾胃虚证只有重视同中求异，才能选择最佳切机方药而取得良好治疗效果。

小建中汤(《伤寒杂病论》)

运用小建中汤并根据方药组成及用量的配伍特点，可以辨治脾气血虚证、心气血虚证；辨治要点是腹痛，心悸，倦怠乏力。

【组成】桂枝_{去皮,三两}（9 g） 甘草_{炙,二两}（6 g） 芍药_{六两}（18 g） 生姜_{切,三两}（9 g） 大枣_{擘,十二枚}（12 枚） 胶饴_{一升}（70 mL）

【用法】用水 420 mL，煮取药液 210 mL，加入饴糖微火消溶，每次温服 70 mL，每日分 3 次服。呕吐明显者，慎用。

【功效】温补气血，和里缓急。

1. **辨治急慢性胰腺炎、急慢性胆囊炎、不完全性肠梗阻、肠粘连、腹膜病变、肠系膜病变、肠胃痉挛、腹型过敏性紫癜、肠道寄生虫、肠易激综合征属于脾气血虚证，以腹痛、劳累加重为基本特征。**

【适用病证】

主要症状：腹痛，胃痛。

辨证要点：倦怠乏力，劳累加重，舌质淡、苔薄，脉沉弱。

可能伴随的症状：面色不荣，或气短懒言，或疼痛喜按，或腹胀，或不思饮食，或大便溏泄等。

2. **辨治心肌炎、心肌病、扩张性心肌病、肥大性心肌病、心律不齐属于心气血虚证，以心悸或心痛、脉弱为基本特征。**

【适用病证】

主要症状：心悸，或心痛，胸闷。

辨证要点：倦怠乏力，口淡不渴，舌质淡、苔薄白，脉沉弱。

可能伴随的症状：面色不荣，或自汗，或头晕，或健忘，或失眠等。

【解读方药】方中用益气药 3 味，胶饴、大枣偏于补血，甘草偏于生津；芍药补血缓急止痛；辛温药 2 味，桂枝偏于温通，生姜偏于温胃。又，方中用益气药配伍补血药，以治气血虚弱；益气药配伍辛温药，以治气虚夹寒；补血药配伍辛温药，以治血虚夹寒，方药相互为用，以温补气血，和里缓急为主。

【配伍用药】若乏力者，加人参、黄芪，以益气补虚；若头晕目眩者，加当归、阿胶，以补血养血；若失眠者，加酸枣仁、茯苓，以补血安神；若胸膈痞闷者，加柴胡、枳实，以行气宽胸；若腹痛者，加延胡索、川楝子，以活血止痛；若腹泻者，加茯苓、白术，以益气健脾止泻等。

【临证验案】

1. **冠心病、房室交接处性过早搏动**

马某，男，62 岁，郑州人。有多年冠心病病史，2 年前又出现心悸，头晕目眩，经检查诊断为房室交接处性过早搏动，服用中西药但未能有效控制症状，近由病友介绍前来诊治：心悸，时时心痛，头晕目眩，倦怠乏力，胸闷，活动或劳累加重，动则气喘，咽喉不利似有痰阻，舌质暗淡夹瘀紫、苔腻黄白夹杂，脉沉弱。辨为气血两虚夹痰瘀证，治当益气补血，行气化瘀，给予小建中汤与枳实薤白桂枝汤合方加味：桂枝 10 g，白芍 20 g，大枣 12 枚，红参 10 g，麦冬 12 g，生姜 10 g，枳实 5 g，厚朴 12 g，薤白 24 g，全瓜蒌 15 g，五灵脂 10 g，炙甘草 10 g。6 剂，水煎服，第 1 次煎 40 min，第 2 次煎 25 min，合并药液，每日 1 剂，每次服 30 mL 左右，每日分早、中、晚 3 次服。

二诊：心悸好转，胸闷减轻，以前方 6 剂继服。

三诊：心痛未发作，仍咽喉痰阻，以前方变全瓜蒌为 30 g，6 剂。

四诊：咽喉痰阻减轻，饮食不佳，以前方加生山楂 24 g，6 剂。

五诊：饮食转佳，倦怠乏力好转，以前方 6 剂继服。

六诊：心悸、心痛未发作，咽喉痰阻基本消除，以前方 6 剂继服。

七诊：诸症基本趋于稳定，又以前方治疗 60 余剂，经复查房室交接处性过早搏动消除。随访 1 年，一切尚好。

用方体会：根据心悸、动则气喘辨为气虚，再根据咽喉痰阻、舌苔腻辨为痰，因胸闷辨为气郁，又因舌质暗淡夹瘀紫瘀辨为瘀，以此辨为气血两虚夹瘀证。方以小建中汤（红参、麦冬代饴糖）益气补血，缓急止痛；以枳实薤白桂枝汤行气宽胸，化痰散结，加五灵脂活血化瘀，方药相互为用，以奏其效。

2. 胃及十二指肠溃疡、病毒性心肌炎

李某，男，59 岁，郑州人。有多年胃及十二指肠溃疡病史，1 年前因感冒引起病毒性心肌炎，服用中西药但未能有效控制症状，近由病友介绍前来诊治：胃痛，心悸，时时心痛，饥饿或劳累加重，头晕目眩，倦怠乏力，手足不温，全身怕冷，舌质淡、苔白厚腻，脉沉弱。辨为气血两虚夹寒痰证，治当益气补血，温阳散寒，给予小建中汤、赤丸与茯苓四逆汤合方加味：桂枝 10 g，白芍 20 g，大枣 12 枚，红参 10 g，麦冬 12 g，生姜 10 g，生附子 5 g，干姜 5 g，生半夏 12 g，制川乌 6 g，细辛 3 g，花椒 5 g，炙甘草 10 g。6 剂，水煎服，第 1 次煎 40 min，第 2 次煎 25 min，合并药液，每日 1 剂，每次服 30 mL 左右，每日分早、中、晚 3 次服。

二诊：胃痛减轻，心悸好转，以前方 6 剂继服。

三诊：头晕目眩减轻，全身怕冷好转，以前方 6 剂继服。

四诊：仍有时时心痛，以前方加五灵脂 10 g，6 剂。

五诊：心痛止，胃痛未再发作，以前方6剂继服。

六诊：胃痛、心悸、心痛未发作，手足温和、怕冷基本消除，以前方6剂继服。

七诊：诸症基本消除，又以前方治疗70余剂，经复查胃及十二指肠溃疡、病毒性心肌炎痊愈。随访1年，一切尚好。

用方体会：根据胃痛、活动加重辨为气虚，再根据心悸、头晕目眩辨为气血虚，因手足不温、全身怕冷辨为阳虚，又因苔腻辨为痰，以此辨为气血两虚夹寒痰证。方以小建中汤（红参、麦冬代饴糖）益气补血，缓急止痛；以赤丸温阳化痰，通阳止痛；以茯苓四逆汤温阳散寒，宁心安神，加花椒温中止痛，方药相互为用，以奏其效。

补气运脾汤（《证治准绳·类方》卷三引《统旨》）

运用补气运脾汤并根据方药组成及用量的配伍特点，可以辨治脾胃气虚气滞证；辨治要点是吞咽困难，倦怠乏力，呕吐。

【组成】人参二钱（6 g） 白术三钱（9 g） 橘红一钱半（4.5 g） 茯苓一钱半（4.5 g） 黄芪蜜炙,一钱（3 g） 砂仁八分（2.4 g） 甘草炙,四分（1.2 g）

【用法】上药加生姜1片，大枣1枚，用水800 mL，煎取450 mL，去滓，食前稍热服用。

【功效】健脾益气，行气和胃。

辨治神经性呕吐、幽门梗阻、幽门痉挛、急慢性胃炎、慢性胆囊炎、慢性胰腺炎、心源性呕吐、胃黏膜脱垂属于脾胃气虚气滞证，以吞咽不利、胸闷、倦怠乏力为基本特征。

【适用病证】

主要症状：吞咽困难，呕吐。

辨证要点：倦怠乏力，舌质淡、苔薄白，脉沉弱。

可能伴随的症状：食入即吐，或肢体水肿，或胸膈痞闷，或手足不温，或腹胀，或不思饮食，或大便溏泄等。

【解读方药】方中用益气药5味，人参偏于大补，黄芪偏于固表，白术偏于健脾，茯苓偏于渗利，甘草偏于缓急；理气药2味，陈皮偏于和胃，砂仁偏

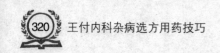

于醒脾。又，方中用益气药配伍理气药，以治气滞气虚，兼益气药壅滞气机；益气药配伍健脾醒脾药，以生化气血，方药相互为用，以健脾益气，行气和胃为主。

【配伍用药】若气虚甚者，加大人参、白术用量，以健脾补气；若气滞甚者，加大砂仁用量，再加陈皮，以行气化滞；若呕吐甚者，加半夏、竹茹，以降逆止呕；若手足不温甚者，加干姜、附子，以温阳散寒；若不思饮食者，加山楂、麦芽，以消食和胃等。

黄芪汤(《金匮翼》)

运用黄芪汤并根据方药组成及用量的配伍特点，可以辨治气阴两虚内结证；辨治要点是大便干，腹胀，倦怠乏力。

【组成】黄芪八钱（24 g）　麻仁五钱（15 g）　白蜜六钱（18 g）　陈皮四两（12 g）

【用法】水煎服，每日分早、中、晚 3 次服。

【功效】益气润肠，行气通便。

辨治药物性便秘、习惯性便秘、产后便秘、痔疮术后便秘、肠麻痹、胃柿石、不完全性肠梗阻属于气阴两虚内结证，以大便干结、倦怠乏力为基本特征。

【适用病证】

主要症状：大便干结，腹胀。

辨证要点：倦怠乏力，口干咽燥，舌质淡红、少苔或苔黄白夹杂，脉沉弱。

可能伴随的症状：腹痛，或排便用力即汗出，或气短，或不思饮食，或呕吐，或面色不荣等。

【解读方药】方中用黄芪补益中气；滋阴药 2 味，麻仁偏于运脾，白蜜偏于生津；陈皮理气和中。又，方中用益气药配伍滋阴药，以治气阴两虚；益气药配伍理气药，以治气虚气滞；滋阴药配伍理气药，气以行津，方药相互作用，以益气润肠，行气通便为主。

【配伍用药】若气虚甚者，加大黄芪用量，再加人参，以补益中气；若气滞甚者，加大陈皮用量，再加枳实，以行气除滞；若不思饮食者，加山楂、麦芽，以消食和胃等。

一贯煎（《续名医类案》）

运用一贯煎并根据方药组成及用量的配伍特点，可以辨治胃阴虚证、肝阴虚证、阴虚水肿证、阴虚热结证、阴虚气滞热结证；辨治要点是胃痛，胁痛，痞块，舌红少苔。

【组成】 北沙参　麦冬　当归身_{各三钱}（各 9 g）　生地黄_{六钱至一两五钱}（18～45 g）　枸杞子_{三钱至六钱}（9～18 g）　川楝子_{一钱半}（5 g）

【用法】 水煎服。

【功效】 滋阴疏肝。

1. 辨治急慢性胃炎、胃及十二指肠溃疡、慢性胆囊炎、慢性胰腺炎、功能性消化不良、胃黏膜病变属于胃阴虚证，以胃脘胀痛、五心烦热为基本特征。

【适用病证】

主要症状：胃痛，胃胀，饥不思食。

辨证要点：五心烦热，舌红少苔，脉细数。

可能伴随的症状：口渴，或口燥咽干，或不思饮食，或胃脘痞满，或大便干结，或小便短少，或盗汗等。

2. 辨治急慢性肝炎、急慢性胆囊炎、急慢性胰腺炎、胆结石、胆道蛔虫症、肋间神经痛，以及急慢性胃炎属于肝阴虚证，以胁肋胀痛、舌红少苔为基本特征。

【适用病证】

主要症状：胁肋疼痛，胸中烦热。

辨证要点：口干咽燥，舌红少苔，脉沉细或细数。

可能伴随的症状：心胸烦热，或潮热，或盗汗，或腹胀，或呕吐，或大便干结等。

3. 辨治肿瘤腹水、结核腹水、病毒性肝炎、血吸虫病、丝虫病乳糜尿腹水、慢性缩窄性心包炎、肾病综合征属于阴虚水肿证，以腹大胀满、肢体水肿、舌红少苔为基本特征。

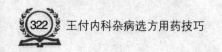
【适用病证】

主要症状：腹大坚满，肢体水肿，胁肋不适。

辨证要点：面色潮红，五心烦热，舌红少苔，脉沉细。

可能伴随的症状：脘腹痞满，或口干咽燥，或不思饮食，或头晕目眩，或失眠，或情绪急躁，或小便短少，或鼻衄，或牙龈出血等。

4. 辨治单纯性甲状腺肿、甲状腺功能亢进症、甲状腺炎、甲状腺肿瘤、甲状腺癌属于阴虚热结证，以颈前喉两旁结块肿大、目涩目干为基本特征。

【适用病证】

主要症状：颈前喉两旁结块肿大，质硬或结节。

辨证要点：目涩目干，舌红少苔，脉细数。

可能伴随的症状：颈部憋胀，或盗汗，或潮热，或手指颤抖，或烦热，或眼球突出，或面部烘热等。

5. 辨治良性肿瘤、恶性肿瘤、皮下囊肿、脂肪瘤、增生性病变、淋巴结肿大、肝硬化、脾大属于阴虚气滞热结证，以痞块、胁痛为基本特征。

【适用病证】

主要症状：痞块，胁肋疼痛。

辨证要点：五心烦热，舌红少苔，脉沉或滑。

可能伴随的症状：胁痛，或牵引肩背，或便血，或皮下出血，或口干咽燥，或口苦，或不思饮食，或脘腹胀满，或大便干结，或头晕目眩等。

【解读方药】方中用滋阴药 3 味，沙参偏于生津，麦冬偏于清热，枸杞子偏于填精；补血药 2 味，当归偏于活血，生地黄偏于凉血；川楝子疏肝理气。又，方中用滋阴药配伍补血药，以治阴血虚弱；滋补药配伍理气药，既防滋阴药浊腻又能调理气机，方药相互为用，以滋阴疏肝为主。

【配伍用药】若胁痛明显者，加白芍、延胡索，以柔肝养肝，活血通络；若大便干结者，加麻仁、杏仁，以滋阴润燥通便；若口苦明显者，加黄芩、栀子，以清热降逆等。

【临证验案】慢性胆囊炎、功能性消化不良

孙某，男，39 岁，郑州人。有多年慢性胆囊炎病史，2 年前又出现功能性消化不良，服用中西药但未能有效控制症状，近由病友介绍前来诊治：脘腹胁肋疼痛，急躁易怒，五心烦热，盗汗，不思饮食，食则脘腹胀满，大便干结，倦怠乏力、口苦，口干喜饮热水，泛酸，舌质淡、苔黄略腻，脉沉弱。辨为阴虚夹寒热证，治当滋补阴津，清热散寒，益气和中，给予一贯煎与半夏泻心汤合方加味：沙参18 g，麦冬18 g，当归身18 g，生地黄35 g，枸杞子15 g，川楝子10 g，生半夏12 g，红参10 g，黄连3 g，干姜10 g，黄芩10 g，大枣12 枚，生山楂30 g，炙甘草10 g。6 剂，水煎服，第1 次煎35 min，第2 次煎25 min，合并药液，每日1 剂，每次服30 mL 左右，每日分早、中、晚3 次服。

二诊：脘腹疼痛减轻，盗汗基本消除，以前方6 剂继服。

三诊：大便通畅，急躁易怒缓解，以前方6 剂继服。

四诊：五心烦热明显减轻，饮食好转，以前方6 剂继服。

五诊：食则脘腹胀满基本消除，泛酸明显减轻，以前方6 剂继服。

六诊：饮食转佳，泛酸及急躁易怒基本消除，以前方6 剂继服。

七诊：诸症悉除，为了巩固疗效，又以前方治疗30 余剂，经检查慢性胆囊炎基本痊愈。随访1 年，一切尚好。

用方体会：根据脘腹胁肋疼痛、急躁辨为肝郁，再根据五心烦热、盗汗辨为阴虚，因倦怠乏力辨为气虚，又因口苦、泛酸辨为湿热，更因舌质淡辨为夹寒，以此辨为阴虚夹寒热证。方以一贯煎滋补肝阴，疏肝理气；以半夏泻心汤清热温中，补益中气，加生山楂消食和胃，方药相互为用，以奏其效。

芍药甘草汤（《伤寒杂病论》）

运用芍药甘草汤并根据方药组成及用量的配伍特点，可以辨治气血不足证；辨治要点是胃痛，饥不思食。

【组成】芍药$_{四两}$（12 g） 甘草$_{四两}$（12 g）

【用法】上二味，以水三升，煮取一升五合，去滓，分温再服。

【功效】益气补血。

辨治急慢性胃炎、胃及十二指肠溃疡、慢性胆囊炎、慢性胰腺炎、功能性消化不良、胃黏膜病变属于气血不足证，以胃脘胀痛、倦怠乏力为基本特征。

【适用病证】

主要症状：胃痛，胃胀，饥不思食。

辨证要点：倦怠乏力，舌质淡、苔薄，脉细弱。

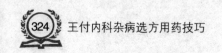

可能伴随的症状：口渴，或手足烦热，或手足不温，或胃脘拘急，或大便干结，或小便短少，或盗汗等。

【解读方药】 方中用芍药敛阴补血，缓急止痛；甘草益气和中，缓急止痛，方药相互为用，以益气补血为主。

【配伍用药】 若气虚明显者，加大甘草用量，再加人参、白术，以健脾益气；若血虚甚者，加大芍药用量，再加当归、阿胶，以养血补血；若饥不思食者，加山楂、神曲，以消食和胃等。

【临证验案】 小儿顽固性腹痛

余某，男，9岁，河北人。其母代诉，在3年前因受凉出现腹痛，经西医治疗1周，腹痛消除，约1周后又出现腹痛，又经西医治疗腹痛消除，可腹痛还是反复发作，之后改用中西药结合治疗，至今已3年仍然腹痛反复发作，近由病友介绍前来诊治：腹痛如针刺，痛则手足冰凉及面色苍白，饮食尚可，大便正常，眼周暗紫，口淡不渴，舌质淡、苔白厚腻，脉沉略弱。辨为虚寒夹痰瘀证，治当温阳散寒，益气补血，化痰化瘀，给予芍药甘草汤、桂枝人参汤与四逆汤合方加味：白芍12 g，桂枝12 g，红参10 g，白术10 g，干姜10 g，生附子5 g，五灵脂10 g，生半夏12 g，炙甘草30 g。6剂，浸泡30 min，大火烧开，小火煎10 min，每次50 mL，每日分6次服。

二诊：腹痛减轻，以前方6剂继服。

三诊：腹痛较前又有减轻，以前方6剂继服。

四诊：腹痛仍未发作，以前方减少用量1/2，6剂。

五诊：腹痛仍未发作，以前方6剂继服。

六诊：腹痛仍未发作，又以前方治疗6剂。随访1年，一切尚好。

用方体会：根据腹痛如刺辨为瘀，再根据痛则手足冰凉辨为寒，因苔厚腻辨为痰，又因面色苍白辨为虚，以此辨为虚寒夹痰瘀证。方以芍药甘草汤补益气血，缓急止痛；以桂枝人参汤温阳散寒，健脾益气；以四逆汤温壮阳气，加五灵脂活血化瘀，生半夏醒脾燥湿化痰，又，方中甘草量是3个合方用量之和，旨在益气缓急止痛，方药相互为用，以奏其效。

芍药甘草汤(《伤寒杂病论》)与一贯煎(《续名医类案》)合方

运用芍药甘草汤与一贯煎合方并根据方药组成及用量的配伍特点，可以辨治阴血不足证；辨治要点是胃痛，饥不思食。

【组成】

一贯煎：北沙参　麦冬　当归身_{各三钱}（各9 g）　生地黄_{六钱至一两五钱}（18~45 g）　枸杞子_{三钱至六钱}（9~18 g）　川楝子_{一钱半}（5 g）

芍药甘草汤：芍药_{四两}（12 g）　甘草_{四两}（12 g）

【用法】水煎服。

【功效】滋阴疏肝，益气补血。

辨治急慢性胃炎、胃及十二指肠溃疡、慢性胆囊炎、慢性胰腺炎、功能性消化不良、胃黏膜病变属于肝脾阴血虚证，以胃脘胀痛、五心烦热为基本特征。

【适用病证】

主要症状：胃痛，胃胀，饥不思食。

辨证要点：五心烦热，倦怠乏力，舌质淡红、苔薄，或舌红少苔，脉细数。

可能伴随的症状：口渴，或口燥咽干，或手足烦热，或手足不温，或胃脘拘急，或不思饮食，或胃脘痞满，或大便干结，或小便短少，或盗汗等。

【解读方药】方中用滋阴药3味，沙参偏于生津，麦冬偏于清热，枸杞子偏于填精；补血药3味，当归偏于活血，生地黄偏于凉血，芍药偏于敛阴缓急；川楝子疏肝理气；甘草益气和中，缓急止痛。又，方中用滋阴药配伍补血药，以治阴血虚弱；滋阴补血药配伍益气药，阴血得气而化生；滋补药配伍理气药，既能防滋阴药浊腻又能调理气机，方药相互为用，以滋阴疏肝，益气补血为主。

【配伍用药】若气虚明显者，加大甘草用量，再加人参、白术，以健脾益气；若阴虚明显者，加大沙参、枸杞子用量，以滋补阴津；若脘腹胀痛者，加枳实、木香，以行气止痛；若血虚甚者，加大芍药用量，再加当归、阿胶，以养血补血；若饥不思食者，加山楂、神曲，以消食和胃等。

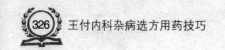

【临证验案】慢性肝炎胁痛

马某，男，49岁，许昌人。有多年慢性乙型肝炎病史，2年前至今经常胁痛，中西医治疗但未能有效控制胁痛，多次检查未发现明显器质性病变，近由病友介绍前来诊治：胁痛如针刺，痛则手足心热，盗汗，大便偏干，急躁易怒，口渴欲饮，舌质红边夹瘀紫、少苔，脉沉细弱。辨为阴虚夹瘀证，治当滋补阴津，理气化瘀，给予芍药甘草汤、一贯煎与桂枝茯苓丸合方：白芍12 g，沙参9 g，麦冬9 g，当归9 g，生地黄25 g，枸杞子15 g，川楝子10 g，桂枝10 g，桃仁10 g，茯苓10 g，牡丹皮10 g，炙甘草12 g。6剂，水煎服，第1次煎35 min，第2次煎25 min，合并药液，每日1剂，每次服30 mL左右，每日分早、中、晚3次服。

二诊：胁痛减轻，仍有盗汗，以前方加五味子12 g，6剂。

三诊：胁痛较前又有减轻，盗汗减少，以前方6剂继服。

四诊：大便正常，情绪转佳，以前方6剂继服。

五诊：仅有轻微胁痛，盗汗止，以前方6剂继服。

六诊：胁痛消除，以前方6剂继服。

七诊：胁痛未再发作，之后，根据乙肝病变又酌情调整用方，以巩固治疗效果。随访1年，一切尚好。

用方体会：根据胁痛如刺辨为瘀，再根据痛则手足心热辨为阴虚，因急躁易怒辨为气郁，又因脉沉细弱辨为虚，以此辨为阴虚夹瘀证。方以芍药甘草汤补益气血，缓急止痛；以一贯煎滋补阴津，疏理气机；桂枝茯苓丸活血化瘀，方药相互为用，以奏其效。

补中益气汤(《脾胃论》)

运用补中益气汤并根据方药组成及用量的配伍特点，可以辨治脾胃气虚证、气虚不化结石证、气虚浊滞淋证、气虚不通证、气虚发热证、气虚不运证、气虚下陷证、肺虚不降证；辨治要点是胃脘痞闷，小便不利，小腹坠胀，发热，气喘，脉虚弱。

【组成】黄芪_{病甚劳役热甚者一钱}（3 g）甘草_{炙，五分}（1.5 g）人参_{去芦，三分}（0.9 g）当归_{酒焙干或晒干，二分}（3 g）橘皮_{不去白，二分或三分}（0.9 g）升麻_{二分或三分}（0.9 g）柴

胡 _二分或三分_ （0.9 g）　白术 _三分_ （0.9 g）

【用法】将药研为细散状，用水煎煮，饭后热服。用汤剂可在原方用量基础上加大 3 ~ 5 倍。

【功效】补中益气，升阳举陷。

1. 辨治急性胃炎、慢性胆囊炎、慢性胰腺炎、慢性胃炎、慢性结肠炎、慢性肝炎属于脾胃气虚证，以胃脘痞闷、气短不足一息为基本特征。

【适用病证】

主要症状：胃脘痞闷，大便溏泄。

辨证要点：气短不足一息，舌质淡红、苔薄，脉弦或沉弱。

可能伴随的症状：头晕目眩，或倦怠乏力，或语声低微，或呕吐，或恶心，或腹痛，或不思饮食，或喜食温热等。

2. 辨治急慢性泌尿系感染、泌尿系结石、泌尿系结核、泌尿系综合征、急慢性妇科炎症、急慢性男科炎症、乳糜尿属于气虚不化结石证，以小便不利、排尿中断为基本特征。

【适用病证】

主要症状：小便不利，少腹拘急，尿中夹砂石。

辨证要点：倦怠乏力，舌质淡、苔薄，脉虚弱。

可能伴随的症状：排尿涩痛，或排尿突然中断，或尿痛，或少腹疼痛，或少腹坠胀，或牵引疼痛，或尿中夹血等。

3. 辨治急慢性泌尿系感染、泌尿系结石、泌尿系结核、泌尿系综合征、急慢性妇科炎症、急慢性男科炎症、乳糜尿属于气虚浊滞淋证，以小便不利、尿如米泔为基本特征。

【适用病证】

主要症状：小便不利，小腹坠胀，或尿如米泔。

辨证要点：倦怠乏力，舌质淡、苔薄白，脉虚弱或细弱。

可能伴随的症状：因劳累加重，或小便浑浊，或少腹拘急，或尿夹浮油，或尿夹絮状凝块物，或小便淋漓不尽，或少腹隐痛，或尿中沉淀物，或自汗，或怕冷等。

4. 辨治神经性尿闭、尿道肿瘤、尿道损伤、尿道狭窄、尿道炎症、膀胱括约肌痉挛属于气虚不通证，以小便不利、点滴难下为基本特征。

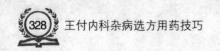

【适用病证】

主要症状：小便不利，点滴难下，欲尿不得。

辨证要点：倦怠乏力，舌质暗淡、苔薄白，脉沉弱。

可能伴随的症状：少腹拘急，或小便坠胀，或不思饮食，或语声低微，或小便量少不畅等。

5. 辨治功能性低热、内分泌失调、血液病变、结缔组织病变、肿瘤病变属于气虚发热证，以发热、自汗为基本特征。

【适用病证】

主要症状：发热，自汗。

辨证要点：因活动加重，舌质淡、苔薄白，脉虚弱。

可能伴随的症状：语言低微，或不思饮食，或口渴喜饮热水，或面色不荣，或大便溏泄，或腹胀等。

6. 辨治亚健康、慢性消耗性疾病、衰退性疾病、代谢性疾病、内分泌疾病属于气虚不运证，以不思饮食、倦怠为基本特征。

【适用病证】

主要症状：气短不足一息，不思饮食。

辨证要点：倦怠乏力，舌质淡、苔薄，脉虚弱。

可能伴随的症状：自汗，或脘腹胀满，或形体消瘦，或面色无华，或倦怠乏力，或女子月经量多等。

7. 辨治多发性神经炎、周围神经炎、周期性瘫痪、重症肌无力、运动神经元病、脊髓病变等属于气虚下陷证，以肌肉萎缩、肢体无力为基本特征。

【适用病证】

主要症状：四肢肌肉麻木，或肌肉萎缩，全身无力。

辨证要点：倦怠乏力，动则气喘，舌质淡、苔薄白，脉虚弱。

可能伴随的症状：肌肉松弛，或轻微疼痛，或感觉不灵敏，或手足不温，或半身出汗，或皮肤粗糙，或气短，或不思饮食，或面色苍白，或面色萎黄，或大便溏泄，或面部水肿等。

8. 辨治急性支气管炎、大叶性肺炎、病毒性肺炎、支气管哮喘、麻疹肺炎、麻疹、百日咳、嗜酸性粒细胞增多性肺炎属于肺虚不降证，以咳喘、倦怠乏力为基本特征。

【适用病证】

主要症状：气喘，咳嗽，脘腹不适。

辨证要点：口渴喜饮热水，舌质淡、苔薄白，脉虚弱。

可能伴随的症状：动则气喘，或汗出，或头晕目眩，或不思饮食，或大便溏泄，或短气，或手足不温等。

【解读方药】方中用益气药 4 味，人参偏于峻补，甘草偏于平补，白术偏于燥湿，黄芪偏于固表；升举药 2 味，柴胡偏于疏散，升麻偏于透散；当归补血活血；陈皮理气和中。又，方中用益气药配伍升举药，以治气虚下陷；益气药配伍补血药，气从血中而生；益气药配伍理气药，补气而不壅滞，方药相互为用，以补中益气，升阳举陷为主。

【配伍用药】若腹痛者，加白芍、延胡索，以柔肝止痛；若头痛者，加蔓荆子、川芎，以通经理血止痛；若夹阴伤者，加五味子、麦冬，以滋阴敛阴；若气滞者，加木香、枳壳，以理气解郁等。

【临证验案】多发性神经炎、功能性消化不良

卢某，男，48 岁，郑州人。有多年多发性神经炎病史，2 年前又出现功能性消化不良，服用中西药治疗但未能有效控制症状，近由病友介绍前来诊治：四肢肌肉麻木，轻微疼痛，肌肉轻微松软，感觉不灵敏，手足不温，面色苍白，半身出汗，皮肤粗糙，不思饮食，大便溏泄，倦怠乏力、身体沉重，舌质暗淡夹紫、苔白腻略厚，脉沉弱。辨为气虚寒痰夹瘀证，治当补益中气，温阳化痰，给予补中益气汤与赤丸合方加味：黄芪 10 g，红参 3 g，当归 10 g，陈皮 3 g，升麻 3 g，柴胡 3 g，白术 3 g，制川乌 6 g，生半夏 12 g，茯苓 12 g，细辛 3 g，生山楂 30 g，五灵脂 10 g，炙甘草 6 g。6 剂，水煎服，第 1 次煎 35 min，第 2 次煎 25 min，合并药液，每日 1 剂，每次服 30 mL 左右，每日分早、中、晚 3 次服。

二诊：四肢麻木略有减轻，疼痛缓解，以前方 6 剂继服。

三诊：四肢麻木较前又有好转，仍有倦怠乏力，饮食好转，以前方变红参为 10 g，6 剂。

四诊：半身出汗消除，皮肤粗糙好转，以前方 6 剂继服。

五诊：肌肉松软好转，身体沉重减轻，大便正常，以前方 6 剂继服。

六诊：四肢麻木基本缓解，以前方 6 剂继服。

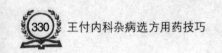

七诊：诸症基本消除，为了巩固疗效，又以前方治疗 60 余剂。随访 1 年，一切尚好。

用方体会：根据四肢肌肉麻木、倦怠乏力辨为气郁，再根据肢体沉重、苔白腻辨为寒痰，因舌质暗淡夹紫辨为瘀，又因不思饮食、大便溏泄辨为脾胃虚弱，以此辨为气虚寒痰夹瘀证。方以补中益气汤补益中气；赤丸温阳散寒，燥湿化痰，加生山楂消食和胃，五灵脂活血化瘀，方药相互为用，以奏其效。

益胃汤（《温病条辨》）

运用益胃汤并根据方药组成及用量的配伍特点，可以辨治脾胃阴虚阻滞证、脾胃阴虚气逆证、阴虚郁热内扰证；辨治要点是胃脘痞闷，饥不思食，呃声短促，脉细。

【组成】沙参三钱（9 g）　麦冬五钱（15 g）　冰糖一钱（3 g）　细生地五钱（15 g）玉竹炒香,一钱五分（5 g）

【用法】水煎服，每日分 3 次服。

【功效】养阴益胃。

1. 辨治急性胃炎、慢性胆囊炎、慢性胰腺炎、慢性胃炎、慢性结肠炎、慢性肝炎属于脾胃阴虚阻滞证，以胃脘痞闷、口干咽燥为基本特征。

【适用病证】

主要症状：胃脘痞闷。

辨证要点：口干咽燥，舌红少苔，脉细弱。

可能伴随的症状：嘈杂，或手足心热，或盗汗，或呕吐，或恶心，或腹痛，或不思饮食，或喜饮凉食等。

2. 辨治膈肌痉挛、肠胃神经紊乱、慢性胃炎、胃扩张、胸腹腔肿瘤、尿毒症、脑血管病属于脾胃阴虚气逆证，以呃声无力、手足心热为基本特征。

【适用病证】

主要症状：呃声短促。

辨证要点：口干咽燥，舌红少苔，脉沉细。

可能伴随的症状：脘腹胀满，或胃脘不适，或胸膈痞满，或嗳气，或烦躁不安，或饥不思食，或大便干结等。

3. **辨治亚健康、慢性消耗性疾病、衰退性疾病、代谢性疾病、内分泌疾病属于阴虚郁热内扰证，以不思饮食、五心烦热为基本特征。**

【适用病证】

主要症状：饥而不食。

辨证要点：口干咽燥，舌红少苔，脉沉细。

可能伴随的症状：胃脘痞满，或呕吐，或恶心，或呃逆，或嗳气，或大便干结等。

【解读方药】方中用益阴药4味，沙参偏于生津，麦冬偏于清热，冰糖偏于益气，玉竹偏于养阴；生地黄清热凉血。又，方中用益阴药配伍凉血药，以治阴虚血热；益气药配伍益气药，气可化阴，方药相互为用，以养阴益胃为主。

【配伍用药】若胃脘隐隐作痛明显者，加白芍、石斛，以滋阴养血，缓急止痛；若饥不欲食者，加山楂、神曲，以消食和胃，味酸能化阴滋养脾胃；若大便干者，加肉苁蓉、麻仁，以滋补阴血通便等。

四君子汤(《太平惠民和剂局方》)

运用四君子汤并根据方药组成及用量的配伍特点，可以辨治脾胃气虚证、心气虚证、肺气虚证；辨治要点是倦怠乏力，面色不荣，脉弱。

【组成】人参_{去芦}　白术　茯苓_{去皮}　甘草_{炙,各等分}（各10 g）

【用法】将药研为细散状，每次服6 g，以水煎服，服药时加入盐少许，温开水送服亦可。

【功效】益气健脾。

1. **辨治急慢性胃炎、胃及十二指肠溃疡、功能性消化不良、慢性肠炎、慢性阑尾炎、胃黏膜病变属于脾胃虚弱证，以嘈杂、倦怠乏力为基本特征。**

【适用病证】

主要症状：胃脘嘈杂。

辨证要点：倦怠乏力，口淡无味，舌质淡、苔薄白，脉沉弱。

可能伴随的症状：食后腹胀，或面色不荣，或嗜卧，或胃脘拘急，或恶心，或呕吐，或大便溏泄等。

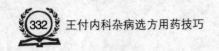

2. 辨治心肌炎、心肌病、扩张性心肌病、肥大性心肌病、心律不齐属于心气虚证，以心痛、心悸、脉沉为基本特征。

【适用病证】

主要症状：心痛，心悸。

辨证要点：倦怠乏力，舌质淡、苔薄白，脉沉。

可能伴随的症状：口淡不渴，或面色不荣，或气短不足一息，或大便溏泄，或小便清长等。

3. 辨治急性支气管炎、大叶性肺炎、病毒性肺炎、支气管哮喘、麻疹肺炎、麻疹、百日咳、嗜酸性粒细胞增多性肺炎属于肺气虚证，以咳喘、倦怠乏力为基本特征。

【适用病证】

主要症状：气喘，咳嗽。

辨证要点：倦怠乏力，舌质红、苔薄白，脉虚弱。

可能伴随的症状：动则气喘，或汗出，或胸闷，或不思饮食，或呼吸不利，或短气，或咯痰清稀等。

【解读方药】方中用益气药2味，人参偏于大补元气，甘草偏于平补中气；健脾药2味，白术偏于燥湿；茯苓偏于渗利。又，方中用益气药配伍健脾药，以治脾胃虚弱；益气药配伍渗利药，以防补药壅滞，方药相互为用，以益气补中为主，兼以治湿。

【配伍用药】若脾胃气虚明显者，加山药、扁豆，以益气健脾；若肺气虚者，加五味子、罂粟壳，以收敛益气；若心气虚明显者，加大枣、山药，以补益心气；若肾气虚者，加巴戟天、淫阳藿，以温补肾气等。

【临证验案】慢性阑尾炎

梁某，男，43岁，郑州人。有多年慢性阑尾炎病史，经常急性发作，虽服用中西药但未能有效控制病情复发，近由病友介绍前来诊治：右少腹隐痛，活动及劳累加重，拘急不适，大便时干时溏，手足不温，倦怠乏力，舌质暗淡夹瘀紫、苔薄白，脉沉弱。辨为阳虚夹瘀证，治当补益中气，温阳化瘀，给予四君子汤、薏苡附子败酱散与桂枝茯苓丸合方：红参10 g，白术10 g，茯苓10 g，生附子5 g，薏苡仁30 g，败酱草15 g，桂枝10 g，桃仁10 g，牡丹皮10 g，白芍10 g，五灵脂10 g，炙甘草6 g。6剂，水煎服，第1次煎40 min，第2次煎

25 min，合并药液，每日 1 剂，每次服 30 mL 左右，每日分早、中、晚 3 次服。

二诊：右少腹隐痛好转，大便偏溏，以前方变白术为 15 g，6 剂。

三诊：大便正常，少腹拘急明显缓解，以前方 6 剂继服。

四诊：少腹隐痛消除，仍有手足不温，以前方变附子为 10 g，6 剂。

五诊：手足温和，少腹未再出现疼痛，以前方 6 剂继服。

六诊：诸症基本缓解，以前方 6 剂继服。

七诊：诸症基本消除，为了巩固疗效，又以前方治疗 20 余剂。随访 2 年，一切尚好。

用方体会：根据少腹隐痛、活动后加重辨为气虚，再根据手足不温、脉沉弱辨为阳虚，因舌质暗淡夹瘀紫辨为瘀，以此辨为阳虚夹瘀证。方以四君子汤补益脾胃；薏苡附子败酱散温阳散寒；以桂枝茯苓丸活血化瘀，加五灵脂活血化瘀止痛，方药相互为用，以奏其效。

济川煎(《景岳全书》)

运用济川煎并根据方药组成及用量的配伍特点，可以辨治阴阳俱虚内结证；辨治要点是大便干，小便昼少夜多。

【组成】当归三至五钱（9～15 g）　牛膝二钱（6 g）　肉苁蓉酒洗去咸,二至三钱（6～9 g）　泽泻一钱半（5 g）　升麻五分至七分或一钱（2 g）　枳壳一钱（3 g）

【用法】水煎服，饭前服用。

【功效】温肾益精，润肠通便。

辨治药物性便秘、习惯性便秘、产后便秘、痔疮术后便秘、肠麻痹、胃柿石、不完全性肠梗阻属于阴阳俱虚内结证，以大便干结、夜间小便多为基本特征。

【适用病证】

主要症状：大便干结，腹胀。

辨证要点：小便昼少夜多，舌质红、苔薄，脉虚弱。

可能伴随的症状：腹痛，或排便困难，或手足不温，或手心烦热，或腹中冷，或腹中烦，或腰酸腿软，或头晕目眩等。

【解读方药】方中用温阳益阴药 2 味，肉苁蓉偏于补阳，牛膝偏于平补；

当归补血润肠；枳壳理气导滞；泽泻渗利壅滞；升麻辛散行津。又，方中用温阳益阴药配伍补血药，以治补血化阴滋润；温阳益阴药配伍理气药，以治阴阳俱虚不通；温阳益阴药配伍渗利药，兼防滋补药浊腻壅滞；温阳滋阴药配伍辛散药，既助阳气运行又助阳行阴津，方药相互作用，以温肾益精，润肠通便为主。

【配伍用药】若气虚明显者，加人参、白术，以补气司开合；若腰酸甚者，加巴戟天、狗脊，以补肾强筋骨；若耳鸣甚者，加磁石、熟地黄，以滋补肾精，摄纳肾气；若大便下行困难者，加槟榔、厚朴，以行气理气导滞；若阴津不足甚者，加生地黄、麦冬，以滋阴生津；若血虚甚者，加大当归用量，再加熟地黄，以补血滋阴润肠等。

【临证验案】抑郁症、药物性便秘

马某，男，50岁，郑州人。有多年抑郁症病史，长期服用抗抑郁西药，5年前又出现药物性便秘，改用中西药结合治疗但未能明显减轻症状，近由病友介绍前来诊治：大便干结4~5天/次，情绪急躁，少言寡语，动则易怒，耳鸣，腰酸，倦怠乏力，不思饮食，左半身热，右半身冷，渴欲饮热水，舌质淡红、少苔，脉沉弱。辨为肝郁夹阳虚津亏证，治当疏肝理气，滋阴温阳，给予四逆散与济川煎合方：柴胡12 g，枳实12 g，白芍12 g，当归15 g，牛膝6 g，肉苁蓉10 g，泽泻5 g，升麻3 g，枳壳3 g，红参6 g，龙骨30 g，大黄6 g，炙甘草12 g。6剂，水煎服，第1次煎35 min，第2次煎25 min，合并药液，每日1剂，每次服30 mL左右，每日分早、中、晚3次服。

二诊：大便干结缓解3天/次，情绪急躁好转，以前方6剂继服。

三诊：大便干结较前又有好转2天/次，左半身热、右半身冷略有减轻，以前方6剂继服。

四诊：大便干结仍2天/次，以前方变大黄为10 g，6剂。

五诊：大便正常，情绪较前又有明显好转，以前方6剂继服。

六诊：耳鸣、腰酸减轻，左半身热、右半身冷基本消除，大便略溏，以前方变大黄为6 g，6剂。

七诊：诸症基本消除，又以前方治疗30余剂；之后，又以前方变汤剂为散剂，每次6 g，每日分早、中、晚3次服。随访1年，一切尚好。

用方体会：根据大便干结、渴欲饮热水辨为阳虚津亏，又根据情绪急躁辨为肝郁，因耳鸣、腰酸辨为肾虚，又因倦怠乏力辨为气虚，以此辨为肝郁夹阳虚津亏证。方以四逆散疏肝解郁；以济川煎温阳益阴，行气通便，加红参益气和中，龙骨潜阳安神，大黄通利泻结，方药相互为用，以奏其效。

脾胃虚实夹杂证用方

　　脾胃虚实夹杂证的基本症状有胃痛，腹痛，不思饮食，呕吐，大便溏泄；辨治脾胃虚实夹杂证的基本要点是脘腹胀满、倦怠乏力，运用方药辨治脾胃虚实夹杂证只有重视同中求异，才能选择最佳切机方药而取得良好治疗效果。

黄连阿胶汤(《伤寒杂病论》)

　　运用黄连阿胶汤并根据方药组成及用量的配伍特点，可以辨治阴虚热扰下注证、心肾虚热证；辨治要点是腹痛，便脓血，口渴。

　　【组成】黄连_四两_（12 g）　黄芩_二两_（6 g）　芍药_二两_（6 g）　鸡子黄_二枚_（2 枚）　阿胶_三两_（9 g）

　　【用法】用水 420 mL，先煎黄连、黄芩、芍药 10 min，再溶化阿胶，煮取药液稍凉，加入鸡子黄，并搅令均匀；每日分 3 次温服。

　　【功效】清热育阴，交通心肾。

　　1. 辨治细菌性痢疾、阿米巴痢疾、溃疡性结肠炎、放射性肠炎、中毒性肠炎属于阴虚热扰下注证，以便脓血、舌红少苔为基本特征。

　　【适用病证】

　　主要症状：便脓血，腹痛，里急后重。

　　辨证要点：口渴，舌红少苔，脉沉或细数。

　　可能伴随的症状：心烦，或肛门灼热，或便下努责，或恶心，或呕吐，或腹胀，或不思饮食等。

　　2. 辨治焦虑症、抑郁症，神经衰弱、癔症、精神神经紧张综合征、轻型精神分裂症属于心肾虚热证，以心烦、失眠、心胸烦热为基本特征。

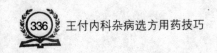

【适用病证】

主要症状：忧郁急躁，心胸烦热。

辨证要点：口渴，倦怠乏力，舌质淡红、苔薄黄，脉虚数。

可能伴随的症状：面色不荣，或汗出，或胸胁不适，或头晕目眩，或头痛，或不思饮食，或大便不畅等。

【解读方药】 方中用补血药3味，阿胶偏于化阴，芍药偏于敛阴，鸡子黄偏于养阴；黄连、黄芩清热解毒止利。又，方中用补血药配伍清热药，以治血虚夹热；补血药配伍养阴药，以治阴血虚弱；滋阴药配伍清热药，以治阴虚夹热，方药相互为用，以清热育阴，交通心肾为主。

【配伍用药】 若肾阴虚明显者，加枸杞子、女贞子，以育阴和肾；若心胸烦热明显者，加栀子、竹叶，以清心泻热；若大便干者，加麻仁、麦冬，以滋阴润燥生津；若失眠明显者，加酸枣仁、柏子仁，以滋补阴血安神；若头晕目眩者，加熟地黄、钩藤，以滋补阴血，利头目等。

【临证验案】

1. 慢性痢疾、膈肌痉挛

蒋某，女，31岁，郑州人。有3年慢性痢疾病史，1年前又出现膈肌痉挛，服用中西药但未能有效控制症状，近由病友介绍前来诊治：心胸烦热，大便溏泄4~5次/天，肛门灼热，轻微腹痛，时时大便中夹脓血，腰酸腿软，急躁易怒，呃逆频繁，倦怠乏力，舌质红、苔薄黄，脉沉弱。辨为心肾虚热、肝郁阳虚证，治当清热育阴，疏肝温阳，给予黄连阿胶汤、四逆散与桂枝人参汤合方：黄连12 g，黄芩6 g，阿胶珠6 g，白芍12 g，柴胡12 g，枳实12 g，鸡子黄2枚，红参10 g，白术10 g，桂枝12 g，干姜10 g，炙甘草10 g。6剂，水煎服，第1次煎35 min，第2次煎25 min，合并药液，每日1剂，每次服30 mL左右，每日分早、中、晚3次服。

二诊：大便溏泄2次/天，肛门灼热明显减轻，轻微腹痛止，以前方6剂继服。

三诊：呃逆减少，大便夹脓血止，腰酸腿软好转，以前方6剂继服。

四诊：急躁易怒好转，仍有轻微呃逆，以前方加陈皮12 g，6剂。

五诊：呃逆止，大便基本恢复正常，以前方6剂继服。

六诊：诸症基本消除，为了巩固疗效，又以前方治疗12剂。随访1年，一切尚好。

用方体会：根据心胸烦热辨为心热，又根据肛门灼热、大便溏泄夹脓血辨为热毒迫血，因腰酸腿软辨为肾虚，又因倦怠乏力辨为气虚，更因急躁易怒辨为肝郁，以此辨为心肾虚热，肝郁阳虚证。方以黄连阿胶汤清心育肾，止泻缓解；以四逆散疏肝解郁；以桂枝人参汤温中散寒，健脾止泻，方药相互为用，以奏其效。

2. 轻型精神分裂症

逯某，男，18 岁，郑州人。4 年前因与同学口角，之后默默不语 2 个月，随即演变为精神分裂症，经住院治疗，病情得以控制，回家 1 个月后病情复发，多次经中西药治疗但未能达到预期目的，近由其父亲朋友推荐前来诊治：心胸烦热，急躁不安，幻视幻听，胡言乱语，手动不宁，大便干结 4～5 天/次，彻夜不眠，面色红赤，舌质暗红夹瘀紫、苔薄黄，脉沉略涩。辨为心肾虚热、瘀热内结证，治当清热育阴，泻热祛瘀，给予黄连阿胶汤、四逆散与桃核承气汤合方加味：桃仁 10 g，桂枝 6 g，大黄 12 g，芒硝 6 g，柴胡 12 g，枳实 12 g，白芍 12 g，黄连 12 g，黄芩 6 g，鸡子黄 2 枚，龙骨 30 g，牡蛎 30 g，炙甘草 10 g。6 剂，水煎服，第 1 次煎 35 min，第 2 次煎 25 min，合并药液，每日 1 剂，每次服 30 mL 左右，每日分早、中、晚 3 次服。

二诊：胡言乱语略有减轻，大便 3 天/次，以前方 6 剂继服。

三诊：手动不宁减少，仍然彻夜不眠，以前方加朱砂 3 g（冲服），6 剂。

四诊：急躁不安好转，大便正常，以前方 6 剂继服。

五诊：幻视幻听好转，心胸烦热基本消除，以前方 6 剂继服。

六诊：病情基本稳定，为了巩固疗效，又以前方治疗 50 剂；之后，以前方变汤剂为散剂，每次 6 g，每日分早、中、晚 3 次服。随访 1 年，一切尚好。

用方体会：根据心胸烦热、胡言乱语辨为心热，又根据幻视幻听辨为心肾虚，因大便干结辨为热结，又因舌质暗红夹瘀紫辨为瘀，更因急躁易怒辨为肝郁，以此辨为心肾虚热，瘀热内结证。方以黄连阿胶汤清心育肾，止泻缓解；以四逆散疏肝解郁；以桃核承气汤清泻瘀热，加龙骨、牡蛎潜阳镇静安神，方药相互为用，以奏其效。

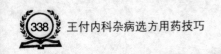

驻车丸(《外台》卷二十五引《延年秘录》)

运用驻车丸并根据方药组成及用量的配伍特点，可以辨治寒热夹血虚证；辨治要点是腹痛，便脓血，头晕目眩。

【组成】黄连_{六两}（18 g）　干姜_{二两}（60 g）　当归_{三两}（90 g）　阿胶_{炙,三两}（90 g）

【用法】水煎服，每日分 3 次温服。

【功效】清热补血，通经温阳。

辨治细菌性痢疾、阿米巴痢疾、溃疡性结肠炎、放射性肠炎、中毒性肠炎属于寒热夹血虚证，以便脓血、舌质淡红、苔黄为基本特征。

【适用病证】

主要症状：便脓血，腹痛，里急后重。

辨证要点：头晕目眩，舌质淡红、苔黄白夹杂，脉沉或沉弱。

可能伴随的症状：面色不荣，或心烦，或口渴，或肛门灼热，或手足不温，或怕冷，或便下努责，或恶心，或呕吐，或腹胀，或不思饮食等。

【解读方药】方中用黄连清热解毒止利；干姜温中散寒止利；补血药 2 味，当归偏于活血，阿胶偏于止血。又，方中用清热药配伍温中药，以治寒热夹杂；清热药配伍补血药，以治郁热夹血虚；温中药配伍补血药，以治寒夹血虚，方药相互为用，以清热补血，通经温阳为主。

【配伍用药】若热明显者，加黄芩、黄柏，以清热止利；若寒明显者，加大干姜用量，再加肉桂，以温中散寒；若夹气虚者，加人参、白术，以健脾益气等。

黄连阿胶汤(《伤寒杂病论》)与
驻车丸(《外台》卷二十五引《延年秘录》)合方

运用黄连阿胶汤与驻车丸合方并根据方药组成及用量的配伍特点，可以辨治血虚热扰夹寒证；辨治要点是腹痛，便脓血，头晕目眩。

【组成】

黄连阿胶汤：黄连_{四两}（12 g）　黄芩_{二两}（6 g）　芍药_{二两}（6 g）　鸡子黄_{二枚}

（2 枚）　阿胶三两（9 g）

　　驻车丸：黄连六两（180 g）　干姜二两（60 g）　当归三两（90 g）　阿胶炙,三两（90 g）

【用法】 用水 420 mL，先煎黄连、黄芩、芍药 10 min，再溶化阿胶，煮取药液稍凉，加入鸡子黄，并搅令均匀；每日分 3 次温服。

【功效】 清热育阴，交通心肾。

辨治细菌性痢疾、阿米巴痢疾、溃疡性结肠炎、放射性肠炎、中毒性肠炎属于阴虚热扰夹寒证，以便脓血、舌红少苔为基本特征。

【适用病证】

主要症状：便脓血，腹痛，里急后重。

辨证要点：口渴不欲多饮，舌质淡红、苔黄白夹杂，脉沉或沉弱。

可能伴随的症状：心烦，或手足不温，或肛门灼热，或身体怕冷，或便下努责，或恶心，或呕吐，或腹胀，或不思饮食等。

【解读方药】 方中用黄连、黄芩清热解毒止利；干姜温中散寒止利；补血药 4 味，当归偏于活血，芍药偏于敛阴，阿胶偏于止血，鸡子黄偏于养阴。又，方中用清热药配伍温中药，以治寒热夹杂；清热药配伍滋阴药，以治郁热伤阴；清热药配伍补血药，以治郁热夹血虚；温中药配伍补血药，以治寒夹血虚，方药相互为用，以清热补血，通经温阳为主。

【配伍用药】 若热明显者，加大黄连、黄芩用量，再加黄柏，以清热止利；若寒明显者，加大干姜用量，再加肉桂，以温中散寒；若夹气虚者，加人参、白术，以健脾益气；若头晕目眩者，加熟地黄、钩藤，以滋补阴血，利头目等。

【临证验案】 慢性痢疾、慢性胃炎

单某，女，39 岁，郑州人。有多年慢性胃炎病史，2 年前又出现急性细菌性痢疾，经治疗演变为慢性痢疾，虽服用中西药但未能有效控制症状，近由病友介绍前来诊治：脘腹疼痛，腹泻夹脓血，肛门潮湿夹热，不思饮食，心烦失眠，手足不温，怕冷，头晕目眩，腰膝酸软，面色苍白，舌质淡红、苔薄黄，脉沉弱。辨为心肾虚热、阳虚血虚证，治当清热育阴，温阳补血，给予黄连阿胶汤、驻车丸与桂枝人参汤合方：黄连 18 g，黄芩 6 g，阿胶 6 g，白芍 12 g，柴胡 12 g，枳实 12 g，鸡子黄 2 枚，红参 10 g，白术 10 g，桂枝 12 g，干姜 10 g，当归 10 g，炙甘草 10 g。6 剂，水煎服，第 1 次煎 35 min，第 2 次煎

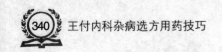

25 min，合并药液，每日1剂，每次服30 mL左右，每日分早、中、晚3次服。

二诊：心烦减少，腹痛缓解，以前方6剂继服。

三诊：大便溏泄夹脓血减轻，仍有手足不温、怕冷，以前方加生附子5 g，6剂。

四诊：脘腹疼痛明显好转，仍不思饮食，以前方加生山楂15 g，6剂。

五诊：大便溏泄止，手足温和、怕冷不明显，以前方6剂继服。

六诊：病情基本趋于稳定，未有明显不适，以前方6剂继服。

七诊：诸症基本消除，为了巩固疗效，又以前方治疗12剂。随访1年，一切尚好。

用方体会：根据心烦失眠辨为心热，又根据头晕目眩、腰酸辨为肾虚，因大便夹脓血辨为郁热迫血，又因手足不温辨为阳虚，更因面色苍白辨为气血虚，以此辨为心肾虚热，阳虚血虚证。方以黄连阿胶汤清心育肾，止泻缓急；以驻车丸清热温阳补血，方药相互为用，以奏其效。

橘皮竹茹汤（《伤寒杂病论》）

运用橘皮竹茹汤并根据方药组成及用量的配伍特点，可以辨治胃虚夹热气逆证；辨治要点是呃声无力，恶心，或呕吐。

【组成】橘皮二升（48 g）　竹茹二升（48 g）　大枣三十枚　人参一两（3 g）　生姜半斤（24 g）　甘草五两（15 g）

【用法】用水700 mL，煮取210 mL，每日分6次服。

【功效】补虚和胃，清热降逆。

辨治膈肌痉挛、肠胃神经紊乱、慢性胃炎、胃扩张、胸腹腔肿瘤、尿毒症、脑血管病属于胃虚夹热气逆证，以呃声无力、心胸烦热为基本特征。

【适用病证】

主要症状：呃逆无力，恶心呕吐，或嗳气。

辨证要点：面色不荣，少气乏力，舌质偏红、苔薄黄或腻，脉虚或数。

可能伴随的症状：食已即吐，或口干，或口苦，或口臭，或脘腹疼痛，或大便不调，或小便短赤。

【解读方药】方中用陈皮理气和胃；竹茹清热降逆和胃；生姜辛散温胃，

降逆止呃；益气药 3 味，人参偏于大补，大枣、甘草偏于平补。又，方中用理气药配伍益气药，以治气逆夹虚；清热药配伍降逆药，以治郁热气逆；降逆药配益气药，降逆药不伤气，方药相互为用，以补虚清热，降逆止呃为主。

【配伍用药】 若气滞者，加青皮、厚朴，以行气化滞；若气逆者，加半夏、枳实，以降逆理气；若饮食积滞者，加山楂、神曲，以消食和胃等。

【临证验案】 慢性胃炎、慢性食管炎

詹某，女，37 岁，郑州人。有多年慢性胃炎、慢性食管炎病史，服用中西药但未能有效控制症状，近由病友介绍前来诊治：胃痛，恶心，呕吐，食后烧心，泛酸，倦怠乏力，手足不温，口渴，舌质淡红、苔薄黄白夹杂，脉沉弱。辨为寒热夹虚烧心证，治当清热降逆，温中散寒，益气和中，给予橘皮竹茹汤、栀子豉汤与半夏泻心汤合方加味：橘皮 48 g，竹茹 48 g，大枣 30 枚，红参10 g，生姜 24 g，生半夏 12 g，黄连 3 g，黄芩 10 g，干姜 10 g，栀子 15 g，淡豆豉 10 g，生甘草 15 g。6 剂，水煎服，第 1 次煎 40 min，第 2 次煎 25 min，合并药液，每日 1 剂，每次服 30 mL 左右，每日分早、中、晚 3 次服。

二诊：胃痛好转，仍然烧心，以前方变黄连为 10 g，6 剂。

三诊：烧心减轻，恶心、呕吐减轻，以前方 6 剂继服。

四诊：仍有泛酸，以前方加瓦楞子 30 g，6 剂。

五诊：烧心止，泛酸轻微，以前方 6 剂继服。

六诊：诸症明显消退，为了巩固疗效，又以前方治疗 20 余剂。随访 1 年，一切尚好。

用方体会：根据胃痛、烧心辨为热，再根据倦怠乏力、手足不温辨为阳虚，因恶心、呕吐辨为气逆，以此辨为寒热夹虚烧心证。方以橘皮竹茹汤清热益气，降逆和胃；以半夏泻心汤清热降逆，温中和胃；以栀子豉汤清透郁热，方药相互为用，以奏其效。

益胃汤(《温病条辨》)与橘皮竹茹汤(《伤寒杂病论》)合方

运用益胃汤与橘皮竹茹汤合方并根据方药组成及用量的配伍特点，可以辨治胃气阴两虚气逆证；辨治要点是呃声无力，口干咽燥，或呕吐。

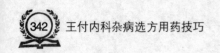

【组成】

益胃汤：沙参三钱（9g）　麦冬五钱（15g）　冰糖一钱（3g）　细生地五钱（15g）　玉竹炒香，一钱五分（5g）

橘皮竹茹汤：橘皮二升（48g）　竹茹二升（48g）　大枣三十枚　人参一两（3g）生姜半斤（24g）　甘草五两（15g）

【用法】 水煎服，每日分3次服。

【功效】 补虚养阴，益胃降逆。

辨治膈肌痉挛、肠胃神经紊乱、慢性胃炎、胃扩张、胸腹腔肿瘤、尿毒症、脑血管病属于脾胃气阴两虚证，以呃声无力、口干咽燥为基本特征。

【适用病证】

主要症状：呃声短促，胃脘不适。

辨证要点：口干咽燥，舌红少苔，脉沉细弱。

可能伴随的症状：食已即吐，或口干，或口苦，或口臭，或脘腹胀满，或胸膈痞满，或嗳气，或烦躁不安，或饥不思食，或大便干结等。

【解读方药】 方中用益气药3味，人参偏于大补，大枣、甘草偏于平补；益阴药5味，沙参偏于生津，麦冬偏于清热，冰糖偏于益气，玉竹偏于养阴，生地黄偏于清热凉血；陈皮理气和胃；竹茹清热降逆和胃；生姜辛散温胃，降逆止呃。又，方中用益气药配伍益阴药，以治气阴两虚；益气药配理气药，补不壅滞；益气药配伍清热药，以治气虚夹热；益气药配伍辛散药，补不滞涩，方药相互为用，以补虚养阴，益胃降逆为主。

【配伍用药】 若胃脘隐隐作痛明显者，加白芍、石斛，以滋阴养血，缓急止痛；若饥不欲食者，加山楂、神曲，以消食和胃；若大便干结者，加肉苁蓉、麻仁，以滋补阴血通便；若气滞者，加青皮、厚朴，以行气化滞；若气逆者，加半夏、枳实，以降逆理气；若饮食积滞者，加山楂、神曲，以消食和胃等。

【临证验案】 慢性胃炎、慢性胰腺炎

曹某，女，46岁，郑州人。有多年慢性胃炎、慢性胰腺炎病史，服用中西药但未能有效控制症状，近由病友介绍前来诊治：脘腹胀满疼痛，不思饮食，呕吐，食则腹胀，活动后加重，倦怠乏力，五心烦热，口渴，舌红少苔，脉沉细弱。辨为气阴两虚气逆证，治当益气养阴，降逆和胃，给予橘皮竹茹汤与益胃汤合方加味：陈皮48g，竹茹48g，大枣30枚，红参10g，生姜24g，沙参

10 g，麦冬 15 g，冰糖 3 g，生地黄 15 g，玉竹 5 g，白芍 24 g，生山楂 24 g，生甘草 15 g。6 剂，水煎服，第 1 次煎 40 min，第 2 次煎 25 min，合并药液，每日 1 剂，每次服 30 mL 左右，每日分早、中、晚 3 次服。

二诊：胃痛减轻，呕吐止，以前方 6 剂继服。

三诊：五心烦热好转，仍有食则腹胀，以前方变生山楂为 30 g，6 剂。

四诊：倦怠乏力减轻，食后腹胀明显减轻，以前方 6 剂继服。

五诊：脘腹胀满疼痛消除，以前方 6 剂继服。

六诊：诸症基本消除，为了巩固疗效，又以前方治疗 30 余剂。随访 1 年，一切尚好。

用方体会：根据不思饮食、五心烦热辨为阴虚，再根据倦怠乏力、脉沉细弱辨为气虚，因食则腹胀、呕吐辨为气逆，以此辨为气阴两虚气逆证。方以橘皮竹茹汤清热益气，降逆和胃；以益胃汤益阴生津和胃，加生山楂消食和胃，方药相互为用，以奏其效。

健脾丸(《证治准绳》)

运用健脾丸并根据方药组成及用量的配伍特点，可以辨治脾胃虚弱夹食滞证；辨治要点是不思饮食，厌食，嗳腐。

【组成】白术炒，二两（60 g）　木香另研　黄连酒炒　甘草各七钱半（各 22.5 g）白茯苓去皮，二两（60 g）　人参一两五钱（45 g）　神曲炒　陈皮　砂仁　麦芽炒　山楂取肉　山药　肉豆蔻面裹纸包煨去油，以上各一两（各 30 g）

【用法】将药研为细散状，以蒸饼为丸，每次服 9 g，每日分 3 次服，饭前以陈米汤送服。用汤剂可用原方量的 1/5。

【功效】健脾和胃，消食止泻。

辨治急慢性胰腺炎、急慢性胆囊炎、不完全性肠梗阻、肠粘连、腹膜病变、肠系膜病变、肠胃痉挛、腹型过敏性紫癜、肠道寄生虫、肠易激综合征属于脾胃虚弱夹食滞证，以脘腹胀痛、不思饮食、倦怠乏力为基本特征。

【适用病证】

主要症状：不思饮食，脘腹胀痛，厌食。

辨证要点：食少不消，倦怠乏力，舌质淡红、苔薄黄略腻，脉沉弱。

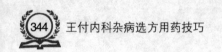

可能伴随的症状：吞酸，或呕吐，或胃脘嘈杂，或头晕目眩，或大便溏泄等。

【解读方药】方中用益气药 5 味，人参偏于大补，白术偏于燥湿，山药偏于固涩，茯苓偏于渗利，甘草偏于平补；消食药 3 味，山楂偏于消肉食，神曲偏于消陈腐油腻，麦芽偏于消面食；理气药 3 味，陈皮偏于和胃，木香偏于导滞，砂仁偏于化湿；肉豆蔻芳香醒脾固涩；黄连清解郁热。又，方中用益气药配伍理气药，以治气虚食积夹滞；益气药配伍消食药，以治气虚食积不消；理气药配伍消食药，以治食积浊气壅滞，方药相互为用，以健脾和胃，消食止泻为主。

【配伍用药】若夹热明显者，加大黄连用量，再加连翘，以清泻夹热；若大便溏泄明显者，加大肉豆蔻用量，再加诃子，以固涩止泻；若饮食积滞明显者，加大山楂、神曲、麦芽用量，以消食和胃等。

增液承气汤（《温病条辨》）

运用增液承气汤并根据方药组成及用量的配伍特点，可以辨治阴虚郁热内结证、热结津伤筋急证；辨治要点是大便干，腹胀，颈项强直。

【组成】大黄三钱（9 g）　芒硝一钱五分（5 g）　玄参一两（30 g）　麦冬连心,八钱（24 g）　生地八钱（24 g）

【用法】水煎服。

【功效】泻热通便，滋阴增液。

1. 辨治药物性便秘、习惯性便秘、产后便秘、痔疮术后便秘、肠麻痹、胃柿石、不完全性肠梗阻属于阴虚郁热内结证，以大便干结、舌红少苔为基本特征。

【适用病证】

主要症状：大便干结，腹胀。

辨证要点：口干咽燥，舌红少苔，脉虚或细。

可能伴随的症状：腹痛，或便如羊粪，或潮热，或不思饮食，或盗汗，或面色潮红，或腰酸腿软等。

2. 辨治流行性脑脊髓膜炎、流行性乙型脑炎、结核性脑膜炎、肝性脑病、肾性脑病、中毒性脑病、脑寄生虫病、脑囊虫病、脑脓肿等属于热结津伤筋急证，以头痛、项强、大便干结为基本特征。

【适用病证】

主要症状：头痛，颈项强直，大便干结。

辨证要点：口渴，舌质红、苔黄，脉沉或数。

可能伴随的症状：口噤不开，或腹胀，或腹痛，或手足挛急，或手足不温，或牙关紧闭，或高热，或小便短赤等。

【解读方药】 方中用泻热通下药 2 味，大黄偏于硬攻，芒硝偏于软坚；滋阴药 3 味，生地黄、玄参偏于凉血，麦冬偏于生津。又，方中用泻热药配伍滋阴药，以治热结伤阴；硬攻药配伍软坚药，以软硬兼施，方药相互为用，以泻热通便，滋阴增液为主。

【配伍用药】 若腹胀甚者，加枳实、厚朴，以行气导滞；若气虚者，加人参、白术，以健脾益气；若盗汗者，加五味子、牡蛎，以敛阴止汗等。

【临证验案】 痔疮术后便秘

陈某，女，32 岁，郑州人。在 3 年前做痔疮手术，术前症状主要是便秘，术后仍然便秘，虽服用中西药但未能达到远期治疗效果，常常是用药即有治疗效果，停药又复发，近由病友介绍前来诊治：大便干结困难 3 ~ 4 天/次，时有便血，少腹胀满拘急，倦怠乏力，头晕目眩，怕冷，手足不温，口干舌燥，渴欲饮水，舌红少苔，脉沉细弱。辨为津亏热结夹阳虚证，治当泻热生津，益气温阳，给予增液承气汤、百合地黄汤与桂枝人参汤合方：大黄 10 g，芒硝 5 g，玄参 30 g，麦冬 24 g，生地黄 50 g，百合 10 g，桂枝 12 g，红参 10 g，白术 10 g，干姜 10 g，炙甘草 12 g。6 剂，水煎服，第 1 次煎 35 min，第 2 次煎 25 min，合并药液，每日 1 剂，每次服 30 mL 左右，每日分早、中、晚 3 次服。

二诊：大便干结缓解，头晕目眩明显减轻，以前方 6 剂继服。

三诊：大便干结较前又有好转，怕冷及手足不温减轻，以前方 6 剂继服。

四诊：大便正常，未再出现便血，以前方 6 剂继服。

五诊：大便正常，倦怠乏力基本消除，以前方 6 剂继服。

六诊：诸症基本消除，又以前方治疗 30 余剂。随访 1 年，一切尚好。

用方体会：根据大便干结、渴欲饮水辨为热结，又根据大便干结、舌红少苔辨为津亏生热，因手足不温、怕冷辨为阳虚，以此辨为津亏热结夹阳虚证。方以增液承气汤滋阴生津，泻热涤结；以桂枝人参汤温阳益气；以百合地黄汤

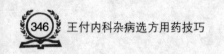
滋阴润燥，清热凉血，方药相互为用，以奏其效。

新加黄龙汤(《温病条辨》)

运用新加黄龙汤并根据方药组成及用量的配伍特点，可以辨治气阴两虚郁热内结证；辨治要点是大便干，腹胀，舌红少苔。

【组成】 细生地_{五钱}（15 g） 生甘草_{二钱}（6 g） 人参_{另煎，一钱五分}（5 g） 生大黄_{三钱}（9 g） 芒硝_{一钱}（3 g） 玄参_{五钱}（15 g） 麦冬_{连心，五钱}（15 g） 当归_{一钱五分}（5 g） 海参_{洗，二条}（2 条） 姜汁_{六匙}（6 匙）

【用法】 水煎服，加人参汁1.5 g，姜汁2匙，1次顿服。视病情决定服药次数与方法，亦可酌情服用益胃汤（沙参、麦冬、冰糖、细生地、玉竹）1 剂。剩余人参亦可加入煎煮。

【功效】 泻热通便，滋阴益气。

辨治药物性便秘、习惯性便秘、产后便秘、痔疮术后便秘、肠麻痹、胃柿石、不完全性肠梗阻属于气阴两虚内结证，以大便干结、舌红少苔为基本特征。

【适用病证】

主要症状：大便干结，腹胀。

辨证要点：口干咽燥，倦怠乏力，舌红少苔，脉虚或细。

可能伴随的症状：面色不荣，或面色潮红，或头晕目眩，或腹痛，或大便如羊粪，或潮热，或不思饮食，或盗汗，或腰酸腿软等。

【解读方药】 方中用泻热通下药2味，大黄偏于硬攻，芒硝偏于软坚；滋阴药4味，生地黄、玄参偏于凉血，麦冬、海参偏于生津；益气药2味，人参偏于大补，甘草偏于平补；当归补血活血；姜汁开胃醒脾。又，方中用泻热药配伍滋阴药，以治热结伤阴；滋阴药配伍益气药，以治阴虚及气；滋阴药配伍补血药，以血化为阴；滋阴药配伍开胃药，以治辛散行津养阴；硬攻药配伍软坚药，以软硬兼施，方药相互为用，以泻热通便，滋阴增液为主。

【配伍用药】 若阴虚甚者，加大生地黄、麦冬用量，以滋补阴津；若气虚者，加大人参、甘草用量，再加白术，以健脾益气；若盗汗者，加五味子、牡蛎，以敛阴止汗等。

润肠丸(《脾胃论》)

运用润肠丸并根据方药组成及用量的配伍特点,可以辨治瘀热内结夹虚证;辨治要点是大便干,腹胀,面色不荣。

【组成】麻子仁 桃仁(去皮尖),各一两(各30 g) 羌活 当归尾 大黄(煨),各半两(各15 g)

【用法】将药制为丸剂,每服6 g,饭前温开水送服。

【功效】润肠通便,活血润燥。

辨治药物性便秘、习惯性便秘、产后便秘、痔疮术后便秘、肠麻痹、胃柿石、不完全性肠梗阻属于瘀热内结夹虚证,以大便干结、头晕目眩为基本特征。

【适用病证】

主要症状:大便干结,腹胀。

辨证要点:面色不荣,舌质暗淡或夹瘀紫、苔黄白夹杂,脉虚弱。

可能伴随的症状:头晕目眩,或腹痛,或心悸,或气短,或不思饮食,或健忘等。

【解读方药】方中用润肠药3味,麻仁偏于运脾,桃仁偏于活血,当归偏于补血;大黄泻热通便;羌活辛散行津。又,方中用润肠药配伍泻热药,以治阴虚生热;润肠药配伍辛散药,以辛散行津;泻药配伍辛散药,以防寒下药太过,方药相互为用,以润肠通便,活血润燥为主。

【配伍用药】若瘀甚者,加大桃仁、当归用量,再加三棱,以活血化瘀;若热甚者,加大大黄用量,再加黄连,以清泻郁热;若气虚者,加人参、白术,以健脾益气等。

脾胃积滞证用方

脾胃积滞证的基本症状有胃痛,腹痛,不思饮食,呕吐,大便溏泄;辨治脾胃积滞证的基本要点是嗳腐,厌食,脘腹胀满,运用方药辨治脾胃积滞证只

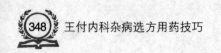

有重视同中求异，才能选择最佳切机方药而取得良好治疗效果。

保和丸(《太平惠民和剂局方》)

运用保和丸并根据方药组成及用量的配伍特点，可以辨治饮食积滞证、食积肠胃证、痰湿积热证；辨治要点是胃脘痞满，厌食、嗳腐。

【组成】山楂_{六两}（180 g） 神曲_{二两}（60 g） 半夏 茯苓_{各三两}（各90 g）陈皮 连翘 莱菔子_{各一两}（各30 g）

【用法】将药研为细散状，以炊饼为丸，每次服9 g，饭前或饭后1小时服用，温开水送服。用汤剂可用原方量的1/10。

【功效】消食和胃，清热祛湿。

1. 辨治急性胃炎、慢性胆囊炎、慢性胰腺炎、慢性胃炎、慢性结肠炎、慢性肝炎属于饮食积滞证，以胃脘痞闷、厌食为基本特征。

【适用病证】

主要症状：胃脘痞闷。

辨证要点：厌食嗳腐，舌质淡红、苔厚腻，脉沉或滑。

可能伴随的症状：食后腹胀，或胃痛拒按，或呕吐，或恶心，或吞酸，或大便溏泄等。

2. 辨治消化不良综合征、急性肠炎、肠伤寒、肠结核、肠道肿瘤、肠易激综合征属于食积肠胃证，以腹泻、腹痛为基本特征。

【适用病证】

主要症状：腹泻，腹痛。

辨证要点：泻后痛减，舌质红、苔黄厚腻，脉沉滑。

可能伴随的症状：嗳腐酸臭，或泻下如败卵，或气喘，或泻下臭秽，或腹胀，或不思饮食等。

3. 辨治内分泌紊乱如甲状腺病变、代谢紊乱、糖尿病、单纯性肥胖、继发性肥胖如胰岛素病变属于痰湿积热证，以肥胖、腹胀为基本特征。

【适用病证】

主要症状：肥胖，腹胀。

辨证要点：嗳腐，舌质红、苔黄或腐浊，脉滑。

可能伴随的症状：脘腹胀满，或食则头沉，或心烦，或头昏，或胃脘嘈杂，或大便干结，或面色潮红等。

【解读方药】 方中用消食药 3 味，山楂偏于消肉食，神曲偏于消陈腐油腻，莱菔子偏于消菜食；理脾和胃药 3 味，半夏偏于降逆，陈皮偏于理气，茯苓偏于渗利；连翘清泻内热。又，方中用消食药配伍理脾和胃药，以调理脾胃气机；消食药配伍清热药，以治食积生热；理脾和胃药配伍清热药，以治脾胃郁热，方药相互为用，以消食和胃，清热祛湿为主。

【配伍用药】 若食积较重者，加枳实、槟榔，以理气导滞；若食积化热较甚，加黄芩、黄连，以清热和胃降逆；若大便秘结者，加大黄、枳实，以泻热行气消食等。

【临证验案】 慢性浅表性胃炎、慢性胆囊炎

许某，女，54 岁，郑州人。有多年慢性浅表胃炎、慢性胆囊炎病史，服用中西药但未能有效控制症状，近由病友介绍前来诊治：胃脘胀满疼痛，右胁下疼痛，时时左胁下疼痛，压食，嗳腐，泛酸，活动及劳累加重，拘急不适，大便时干时溏，手足不温，倦怠乏力，口苦，舌质红、苔腻黄白夹杂，脉沉弱。辨为寒热夹气虚食积证，治当清热温中，消食和胃，给予保和丸与半夏泻心汤合方：山楂 24 g，神曲 12 g，生半夏 12 g，茯苓 10 g，陈皮 15 g，连翘 15 g，莱菔子 15 g，红参 10 g，黄连 3 g，黄芩 10 g，干姜 10 g，大枣 12 枚，炙甘草 6 g。6 剂，水煎服，第 1 次煎 40 min，第 2 次煎 25 min，合并药液，每日 1 剂，每次服 30 mL 左右，每日分早、中、晚 3 次服。

二诊：胃脘胀满明显减轻，嗳腐减少，以前方 6 剂继服。

三诊：胃痛减轻，嗳腐基本消除，胁痛好转，以前方 6 剂继服。

四诊：泛酸减轻，仍有口苦，以前方变黄连为 10 g，6 剂。

五诊：胃脘胀满疼痛基本消除，口苦明显减轻，胁痛消除，以前方 6 剂继服。

六诊：诸症均趋好转，以前方 6 剂继服。

七诊：诸症基本消除，为了巩固疗效，又以前方治疗 30 余剂。随访 1 年，一切尚好。

用方体会：根据胃脘胀满、嗳腐辨为食积，再根据活动后加重、倦怠乏力辨为气虚，因口苦、舌质红辨为湿热，又因手足不温、脉沉弱辨为阳虚，以此

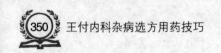

辨为寒热夹气虚食积证。方以保和丸消食和胃，降逆理脾；以半夏泻心汤清热温中，益气消痞，方药相互为用，以奏其效。

枳实导滞丸(《内外伤辨惑论》)

运用枳实导滞丸并根据方药组成及用量的配伍特点，可以辨治湿热夹食滞证、湿热蕴结证；辨治要点是腹痛，嗳腐，肥胖，大便干结。

【组成】大黄一两（30 g）　枳实麸炒　神曲炒,各五钱（各15 g）　茯苓　黄芩　黄连　白术各三钱（各9 g）　泽泻二钱（6 g）

【用法】将药研为细散状，以汤浸蒸饼为丸，每次服6~9 g，温开水送服，饭前或饭后1小时服用，视病情可酌情调整大黄用量。

【功效】消食化积，清热利湿。

1. **辨治急慢性胰腺炎、急慢性胆囊炎、不完全性肠梗阻、肠粘连、腹膜病变、肠系膜病变、肠胃痉挛、腹型过敏性紫癜、肠道寄生虫、肠易激综合征属于湿热夹食滞证，以腹痛、泻后痛减为基本特征。**

【适用病证】

主要症状：腹痛，嗳腐。

辨证要点：泻后痛减，舌质红、苔黄厚腻，脉沉或滑。

可能伴随的症状：厌食，或吞酸，或呕吐，或疼痛拒按，或腹胀，或不思饮食，或大便干结等。

2. **辨治内分泌紊乱如甲状腺病变、代谢紊乱、糖尿病、单纯性肥胖、继发性肥胖如胰岛素病变属于湿热蕴结证，以肥胖、大便干结为基本特征。**

【适用病证】

主要症状：肥胖，脘腹胀满，大便干结。

辨证要点：口苦口腻，舌质红、苔黄腻，脉滑数。

可能伴随的症状：嗳腐吞酸，或多食易饥，或心烦，或头昏，或胃脘嘈杂，或大便干结，或面色潮红等。

【解读方药】方中用泻热药3味，大黄偏于导滞，黄连、黄芩偏于燥湿；健脾益气药2味，白术偏于燥湿，茯苓偏于利湿；枳实理气导滞；神曲消食和胃；泽泻渗利湿浊。又，方中用泻热药配伍健脾药，以治郁热伤气；泻热药配伍消食药，以治郁热积食；泻热药配伍渗利药，以治郁热生湿，方药相互为用，以消食化积，清热利湿为主。

【配伍用药】若里急后重者，加木香、槟榔，以行气导滞；若便脓血者，加当归、白芍，以活血理血；若饮食积滞甚者，加山楂、神曲，以消食和胃等。

脾胃痰湿证用方

脾胃痰湿证的基本症状有胃痛，腹痛，不思饮食，呕吐，大便溏泄；辨治脾胃痰湿证的基本要点是脘腹痞闷，苔厚腻，运用方药辨治脾胃痰湿证只有重视同中求异，才能选择最佳切机方药而取得良好治疗效果。

二陈平胃汤（《观聚方要补》卷一引《简明医要》）

运用二陈平胃汤并根据方药组成及用量的配伍特点，可以辨治痰湿阻滞证；辨治要点是胃脘痞塞，身体困重。

【组成】

二陈汤：半夏汤洗七次　橘红各五两（各 150 g）　白茯苓三两（90 g）　甘草炙,一两半（45 g）

平胃散：苍术去黑皮,捣为细末,炒黄色,四两（120 g）　厚朴去粗皮,涂生姜汁,炙令香熟,三两（90 g）陈橘皮洗令净,焙干,二两（60 g）　甘草炙,黄,一两（30 g）

二陈平胃汤即二陈汤合平胃散加枳实 5 g、神曲 15 g、山楂 24 g

【用法】水煎服。

【功效】燥湿化痰，理气和胃。

辨治急性胃炎、慢性胆囊炎、慢性胰腺炎、慢性胃炎、慢性结肠炎、慢性肝炎属于痰湿阻滞证，以胃脘痞闷、厌食为基本特征。

【适用病证】

主要症状：胃脘痞塞。

辨证要点：身体困重，舌质淡、苔厚白腻，脉沉或滑。

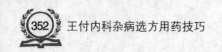

可能伴随的症状：头晕目眩，或胸膈痞满，或呕吐，或恶心，或嗳腐，或小便不畅，或大便溏泄等。

【解读方药】方中用化痰药 2 味，半夏偏于醒脾燥湿，橘红（陈皮）偏于理气和胃；理气药 3 味，厚朴偏于下气，陈皮偏于行散，枳实偏于降逆；化湿药 2 味，苍术偏于醒脾燥，白茯苓偏于益气健脾；益气药 2 味，茯苓偏于利湿，炙甘草偏于生津；消食药 2 味，神曲偏于消面食，山楂偏于消食。又，方中用化痰药配伍理气药，顺气消痰；化湿药配伍消食药，治湿浊积滞；化痰药配伍益气药，治痰湿夹虚；化痰药配伍消食药，消痰消食，方药相互为用，以燥湿化痰，理气和胃为主。

【配伍用药】若气滞较重者，加大枳实、陈皮用量，再加砂仁，以理气导滞；若食积化热较甚者，加大黄、黄芩、黄连，以清热和胃降逆；若大便秘结者，加大黄、枳实、巴豆行气导滞等。

脾胃气滞证用方

脾胃气滞证的基本症状有胃胀满，腹胀痛，不思饮食，胸膈痞闷，大便不畅；辨治要点是脘腹胀满痞闷，因情绪异常加重，苔薄。运用方药辨治脾胃气滞证只有重视同中求异，才能选择最佳切机方药而取得良好治疗效果。

枳术丸(《脾胃论》)

运用枳术丸并根据方药组成及用量的配伍特点，可以辨治气虚气滞证；辨治要点是胃脘痞闷，胀满不通。

【组成】枳实_{麸炒黄色,去穰,一两}（30 g）　白术_{二两}（60 g）

【用法】水煎温服。

【功效】理气和胃，益气健脾。

辨治急性胃炎、慢性胆囊炎、慢性胰腺炎、慢性胃炎、慢性结肠炎、慢性肝炎属于气虚气滞证，以胃脘痞闷、倦怠乏力为基本特征。

【适用病证】

主要症状：胃脘痞闷，胀满不通。

辨证要点：情绪异常加重，倦怠乏力，舌质淡红、苔薄，脉弦或沉弱。

可能伴随的症状：头晕目眩，或气短，或胸膈痞满，或呕吐，或恶心，或腹痛，或不思饮食，或大便不畅等。

【解读方药】方中用白术健脾益气，燥湿和中；枳实行气降气导滞，方药相互为用，以理气和胃，益气健脾为主。

【配伍用药】若气虚甚者，加大白术用量，再加人参、山药，以补益中气；若气滞甚者，加大枳实用量，再加厚朴、砂仁，以行气和胃；若恶心者，加陈皮、半夏，以降逆止呕；若腹痛甚者，加木香、香附，以行气止痛等。

四七汤（《普济方》卷三二一引《瑞竹堂方》）

运用四七汤并根据方药组成及用量的配伍特点，可以辨治气郁痰阻逆胃证；辨治要点是胃脘痞闷，呕吐，嗳气频繁。

【组成】半夏_{汤泡七次，一两}（30 g）　厚朴_{姜制，五钱}（15 g）　赤茯苓_{五钱}（15 g）紫苏叶_{二钱}（6 g）甘草_{二钱}（6 g）　香附子_{五钱}（15 g）

【用法】水煎温服。

【功效】醒脾降逆，行气和胃。

辨治神经性呕吐、幽门梗阻、幽门痉挛、急慢性胃炎、慢性胆囊炎、慢性胰腺炎、心源性呕吐、胃黏膜脱垂属于气郁痰阻逆胃证，以呕吐、嗳气为基本特征。

【适用病证】

主要症状：胃脘痞闷，呕吐。

辨证要点：嗳气频繁，舌质淡、苔白或腻，脉沉弦。

可能伴随的症状：咽喉不利，或胁肋胀痛，或胸膈痞闷，或恶心，或腹痛，或不思饮食，或大便溏泄等。

【解读方药】方中用行气药 3 味，厚朴偏于下气，苏叶偏于宽胸，香附偏于调经；化痰药 2 味，半夏偏于醒脾化痰，生姜温胃化饮；茯苓健脾益气利湿。又，方中用行气药配伍化痰药，以治痰气阻滞；行气药配伍利湿药，气化

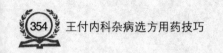

湿浊，方药相互为用，以醒脾降逆，行气和胃为主。

【配伍用药】若痞满甚者，加大厚朴用量，再加陈皮，以行气除满；若呕吐者，加大半夏、生姜用量，以降逆止呕；若不思饮食者，加山楂、麦芽，以消食和胃；若大便溏泄者，加大茯苓用量，再加薏苡仁、山药，以健脾止泻等。

启膈散(《医学心悟》)

运用启膈散并根据方药组成及用量的配伍特点，可以辨治瘀郁痰结证；辨治要点是吞咽不利，呕吐。

【组成】沙参三钱（9 g）　丹参三钱（9 g）　茯苓一钱（3 g）　川贝母去心,一钱五分（4.5 g）　郁金五分（1.5 g）　砂仁壳四分（1.2 g）　荷叶蒂2个　杵头糠五分（1.5 g）

【用法】水煎温服。

【功效】活血行气，降逆化痰。

辨治神经性呕吐、幽门梗阻、幽门痉挛、急慢性胃炎、慢性胆囊炎、慢性胰腺炎、心源性呕吐、胃黏膜脱垂、食道癌属于瘀郁痰结证，以吞咽不利、胸膈闷满为基本特征。

【适用病证】

主要症状：吞咽不利，呕吐。

辨证要点：因情绪异常加重，舌质淡红、苔薄腻，脉沉或沉弦。

可能伴随的症状：呕吐痰涎，或嗳气，或胸膈痞闷，或呃逆，或口干咽燥，或不思饮食，或大便干结等。

【解读方药】方中用活血药2味，丹参偏于清热安神，郁金偏于开窍安神；益气药3味，茯苓偏于渗利，荷叶蒂偏于除烦，杵头糠偏于开胃；沙参益胃养阴；川贝母化痰降逆；砂仁壳芳香行气开胃。又，方中用活血药配伍益气药，以治气郁血瘀；活血药配伍滋阴药，以治瘀血伤阴；活血药配伍化痰药，以治痰瘀阻滞；活血药配伍行气药，气帅血行；益气药配伍行气药，益气而不壅滞，方药相互为用，以醒脾降逆，行气和胃为主。

【配伍用药】若吞咽不利甚者，加半夏、陈皮，以行气降逆；若呕吐者，加旋覆花、代赭石，以降逆止呕；若不思饮食者，加山楂、麦芽，以消食和胃；若大便干结者，加大黄、麻仁，以通便润燥等。

丁香透膈散(《证治准绳·类方》卷三引《统旨》)

运用丁香透膈散并根据方药组成及用量的配伍特点,可以辨治脾胃气虚气滞气逆证;辨治要点是吞咽困难,倦怠乏力,呕吐频繁。

【组成】白术_二两_(60 g)　香附　人参　砂仁_各一两_(各30 g)　丁香　麦芽　肉豆蔻　白豆蔻　木香　青皮_各五钱_(各15 g)　炙甘草_一两五钱_(45 g)　半夏　草果　神曲_各二钱五分_(各8 g)　藿香　姜厚朴　沉香　陈皮_各七钱五分_(23 g)

【用法】先以水浸泡方药约30 min,然后用大火煎药至沸腾,再以小火煎煮30 min;每日1剂,分3次温服。

【功效】行气健脾,降逆消食。

辨治神经性呕吐、幽门梗阻、幽门痉挛、急慢性胃炎、慢性胆囊炎、慢性胰腺炎、心源性呕吐、胃黏膜脱垂属于脾胃气虚气滞气逆证,以朝食暮吐、倦怠乏力为基本特征。

【适用病证】

主要症状:朝食暮吐,食后腹胀。

辨证要点:倦怠乏力,舌质淡、苔薄白,脉沉弱。

可能伴随的症状:饮食不化,或手足不温,或暮食朝吐,或面色无华,或腹胀,或不思饮食,或大便溏泄等。

【解读方药】方中用益气药3味,人参偏于大补,白术偏于健脾,甘草偏于缓急;理气药9味,陈皮偏于和胃,砂仁偏于醒脾,香附偏于调经,丁香偏于降逆,木香偏于导滞,青皮偏于破气,沉香偏于纳气,藿香偏于和胃,厚朴偏于下气;消食药4味,麦芽偏于疏肝,神曲偏于化滞,肉豆蔻偏于固涩,白豆蔻偏于醒脾;化痰药2味,半夏偏于醒脾,草果偏于开胃。又,方中用益气药配伍理气药,以治气虚气滞;益气药配伍消食药,以治气滞食积;益气药配伍化痰药,以治气虚生痰;理气药配伍化痰药,以气顺痰消,方药相互为用,以健脾益气,行气和胃为主。

【配伍用药】若气虚甚者,加大人参、白术用量,以健脾补气;若逆甚者,加大半夏用量,再加柿蒂,以降逆止呕;若大便干结者,加大黄,以通利大便等。

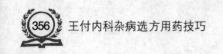

丁香散(《三因极一病证方论》)

运用丁香散并根据方药组成及用量的配伍特点，可以辨治胃寒气逆证；辨治要点是呃声有力，手足不温，呕吐。

【组成】 丁香　柿蒂各一钱（各3g）　甘草炙　良姜各半钱（各1.5g）

【用法】 水煎服，每日分3次服，用汤剂可原方量加大3倍。

【功效】 温中散寒，降逆止呃。

辨治膈肌痉挛、肠胃神经紊乱、慢性胃炎、胃扩张、胸腹腔肿瘤、尿毒症、脑血管病属于胃寒气逆证，以呃声有力、得热缓解为基本特征。

【适用病证】

主要症状：呃声有力，胃脘不适。

辨证要点：因寒加重，舌质淡、苔薄白，脉沉。

可能伴随的症状：手足不温，或胸膈痞满，或喜食热食，或腹胀，或不思饮食，或大便溏泄等。

【解读方药】 方中用降逆药2味，丁香偏于醒脾降逆，柿蒂偏于和胃降逆；高良姜温中散寒降逆；甘草益气和中缓急。又，方中用降逆药配伍益气药，降泄不伤气；降逆药配伍散寒药，以治气逆夹寒，方药相互为用，以温中散寒，降逆止呃为主。

【配伍用药】 若气虚甚者，加人参、白术，以健脾补气；若气逆甚者，加大丁香、柿蒂用量，再加陈皮，以降逆止呕；若不思饮食者，加山楂、麦芽，以消食和胃等。

【临证验案】 慢性浅表性胃炎、膈肌痉挛

丘某，女，35岁，郑州人。有多年慢性浅表胃炎病史，1年前又出现膈肌痉挛，虽服用中西药但未能有效控制膈肌痉挛，近由病友介绍前来诊治：呃逆频繁不能自制，活动及劳累加重，胃痛，胃胀，不思饮食，手足不温，大便干结，倦怠乏力，口腻，舌质红、苔腻黄白夹杂，脉沉弱。辨为寒热夹呃逆证，治当温中散寒，清热降逆，给予丁香散与半夏泻心汤合方：丁香10g，柿蒂10g，高良姜5g，生半夏12g，红参10g，黄连3g，黄芩10g，干姜10g；大枣12枚，陈皮15g，竹茹15g，生附子5g，大黄6g，炙甘草10g。6剂，水煎

服，第 1 次煎 40 min，第 2 次煎 25 min，合并药液，每日 1 剂，每次服 30 mL左右，每日分早、中、晚 3 次服。

二诊：胃痛减轻，呃逆减少，以前方 6 剂继服。

三诊：胃痛较前又有减轻，大便通畅，以前方减大黄为 3 g，6 剂。

四诊：胃痛、胃胀消除，仍有口腻，以前方变黄连为 6 g，6 剂。

五诊：口腻减轻，呃逆基本消除，以前方 6 剂继服。

六诊：诸症基本消除，为了巩固疗效，又以前方治疗 20 余剂。随访 1 年，一切尚好。

用方体会：根据胃痛、手足不温辨为寒，再根据活动后加重、倦怠乏力辨为气虚，因口腻、舌质红辨为湿热，又因大便干结辨为内结，以此辨为寒热夹呃逆证。方以丁香散温中降逆；以半夏泻心汤清热温中，益气消痞，加陈皮理气和胃降逆，竹茹清热和胃降逆，大黄清泻郁热内结，方药相互为用，以奏其效。

正气天香散（刘河间方，录自《医学纲目》）

运用正气天香散并根据方药组成及用量的配伍特点，可以辨治寒郁气滞证；辨治要点是腹痛，因寒或情绪异常加重。

【组成】乌药二两（60 g） 香附末八两（240 g） 陈皮 苏叶 干姜各一两（各 30 g）

【用法】将药研为细散状，每次服 9 g，以水调服。用汤剂可用原方量的1/10。

【功效】温中行气，散寒止痛。

辨治急慢性胰腺炎、急慢性胆囊炎、不完全性肠梗阻、肠粘连、腹膜病变、肠系膜病变、肠胃痉挛、腹型过敏性紫癜、肠道寄生虫、肠易激综合征属于寒郁气滞证，以腹痛、因寒加重为基本特征。

【适用病证】

主要症状：脘腹疼痛。

辨证要点：因寒加重，口淡不渴，舌质淡、苔薄白，脉沉或紧。

可能伴随的症状：恶心，或得温痛减，或手足不温，或形寒怕冷，或腹

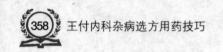

胀，或不思饮食，或大便溏泄等。

【解读方药】方中用理气药4味，乌药偏于散寒，香附偏于调经，陈皮偏于和胃，苏叶偏于宽胸；干姜散寒温胃。又，方中用理气药配伍温热药，以治气郁夹寒，方药相互为用，以温中行气，散寒止痛为主。

【配伍用药】若胃痛甚者，加白芍、桂枝，以温通缓急止痛；若恶心者，加大陈皮用量，再加半夏，以降逆和胃；若手足不温者，加大干姜用量，再加附子，以温阳散寒等。

香苏散(《太平惠民和剂局方》)

运用香苏散并根据方药组成及用量的配伍特点，可以辨治脾胃寒湿气滞证、寒湿郁结营卫证；辨治要点是胃痛，胃胀，舌质淡。

【组成】香附子炒香,去毛 紫苏叶各四两 （各120 g） 陈皮不去白,二两 （60 g）甘草炙,一两 （30 g）

【用法】将药研为细散状，每次煎9 g，当温热服之，或不拘时服用，或每日分3次服。用汤剂可用原方量的1/10。

【功效】温胃散寒，行气和胃。

1. 辨治急慢性胃炎、胃及十二指肠溃疡、慢性胆囊炎、慢性胰腺炎、功能性消化不良、胃黏膜病变属于脾胃寒湿气滞证，以胃脘胀痛、因情绪异常加重为基本特征。

【适用病证】

主要症状：胃痛，胃胀，胸闷。

辨证要点：因情绪异常加重，口淡不渴，舌质淡、苔薄白，脉沉或弦。

可能伴随的症状：恶寒，或不思饮食，或嗳气，或腹胀，或喜食热饮，或大便溏泄等。

2. 辨治化脓性毛囊炎、细菌性毛囊炎、过敏性皮炎、神经性皮炎属于寒湿郁结营卫证，以皮肤漫肿或溃烂、不红色暗、舌质淡、苔薄白为基本特征。

【适用病证】

主要症状：皮肤疮疡，或结疖。

辨证要点：口淡不渴，舌质淡、苔白或腻，脉沉。

可能伴随的症状：皮肤不红，或皮肤瘙痒，或皮肤溃烂，或皮肤粗糙，或手足不温，或大便溏泄等。

【解读方药】 方中用理气药 3 味，香附偏于行降，苏叶偏于行散，陈皮偏于和胃；炙甘草益气和中。又，方中用理气药配伍益气药，既可理气不伤气，又可兼治气虚，方药相互为用，以奏理气和胃之效。

【配伍用药】 若胃痛者，加桂枝、白芍，以通经缓急止痛；若胃胀甚者，加大陈皮用量，再加枳实、厚朴，以行气调中；若不思饮食者，加山楂、神曲，以消食和胃等。

【临证验案】胃及十二指肠溃疡、抑郁症

贾某，女，51 岁，郑州人。有多年胃及十二指肠溃疡病史，5 年前因工作及家庭原因又有抑郁症，自此又加重胃及十二指肠溃疡，服用中西药但未能有效改善症状，经病友介绍前来诊治：胃痛，胃胀，嗳气，情绪异常加重，焦虑烦躁，淡漠人生，不欲言语，不思饮食，倦怠乏力，手足不温，喜温，口苦，舌质红、苔薄黄腻，脉沉细弱。辨为肝胃气郁寒热夹气虚证，治当疏肝理胃，平调寒热，健脾益气，给予香苏散、半夏泻心汤与四逆散合方加味：香附24 g，紫苏叶24 g，陈皮12 g，大枣12 枚，红参10 g，生半夏12 g，黄连3 g，黄芩10 g，干姜10 g，柴胡10 g，枳实10 g，白芍10 g，炙甘草10 g。6 剂，水煎服，第 1 次煎40 min，第 2 次煎25 min，合并药液，每日 1 剂，每次服30 mL左右，每日分早、中、晚 3 次服。

二诊：胃痛减轻，胃胀好转，以前方 6 剂继服。

三诊：情绪略有好转，嗳气消除，以前方 6 剂继服。

四诊：又因事出现失眠，不思饮食，以前方加龙骨 30 g、生山楂 30 g，6 剂。

五诊：失眠好转，饮食转佳，以前方去山楂，减龙骨为 15 g，6 剂。

六诊：焦虑烦躁明显好转，饮食尚可，以前方 6 剂继服。

七诊：诸症得到有效控制，未有其他明显不适，又以前方治疗 80 余剂，诸症悉除。随访 1 年，一切尚好。

用方体会：根据胃痛、因情绪异常加重辨为肝胃气郁，再根据焦虑烦躁、淡漠人生辨为气机郁滞，因倦怠乏力辨为气虚，又因口苦、苔黄腻辨为湿热，更因手足不温、喜温辨为寒，以此辨为肝胃气郁寒热夹气虚证。方以香苏散疏

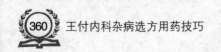

肝理胃，调理气机；以半夏泻心汤清热燥湿，温中散寒，健脾益气；以四逆散疏肝理气，调理气机，方药相互为用，以奏其效。

良附丸(《良方集腋》)

运用良附丸并根据方药组成及用量的配伍特点，可以辨治寒郁气滞证；辨治要点是胃痛，手足不温，舌质淡。

【组成】 高良姜_{酒洗七次,焙,研}　香附子_{醋洗七次,焙,研,各等分}（各 12 g）

【用法】 将药研为细散状，以生姜汁 1 匙、盐 1 撮制为丸，用时以米饮汤送服。

【功效】 温中行气，散寒止痛。

辨治急慢性胃炎、胃及十二指肠溃疡、慢性胆囊炎、慢性胰腺炎、功能性消化不良、胃黏膜病变属于寒郁气滞证，以胃脘胀痛、因寒加重为基本特征。

【适用病证】

主要症状：脘腹疼痛，胃胀，呕吐。

辨证要点：因寒或情绪异常加重，口淡不渴，舌质淡、苔薄白，脉沉紧或弦。

可能伴随的症状：恶寒，或怕冷，或手足不温，或恶心，或喜食热饮，或大便溏泄等。

【解读方药】 方中用香附行气解郁，调理气机；高良姜温中散寒，方药相互为用，以行气疏肝，散寒止痛为主。

【配伍用药】 若胃痛者，加桂枝、白芍、甘草，以通经缓急止痛；若胃胀甚者，加大香附用量，再加青皮、砂仁，以行气调中；若呕吐者，加陈皮、半夏，以降逆止呕等。

香苏散(《太平惠民和剂局方》)与良附丸(《良方集腋》)合方

运用香苏散与良附丸合方并根据方药组成及用量的配伍特点，可以辨治寒凝气滞证；辨治要点是胃痛，因寒或情绪异常加重。

【组成】

香苏散：香附子_{炒香,去毛}　紫苏叶_{各四两}（各120 g）　陈皮_{不去白,二两}（60 g）　甘草_{炙,一两}（30 g）

良附丸：高良姜_{酒洗七次,焙,研}　香附子_{醋洗七次,焙,研,各等分}（各12 g）

【用法】 水煎服。

【功效】 温中行气，散寒止痛。

辨治急慢性胃炎、胃及十二指肠溃疡、慢性胆囊炎、慢性胰腺炎、功能性消化不良、胃黏膜病变属于寒凝气滞证，以胃脘胀痛、因寒及情绪异常加重为基本特征。

【适用病证】

主要症状：胃痛，胃胀，胸闷。

辨证要点：因寒及情绪异常加重，口淡不渴，舌质淡、苔薄白，脉沉或弦。

可能伴随的症状：恶寒，或怕冷，或手足不温，或恶心，或不思饮食，或嗳气，或呕吐，或腹胀，或喜食热饮，或大便溏泄等。

【解读方药】 方中用理气药3味，香附偏于行降，苏叶偏于行散，陈皮偏于和胃；高良姜温中散寒，炙甘草益气和中。又，方中用理气药配伍散寒药，以治气郁夹寒；散寒药配伍益气药，以治虚寒；理气药配伍益气药，以治气郁夹虚，方药相互为用，以奏温中行气，散寒止痛之效。

【配伍用药】 若胃痛者，加桂枝、白芍、甘草，以通经缓急止痛；若胃胀甚者，加大香附用量，再加青皮、砂仁，以行气调中；若呕吐者，加陈皮、半夏，以降逆止呕；若不思饮食者，加山楂、神曲，以消食和胃等。

痛泻要方（刘草窗方，录自《医学正传》）

运用痛泻要方并根据方药组成及用量的配伍特点，可以辨治脾虚肝乘证；辨治要点是腹痛，腹泻，情绪异常加重。

【组成】 白术_{炒,二两}（60 g）　白芍药_{炒,二两}（60 g）　陈皮_{炒,一两五钱}（45 g）
防风_{一两}（30 g）

【用法】 将药研为细散状，分为8次服用，水煎服或用丸剂。用汤剂可用

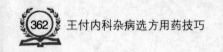

原方量的 1/5。

【功效】 健脾柔肝，祛湿止泻。

辨治消化不良综合征、急性肠炎、肠伤寒、肠结核、肠道肿瘤、肠易激综合征、慢性痢疾属于脾虚肝乘证，以腹泻、情绪异常加重为基本特征。

【适用病证】

主要症状：腹泻，腹痛。

辨证要点：情绪异常加重，舌质淡红、苔薄，脉沉或弦。

可能伴随的症状：肠鸣，或胸胁胀痛，或急躁易怒，或腹胀，或不思饮食，或表情淡漠等。

【解读方药】 方中用疏肝药 2 味，陈皮偏于理气化湿，防风偏于透散胜湿；白芍补血柔肝缓急；白术健脾益气燥湿。又，方中用疏肝药配伍柔肝药，以治肝气内乘；疏肝药配伍健脾药，以治肝气乘脾，方药相互为用，以温肾暖脾，固肠止泻为主。

【配伍用药】 若久泻者，加炒升麻、茯苓，以升阳渗利止泻；若气虚甚者，加人参、山药，以益气健脾；若夹湿热者，加黄连、黄芩，以清热燥湿止泻；若气滞甚者，加柴胡、枳实，以行气解郁等。

【临证验案】肠易激综合征

谢某，女，53 岁，郑州人。有多年肠易激综合征病史，服用中西药但未能有效控制症状，经病友介绍前来诊治：腹中拘急隐痛，因情绪不佳常常是先腹痛，后腹泻，连续腹泻 2~3 次即腹痛缓解，急躁易怒，情绪低落，倦怠乏力，手足不温，不思饮食，舌质淡红、苔薄黄白夹杂，脉沉略弱。辨为肝郁阳虚证，治当疏肝解郁，温阳益气，健脾止泻，给予痛泻要方、四逆散与桂枝人参汤合方加味：白术 12 g，白芍 12 g，陈皮 10 g，防风 6 g，桂枝 12 g，白术 10 g，干姜 10 g，红参 10 g，柴胡 12 g，枳实 12 g，生附子 5 g，炙甘草 10 g。6 剂，水煎服，第 1 次煎 40 min，第 2 次煎 25 min，合并药液，每日 1 剂，每次服 30 mL 左右，每日分早、中、晚 3 次服。

二诊：腹痛减轻，腹泻减少，以前方 6 剂继服。

三诊：急躁易怒好转，仍不思饮食，以前方加山楂 24 g，6 剂。

四诊：腹痛止，仍有轻微腹泻，以前方加山药 24 g，6 剂。

五诊：手足温和，情绪好转，以前方 6 剂继服。

六诊：诸症基本消除，又以前方治疗 20 余剂。随访 1 年，一切尚好。

用方体会：根据腹中拘急、情绪低落辨为肝郁，再根据腹泻、倦怠乏力辨为气虚，因手足不温、脉沉弱辨为阳虚，以此辨为肝郁阳虚证。方以痛泻要方疏肝健脾，胜湿止泻；以四逆散疏肝解郁，调理气机；以桂枝人参汤温阳散寒，健脾止泻，加生附子温阳止泻，方药相互为用，以奏其效。

不换金正气散(《简易方》)

运用不换金正气散并根据方药组成及用量的配伍特点，可以辨治寒湿迫血证、脾胃寒湿气滞证；辨治要点是腹痛，便脓血，呕吐。

【组成】厚朴　藿香　甘草　半夏　苍术　陈皮_{去白,各等分}（各 12 g）

【用法】将药研为细散状，每次服 12 g，用水煎，加入生姜 3 片同煎，温热服用。

【功效】行气化湿，和胃止呕。

1. 辨治细菌性痢疾、阿米巴痢疾、溃疡性结肠炎、放射性肠炎、中毒性肠炎属于寒湿迫血证，以便脓血、头沉身重为基本特征。

【适用病证】

主要症状：便脓血，腹痛，里急后重。

辨证要点：口淡不渴，舌质淡、苔白腻，脉沉或迟。

可能伴随的症状：肠鸣，或头沉身重，或恶心，或呕吐，或腹胀，或不思饮食等。

2. 辨治神经性呕吐、幽门梗阻、幽门痉挛、急慢性胃炎、慢性胆囊炎、慢性胰腺炎、心源性呕吐、胃黏膜脱垂属于脾胃寒湿气滞证，以脘腹胀满、呕吐为基本特征。

【适用病证】

主要症状：脘腹胀满，呕吐。

辨证要点：肢体困重，舌质淡、苔白腻，脉沉。

可能伴随的症状：饮食不化，或手足不温，或恶心，或心胸烦闷，或腹泻，或不思饮食，或大便溏泄等。

【解读方药】方中用芳香化湿药 2 味，苍术偏于止泻，藿香偏于止呕；理气化湿药2味，厚朴偏于下气，陈皮偏于调中；半夏苦温醒脾燥湿；甘草益气和中。又，方中用化湿药配伍理气药，以气化湿浊；化湿药配伍降逆药，以治湿浊上逆；化湿药配伍益气药，兼防化湿药伤气，方药相互为用，以行气化湿，和胃止呕为主。

【配伍用药】若大便脓血多者，加赤石脂、干姜，以温阳固涩止血；若后重明显者，加薤白、砂仁，以醒脾行气除胀；若口腻明显者，加大苍术用量，再加白术，以醒脾健脾燥湿；若气滞明显者，加大厚朴、陈皮用量，以行气导滞等。

六磨饮子(《伤寒杂病论》)

运用六磨饮子并根据方药组成及用量的配伍特点，可以辨治气郁内结证、气滞痞块证；辨治要点是大便干，腹胀，或腹中痞块。

【组成】沉香　槟榔　乌药　木香　枳实　大黄（各6g）［原书未注用量］

【用法】水煎服。

【功效】下气降泄。

1. 辨治药物性便秘、习惯性便秘、产后便秘、痔疮术后便秘、肠麻痹、胃柿石、不完全性肠梗阻属于气郁内结证，以大便干结、腹胀为基本特征。

【适用病证】

主要症状：大便干结，腹胀。

辨证要点：因情绪异常加重，舌质红、苔薄黄，脉弦或数。

可能伴随的症状：腹痛，或肠鸣矢气，或嗳气，或不思饮食，或胸胁胀痛，或不欲言语等。

2. 辨治肝脾大、肝硬化、肝癌、腹腔肿瘤、增生性疾病属于气滞痞块证，以腹中痞块、按之胀痛为基本特征。

【适用病证】

主要症状：腹中痞块，胀满不通。

辨证要点：按之胀痛，舌质淡红、苔腻，脉沉或滑。

可能伴随的症状：脘腹痞满，或胁痛，或不思饮食，或腹部有条索状物聚起，或情绪低落等。

【解读方药】方中用理气药 4 味，沉香偏于纳气，木香偏于导滞，槟榔偏于消滞，枳实偏于破气；乌药温通阳气；大黄泻热通下。又，方中用理气药配伍温通药，以治气机郁滞；理气药配伍泻热药，以治气郁夹热，方药相互为用，以下气降逆为主。

【配伍用药】若寒甚者，加干姜、附子，以温阳散寒；若热甚者，加黄连、黄芩，以清泻郁热；若嗳气者，加陈皮、竹茹，以降泄浊气等。

【临证验案】产后便秘

樊某，女，48 岁，郑州人。有 20 年产后便秘病史，服用中西药但未能达到预期治疗目的，近由病友介绍前来诊治：大便干结困难 4~6 天/次，腹胀痞塞不通，腹中怕冷，急躁易怒，倦怠乏力，手足不温，口渴欲饮水，舌质红、苔薄黄，脉沉略弱。辨为郁热夹阳虚证，治当行气解郁，清泻郁热，温阳益气，给予六磨饮子、大承气汤与桂枝人参汤合方：沉香 6 g，槟榔 6 g，乌药 6 g，木香 6 g，枳实 6 g，大黄 12 g，芒硝 10 g，厚朴 10 g，桂枝 12 g，白术 10 g，干姜 10 g，红参 10 g，炙甘草 10 g。6 剂，水煎服，第 1 次煎 35 min，第 2 次煎 25 min，合并药液，每日 1 剂，每次服 30 mL 左右，每日分早、中、晚 3 次服。

二诊：腹胀痞塞不通减轻，大便干结 3 天/次，以前方 6 剂继服。

三诊：腹胀痞塞不通基本消除，大便干结 2 天/次，以前方 6 剂继服。

四诊：手足温和，腹中怕冷基本消除，以前方 6 剂继服。

五诊：大便正常，以前方 6 剂继服。

六诊：诸症基本消除，为了巩固疗效，又以前方治疗 20 剂。随访 1 年，一切尚好。

用方体会：根据腹胀痞塞不通、急躁易怒辨为肝郁，又根据大便干结、舌质红辨为热结，因倦怠乏力辨为气虚，又因腹中怕冷辨为阳虚，以此辨为郁热夹阳虚证。方以六磨饮子行气解郁泻热；大承气汤泻热通结行气；桂枝人参汤温阳益气，健脾和中，方药相互为用，以奏其效。

第4章 肝胆系病证用方

中医之肝的基本含义，既寓西医消化系之肝，又寓西医心理之精神因素，更寓西医内分泌、代谢、生殖等生理及病理变化。中医之肝的主要生理功能有主疏泄、主藏血、主气机，主筋，主开窍于目，并与心肾脾肺等脏皆有内在必然关系，肝是维系人体活动及外在表现的重要脏腑之一。

1. 中医之肝的生理功能

中医对肝的认识：①源于古代解剖学知识如肝藏血；②源于脏腑功能活动在外的特有表现归属于肝如肝主疏泄；③源于人体活动结合自然现象，再结合症状归属于肝；④源于治肝药治疗范围将其病证归属于肝，所以理解中医之肝的基本概念及含义既有解剖学意义，即与西医所说的肝密切相关，又有人体外在活动、自然现象、用药等基本知识推理归属于肝，与西医所说的肝既有内在关系又有没有明显的直接内在关系。

（1）肝主筋，肝气健全，则筋脉强健，肢体轻捷，活动自如，类似于西医所说的运动系统。

（2）肝开窍于目，肝血盈满，则两目有神，视物清晰，五色分明，类似于西医所说的视神经系统。

（3）肝主疏泄，肝气疏泄，一则心情调畅，气血和调，类似于西医所说的心理精神调节因素；二是饮食和调，饥饱有节，类似西医所说的肠胃消化功能。

（4）肝藏血，肝血旺盛，气血和调，类似于西医所说的循环血液系统。

（5）肝胆相连，胆附于肝，即肝分泌胆汁，胆囊储存胆汁。

2. 西医之肝的生理功能

（1）消化系之肝，肝脏位于右上腹，隐藏于右侧膈下和肋骨深面，肝脏主要分泌胆汁、储藏糖原，调节蛋白质、脂肪和碳水化合物的新陈代谢等。

（2）解毒功能：肝脏是人体内最大的解毒器官，对来自体内和体外的诸多非营养性物质如各种药物、毒物以及体内某些代谢产物，具有生物转化作用。

肝脏通过新陈代谢将这些东西彻底分解或以原形排出体外。肝脏的生物转化方式有很多，一般水溶性物质常常以原形形式从尿和胆汁排出；脂溶性物质则很容易在体内积聚，常常影响细胞代谢，对此必须通过肝脏一系列酶系统作用将其灭活，或转化为水溶性物质，然后再排出体外。

（3）造血、储血和调节循环血量的功能：肝脏在胚胎第 8 ~ 12 周为主要造血器官，渐至成人时由骨髓取代，造血功能停止。由于血液通过门静脉和肝动脉流入肝脏，同时经过肝静脉流出肝脏，因此肝脏的血流量、血容量都非常大。

（4）代谢功能：包括合成代谢、分解代谢和能量代谢。

（5）分泌胆汁：肝细胞生成胆汁，然后由肝内和肝外胆管排泌并储存在胆囊，进食时胆囊会自动收缩，通过胆囊管和胆总管把胆汁排泄到小肠，以帮助食物消化吸收。

（6）免疫防御功能：肝脏有一种数量较多的细胞，这种细胞外来分子尤其是颗粒性的抗原物质进行吞噬、消化，或者经过初步处理后移交至免疫细胞进一步清除，尤其是有炎症反应时，血液或其他淋巴组织里的淋巴细胞很快进入肝脏处理炎症反应。

3. 西医之胆的生理功能

消化系之胆，胆囊位于右上腹，肝脏的下缘，在肝脏的胆囊窝里，借助胆囊管与胆总管相通。主要功能是储存浓缩胆汁和排空胆汁。

（1）储存浓缩胆汁功能：在消化期间，胆囊接受神经调节，使胆总管括约肌收缩，胆囊扩张，胆道内渐渐产生压力梯度。

（2）排空胆汁功能：胆囊排空需要胆囊和胆总管括约肌的互相作用，胆汁排空时胆囊平滑肌收缩，括约肌松弛。然后胆汁进入肠胃。

4. 中医临床肝胆的症状

头部病变：头晕目眩，耳鸣耳聋，与西医内分泌失调有关。

神经病变：失眠多梦，健忘，与西医神经系统紊乱有关。

消化病变：脘腹胀痛，大便溏泄或五更泄泻，与西医消化病变有关。

胁肋病变：胁肋疼痛，或胀满，或拘急，或痞闷，或沉闷，与西医肝胆病变及肋间神经有关。

运动病变：筋脉关节疼痛，或肌肉麻木不仁，与运动系统病变有关。

生殖病变：男子性欲亢奋，或阳痿，遗精早泄；女子经少或闭经，或漏

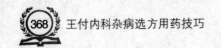

下，不孕，痛经，与西医生殖系统病变有关。

情绪病变：表情沉默，不欲言语，急躁易怒，狂躁，焦虑，与西医心理精神病变有关。

血液病变：出血，紫斑，与西医造血病变有关。

5. 西医临床肝胆的症状

（1）全身倦怠乏力渐渐加重，头昏。

（2）食欲不佳，恶心，呕吐，腹胀，或酒量突然减少。

（3）持续性低热，发热怕冷。

（4）脸色晦暗失去光泽，或皮肤呈黄色，全身发黄，特别是巩膜发黄、或自觉搔痒，或肝掌、蜘蛛痣。

（5）尿液变为啤酒色。

6. 中医之肝与西医之肝的相同症状

（1）消化系病变：腹痛，腹胀，恶心，呕吐等。

（2）胁肋病变：胁痛，胁胀，胁下拘急等。

（3）出血病变：呕血，便血，皮肤紫癜等。

（4）皮肤色泽病变：黄疸。

7. 中医之肝与西医之肝的不同症状

（1）情绪病变：表情沉默，不欲言语等，中医认为是肝气不疏；西医则认为是心理精神障碍。

（2）肌腱病变：筋脉挛急或抽搐，中医认为是肝主筋，筋脉病变从肝治；西医则认为是运动系统病变。

（3）眼目病变：目昏，目痛，目胀，中医认为肝开窍于目，眼目病变从肝治；西医则认为是神经及血管病变。

（4）月经病变：月经量多或量少，月经周期不规律，以及乳房病变，中医认为与肝气肝血密切相关；西医则认为是生殖系及内分泌等病变。

总之，中医之肝包括西医五大方面：①消化系统；②运动系统；③内分泌及代谢；④生殖系统；⑤心理精神系统；以及与心、肺、肾、脾等之间的内在关系。西医之肝病可有中医肝的症状，其症状未必局限于肝；中医肝的症状有诸多，不一定都是西医肝病，中医之肝和西医之肝既有相同一面又有不尽相同一面，以此才能对中医之肝与西医之肝在理论与临床上有比较全面的认识与理解。

肝胆热证用方

肝胆热证的基本症状有胁痛，胁胀，胁肋不适；辨治肝胆热证的基本要点是口苦，口渴，舌质红，运用方药辨治肝胆热证只有重视同中求异，才能选择最佳切机方药而取得良好治疗效果。

茵陈蒿汤(《伤寒杂病论》)

运用茵陈蒿汤并根据方药组成及用量的配伍特点，可以辨治湿热浸淫证、湿热阻结不通证、湿热痞结证；辨治要点是身体发黄，脘腹痞满，或痞块。

【组成】茵陈蒿六两（18 g）　栀子擘,十四枚（14 g）　大黄去皮,二两（6 g）

【用法】用水 840 mL，先煎茵陈 30 min，煮取药液 210 mL，每日分 3 次温服。

【功效】清热利湿退黄。

1. 辨治化疗性肝损伤、肝硬化、肝癌、肝炎综合征、酒精性肝损伤、急慢性肝炎、钩端螺旋体病、流行性出血热、急慢性胆囊炎、急慢性胰腺炎、胆结石、胆道蛔虫症、肋间神经痛，以及急慢性胃炎属于湿热浸淫证，以身目发黄、黄色鲜明为基本特征。

【适用病证】

主要症状：身目发黄，脘腹胀闷。

辨证要点：黄色鲜明，口苦，舌质红、苔黄腻，脉沉或滑。

可能伴随的症状：心中烦热，或不思饮食，或恶心，或呕吐，或身热，或大便干结，或小便短赤等。

2. 辨治肿瘤腹水、结核腹水、病毒性肝炎、血吸虫病、丝虫病、乳糜尿腹水、慢性缩窄性心包炎、肾病综合征属于湿热阻结不通证，以腹大胀满、食后腹胀、舌苔腻为基本特征。

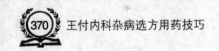

【适用病证】

主要症状：腹大胀满，按之如囊裹水。

辨证要点：口苦口腻，舌质红、苔黄腻，脉沉或滑。

可能伴随的症状：脘腹痞满，或心胸烦热，或渴不欲饮，或不思饮食，或身目发黄，或大便不调，或小便黄赤等。

3. 辨治良性肿瘤、恶性肿瘤、皮下囊肿、脂肪瘤、增生性病变、淋巴结肿大、肝硬化、脾大属于湿热痞结证，以痞块、黄疸为基本特征。

【适用病证】

主要症状：痞块，疼痛。

辨证要点：口苦口腻，舌质红、苔黄或腻，脉沉或滑。

可能伴随的症状：胁痛，或牵引肩背，或口渴，或不思饮食，或脘腹胀满，或大便干结，或小便黄赤等。

【解读方药】 方中用茵陈疏泄利湿清热；泻热药 2 味，大黄偏于导热泻大便，栀子偏于泻热利小便。又，方中用疏利湿热药配伍泻热药，以泻热于下，方药相互为用，以清热利湿退黄为主。

【配伍用药】 若胁痛者，加柴胡、川楝子，以行气止痛；若口苦者，加黄芩、龙胆草，以清热燥湿；若小便少者，加滑石、茯苓，以清利小便；若食少者，加山楂、生麦芽，以消食和胃等。

【临证验案】 新生儿黄疸

魏某，男，7 天，郑州人。其父代诉，新生儿从出生之日起即出现全身黄疸，经治疗未见好转，目前身黄似在加重，大便干结，面色潮红，哭声低弱，手足温度偏低，手指纹暗红。辨为湿热内结夹阳虚证，治当清热利湿，温补阳气，给予茵陈蒿汤、栀子柏皮汤与桂桂人参汤合方加味：茵陈 20 g，大黄 6 g，栀子 15 g，桂枝 12 g，红参 10 g，白术 10 g，干姜 10 g，黄柏 6 g，生甘草 3 g，炙甘草 12 g。3 剂，水煎服，第 1 次煎 35 min，第 2 次煎 25 min，合并药液，每日 1 剂，每次服 3 mL 左右，每日分 15 次服，另外，小孩母亲分早、中、晚 3 次服。

二诊：大便通畅，黄疸减轻，以前方 3 剂继服。

三诊：大便通畅，黄疸较前明显减轻，以前方 6 剂继服。

四诊：仍有轻微黄疸，以前方 6 剂继服。

五诊：黄疸消退，又以前方治疗3剂。随访1个月，一切正常。

用方体会：根据黄疸、面色潮红辨为热，又根据大便干结辨为热结，因哭声低弱辨为气虚，又因手足温度偏低辨为阳虚，以此辨为湿热内结夹阳虚证。方以茵陈蒿汤清热利湿退黄；以栀子柏皮汤清热燥湿；以桂枝人参汤温阳健脾益气，方药相互为用，以奏其效。

茵陈五苓散(《伤寒杂病论》)

运用茵陈五苓散并根据方药组成及用量的配伍特点，可以辨治湿热浸淫证；辨治要点是身体发黄，脘腹痞满，肢体沉重。

【组成】茵陈蒿_{末,十分}（30 g）　五苓散_{五分}（15 g）

【用法】将药研为细散状，饭前服用，每次服10 g，每日分3次服。

【功效】利湿退黄。

辨治化疗性肝损伤、肝硬化、肝癌、肝炎综合征、酒精性肝损伤、急慢性肝炎、钩端螺旋体病、流行性出血热、急慢性胆囊炎、急慢性胰腺炎、胆结石、胆道蛔虫症、肋间神经痛，以及急慢性胃炎属于湿热浸淫证，以身目发黄、肢体沉重为基本特征。

【适用病证】

主要症状：身目发黄，脘腹胀闷。

辨证要点：肢体困重，口腻，舌质红、苔黄腻，脉沉或迟。

可能伴随的症状：胸脘烦满，或不思饮食，或恶心，或呕吐，或头沉，或大便不畅，或小便短赤等。

【解读方药】方中用利湿药4味，茯苓偏于健脾，猪苓、泽泻偏于清热，茵陈偏于疏泄利湿清热；白术健脾益气燥湿；桂枝辛温通阳，解表化气。又，方中用利湿药配伍健脾药，以治脾不化湿；利湿药配伍温阳药，阳可化气，气可化湿，方药相互为用，以利湿退黄为主。

【配伍用药】若腹胀者，加枳实、厚朴，以行气除胀；若恶心者，加陈皮、竹茹，以降逆止呕；若胁痛者，加柴胡、川楝子，以行气止痛；若口苦者，加黄芩、龙胆草，以清热燥湿；若小便少者，加滑石、茯苓，以清利小便；若食少者，加山楂、生麦芽，以消食和胃等。

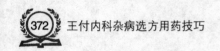

【临证验案】酒精性肝损伤

詹某，女，54岁，郑州人。3年前因饮酒不当引起酒精性肝损伤，多次经中西药治疗但未能控制症状，近由病友介绍前来诊治：血清谷丙转氨酶（ALT）260 U/L，谷草转氨酶（AST）243 U/L，总胆红素150 μmol/L，右上腹胀痛，不思饮食，倦怠乏力，身体消瘦，肢体沉重，身体时时出现黄疸，急躁易怒，大便偏干，舌质红、苔黄腻。辨为湿热夹郁气虚证，治当清热利湿，疏肝理气，健脾益气，给予茵陈五苓散、四逆散与桂枝人参汤合方：茵陈30 g，猪苓7 g，泽泻12 g，白术10 g，茯苓7 g，桂枝12 g，柴胡12 g，枳实12 g，白芍12 g，红参10 g，干姜10 g，大黄6 g，炙甘草12 g。6剂，水煎服，第1次煎40 min，第2次煎25 min，合并药液，每日1剂，每次服30 mL左右，每日分早、中、晚3次服。

二诊：大便正常，情绪急躁好转，以前方6剂继服。

三诊：大便偏溏，右上腹胀痛减轻，倦怠乏力好转，以前方变大黄为3 g，6剂。

四诊：血清谷丙转氨酶（ALT）148 U/L，谷草转氨酶（AST）124 U/L，总胆红素110 μmol/L，大便正常，右上腹胀痛基本消除，以前方6剂继服。

五诊：大便轻微溏泻，肢体沉重好转，以前方去大黄，6剂。

六诊：大便正常，仍有不思饮食，以前方加山楂24 g，6剂。

七诊：血清谷丙转氨酶（ALT）37 U/L，谷草转氨酶（AST）35 U/L，总胆红素16 μmol/L，诸症基本消除，又以前方治疗20余剂。随访1年，一切尚好。

用方体会：根据右上腹胀痛、舌质红辨为热，又根据急躁易怒辨为肝郁，因肢体沉重、苔黄腻辨为湿热，又因倦怠乏力辨为气虚，以此辨为湿热夹郁气虚证。方以茵陈五苓散利湿清热退黄；以四逆散疏肝解郁，调理气机；以桂枝人参汤温中散寒，健脾益气，加大黄泻利热结，方药相互为用，以奏其效。

甘露消毒丹（《医效秘传》）

运用甘露消毒丹并根据方药组成及用量的配伍特点，可以辨治湿热疫黄证；辨治要点是身体发黄，脘腹痞满，黄色鲜明。

【组成】飞滑石 _{十五两}（450 g） 淡黄芩 _{十两}（300 g） 绵茵陈 _{十一两}（330 g）石菖蒲 _{六两}（180 g） 川贝母 木通 _{各五两}（各150 g） 藿香 连翘 白蔻仁 薄荷 射干 _{各四两}（各120 g）

【用法】将药研为细散状，每次服9 g，温开水调服，或以神曲糊为丸，温开水化服亦可。用汤剂可用原方量的1/50。

辨治化疗性肝损伤、肝硬化、肝癌、肝炎综合征、酒精性肝损伤、急慢性肝炎、钩端螺旋体病、流行性出血热、急慢性胆囊炎、急慢性胰腺炎、胆结石、胆道蛔虫症、肋间神经痛，以及急慢性胃炎属于湿热疫毒证，以身目发黄、脘腹痞满、黄色鲜明为基本特征。

【适用病证】

主要症状：身目发黄，脘腹胀闷。

辨证要点：肢体困重，黄色鲜明，舌质红、苔黄腻，脉沉或迟。

可能伴随的症状：口腻，或胸脘烦满，或心胸烦热，或身体发热，或不思饮食，或恶心，或呕吐，或头沉，或大便不畅，或小便短赤等。

【解读方药】方中用利湿药3味，滑石偏于通窍，茵陈偏于疏泄，木通偏于通脉；清热药3味，黄芩偏于燥湿，连翘偏于散结，射干偏于利咽；芳香化湿药3味，藿香偏于调中，白蔻仁偏于醒脾，石菖蒲偏于开窍；薄荷辛凉透散；贝母降逆化痰。又，方中用利湿药配伍清热药，以治湿热；利湿药配伍芳香药，以分消湿浊；利湿药配伍化痰药，以治痰湿蕴结；利湿药配伍辛散药，以治湿热蕴结，方药相互为用，以利湿化浊，清热解毒为主。

【配伍用药】若黄疸者，加栀子、大黄，以泻热退黄；若咽肿甚者，加山豆根、板蓝根，以清热解毒利咽等。

大柴胡汤(《伤寒杂病论》)

运用大柴胡汤并根据方药组成及用量的配伍特点，可以辨治少阳阳明发黄证、少阳阳明痞满证、少阳阳明郁热疟证；辨治要点是身体发黄，脘腹痞满，黄色鲜明。

【组成】柴胡 _{半斤}（24 g） 黄芩 _{三两}（9 g） 芍药 _{三两}（9 g） 半夏 _{洗,半升}（12 g）生姜 _{切,五两}（15 g） 枳实 _{炙,四枚}（4 g） 大枣 _{擘,十二枚}（12 枚） 大黄 _{二两}（6 g）

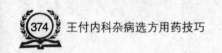

【用法】用水 840 mL，煮取药液 210 mL，每日分 3 次温服。

【功效】清疏少阳，降泄阳明。

1. **辨治化疗性肝损伤、肝硬化、肝癌、肝炎综合征、酒精性肝损伤、急慢性肝炎、钩端螺旋体病、流行性出血热、急慢性胆囊炎、急慢性胰腺炎、胆结石、胆道蛔虫症、肋间神经痛属于少阳阳明发黄证，以身目发黄、胸胁苦满为基本特征。**

【适用病证】

主要症状：身目发黄，脘腹胀闷。

辨证要点：胸胁苦满，口苦，舌质红、苔黄，脉沉或弦。

可能伴随的症状：胸脘烦满，或心胸烦热，或身热不解，或往来寒热，或胁痛及背，或不思饮食，或恶心，或呕吐，或大便不畅，或小便短赤等。

2. **辨治神经性呕吐、幽门梗阻、幽门痉挛，急慢性胃炎、慢性胆囊炎、慢性胰腺炎、心源性呕吐、胃黏膜脱垂属于少阳阳明痞满证，以胃脘闷满、呕吐，或大便不畅为基本特征。**

【适用病证】

主要症状：胃脘痞闷，呕吐。

辨证要点：口苦，舌质红、苔薄黄，脉沉或弦。

可能伴随的症状：身热，或胁肋胀痛，或胸膈痞闷，或恶心，或腹痛，或大便干结等。

3. **辨治疟疾、黑热病、回归热、细菌性感染、病毒性感染、功能性发热、原因不明性发热、血液性疾病属于少阳阳明郁热疟证，以寒热交作、胸胁脘腹痞满为基本特征。**

【适用病证】

主要症状：寒热交作，头痛，胸胁脘腹痞满。

辨证要点：口苦，舌质红、苔薄黄，脉弦数。

可能伴随的症状：口渴，或热多寒少，或肢体烦痛，或身热，或呕吐，或胸闷，或小便短赤，或大便干结，或神昏，或谵语等。

【解读方药】方中用清热药 2 味，柴胡偏于辛散透热，黄芩偏于苦寒降热；大黄泻热通下；枳实理气导滞；宣降药 2 味，生姜偏于宣散，半夏偏于降泄；芍药益血泻胆；大枣益气。又，方中用清热药配伍理气药，以治热遏气机；清热药配伍宣降药，以治热壅气机；清热药配伍益血药，以治热伤阴血；清热药配益气药，既治热伤气又防寒药伤胃，方药相互为用，以清疏少阳，降泄阳明为主。

【配伍用药】 若胃脘胀满者，加莱菔子、神曲，以消食化积；若黄疸者，加茵陈、栀子，以清热利湿退黄；若胆结石者，加海金沙、郁金、石韦，以利胆化石消石；若胁痛者，加延胡索、桃仁，以行气活血止痛；若眩晕者，加天麻、菊花，以清眩止晕；若心烦失眠者，加酸枣仁、黄连，以清心益血安神等。

【临证验案】 慢性胰腺炎、功能性发热

李某，女，48岁，郑州人。有多年慢性胰腺炎病史，1年前又出现发热（腋下体温38℃左右），服用中西药但未能控制发热等症状，近由病友介绍前来诊治：脘腹胀痛，不思饮食，倦怠乏力，肢体沉重，大便干结3天/次，上午体温37.8℃左右，下午体温38.1℃左右，急躁易怒，情绪低落，舌质暗红夹瘀紫、苔黄厚腻。辨为湿热夹郁瘀证，治当清热燥湿，疏肝理气，活血化瘀，给予大柴胡汤、四逆散与桃核承气汤合方加味：柴胡24 g，黄芩10 g，白芍10 g，生半夏12 g，生姜15 g，枳实12 g，大枣12枚，大黄12 g，芒硝6 g，柴胡12 g，桂枝6 g，红参6 g，桃仁10 g，炙甘草12 g。6剂，水煎服，第1次煎40 min，第2次煎25 min，合并药液，每日1剂，每次服30 mL左右，每日分早、中、晚3次服。

二诊：上午体温37.2℃左右，下午体温37.5℃左右，脘腹胀满减轻，大便仍干结，以前方变芒硝为10 g，6剂。

三诊：上午体温37.1℃左右，下午体温37.2℃左右，大便正常，肢体沉重减轻，仍有倦怠乏力，以前方变红参为10 g，6剂。

四诊：上午体温37.1℃左右，下午体温37.1℃左右，大便略溏，倦怠乏力明显好转，以前方变芒硝为6 g，6剂。

五诊：上午体温37.0℃左右，下午体温37.2℃左右，大便正常，肢体沉重基本消除，以前方变大黄为10 g，6剂。

六诊：上午体温36.5℃左右，下午体温36.7℃左右，大便正常，诸症均明显好转，以前方6剂继服。

七诊：诸症基本消除，又以前方治疗50余剂，经彩超复查慢性胰腺炎基

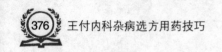

本痊愈。随访1年，一切尚好。

用方体会：根据脘腹胀痛、不思饮食辨为脾胃郁滞，又根据急躁易怒、情绪低落辨为气郁，因肢体沉重、苔黄腻辨为湿，又因舌质暗红夹瘀紫辨为瘀，以此辨为湿热夹郁瘀证。方以大柴胡汤清少阳、泻阳明，缓急止痛；以四逆散疏理气机；以桃核承气汤泻热祛瘀，通络止痛，方药相互为用，以奏其效。

犀角散(《备急千金要方》)

运用犀角散并根据方药组成及用量的配伍特点，可以辨治湿热疫毒迫血证；辨治要点是身体发黄，神昏谵语，黄色鲜明。

【组成】犀角（水牛角）三两（9 g）　黄连五两（15 g）　升麻三两（9 g）　山栀五两（15 g）　茵陈三两（9 g）［原方无用量，用量乃作者所加］

【用法】水煎服，每日分3次温服。

【功效】清热凉血，解毒利湿。

辨治化疗性肝损伤、肝硬化、肝癌、肝炎综合征、酒精性肝损伤、急慢性肝炎、钩端螺旋体病、流行性出血热、急慢性胆囊炎、急慢性胰腺炎、胆结石、胆道蛔虫症、肋间神经痛，以及急慢性胃炎属于疫毒迫血证，以身目发黄，神昏谵语为基本特征。

【适用病证】

主要症状：身目发黄，神昏谵语。

辨证要点：身黄如金色，口渴，舌质红、苔黄，脉沉数或弦数。

可能伴随的症状：皮肤瘙痒，或高热不退，或身热不解，或烦躁，或抽搐，或衄血，或便血，或肌肤瘀斑，或脘腹胀满，或小便短赤等。

【解读方药】方中用犀角（水牛角）清热凉血解毒；清热燥湿药2味，黄连偏于解毒，栀子偏于凉血；升麻清透郁热；茵陈利湿清热。又，方中用凉血药配伍清热燥湿药，以治热血郁结；凉血药配伍辛散药，以透散血热；凉血药配伍利湿药，以治湿郁血脉，方药相互为用，以清热凉血，解毒利湿为主。

【配伍用药】若血热甚者，加大水牛角用量，再加生地黄，以清热凉血；若湿甚者，加大茵陈用量，再加泽泻、茯苓，以清热利湿；若皮肤瘙痒者，加苦参、地肤子，以燥湿止痒；若高热不退者，加石膏、知母，以清泻郁热等。

安宫牛黄丸(《温病条辨》)

运用安宫牛黄丸并根据方药组成及用量的配伍特点，可以辨治热闭心窍证、热闭扰筋证；辨治要点是腹大坚满，神志昏迷，颈项强直。

【组成】牛黄　郁金　黄连　朱砂　栀子　雄黄　黄芩_{各一两}（各30 g）　犀角_{(水牛角代)浓缩粉,一两}（30 g）　冰片　麝香_{各二钱五分}（各7 g）　珍珠_{五钱}（15 g）

【用法】将药研为细散状，以炼老蜜为丸，每丸 3 g，以金箔为衣；脉虚者，用人参煎汤送服；脉实者，以金银花、薄荷煎汤送服，每服 1 丸；小儿服半丸，疗效不明显，再服半丸。

【功效】清心解毒，豁痰开窍。

1. **辨治肿瘤腹水、结核腹水、病毒性肝炎、血吸虫病、丝虫病、乳糜尿腹水、慢性缩窄性心包炎、肾病综合征属于热闭心窍证，以腹大胀满、肢体水肿、五心烦热为基本特征。**

【适用病证】

主要症状：腹大如鼓，神志昏迷，烦躁不安。

辨证要点：身热，舌质红、苔薄黄，脉滑或数。

可能伴随的症状：怒目狂叫，或四肢抽搐，或大便干结，或小便短少，或鼻衄，或牙龈出血等。

2. **辨治流行性脑脊髓膜炎、流行性乙型脑炎、结核性脑膜炎、肝性脑病、肾性脑病、中毒性脑病、脑寄生虫病、脑囊虫病、脑脓肿等属于热闭扰筋证，以头痛、项强、神昏为基本特征。**

【适用病证】

主要症状：头痛，神昏，颈项强直。

辨证要点：口渴，汗出，舌质红、苔黄，脉弦或数。

可能伴随的症状：急躁易怒，或谵语，或舌强不能语，或四肢抽搐，或角弓反张，或头痛，或高热等。

【解读方药】方中用清热药 5 味，牛黄偏于化痰，水牛角偏于凉血，黄连偏于清心，黄芩偏于清肺，栀子偏于泻热；安神药 2 味，朱砂偏于镇心，珍珠偏于息风；开窍药 3 味，麝香偏于温开，冰片偏于凉开，郁金偏于活血；雄黄温化痰浊。又，方中用清热药配伍开窍药，以治热闭心窍；清热药配伍安神药，以治热扰心神；清热药配伍温化药，以治郁热生痰；安神药配伍开窍药，以通窍醒神，方药相互为用，以清热解毒，开窍醒神为主。

【配伍用药】若脉虚者，以人参煎汤送服以补虚；若脉实者，以金银花、薄荷煎汤送服以泻实，以增强治疗效果。

茵陈四苓汤(《杏苑生春》)

运用茵陈四苓汤并根据方药组成及用量的配伍特点，可以辨治湿热夹虚发黄证；辨治要点是身体发黄，胃脘痞满，倦怠乏力。

【组成】茵陈　泽泻　白术各一钱半（各4.5 g）　枳实　猪苓各一钱（各3 g）山栀仁半钱（1.5 g）

【用法】水煎服，每日分早、中、晚3次服。

【功效】清热燥湿，健脾行气。

辨治化疗性肝损伤、肝硬化、肝癌、肝炎综合征、酒精性肝损伤、急慢性肝炎、钩端螺旋体病、流行性出血热、急慢性胆囊炎、急慢性胰腺炎、胆结石、胆道蛔虫症、肋间神经痛，以及急慢性胃炎属于湿热夹虚证，以身目发黄、脘腹胀满为基本特征。

【适用病证】

主要症状：身体发黄，脘腹痞满。

辨证要点：倦怠乏力，口苦，舌质红、苔黄，脉沉。

可能伴随的症状：胁痛，或口腻，或情绪低落，或大便溏泄，或小便黄赤，或恶心呕吐等。

【解读方药】方中用清热药4味，茵陈偏于利湿退黄，栀子偏于燥湿泻火，泽泻、猪苓偏于泻湿利水；白术健脾益气燥湿；枳实行气降逆和中。又，方中用清热药配伍健脾药，以治湿热蕴脾；清热药配伍理气药，以治热夹气郁；健脾药配伍理气药，以调理脾胃，方药相互为用，以清热燥湿，健脾行气为主。

【配伍用药】若热甚者，加大栀子用量，再加黄芩，以清热燥湿；若气虚甚者，加大白术用量，再加山药，以补益中气；若情绪低落者，加柴胡、白芍，以疏肝柔肝；若恶心者，加陈皮、半夏，以降逆和胃等。

肝胆寒热夹杂证用方

肝胆寒热夹杂证的基本症状有胁痛，胁胀，胁肋不适；辨治肝胆寒热夹杂证的基本要点是口苦，口淡不渴，舌苔黄白夹杂，运用方药辨治肝胆寒热夹杂证只有重视同中求异，才能选择最佳切机方药而取得良好治疗效果。

茵陈术附汤（《医学心悟》）

运用茵陈术附汤并根据方药组成及用量的配伍特点，可以辨治寒湿发黄证；辨治要点是身体发黄，神昏谵语，黄色晦暗。

【组成】茵陈_一钱（3 g）　白术_二钱（6 g）　附子_半钱（1.5 g）　干姜_半钱（1.5 g）　甘草_炙，一钱（3 g）　肉桂_去皮，三分（1 g）

【用法】水煎服，每日分 3 次温服。

【功效】温中化湿，健脾退黄。

辨治化疗性肝损伤、肝硬化、肝癌、肝炎综合征、酒精性肝损伤、急慢性肝炎、钩端螺旋体病、流行性出血热、急慢性胆囊炎、急慢性胰腺炎、胆结石、胆道蛔虫症、肋间神经痛，以及急慢性胃炎属于寒湿发黄证，以身目发黄、脘腹痞满为基本特征。

【适用病证】

主要症状：身目发黄，或神昏谵语。

辨证要点：黄色晦暗，口淡不渴，舌质淡、苔白，脉沉或迟。

可能伴随的症状：倦怠乏力，或手足不温，或不思饮食，或形寒怕冷，或大便不畅，或脘腹胀满，或恶心呕吐等。

【解读方药】方中用辛热药 3 味，附子偏于壮阳，干姜偏于温中，肉桂偏于补阳；益气药 2 味，白术偏于健脾，甘草偏于缓急；茵陈利湿解毒。又，方中用辛热药配伍益气药，以治阳虚生寒；辛热药配伍利湿药，以温化湿浊，方药相互为用，以温中化湿，健脾退黄为主。

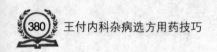

【配伍用药】若寒甚者，加大肉桂、干姜用量，以温阳散寒；若湿甚者，加大白术、茵陈用量，再加茯苓，以燥湿利湿；若气虚甚者，加大白术用量，再加人参，以补益中气；若不思饮食者，加山楂、麦芽，以消食和胃等。

肝胆虚弱证用方

肝胆虚弱证的基本症状有胁痛，胁胀，胁肋不适；辨治肝胆虚弱证的基本要点是倦怠乏力，口淡不渴，脉虚弱，运用方药辨治肝胆虚弱证只有重视同中求异，才能选择最佳切机方药而取得良好治疗效果。

黄芪建中汤(《伤寒杂病论》)

运用黄芪建中汤并根据方药组成及用量的配伍特点，可以辨治脾胃气血虚发黄证、脾胃气血虚痞满证；辨治要点是身体发黄，胃脘痞满，胃痛。

【组成】桂枝_{去皮,三两}（9 g）　甘草_{炙,二两}（6 g）　芍药_{六两}（18 g）　生姜_{切,三两}（9 g）　大枣_{擘,十二枚}（12 枚）　胶饴_{一升}（70 mL）　黄芪_{一两半}（4.5 g）

【用法】用水 420 mL，煮取药液 210 mL，加入饴糖微火消溶。每次温服 70 mL，每日分 3 次服。呕吐明显者，慎用。若气短，胸满者，加生姜；若腹满者，去大枣，加茯苓 5 g；治疗肺虚损不足上逆者，可加补气药及半夏 9 g。

【功效】补中益气，温养气血。

1. 辨治化疗性肝损伤、肝硬化、肝癌、肝炎综合征、酒精性肝损伤、急慢性肝炎、钩端螺旋体病、流行性出血热、急慢性胆囊炎、急慢性胰腺炎、胆结石、胆道蛔虫症、肋间神经痛属于脾胃气血虚发黄证，以身目发黄、倦怠乏力为基本特征。

【适用病证】

主要症状：身体肌肤淡黄，脘腹痞满。

辨证要点：倦怠乏力，口淡不渴，舌质淡、苔白，脉沉弱。

可能伴随的症状：心悸，或不思饮食，或气短，或大便溏泄，或头晕目眩，或恶心呕吐等。

2. 辨治神经性呕吐、幽门梗阻、幽门痉挛，急慢性胃炎、慢性胆囊炎、慢性胰腺炎、心源性呕吐、胃黏膜脱垂属于少脾胃气血虚痞满证，以胃脘闷满、面色萎黄为基本特征。

【适用病证】

主要症状：胃脘痞闷，胃痛。

辨证要点：面色萎黄，舌质淡、苔薄白，脉沉弱。

可能伴随的症状：手足不温，或腹部胀痛，或胸膈痞闷，或恶心，或头晕目眩，或大便不畅等。

【解读方药】方中用益气药 4 味，黄芪偏于固表，胶饴、大枣偏于补血，甘草偏于生津；芍药补血缓急；辛温药 2 味，桂枝偏于温通，生姜偏于温胃。又，方中用益气药配伍补血药，以治气血两虚；益气药配伍辛温药，以治气虚夹寒；补血药配伍辛温药，以治血虚夹寒，方药相互为用，以补中益气，温养气血为主。

【配伍用药】若气虚甚者，加大黄芪、大枣用量，以补益中气；若血虚甚者，加大白芍用量，再加当归，以补血养血；若寒甚者，加大桂枝用量，再加干姜，以温中散寒；若不思饮食者，加山楂、麦芽、神曲，以消食和胃等。

【临证验案】慢性肝炎、肝硬化、脂肪肝、肝损伤

党某，男，59 岁，郑州人。有多年慢性肝炎、脂肪肝病史，3 年前又诊断为肝硬化，4 个月前又诊断为急性肝损伤即血清谷丙转氨酶（ALT）926 U/L，谷草转氨酶（AST）1 005 U/L，总胆红素 260 μmol/L，住院治疗后血清谷丙转氨酶（ALT）269 U/L，谷草转氨酶（AST）297 U/L，总胆红素 130 μmol/L，出院后 2 周后病情复发即血清谷丙转氨酶（ALT）546 U/L，谷草转氨酶（AST）584 U/L，总胆红素 210 μmol/L，服用中西药但未能控制病情，近由病友介绍前来诊治：血清谷丙转氨酶（ALT）562 U/L，谷草转氨酶（AST）594 U/L，总胆红素 218 μmol/L，身体肌肤发黄，脘腹痞满，肢体沉重，不思饮食，大便溏泄，头晕目眩，倦怠乏力，口腻口苦，舌质淡红、苔腻黄白夹杂，脉沉弱。辨为气血虚夹湿热证，治当补益气血，清利湿热，给予黄芪建中汤与茵陈五苓散合方加味：桂枝 10 g，白芍 20 g，生姜 10 g，大枣 12 枚，红参 10 g，当归 10 g，黄芪 5 g，茵陈 30 g，猪苓 7 g，泽泻 12 g，白术 10 g，茯苓

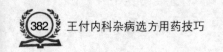

7 g，炙甘草 6 g。6 剂，水煎服，第 1 次煎 40 min，第 2 次煎 25 min，合并药液，每日 1 剂，每次服 30 mL 左右，每日分早、中、晚 3 次服。

二诊：倦怠乏力好转，头晕目眩减轻，以前方 6 剂继服。

三诊：身体发黄减轻，仍然口腻口腻，以前方加黄芩 10 g，6 剂。

四诊：经复查血清谷丙转氨酶（ALT）194 U/L，谷草转氨酶（AST）187 U/L，总胆红素 165 μmol/L，口腻口苦减轻，脘腹痞满明显减轻，以前方 12 剂继服。

五诊：饮食转佳，病情趋于稳定，未有明显不适，以前方 12 剂继服。

六诊：口腻口苦消除，诸症基本消除，以前方 12 剂继服。

七诊：经复查脂肪肝基本痊愈，血清谷丙转氨酶（ALT）34 U/L，谷草转氨酶（AST）36 U/L，总胆红素 11 μmol/L，诸症基本消除，又以前方治疗 40 余剂；之后，又以前方变汤剂为散剂，每次 6 g，每日分早、中、晚 3 次服，以巩固治疗效果。随访 2 年，其余一切尚好。

用方体会：根据脘腹痞满、不思饮食辨为脾胃壅滞，又根据头晕目眩、倦怠乏力辨为气血虚，因肢体沉重、苔腻辨为湿浊，又因口腻口苦辨为湿热，以此辨为气血虚夹湿热证。方以黄芪建中汤（红参、当归代饴糖）补益气血，温中散寒；以茵陈五苓散利湿清热退黄，方药相互为用，以奏其效。

六味地黄丸(《济生方》)与一贯煎(《续名医类案》)合方

运用六味地黄丸与一贯煎合方并根据方药组成及用量的配伍特点，可以辨治阴虚水肿证；辨治要点是腹大坚满，肢体水肿，五心烦热。

【组成】

六味地黄丸：熟地黄_{八钱}（24 g）　山药_{四钱}（12 g）　山茱萸_{四钱}（12 g）　泽泻_{三钱}（9 g）　茯苓_{去皮，三钱}（9 g）　牡丹皮_{三钱}（9 g）

一贯煎：北沙参　麦冬　当归身_{各三钱}（各9 g）　生地黄_{六钱至一两五钱}（18~45 g）枸杞子_{三钱至六钱}（9~18 g）　川楝子_{一钱半}（5 g）

【用法】水煎服。

【功效】滋补肝肾，益阴利水。

辨治肿瘤腹水、结核腹水、病毒性肝炎、血吸虫病、丝虫病、乳糜尿腹水、慢性缩窄性心包炎、肾病综合征属于阴虚水肿证，以腹大胀满、肢体水肿、五心烦热为基本特征。

【适用病证】

主要症状：腹大坚满，肢体水肿，或腰膝酸软，或胁肋不适。

辨证要点：面色潮红，五心烦热，舌红少苔，脉沉细。

可能伴随的症状：脘腹痞满，或口干咽燥，或不思饮食，或心烦，或头晕目眩，或面色晦滞，或失眠，或情绪急躁，或小便短少，或鼻衄，或牙龈出血等。

【解读方药】方中用滋阴药 3 味，沙参偏于生津，麦冬偏于清热，枸杞子偏于填精；补血药 2 味，熟地黄偏于滋阴，当归偏于活血；凉血药 2 味，生地黄偏于生津，牡丹皮偏于散瘀；渗利药 2 味，茯苓偏于益气，泽泻偏于清热；山药补气化阴；山茱萸益肾固精；川楝子疏肝理气。又，方中用滋阴药配伍补血药，以滋补阴血，阴血互化；滋阴药配伍凉血药，以治阴虚生热；滋阴药配伍渗利药，既可治湿浊又可兼防滋阴药浊腻；滋阴药配伍益气药，气可化阴；滋阴药配伍温阳药，以阴阳互补，方药相互为用，以滋阴疏肝为主。

【配伍用药】若水肿甚者，加大泽泻、茯苓用量，以渗利水气；若血热甚者，加大生地黄、牡丹皮用量，以清热凉血；若腹胀甚者，加枳实、厚朴，以行气除胀；若盗汗者，加牡蛎、五味子，以敛阴止汗；若不思饮食者，加生山楂、神曲，以消食和胃等。

归芍六君子汤(《笔花医镜》)

运用归芍六君子汤并根据方药组成及用量的配伍特点，可以辨治气血虚夹痰发黄证；辨治要点是身体发黄，胃脘痞满，倦怠乏力。

【组成】当归身　白芍_{各二钱}（各 6 g）　人参　白术　茯苓_{各一钱半}（各 4.5 g）陈皮　半夏_{各一钱}（各 3 g）　炙甘草_{半钱}（1.5 g）

【用法】水煎服，每日分早、中、晚 3 次服。

【功效】健脾调中，益气养血。

辨治化疗性肝损伤、肝硬化、肝癌、肝炎综合征、酒精性肝损伤、急慢性肝炎、钩端螺旋体病、流行性出血热、急慢性胆囊炎、急慢性胰腺炎、胆结

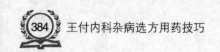

石、胆道蛔虫症、肋间神经痛，以及急慢性胃炎属于气血虚夹痰发黄证，以身目发黄、脘腹胀满为基本特征。

【适用病证】

主要症状：身体发黄，脘腹痞满。

辨证要点：倦怠乏力，舌质淡、苔薄白，脉沉弱。

可能伴随的症状：胁痛，或不思饮食，或大便溏泄，或头晕目眩，或恶心呕吐等。

【解读方药】 方中用益气药 4 味，人参偏于大补元气，白术偏于健脾燥湿，茯苓偏于渗利水湿，甘草偏于缓急；化痰药 2 味，陈皮偏于理气，半夏偏于降逆。又，方中用益气药配伍化痰药，以治气虚生痰；益气药配伍降逆药，以治气虚气逆，方药相互为用，以健脾调中，益气养血为主。

【配伍用药】 若血虚甚者，加大当归、白芍用量，再加阿胶，以补血养血；若气虚甚者，加大人参、白术用量，再加山药，以补益中气；若痰甚者，加大陈皮、半夏用量，以燥湿化痰；若胁痛者，加大白芍用量，再加延胡索，以缓急止痛等。

【临证验案】慢性胆囊炎、慢性胰腺炎

夏某，女，48 岁，郑州人。有多年慢性胆囊炎、慢性胰腺炎病史，可服用中西药未能有效控制症状，近由病友介绍前来诊治：脘腹胁肋痞满胀痛，不思饮食，恶心，呕吐，倦怠乏力，大便溏泄，手足不温，口苦，口渴，舌质淡红、苔薄黄，脉沉弱。辨为气血虚夹郁热证，治当补益气血，调气清热，给予小柴胡汤与归芍六君子汤合方：柴胡 24 g，黄芩 10 g，生姜 10 g，大枣 12 枚，红参 10 g，生半夏 12 g，当归 12 g，白芍 12 g，白术 10 g，茯苓 10 g，陈皮 6 g，炙甘草 6 g。6 剂，水煎服，第 1 次煎 40 min，第 2 次煎 25 min，合并药液，每日 1 剂，每次服 30 mL 左右，每日分早、中、晚 3 次服。

二诊：脘腹胁肋痞满胀痛减轻，仍然恶心，以前方变生姜为 15 g，陈皮为 24 g，6 剂。

三诊：脘腹胁肋痞满胀痛较前又有减轻，仍然大便溏泄，以前方变茯苓为 15 g，6 剂。

四诊：大便正常，口苦口腻仍有，以前方加黄连 5 g，6 剂。

五诊：口腻口苦基本消除，饮食转佳，其余未有明显不适，以前方 6 剂继服。

六诊：脘腹胁肋痞满胀痛基本消除，手足温和，以前方6剂继服。

七诊：诸症基本消除，又以前方治疗40余剂；之后，又以前方变汤剂为散剂，每次6 g，每日分早、中、晚3次服，治疗3个月，以巩固治疗效果，经复查慢性胆囊炎、慢性胰腺炎基本痊愈。随访2年，一切尚好。

用方体会：根据脘腹胁肋痞满胀痛、不思饮食辨为胆胃不和，又根据恶心呕吐辨为胆胃气逆，因大便溏泄、手足不温辨为阳虚，又因口腻口苦辨为湿热，以此辨为气血虚夹郁热证。方以小柴胡汤清热调气益气；以当芍六君子汤健脾调中，益气养血，方药相互为用，以奏其效。

肝胆瘀血证用方

肝胆瘀血证的基本症状有胁痛，胁胀，胁肋不适；辨治肝胆瘀血证的基本要点是痛如针刺，痛处不移，脉沉涩，运用方药辨治肝胆瘀血证只有重视同中求异，才能选择最佳切机方药而取得良好治疗效果。

鳖甲煎丸(《伤寒杂病论》)

运用鳖甲煎丸并根据方药组成及用量的配伍特点，可以辨治痰瘀发黄证、痰瘀痞块证；辨治要点是身体发黄、胁下疼痛，苔腻。

【组成】鳖甲炙,十二分（36 g） 乌扇烧,三分（9 g） 黄芩三分（9 g） 柴胡六分（18 g） 鼠妇熬,三分（9 g） 干姜三分（9 g） 大黄三分（9 g） 芍药五分（15 g） 桂枝三分（9 g） 葶苈熬,一分（3 g） 石韦去毛,三分（9 g） 厚朴三分（9 g） 牡丹去心,五分（15 g） 瞿麦二分（6 g） 紫葳三分（9 g） 半夏一分（3 g） 人参一分（3 g） 䗪虫熬,五分（15 g） 阿胶炙,三分（9 g） 蜂窝炙,四分（12 g） 赤硝十二分（36 g） 蜣螂熬,六分（18 g） 桃仁二分（6 g）

【用法】将药研为细散状，取煅灶下灰700 mL，清酒1 350 mL，加入诸药，煎熬如丸，饭前服用。每日分3次服。

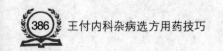

【功效】化瘀消癥，化痰散结。

1. **辨治化疗性肝损伤、肝硬化、肝癌、肝炎综合征、酒精性肝损伤、急慢性肝炎、钩端螺旋体病、流行性出血热、急慢性胆囊炎、急慢性胰腺炎、胆结石、胆道蛔虫症、肋间神经痛，以及急慢性胃炎属于痰瘀发黄证，以身目发黄、胁下痞块为基本特征。**

【适用病证】

主要症状：身体发黄，胁下疼痛。

辨证要点：面颈赤丝红纹，舌质暗紫或夹瘀斑、苔厚腻，脉沉涩。

可能伴随的症状：脘腹痞满，或胁痛，或不思饮食，或痛如针刺，或夜间加重，或恶心呕吐等。

2. **辨治良性肿瘤、恶性肿瘤、皮下囊肿、脂肪瘤、增生性病变、淋巴结肿大、肝硬化、脾大属于痰瘀痞块证，以痞块、疼痛为基本特征。**

【适用病证】

主要症状：痞块，疼痛。

辨证要点：痛如针刺，舌质暗、苔腻，脉沉或沉涩。

可能伴随的症状：夜间痛甚，或痛处固定，或胁下痞硬，或脘腹胀满，或不思饮食等。

【解读方药】方中用活血药6味，鼠妇偏于消坚，紫葳偏于破散，䗪虫偏于通利，赤硝偏于软坚，蛴螬偏于攻逐，桃仁偏于滑利；鳖甲软坚散结；泻热药3味，射干偏于降泄，黄芩偏于燥湿，大黄偏于通下；理气药2味，柴胡偏于行散，厚朴偏于下气；温阳药2味，桂枝偏于通经，干姜偏于温中；补血药2味，芍药偏于敛阴，阿胶偏于止血；治湿药4味，葶苈子偏于降利，半夏偏于燥湿，瞿麦偏于通脉，石韦偏于通窍；牡丹皮凉血散瘀；人参补益元气；蜂窝攻毒消肿。又，方中用活血药配伍泻热药，以治瘀血夹热；活血药配伍理气药，以气帅血行；活血药配伍温阳药，以治瘀血夹寒；活血药配伍补血药，以治瘀血夹虚；活血药配伍治湿药，以治瘀夹痰湿；泻热药配伍温阳药，以治寒热夹杂，方药相互为用，以化瘀消癥，化痰散结为主。

膈下逐瘀汤(《医林改错》)

运用膈下逐瘀汤并根据方药组成及用量的配伍特点，可以辨治寒瘀气滞痞块证；辨治要点是腹中痞块，胀满不通，痛如针刺。

【组成】 五灵脂_{炒,二钱}（6 g） 当归_{三钱}（9 g） 川芎_{二钱}（6 g） 桃仁_{研如泥,三钱}（9 g） 丹皮_{二钱}（6 g） 赤芍_{二钱}（6 g） 乌药_{二钱}（6 g） 延胡索_{一钱}（3 g） 甘草_{三钱}（9 g） 香附_{一钱半}（5 g） 红花_{三钱}（9 g） 枳壳_{一钱半}（5 g）

【用法】 水煎服。

【功效】 活血化瘀，理气止痛。

辨治肝脾肿大、肝硬化、肝癌、腹腔肿瘤、增生性疾病属于瘀血内结证，以腹中痞块、质地坚硬为基本特征。

【适用病证】

主要症状：腹中痞块，胀满不通。

辨证要点：痞块坚硬，痛如针刺，舌质暗淡夹紫、苔薄白，脉沉涩。

可能伴随的症状：脘腹痞满，或面色晦暗黧黑，或胁痛，或不思饮食，或面颈胸臂血痣赤缕；或便血，或皮下出血，或面色晦暗，或口干不欲水，或脘腹胀满，或大便不调等。

【解读方药】 方中用活血药5味，桃仁偏于破血，红花偏于通经，延胡索偏于止痛，川芎偏于行气，五灵脂偏于消积；凉血散瘀药2味，赤芍偏于消肿，牡丹皮偏于通经；理气药3味，香附偏于解郁，枳壳偏于降泄，乌药偏于温通；当归补血活血；甘草益气和中。又，方中用活血药配伍凉血药，以治瘀血化热；活血药配伍理气药，气帅血行；活血药配伍补血药，活血不伤血；活血药配伍益气药，气助血行，方药相互为用，以活血化瘀，理气止痛为主。

【配伍用药】 若寒甚者，加干姜、附子，以温阳散寒；若瘀甚者，加大桃仁、川芎用量，以活血化瘀；若痛甚者，加大延胡索、五灵脂用量，以活血止痛；若郁甚者，加大枳壳、香附用量，以行气解郁等。

膈下逐瘀汤(《医林改错》)与
六君子汤(《妇人大全良方》)合方

运用膈下逐瘀汤与六君子汤合方并根据方药组成及用量的配伍特点，可以辨治寒瘀夹气虚痞块证；辨治要点是腹中痞块，倦怠乏力，痛如针刺。

【组成】

六君子汤：人参去芦　白术　茯苓去皮　甘草炙,各三钱 （各10 g）　陈皮　半夏各一钱 （各3 g）

膈下逐瘀汤：五灵脂炒,二钱 （6 g）　当归三钱 （9 g）　川芎二钱 （6 g）　桃仁研如泥,三钱 （9 g）　丹皮二钱 （6 g）　赤芍二钱 （6 g）　乌药二钱 （6 g）　延胡索一钱 （3 g）　甘草三钱 （9 g）　香附一钱半 （5 g）　红花三钱 （9 g）　枳壳一钱半 （5 g）

【用法】将药研为细散状，每次服6 g，用水煎时加入大枣2枚，生姜3片，温服。

【功效】健脾益气，行气活血。

辨治肝脾肿大、肝硬化、肝癌、腹腔肿瘤、增生性疾病属于脾胃气虚证，以腹中痞块、面色萎黄不移为基本特征。

【适用病证】

主要症状：腹中痞块，胀满不通。

辨证要点：面色萎黄，舌质淡、苔薄白，脉沉弱。

可能伴随的症状：脘腹痞满，或面色晦暗黧黑，或胁痛，或面颈胸臂血痣赤缕，或倦怠乏力，或不思饮食，或形体消瘦，或大便不畅等。

【解读方药】方中用活血药5味，桃仁偏于破血，红花偏于通经，延胡索偏于止痛，川芎偏于行气，五灵脂偏于消积；益气药4味，人参偏于大补元气，白术偏于健脾燥湿，茯苓偏于渗利湿浊，甘草偏于缓急和中；凉血散瘀药2味，赤芍偏于消肿，牡丹皮偏于通经；理气药4味，香附偏于解郁，陈皮偏于和胃，枳壳偏于降泄，乌药偏于温通；当归补血活血；半夏醒脾燥湿化痰。又，方中用活血药配伍益气药，以治瘀血夹虚；活血药配伍凉血药，以治瘀血夹热；活血药配伍理气药，以行气散瘀；活血药配伍补血药，活血不伤血；活血药配伍化痰药，以治痰瘀；益气药配伍理气药，以治气虚气滞，方药相互为用，以活血化瘀，理气止痛为主。

【配伍用药】若气虚甚者，加大人参、白术用量，以健脾益气；若寒甚者，加干姜、附子，以温阳散寒；若瘀甚者，加大桃仁、川芎用量，以活血化瘀；若痛甚者，加大延胡索、五灵脂用量，以活血止痛；若郁甚者，加大枳壳、香附用量，以行气解郁等。

化积丸(《丹溪心法》卷三，名见《济阴纲目》卷五)

运用化积丸并根据方药组成及用量的配伍特点，可以辨治瘀热积滞证；辨治要点是腹中痞块，痛如针刺，舌质红。

【组成】黄连—半用吴茱萸炒，去茱萸；一半用益智炒，去益智，一两半（45 g）　山栀炒，半两（15 g）川芎半两（15 g）　三棱半两（15 g）　莪术醋煮，半两（15 g）　神曲半两（15 g）　桃仁去皮尖，半两（15 g）　香附童便浸，一两（30 g）　萝卜子炒，一两半（45 g）　山楂一两（30 g）

【用法】水煎服。

【功效】活血化瘀，理气清热。

辨治肝脾肿大、肝硬化、肝癌、腹腔肿瘤、增生性疾病属于瘀热积滞证，以腹中痞块，质地坚硬为基本特征。

【适用病证】

主要症状：腹中痞块，胀满不通。

辨证要点：痞块坚硬，攻冲窜痛，舌质暗红夹紫、苔薄黄，脉沉涩。

可能伴随的症状：脘腹痞满，或痛如针刺，或面色晦暗黧黑，或肢体水肿，或胁痛，或不思饮食，或面颈胸臂血痣赤缕等。

【解读方药】方中用清热药2味，黄连偏于解毒，栀子偏于泻火；活血药5味，川芎偏于行气，三棱偏于破血，莪术偏于破气，桃仁偏于破瘀，童便偏于降泄；消食药3味，神曲偏于陈腐油腻，莱菔子偏于消菜食，山楂偏于消肉食；辛温药2味，吴茱萸偏于行散，益智偏于温固；香附行气解郁。又，方中用清热药配伍活血药，以治瘀热；清热药配伍消食药，以治瘀食积热；清热药配伍辛温药，既可治寒热夹杂又可防清热药寒凝；清热药配伍行气药，以防寒药凝滞；消食药配伍行气药，以调理脾胃气机，方药相互为用，以活血化瘀，理气清热为主。

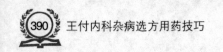

【配伍用药】若瘀甚者，加大三棱、莪术用量，以破血逐瘀；若热甚者，加大黄连、栀子用量，以清热解毒；若郁甚者，加大香附用量，再加木香，以行气解郁等。

调营饮(《证治准绳》)

运用调营饮并根据方药组成及用量的配伍特点，可以辨治瘀水阻结证；辨治要点是腹大坚满，青筋显露，面色黧黑。

【组成】赤芍_{六钱}（18 g）　川芎_{二钱}（6 g）　当归_{四钱}（12 g）　莪术_{五钱}（15 g）　延胡索　槟榔　瞿麦　葶苈子　桑白皮_{各四钱}（各12 g）　丹参_{七钱}（21 g）　大黄_{三钱}（9 g）

【用法】水煎服，每日分早、中、晚3次服。

【功效】活血化瘀，利水泻热。

辨治肿瘤腹水、结核腹水、病毒性肝炎、血吸虫病、丝虫病、乳糜尿腹水、慢性缩窄性心包炎、肾病综合征属于瘀水阻结证，以腹大胀满、青筋显露为基本特征。

【适用病证】

主要症状：腹大坚满，青筋显露。

辨证要点：面色黧黑，肢体水肿，舌质暗紫、苔腻，脉沉涩。

可能伴随的症状：脘腹痞满，或胁下痞块，或痛如针刺，或肌肤赤丝血缕，或肌肤血痣，或肌肤蟹爪纹，或大便色黑，或小便不畅等。

【解读方药】方中用活血药6味，赤芍偏于凉血，川芎偏于行气，当归偏于补血，莪术偏于破气，延胡索偏于止痛，丹参偏于安神；泻湿药2味，瞿麦偏于通脉，葶苈子偏于泻水；泻热药2味，桑白皮偏于行水，大黄偏于泻便；槟榔行气导滞消食。又，方中用活血药配伍泻湿药，以治瘀湿阻结；活血药配伍泻热药，以治瘀热互结；活血药配伍行气药，气可帅血行瘀，方药相互为用，以活血化瘀，利水泻热为主。

【配伍用药】若瘀甚者，加大莪术用量，再加三棱，以活血破瘀；若湿甚者，加大瞿麦用量，再加茯苓、泽泻，以渗利湿浊；若气郁者，加大槟榔用量，再加木香，以行气降气等。

肝胆郁滞证用方

肝胆郁滞证的基本症状有胁痛，胁胀，胁肋不适；辨治肝胆郁滞证的基本要点是胁肋胀痛，情绪低落，脉沉，运用方药辨治肝胆郁滞证只有重视同中求异，才能选择最佳切机方药而取得良好治疗效果。

木香顺气散(《医学统旨》)

运用木香顺气散并根据方药组成及用量的配伍特点，可以辨治肝郁气结痞块证；辨治要点是腹中痞块，胀满不通。

【组成】木香　香附　槟榔　青皮　陈皮　厚朴　苍术　枳壳　砂仁（各3 g）　炙甘草（1.5 g）

【用法】将药研为细散状，每次6~9 g，煎药加入生姜3片，饭前温服。用汤剂可在原方用量基础上加大1倍。

【功效】行气解郁，和中燥湿。

辨治肝脾肿大、肝硬化、肝癌、腹腔肿瘤、增生性疾病属于肝郁气结痞块证，以腹中痞块、时聚时散为基本特征。

【适用病证】

主要症状：腹中痞块，胀满不通。

辨证要点：痞块时聚时散，舌质淡红、苔薄，脉沉弦。

可能伴随的症状：脘腹痞满，或胁痛，或不思饮食，或攻窜胀痛，或情绪低落，或急躁易怒等。

【解读方药】方中用理气化湿药8味，陈皮偏于醒脾，厚朴偏于下气，砂仁偏于和胃，木香偏于导滞，枳壳偏于降泄，青皮偏于破气，香附偏于解郁，槟榔偏于消积；苍术醒脾燥湿；甘草益气和中。又，方中用理气药配伍醒脾药，以治脾气郁滞；理气药配伍化湿药，气以化湿；理气药配伍益气药，以防理气药伤气，方药相互为用，以行气解郁，和中燥湿为主。

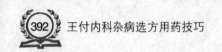

【配伍用药】若夹瘀者，加当归、桃仁、红花，以活血化瘀；若夹痰者，加茯苓、半夏，以渗湿化痰；若不思饮食者，加山楂、麦芽，以消食和胃等。

柴胡疏肝散(《证治准绳》)与
失笑散(《太平惠民和剂局方》)合方

运用柴胡疏肝散与失笑散合方并根据方药组成及用量的配伍特点，可以辨治肝郁夹瘀痞块证、肝郁夹瘀胀痛证；辨治要点是腹中痞块，胀满不通，痛如针刺。

【组成】

柴胡疏肝散：柴胡　陈皮_{醋炒,各二钱}（各6 g）　川芎　枳壳_{麸炒}　芍药　香附_{各一钱半}（各4.5 g）　甘草_{炙,五分}（1.5 g）

失笑散：五灵脂_{酒研,淘去沙土}　蒲黄_{炒香,各等分}（各10 g）

【用法】水煎服，每日分早、中、晚3次服。

【功效】疏肝解郁，活血祛瘀，散结止痛。

1. 辨治肝脾肿大、肝硬化、肝癌、腹腔肿瘤、增生性疾病属于肝郁夹瘀痞块证，以腹中痞块、胀痛固定不移为基本特征。

【适用病证】

主要症状：腹中痞块，胀满不通。

辨证要点：痞块时聚时散，痛处固定，舌质暗紫、苔薄，脉沉涩或沉弦。

可能伴随的症状：脘腹痞满，或胁痛，或头痛，或不思饮食，或攻窜胀痛，或情绪低落，或急躁易怒等。

2. 辨治急慢性肝炎、急慢性胆囊炎、急慢性胰腺炎、胆结石、胆道蛔虫症、肋间神经痛，以及急慢性胃炎属于肝郁夹瘀胀痛证，以胁肋胀痛、因情绪异常加重为基本特征。

【适用病证】

主要症状：胁肋疼痛，胸闷。

辨证要点：口苦，舌质红、苔黄或腻，脉沉或弦。

可能伴随的症状：不思饮食，或口腻，或痛处灼热，或恶心，或腹胀，或呕吐，或身目发黄，或小便黄赤，大便不畅等。

【解读方药】方中用理气药 4 味，柴胡偏于辛散疏肝，枳壳偏于降气，陈皮偏于行散，香附偏于解郁；芍药敛肝益血缓急；活血药 3 味，川芎偏于行气，五灵脂偏于止痛，蒲黄偏于行散；甘草益气和中。又，方中用理气药配伍补血药，理气不伤血；理气药配伍活血药，以治气血瘀滞；理气药配伍益气药，以防理气药伤气；活血药配伍益气药，活血不伤血，方药相互为用，以疏肝解郁，行气止痛为主。

【配伍用药】若胀甚者，加大陈皮用量，再加厚朴、木香，以行气除胀；若痛甚者，加大白芍用量，再加延胡索，以活血缓急止痛；若痞块甚者，加三棱、莪术，以消痞散结；若不思饮食者，加生山楂、麦芽，以消食和胃等。

肝胆湿浊证用方

肝胆湿浊证的基本症状有胁痛，胁胀，胁肋不适；辨治肝胆瘀血证的基本要点是胁胀困痛，苔厚腻，运用方药辨治肝胆湿浊证只有重视同中求异，才能选择最佳切机方药而取得良好治疗效果。

实脾散(《重订严氏济生方》)

运用实脾散并根据方药组成及用量的配伍特点，可以辨治阳虚水气阻滞证、脾肾水湿内盛证；辨治要点是腹大胀满，全身水肿，腹中水鸣如雷。

【组成】厚朴去皮,姜制,炒　白术　木瓜去瓤　木香不见火　草果仁　大腹子（槟榔）　附子炮,去皮脐　白茯苓去皮　干姜炮,各一两（各30 g）甘草炙,半两（15 g）

【用法】将药研为散状，每次服 12 g；用水煎加入生姜 5 片，大枣 1 枚，同煎，温服，可不拘时候。用汤剂可用原方量的1/2。

【功效】温阳健脾，行气利水。

1. **辨治肾性水肿，心性水肿，肝性水肿，营养不良性水肿，内分泌失调水肿，功能性水肿，肿瘤腹水、结核腹水、病毒性肝炎、血吸虫病、丝虫病乳糜尿腹水、慢性缩窄性心包炎、肾病综合征属于阳虚水气阻滞证，以腹大胀满，

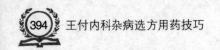

舌苔腻为基本特征。

【适用病证】

主要症状：腹大胀满，全身水肿，按之如囊裹水。

辨证要点：口淡不渴，倦怠乏力，舌质淡、苔白腻，脉沉弱。

可能伴随的症状：脘腹痞满，或颜面水肿，下肢水肿明显，或按之水肿凹陷不起，或肢体困重，或不思饮食，或手足不温，或面色无华，或腹痛，或小便不利，或大便溏泄等。

2. 辨治急慢性胃炎、胃及十二指肠溃疡、功能性消化不良、慢性肠炎、慢性阑尾炎、胃黏膜病变属于脾肾水湿内盛证，以胃脘疼痛、大便不畅、呃逆、口淡不渴为基本特征。

【适用病证】

主要症状：胃脘痞满，腰酸，腹中水鸣如雷。

辨证要点：口淡不渴，舌质淡、苔薄白，脉沉弱。

可能伴随的症状：腹部胀大，或喜饮热食，或手足不温，或不思饮食，或腹胀，或头晕目眩，或食则欲吐等。

【解读方药】方中用温阳药2味，附子偏于壮阳，干姜偏于温中；益气药3味，白术偏于燥湿制水，茯苓偏于利水，甘草偏于生津；理气化湿药3味，厚朴偏于下气，木香偏于导滞，大腹皮偏于利水；化湿药2味，木瓜偏于和胃，草果仁偏于开郁。又，方中用温阳药配伍益气药，以治阳虚水气；温阳药配伍理气药，以治阳虚气滞；温阳药配伍化湿药，以治阳虚水湿，方药相互为用，以温阳健脾，行气利水为主。

【配伍用药】若水肿甚者，加泽泻、猪苓，以利水消肿；若大便溏泄者，加大腹皮、薏苡仁，以利水渗湿止泻；若大便秘结者，加牵牛子，以通利二便等。

胃苓汤(《丹溪心法》)

运用胃苓汤并根据方药组成及用量的配伍特点，可以辨治脾胃寒湿水气证、脾胃寒湿阻滞证；辨治要点是腹大胀满，全身水肿，腹中水鸣如雷。

【组成】五苓散　平胃散（各15 g）

【用法】水煎服，每日分早、中、晚3次服。

【功效】祛湿和胃，温阳健脾。

1. **辨治肾性水肿，心性水肿，肝性水肿，营养不良性水肿，内分泌失调水肿，功能性水肿、肿瘤腹水、结核腹水、病毒性肝炎、血吸虫病、丝虫病乳糜尿腹水、慢性缩窄性心包炎、肾病综合征属于脾胃寒湿水气证，以腹大胀满、食后腹胀、舌苔白腻为基本特征。**

【适用病证】

主要症状：腹大胀满，全身水肿，按之如囊裹水。

辨证要点：食后腹胀，舌质淡、苔白腻，脉沉。

可能伴随的症状：下肢水肿明显，或按之没指，或身体困重，或脘腹痞满，或呕吐，或恶心，或不思饮食，或胸闷，或肢体困重，或腹中胀痛，或腹中困重，或小便短少，或大便溏泄等。

2. **辨治急慢性胃炎、胃及十二指肠溃疡、功能性消化不良、慢性肠炎、慢性阑尾炎、胃黏膜病变属于脾胃寒湿阻滞证，以胃脘痞闷、呕吐、苔厚腻为基本特征。**

【适用病证】

主要症状：胃脘痞满，呕吐，或大便溏泄。

辨证要点：口淡不渴，舌质淡、苔白厚腻，脉沉或滑。

可能伴随的症状：腹部胀大，或腹中雷鸣，或肢体沉重，或头沉，或头昏，或喜饮热食，或手足不温，或不思饮食，或腹胀，或头晕目眩，或食则欲吐等。

【解读方药】方中用燥湿药 2 味，白术偏于健脾，苍术偏于醒脾；理气药 2 味，厚朴偏于下气，陈皮偏于调中；利湿药 3 味，茯苓偏于健脾，猪苓、泽泻偏于清热；桂枝辛温通阳，解表化气。又，方中用燥湿药配伍理气药，气以化湿；燥湿药配伍辛温药，湿得温则化；理气药配伍辛温药，气可化湿，温可化湿，方药相互为用，以祛湿和胃，行气利水为主。

【配伍用药】若水肿甚者，加大泽泻、猪苓用量，以利水消肿；若大便溏泄者，加大白术、苍术用量，再加薏苡仁，以利水渗湿止泻；若呕吐者，加大陈皮用量，再加半夏，以降逆止呕等。

胃苓汤（《丹溪心法》）
与柴胡疏肝散（《证治准绳》）合方

运用胃苓汤与柴胡疏肝散合方并根据方药组成及用量的配伍特点，可以辨治肝郁湿阻证；辨治要点是腹大胀满，食后腹胀，腹中水鸣如雷。

【组成】

胃苓汤：五苓散　平胃散（各15 g）

柴胡疏肝散：柴胡　陈皮醋炒,各二钱（各6 g）川芎　枳壳麸炒　芍药　香附各一钱半（各4.5 g）　甘草炙,五分（1.5 g）

【用法】水煎服，每日分早、中、晚3次服。

【功效】祛湿和胃，疏肝解郁。

辨治肿瘤腹水、结核腹水、病毒性肝炎、血吸虫病、丝虫病乳糜尿腹水、慢性缩窄性心包炎、肾病综合征属于肝郁湿阻证，以腹大胀满、食后腹胀、舌苔腻为基本特征。

【适用病证】

主要症状：腹大胀满，按之如囊裹水。

辨证要点：食后腹胀，舌质淡、苔白腻，脉沉。

可能伴随的症状：脘腹痞满，或嗳气，或叹息，或呕吐，或恶心，或不思饮食，或情绪低落，或腹中窜胀，或腹中困重，或肢体困重，或小便短少，或大便溏泄等。

【解读方药】方中用燥湿药2味，白术偏于健脾，苍术偏于醒脾；理气药5味，柴胡偏于辛散疏肝，枳壳偏于降气，陈皮偏于行散，香附偏于解郁，厚朴偏于下气；利湿药3味，茯苓偏于健脾，猪苓、泽泻偏于清热；芍药敛阴益血缓急；川芎理血行气；桂枝辛温通阳，解表化气；甘草益气和中。又，方中用燥湿药配伍理气药，气以化湿；燥湿药配伍利湿药，以治湿浊积聚；燥湿药配伍辛温药，湿得温则化；治湿药配伍敛阴药，以防治湿药伤阴；治湿药配伍活血药，血活湿去；理气药配伍辛温药，气可化湿，温可化湿，方药相互为用，以祛湿和胃，行气利水为主。

【配伍用药】若脾虚者，加大白术用量，再加人参，以补益脾气；若夹瘀者，加大川芎用量，再加桃仁、红花，以活血化瘀；若情绪低落者，加大柴胡、白芍用量，再加木香，以行气解郁等。

中满分消丸(《兰室秘藏》)

运用中满分消丸并根据方药组成及用量的配伍特点，可以辨治湿热中阻，气虚夹寒证；辨治要点是腹大胀满，按之如囊裹水，倦怠乏力，苔腻。

【组成】厚朴　半夏　黄连_{俱姜汁炒}　黄芩　枳实　白术_{同枳实拌湿炒焦}　干生姜　茯苓　猪苓　泽泻　人参_{各五钱}（各 15 g）　甘草_{炙，一钱}（3 g）

【用法】水煎服，每日分早、中、晚 3 次服。

【功效】清热温中，行气治湿。

辨治肿瘤腹水、结核腹水、病毒性肝炎、血吸虫病、丝虫病乳糜尿腹水、慢性缩窄性心包炎、肾病综合征属于湿热中阻，气虚夹寒证，以腹大胀满、倦怠乏力，舌苔黄腻为基本特征。

【适用病证】

主要症状：腹大坚满，按之如囊裹水。

辨证要点：口苦口腻，倦怠乏力，舌质红、苔黄腻，脉沉或滑。

可能伴随的症状：脘腹痞满，或心胸烦热，或心胸怕冷，或渴不欲饮，或不思饮食，或身目发黄，或大便不调，或小便黄赤等。

【解读方药】方中用清热药 2 味，黄连、黄芩清热燥湿；利湿药 3 味，泽泻偏于清热泻湿，猪苓偏于清热利水，茯苓偏于健脾益气；理气药 2 味，厚朴偏于下气，枳实偏于降泄；益气药 3 味，人参偏于大补，白术偏于健脾，甘草偏于平补；半夏醒脾燥湿；干生姜温暖脾胃。又，方中用清热药配伍利湿药，以治湿热蕴结；清热药配伍理气药，以治热郁气机；清热药配伍益气药，以治热扰伤气；清热药配伍辛温药，以防寒药凝滞；理气药配伍益气药，理气不伤气，方药相互为用，以清热温中，行气治湿为主。

附子理苓汤(《内经拾遗》)

运用附子理苓汤并根据方药组成及用量的配伍特点，可以辨治阳虚水气

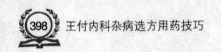

证、脾胃寒湿夹气虚证；辨治要点是腹大坚满，大便溏泄，倦怠乏力。

【组成】附子_{炮，一钱五分}（4.5 g）　干姜_{炮，一钱}（3 g）　甘草_{炙，五分}（1.5 g）　人参_{去芦，一钱}（3 g）　白术_{炒，一钱}（3 g）　猪苓_{一钱}（3 g）　赤茯苓_{去皮，一钱}（3 g）　泽泻_{一钱}（3 g）　官桂_{一钱}（3 g）

【用法】水煎服，每日分早、中、晚 3 次服。

【功效】温补脾肾，化气利水。

1. 辨治肿瘤腹水、结核腹水、病毒性肝炎、血吸虫病、丝虫病、乳糜尿腹水、慢性缩窄性心包炎、肾病综合征属于阳虚水气证，以腹大胀满、肢体水肿为基本特征。

【适用病证】

主要症状：腹大坚满，肢体水肿，不思饮食。

辨证要点：面色苍黄，倦怠乏力，舌质淡、苔白，脉沉弱。

可能伴随的症状：脘腹痞满，或腹大如鼓，或形似蛙腹，或手足不温，或面色苍白，或小便短少等。

2. 辨治急慢性胃炎、胃及十二指肠溃疡、功能性消化不良、慢性肠炎、慢性阑尾炎、胃黏膜病变属于脾胃寒湿夹虚证，以胃脘痞闷、呕吐、倦怠乏力为基本特征。

【适用病证】

主要症状：胃脘痞满，大便溏泄。

辨证要点：口淡不渴，倦怠乏力，舌质淡、苔白厚腻，脉沉或滑。

可能伴随的症状：手足不温，或腹胀，或腹中雷鸣，或肢体沉重，或头沉，或头昏，或喜饮热食，或手足不温，或不思饮食，或头晕目眩等。

【解读方药】方中用温阳药 3 味，附子偏于壮阳，干姜偏于温中，官桂偏于补阳；益气药 4 味，人参偏于大补，白术偏于健脾，茯苓偏于益气，炙甘草偏于平补；利湿药 4 味，茯苓偏于渗利，猪苓偏于利水，赤茯苓偏于益气，泽泻偏于泻湿。又，温阳药配伍益气药，以治阳气虚弱；温阳药配伍利湿药，以治阳虚水湿；益气药配伍利湿药，以治气不化湿，方药相互为用，以温补脾肾，化气利水为主。

【配伍用药】若寒甚者，加大附子、干姜用量，以温阳散寒；若湿甚者，加大茯苓、泽泻用量，以渗利水湿；若不思饮食者，加生山楂、莱菔子，以消食和胃等。

【临证验案】慢性缩窄性心包炎

谢某，男，46岁，郑州人。有3年慢性缩窄性心包炎病史，服用中西药但未能有效控制症状，近由病友介绍前来诊治：胸痛隐隐，胸闷，倦怠乏力，呼吸短促，动则气喘，轻微咳嗽，不思饮食，（颈静脉怒张、压力增高），手足不温，怕冷，口腻，舌质红、苔黄白夹杂略腻，脉沉弱。辨为痰湿夹虚郁热证，治当温阳化湿，宽胸化痰，给予枳实薤白桂枝汤与附子理苓汤合方：枳实5 g，厚朴12 g，薤白24 g，全瓜蒌15 g，桂枝3 g，附子10 g，干姜6 g，红参6 g，白术6 g，猪苓6 g，赤茯苓6 g，泽泻6 g，肉桂6 g，炙甘草3 g。6剂，水煎服，第1次煎40 min，第2次煎25 min，合并药液，每日1剂，每次服30 mL左右，每日分早、中、晚3次服。

二诊：胸闷减轻，仍然胸痛，以前方加五灵脂10 g，6剂。

三诊：胸痛减轻，呼吸急促缓解，以前方6剂继服。

四诊：咳嗽基本消除，仍然不思饮食，以前方变白术为10 g，6剂。

五诊：饮食好转，仍有倦怠乏力，以前方变红参为10 g，6剂。

六诊：手足温和，怕冷好转，以前方6剂继服。

七诊：诸症基本趋于缓解，又以前方治疗70余剂，经复查慢性缩窄性心包基本痊愈。随访1年，一切尚好。

用方体会：根据胸痛、胸闷辨为心胸气郁，又根据动则气喘、倦怠乏力辨为气虚，因手足不温、怕冷辨为阳虚，又因口腻、苔黄腻辨为阳虚夹痰热，以此辨为痰湿夹虚郁热证。方以枳实薤白桂枝汤宽胸行气，清热化痰；以附子理苓汤温阳益气，渗利湿浊，方药相互为用，以奏其效。

济生肾气丸(《济生方》)

运用济生肾气丸并根据方药组成及用量的配伍特点，可以辨治阳虚水肿证、肾虚不化证；辨治要点是腹大坚满，肢体水肿，小便不利。

【组成】附子_{炮,去皮,脐}　白茯苓_{去皮}　泽泻　山茱萸_{取肉}　山药_炒　车前子_{酒蒸}　牡丹皮_{去木,各一两}（各30 g）　官桂_{不见火}　川牛膝_{去芦,酒浸}　熟地黄_{各一两半}（各45 g）

【用法】将药研为细散状，以蜜为丸，每次服9 g，饭前以米汤送服。用汤

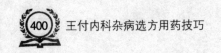

剂可用原方量的1/3。

【功效】 温阳益阴，利水消肿。

1. 辨治肾性水肿、心性水肿、肝性水肿、营养不良性水肿、内分泌失调水肿、功能性水肿、肿瘤腹水、结核腹水、病毒性肝炎、血吸虫病、丝虫病、乳糜尿腹水、慢性缩窄性心包炎、肾病综合征属于阳虚水肿证，以腹大胀满、肢体水肿、腰酸腿软为基本特征。

【适用病证】

主要症状：腹大坚满，肢体水肿，腰膝酸软。

辨证要点：面色苍黄，倦怠乏力，舌质淡、苔白，脉沉弱。

可能伴随的症状：手足不温，下肢水肿明显，或按之水肿凹陷不起，或颜面水肿，或形寒怕冷，或小便不利，或脘腹痞满，或腹大如鼓，或头晕目眩，或面色苍白，或小便短少等。

2. 辨治神经性尿闭、尿道肿瘤、尿道损伤、尿道狭窄、尿道炎症、膀胱括约肌痉挛属于肾虚不化证，以小便不利、点滴难下为基本特征。

【适用病证】

主要症状：小便不利，点滴难下，腰酸腿软。

辨证要点：手足不温，舌质淡、苔薄白，脉沉弱。

可能伴随的症状：少腹拘急，或倦怠乏力，或排尿困难，或耳鸣，或大便溏泄等。

【解读方药】 方中用熟地黄滋补阴血；辛热温阳药2味，附子偏于壮阳，官桂偏于温暖阳气；山药补益中气；益肝肾药2味，牛膝偏于强健筋骨，山茱萸偏于温固肾精；牡丹皮清热凉血；渗利药3味，茯苓偏于益气，泽泻偏于清热，车前子偏于消肿。又，方中用补血滋阴药配伍辛热温阳药，以治阴阳俱虚；滋阴药配伍益气药，气可化阴；滋阴药配伍益肝肾药，以治肝肾阴虚；辛热温阳药配伍益肝肾药，以治肝肾阳虚；滋阴药配伍凉血药，以治阴虚生热；滋补药配伍利湿药，既可治虚夹湿又可兼制滋补药浊腻，方药相互为用，以温阳益阴，利水消肿为主。

【配伍用药】 若腰酸者，加杜仲、续断，以强健筋骨；若少腹拘急者，加乌药、益智仁，以温暖肾气；若寒甚者，加大附子、官桂用量，以温阳散寒；若水郁甚者，加大茯苓、泽泻用量，以渗利水气；若不思饮食者，加生山楂、莱菔子，以消食和胃等。

【临证验案】膀胱括约肌痉挛

李某，男，52 岁，郑州人。有多年膀胱括约肌痉挛病史，但服用中西药未能有效控制症状，近由病友介绍前来诊治：小便淋漓不尽，有时欲小便不得，有时小便时伴小腹疼痛如针刺，小腹拘急不舒，五心烦热，盗汗，口淡不渴，舌质暗淡夹瘀紫、苔白略腻，脉沉弱。辨为阴阳俱虚夹湿浊证，治当温阳利湿，滋阴生津，兼以化瘀，给予济生肾气丸与蒲灰散合方加味：附子 10 g，茯苓 10 g，泽泻 10 g，山茱萸 10 g，山药 10 g，车前子 10 g，牡丹皮 10 g，肉桂 15 g，川牛膝 15 g，生地黄 15 g，滑石 10 g，蒲黄 10 g，生甘草 15 g。6 剂，水煎服，第 1 次煎 40 min，第 2 次煎 25 min，合并药液，每日 1 剂，每次服 30 mL 左右，每日分早、中、晚 3 次服。

二诊：小便淋漓不尽略有好转，五心烦热好转，以前方 6 剂继服。

三诊：小腹拘急不舒好转，以前方 6 剂继服。

四诊：欲小便不得明显好转，以前方 6 剂继服。

五诊：盗汗止，小便时伴小腹疼痛消除，以前方 6 剂继服。

六诊：五心烦热、盗汗基本消除，以前方 6 剂继服。

七诊：诸症基本消除，又以前方治疗 30 余剂，诸症悉除。随访 1 年，一切尚好。

用方体会：根据小便淋漓、五心烦热辨为阴虚，又根据欲小便不得、口淡不渴辨为阳虚，因痛如针刺、舌质暗淡夹瘀紫辨为瘀，以此辨为阴阳俱虚夹瘀证。方以济生肾气丸（变熟地黄为生地黄）温补肾阳，滋补肾阴，渗利湿浊；以蒲灰散清热利湿，活血化瘀，方药相互为用，以奏其效。

第 5 章　肾系病证用方

中医之肾的基本含义，既寓西医泌尿系之肾，又寓西医肾上腺之肾，更寓西医内分泌、代谢、生殖等生理及病理变化。诠释中医之肾的主要生理功能有主生殖、主藏精、主水，主骨，主生长发育，主生殖，开窍于耳及二阴，并与心、肝、脾、肺等脏皆有内在必然关系，肾是维系人体活动及外在表现的重要脏腑之一。

1. 中医之肾的生理功能

中医对肾的认识①源于古代解剖学知识如肾主水；②源于脏腑功能活动在外的特有表现归属于肾如肾主生长发育；③源于人体活动结合自然现象，再结合症状归属于肾；④源于补肾药治疗范围将其病证归属于肾，所以理解中医之肾的基本概念及含义既有解剖学意义即与西医所说的肾密切相关，又有人体外在活动、自然现象、用药等基本知识推理归属于肾即与西医所说的肾没有明显直接关系。

（1）肾主骨，肾气强盛，则筋骨强健，肢体轻捷，活动自如，类似于西医所说的运动系统。

（2）肾主骨生髓，开窍于耳，肾精充足，则精力充沛，思维敏捷，记忆强健，类似于西医所说的中枢神经系统。

（3）肾主生长发育，肾气充足，则发育健全，神采奕奕，类似于西医所说的内分泌及代谢。

（4）肾主藏精及生殖，肾精守藏，则生男育女，健康无病，类似于生殖系统。

（5）肾主水，肾能气化水津，其清者上行，浊者下降，类似于泌尿系统。

（6）心肾相交，水火相济；肝肾同源，精血互化；肺肾相依，呼吸摄纳；脾肾相连，生血化精等生理关系。

2. 西医之肾的生理功能

（1）泌尿系之肾

1）分泌尿液排出废物：肾血流量经肾小管滤液时 99% 被回吸收，葡萄糖、氨基酸、维生素、多肽类物质和少量蛋白质，在近曲小管几乎被全部回收，而肌酐、尿素、尿酸及其他代谢产物，经过选择，或部分吸收，或完全排出。通过肾小管上皮细胞向管腔内分泌的途径来排泄代谢废物，以肾小管近端排泄为主，除排泄有机酸外，还排出许多进入体内的药物，如庆大霉素、头孢霉素等。

2）调节体内水和渗透压：肾小管可调节人体水及渗透压平衡，近曲小管为等渗性再吸收，为吸收 Na^+ 及分泌 H^+ 的重要场所，以维持体液渗透浓度的稳定。

3）调节电解质浓度：肾小球滤液中含有多种电解质，当进入肾小管后，钠、钾、钙、镁、碳酸氢、氯及磷酸离子等大部分由神经内分泌及体液因素调节其吸收量。

4）调节酸碱平衡：肾对酸碱平衡的调节一是排泄 H^+，重新合成 HCO_3，主要在远端肾单位完成；二是排出酸性阴离子，如 SO_4^{2-}、PO_4^{3-} 等；三是重吸收滤过的 HCO_3^-。

（2）内分泌之肾

1）内分泌功能：肾脏分泌的内分泌激素主要有血管活性激素和肾素、前列腺素、激肽类物质，其参与肾内外血管舒缩的调节；又能生成 1，25－二羟维生素 D_3 及红细胞生成素。肾脏产生促红细胞生成素、肾素、前列腺素和高活性的维生素 D_3 等，起到调节血压、促进红细胞生成和调节钙磷代谢等作用。

2）肾上腺功能：肾上腺是人体重要的内分泌器官，肾上腺素是由人体分泌出的一种激素。肾上腺素能让人心跳与血液流动加速。肾上腺素能使心肌收缩力加强、兴奋性增高，传导加速，心输出量增多，呼吸加快，促进氧气交换，使瞳孔放大，为身体活动提供更多的能量，使人体反应更加快速。肾上腺素对皮肤、黏膜和内脏（如肾脏）的血管呈现收缩作用。肾上腺素对冠状动脉和骨骼肌血管具有扩张作用等。由于肾上腺素能直接作用于冠状血管引起血管扩张，改善心脏供血。利用其兴奋心脏收缩血管及松弛支气管平滑肌等作用，

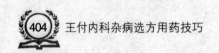

可以缓解心跳微弱、血压下降、呼吸困难等症状。肾上腺素能刺激 α 和 β 两类受体，产生较强的 α 型和 β 型作用。

3. **中医临床肾的症状**

（1）共有症状：

头部病变：头晕目眩，耳鸣耳聋。

腰部病变：腰膝酸软。

神经病变：失眠多梦，健忘。

消化病变：脘腹胀痛，大便溏泄或五更泄泻。

泌尿病变：水肿按之凹陷不起，小便不利或量多或量少，血尿，小便疼痛。

运动病变：肌肉关节疼痛，或肌肉麻木不仁。

生殖病变：男子性欲亢奋，或阳痿，遗精早泄；女子经少或闭经，或漏下，妇女宫寒不孕。

呼吸病变：哮喘。

循环病变：心悸。

（2）肾阴虚症状：潮热，五心烦热，盗汗，颧红，手足心热，舌红少苔，脉沉细数。又，肾阴虚的诸多症状类似内分泌失调。

（3）肾阳虚症状：畏寒，手足不温，自汗，面色萎白，舌淡苔白，脉沉迟弱。又，肾阳虚诸多症状类似肾上腺功能减退。

4. **西医临床肾的症状**

（1）泌尿系之肾的症状：眼皮和足踝水肿，血压高，腰痛腹痛，尿血，蛋白尿，尿路炎症，小便红赤或疼痛，小便不利，尿量增多或夜尿多，小便少或排出细沙石，与中医肾主水病变的症状相似。

（2）肾上腺功能减退的症状：皮肤色素沉着，虚弱无力，食欲减退，消瘦，低血压，直立性晕厥，男女腋毛及阴毛稀少或脱落，与中医肾阳虚弱症状相似。

5. **中医之肾与西医之肾的相同症状**

（1）泌尿系病变：腰痛，水肿，小便不利（尿多或尿少），小便疼痛，尿血，尿石等。

（2）肾上腺病变

1）心肾关系：中医认为心肾相交，肾精上奉和调于心，心火和谐。西医认为肾上腺素能使心肌收缩力加强、兴奋性增高，传导加速，心输出量增多，对冠状动脉具有扩张作用等，症状以心悸，心烦为主。

2）肺肾关系：中医认为肺主气与呼，肾主纳与吸，呼吸由肺、肾共同完成；西医认为肾上腺素能使呼吸加快，促进氧气交换，症状以呼吸不利，呼吸困难为主。

3）肾卫关系：中医认为肾为卫气之根，西医认为肾上腺对皮肤、黏膜的血管呈收缩作用，症状以畏寒怕冷，手足不温为主。

4）肾骨关系：中医认为肾主骨，西医认为肾上腺素对骨骼肌血管具有扩张作用等，症状以骨节疼痛酸沉为主。

总之，中医之肾包括西医五大方面：①运动系统；②神经系统；③内分泌及代谢；④生殖系统；⑤泌尿系统，以及与心、肺、肝、脾等之间的内在关系。西医之肾病可有中医肾虚的症状，但其症状未必都是肾虚；中医肾虚症状诸多，不一定都是西医肾病，中医之肾虚和西医之肾上腺功能减退既有相同一面又有不同一面，以此才能对中医之肾与西医之肾在理论与临床上有比较全面的认识与理解。

肾热证用方

肾热证的基本症状有水肿，腰痛，腰酸，腰沉困；辨治肾热证的基本要点是口渴，舌质红，运用方药辨治肾热证只有重视同中求异，才能选择最佳切机方药而取得良好治疗效果。

清肺饮（《证治汇补》）

运用清肺饮并根据方药组成及用量的配伍特点，可以辨治肺肾郁热闭阻证；辨治要点是小便不利，点滴难下，呼吸急促。

【组成】茯苓（12 g）　黄芩（15 g）　桑白皮（15 g）　麦冬（12 g）　山

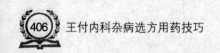

栀（15 g）　泽泻（12 g）　木通（6 g）　车前子（12 g）

【用法】 水煎服，每日分早、中、晚3次服。

【功效】 清泻肺热，利水渗湿。

辨治神经性尿闭、尿道肿瘤、尿道损伤、尿道狭窄、尿道炎症、膀胱括约肌痉挛属于肺肾郁热阻闭证，以小便不利、点滴难下为基本特征。

【适用病证】

主要症状：小便不利，点滴难下，呼吸急促。

辨证要点：口渴，舌质红、苔薄黄或腻，脉沉数。

可能伴随的症状：少腹拘急，或小便疼痛，或咳嗽，或气喘，或呼吸不畅等。

【解读方药】 方中用利水药4味，茯苓偏于健脾，泽泻偏于通利，木通偏于通脉，车前子偏于渗利；清热药3味，黄芩偏于燥湿，桑白皮偏于降逆，山栀子偏于泻火；麦冬滋阴清热。又，方中用利水药配伍清热药，以治湿热下注；利水药配伍滋阴药，以防利水药伤阴，兼治津伤；清热药配伍滋阴药，以治热伤阴津，方药相互为用，以清泻肺热，利水渗湿为主。

【配伍用药】 若热明显者，加大黄芩、桑白皮用量，再加葶苈子，以泻热利肺；若呼吸急促者，加贝母、桔梗，以宣降肺气；若小腹疼痛甚者，加延胡索、川楝子，以行气活血止痛等。

五味消毒饮（《医宗金鉴》）

运用五味消毒饮并根据方药组成及用量的配伍特点，可以辨治热毒郁结风水证、热毒郁结痞块证；辨治要点是眼睑水肿，或身体疮疡，痞块，烦躁不安。

【组成】 金银花三钱（9 g）　野菊花　蒲公英　紫花地丁　紫背天葵子各一钱二分（各4 g）

【用法】 水煎服。每日分早、中、晚3次服。

【功效】 清热解毒，消散疔疮。

1. 辨治肾性水肿、心性水肿、肝性水肿、营养不良性水肿、内分泌失调水肿、功能性水肿属于热毒郁结风水证，以眼睑水肿、肢体酸痛为基本特征。

【适用病证】

主要症状：眼睑水肿，身体疮疡。

辨证要点：口渴，身热不解，舌质红、苔薄黄，脉浮或数。

可能伴随的症状：身体疼痛，或皮肤光亮，或无汗，或头痛，或全身水肿，或高热，或恶寒，或小便不利等。

2. 辨治良性肿瘤、恶性肿瘤、皮下囊肿、脂肪瘤、增生性病变、淋巴结肿大、肝硬化、脾肿大属于热毒郁结痞块证，以痞块、烦躁、口渴为基本特征。

【适用病证】

主要症状：痞块，咳嗽，烦躁不安。

辨证要点：口渴，舌质红、苔黄，脉大或数。

可能伴随的症状：气喘，或痰中夹血，或咯血不止，或心烦，或胸痛，或咯痰不出，或小便黄赤等。

【解读方药】 方中用清热消痈药 2 味，金银花偏于解毒，野菊花偏于辛透；清热溃疗药 2 味，蒲公英偏于降泄，紫花地丁偏于散结；紫背天葵消肿散瘀，方药相互为用，以清热解毒，消散疗疮为主。

【配伍用药】 若水肿甚者，加茯苓、泽泻，以渗利水气；若身体疮疡者，加大金银花、野菊花用量，再加黄连、黄芩，以清热燥湿；若痞块者，加牡蛎、海藻，以软坚散结等。

己椒苈黄丸(《伤寒杂病论》)

运用己椒苈黄丸并根据方药组成及用量的配伍特点，可以辨治水热郁结证；辨治要点是全身水肿，大便不畅，皮肤绷紧光亮。

【组成】 防己　椒目　葶苈熬　大黄各一两（各 3 g）

【用法】 将药研为细散状，以蜜为丸，饭前服药，每次服 4 g，每日分 3 次服。

【功效】 清热利水，导饮下泄。

辨治肾性水肿、心性水肿、肝性水肿、营养不良性水肿、内分泌失调水肿、功能性水肿属于水热郁结证，以全身水肿、皮肤绷紧光亮、口渴为基本特征。

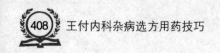

【适用病证】

主要症状：全身水肿，皮肤绷紧光亮，大便不畅。

辨证要点：口渴，舌质红、苔黄腻，脉沉或滑。

可能伴随的症状：下肢水肿明显，或腹痛，或恶心，或胸脘痞闷，或不思饮食，或心胸烦热，或呕吐，或小便不利等。

【解读方药】 方中用防己泻利行水；椒目通利水气；葶苈子降肺利水；大黄泻下通利。又，方中用行水药配伍泻利药，以通下水气；泻肺药配伍泻大肠药，以通利二便，方药相互为用，以清热利水，导饮下行为主。

【配伍用药】 若热甚者，加黄连、泽泻，以燥湿利水；若大便干结者，加大大黄用量，再加芒硝，以泻热通便；若大便溏泄者，加茯苓、薏苡仁，以利湿止泻；若呕吐者，加陈皮、半夏，以降逆止呕等。

【临证验案】 内分泌失调水肿

许某，女，54岁，郑州人。有多年内分泌失调水肿病史，但服用中西药未能有效控制症状，近由病友介绍前来诊治：全身水肿甚于下肢，皮肤绷紧光亮，全身困重，胸脘痞闷，不思饮食，心胸烦热，大便干结，倦怠乏力，面色不荣，手足不温，头昏头蒙，口渴，舌质红、苔黄腻，脉沉滑。辨为湿热蕴结夹阳虚证，治当清热利湿，健脾益气，给予己椒苈黄丸、猪苓汤与桂枝人参汤合方：防己10 g，椒目10 g，葶苈子10 g，大黄10 g，猪苓10 g，泽泻10 g，茯苓10 g，滑石10 g，阿胶珠10 g，桂枝12 g，红参10 g，白术10 g，干姜10 g，炙甘草10 g。6剂，水煎服，第1次煎35 min，第2次煎25 min，合并药液，每日1剂，每次服30 mL左右，每日分早、中、晚3次服。

二诊：全身水肿减轻，小便偏多，以前方6剂继服。

三诊：大便较前通畅，以前方变大黄为12 g，6剂。

四诊：全身水肿较前又有减轻，以前方6剂继服。

五诊：头昏头蒙基本消除，以前方6剂继服。

六诊：倦怠乏力明显好转，手足温和，以前方6剂继服。

七诊：诸症基本消除，又以前方治疗20余剂，诸症悉除。随访1年，一切尚好。

用方体会：根据全身水肿，舌质红辨为湿热，又根据倦怠乏力、面色不荣辨为阳气虚，因胸脘痞闷辨为湿郁，又因不思饮食辨为脾虚不运，以此辨为湿热蕴结夹阳虚证。方以已椒苈黄丸泻利湿热；以猪苓汤清热利水益阴，兼防利伤阴；以桂枝人参汤温中散寒，健脾益气，气化水湿，方药相互为用，以奏其效。

八正散(《太平惠民和剂局方》)

运用八正散并根据方药组成及用量的配伍特点，可以辨治湿热淋证、湿热蕴结痞块证；辨治要点是小便不利，少腹拘急，痞结不通。

【组成】车前子　瞿麦　萹蓄　滑石　栀子　甘草炙　木通　大黄面裹煨,去面,切,焙,各一斤（各500 g）

【用法】将药研为细散状，每次服6 g，用水煎，加入灯芯同煎，饭后和睡前服用。小儿酌情减量。用汤剂可用原方量的1/50。

【功效】清热泻火，利水通淋。

1. 辨治急慢性泌尿系感染、泌尿系结石、泌尿系结核、泌尿系综合征、神经性尿闭、尿道肿瘤、尿道损伤、尿道狭窄、尿道炎症、膀胱括约肌痉挛、急慢性妇科炎症、急慢性男科炎症、乳糜尿属于湿热淋证，以小便不利、灼热刺痛为基本特征。

【适用病证】

主要症状：小便不利，少腹拘急，或小便点滴难下。

辨证要点：口渴，舌质红、苔黄或腻，脉滑或数。

可能伴随的症状：尿频，或尿急，或尿痛，或少腹疼痛，或疼痛拒按，或口苦，或发热，或小便灼热，或大便不畅等。

2. 辨治良性肿瘤、恶性肿瘤、皮下囊肿、脂肪瘤、增生性病变、淋巴结肿大、肝硬化、脾肿大属于湿热蕴结痞块证，以痞块、腹部下坠为基本特征。

【适用病证】

主要症状：痞块，腹部下坠，小便不利。

辨证要点：口渴，舌质红、苔薄黄，脉沉或数。

可能伴随的症状：腹痛，或小便夹血，或皮下出血，或尿频，或尿急，或尿灼热，或尿痛等。

【解读方药】方中用清热利水药5味，车前子偏于渗利湿浊，滑石偏于泻热通窍，瞿麦偏于通利血脉，萹蓄偏于通利，木通偏于通脉；泻热药2味，大黄偏于通泻大便，栀子偏于清利小便；甘草益气缓急止痛。又，方中用清热利水药配伍泻热药，以导热下行；利水药配伍益气药，利水不伤气，方药相互为用，以清热泻火，利水通淋为主。

【配伍用药】若大便干者，加芒硝，以泻热通便；若尿痛明显者，加赤芍、生地黄，以凉血养阴止痛；若石淋者，加金钱草、海金沙、鸡内金、石韦，以通淋利水；若心烦明显者，加竹叶、知母，以清心除烦等。

【临证验案】肾结石、银屑病

海某，男，59岁，郑州人。有多年肾结石病史，曾2次手术均又复发，服用中西药但未能有效控制结石复发，近由病友介绍前来诊治：小便不利，少腹拘急疼痛，四肢及腰背有的呈丘疹，有的融合成斑片状，病变表面覆盖糠皮样银白色鳞屑，瘙痒，大便干结，口渴喜饮热水，舌质暗红夹瘀紫、苔黄腻，脉沉略涩。辨为湿热夹瘀证，治当清热利湿，活血化瘀，给予八正散与桃核承气汤合方：车前子10 g，瞿麦10 g，萹蓄10 g，滑石10 g，栀子10 g，木通10 g，大黄12 g，桂枝6 g，芒硝6 g，桃仁10 g，赤芍24 g，生附子5 g，炙甘草10 g。6剂，水煎服，第1次煎40 min，第2次煎25 min，合并药液，每日1剂，每次服30 mL左右，每日分早、中、晚3次服。

二诊：大便通畅，以前方减大黄为10 g，6剂。

三诊：少腹拘急缓解，丘疹颜色略有变淡，仍瘙痒，以前方加苦参15 g，6剂。

四诊：小便不利减轻，以前方6剂继服。

五诊：斑片状丘疹颜色较前变淡变小，以前方6剂继服。

六诊：小便较前又有改善，丘疹及斑片状颜色又有好转，瘙痒减轻，以前方6剂继服。

七诊：诸症基本趋于稳定，又以前方治疗80余剂，经复查肾结石消除，银屑病痊愈；为了避免病证复发，又以前方变汤剂为散剂，每次6 g，每日分早、中、晚3次服。随访1年，一切尚好。

用方体会：根据小便不利、苔黄腻辨为湿热，又根据口渴喜饮热水辨为热夹寒，因丘疹、斑片状、舌质暗红辨为瘀，又因大便干结辨为郁热内结，以此辨为湿热夹瘀证。方以八正散清利湿热排石；桃核承气汤泻热祛瘀，加赤芍凉血散瘀，生附子温阳气化，方药相互为用，以奏其效。

石韦散(《外台秘要》卷二十七引《古今录验》)

运用石韦散并根据方药组成及用量的配伍特点，可以辨治湿热瘀淋证；辨治要点是小便不利，少腹拘急，小便刺痛。

【组成】通草_{二两}（60 g）　石韦_{去毛,二两}（60 g）　王不留行_{一两}（30 g）　滑石_{二两}（60 g）　甘草_炙　当归_{各二两}（各60 g）　白术　瞿麦　芍药　葵子_{各三两}（各90 g）

【用法】水煎服，每日分早、中、晚3次服。用汤剂可用原方量的1/5。

【功效】清热利水，活血通淋。

辨治急慢性泌尿系感染、泌尿系结石、泌尿系结核、泌尿系综合征、急慢性妇科炎症、急慢性男科炎症、乳糜尿属于湿热瘀淋证，以小便不利、排尿中断为基本特征。

【适用病证】

主要症状：小便不利，少腹拘急，小便刺痛。

辨证要点：口渴，口腻，舌质红、苔黄腻，脉弦或数。

可能伴随的症状：排尿涩痛，或排尿突然中断，或尿痛，或少腹疼痛，或疼痛剧烈，或牵引疼痛，或尿中夹血等。

【解读方药】方中用清热利水药5味，通草偏于通脉，石韦偏于通窍，滑石偏于通淋，瞿麦偏于渗利，葵子偏于利窍；活血药4味，王不留行偏于通利，当归偏于补血，瞿麦、通草偏于利水；益气药2味，白术偏于健脾，炙甘草偏于生津；补血药2味，芍药偏于敛阴，当归偏于活血。又，方中用利水药配伍活血药，以治瘀血夹水气；利水药配伍益气药，以气能化水；利水药配伍补血药，以利水不伤血，兼治血虚，方药相互为用，以清热利水，活血通淋为主。

【配伍用药】若小便不利甚者，加大通草、石韦用量，以利水通淋；若尿痛明显者，加大芍药、甘草用量，以缓急止痛；若瘀甚者，加大瞿麦、通草、王不留行用量，以活血通淋利水；若尿中夹血者，加小蓟、白茅根，以凉血止血等。

程氏萆薢分清饮(《医学心悟》)

运用程氏萆薢分清饮并根据方药组成及用量的配伍特点，可以辨治湿热膏淋证、湿热下注证；辨治要点是小便不利，少腹拘急，尿如米泔，或遗精，或带下。

【组成】川萆薢二钱（6 g）　黄柏炒褐色　石菖蒲各五分（各2 g）　茯苓　白术各一钱（各3 g）　莲子心七分（2 g）　丹参　车前子各一钱五分（各5 g）

【用法】水煎服。

【功效】清热利湿，益气活血。

1. 辨治急慢性泌尿系感染、泌尿系结石、泌尿系结核、泌尿系综合征、急慢性妇科炎症、急慢性男科炎症、乳糜尿属于湿热膏淋证，以小便不利、尿如米泔为基本特征。

【适用病证】

主要症状：小便不利，少腹拘急，尿如米泔。

辨证要点：口苦口腻，舌质红、苔黄或腻，脉沉或数。

可能伴随的症状：小便浑浊，或尿夹浮油，或尿夹絮状凝块物，或尿夹血块，或尿急，或尿痛，或少腹隐痛，或尿中沉淀物等。

2. 辨治性神经衰弱、内分泌失调、前列腺炎、前列腺增生、精囊炎、包皮病变、包茎病变属于湿热下注证，以遗精或带下、口苦口腻为基本特征。

【适用病证】

主要症状：遗精，或带下，小便不畅。

辨证要点：口苦口腻，舌质红、苔黄腻，脉沉数。

可能伴随的症状：早泄，或小便热涩，或带下色黄，或肢体困重，或耳鸣，或口干咽燥，或肢体困重，或头沉等。

【解读方药】方中用黄柏清热燥湿解毒；利湿药3味，萆薢偏于通痹，车前子偏于消肿，石菖蒲偏于开窍；健脾益气药2味，白术偏于燥湿，茯苓偏于利湿；丹参活血化瘀清热；莲子心清心固涩止遗。又，方中用清热药配伍利湿药，以治湿热；清热药配伍益气药，以治湿热夹气虚；清热药配伍活血药，以治湿热夹瘀；利湿药配伍固涩药，以防利湿药伤阴，方药相互为用，以清热利湿，益气活血为主。

【配伍用药】若热甚者，加蒲公英、紫花地丁、滑石，以清热通淋；若瘀甚者，加大丹参用量，再加当归，以活血化瘀；若益气者，加大白术、茯苓用量，再加薏苡仁，以健脾利湿等。

黄连清心饮(《内经拾遗》)

运用黄连清心饮并根据方药组成及用量的配伍特点，可以辨治郁热夹虚不固证、郁热夹虚扰神证；辨治要点是遗精，多梦，忧郁急躁。

【组成】黄连（12 g）　生地_{酒洗}（24 g）　归身_{酒洗}（9 g）　甘草_炙（6 g）　茯神_{去木}（12 g）　酸枣仁（45 g）　远志_{去骨}（6 g）　人参_{去芦}（6 g）　石莲肉_{去壳}（12 g）

【用法】水煎服，每日分早、中、晚 3 次服。

【功效】清热安神，益气补血。

1. **辨治性神经衰弱、内分泌失调、前列腺炎、前列腺增生、精囊炎、包皮病变、包茎病变属于郁热夹虚不固证，以遗精、心胸烦热为基本特征。**

【适用病证】

主要症状：遗精，多梦。

辨证要点：心胸烦热，舌质红、苔薄黄，脉沉数。

可能伴随的症状：阳事易举，或头晕目眩，或胁痛，或口苦，或口舌生疮，或急躁等。

2. **辨治焦虑症、抑郁症，神经衰弱、癔症、精神神经紧张综合征、轻型精神分裂症属于郁热夹虚扰神证，以忧郁急躁、心胸烦热为基本特征。**

【适用病证】

主要症状：忧郁急躁，胸胁不适。

辨证要点：口渴，倦怠乏力，舌质淡红、苔薄黄，脉虚数。

可能伴随的症状：面色不荣，或汗出，或心胸烦热，或头晕目眩，或头痛，或不思饮食，或大便不畅等。

【解读方药】方中用清热药 2 味，黄连偏于燥湿，生地黄偏于凉血；益气药 3 味，人参偏于大补元气，石莲肉偏于补脾，甘草偏于平补中气；安神药

3味，茯神偏于益气，酸枣仁偏于养心，远志偏于开窍；补血药2味，当归身偏于活血，酸枣仁偏于安神。又，方中用清热药配伍益气药，以治气虚夹热；清热药配伍安神药，以治郁热扰神；清热药配伍补血药，以治郁热伤血；益气药配伍补血药，以治气血两虚，方药相互为用，以清热安神，益气补血为主。

【配伍用药】 若郁热甚者，加大黄连用量，再加石膏，以清泻郁热；若气虚甚者，加大人参用量，再加白术，以健脾益气；若神志不安者，加大酸枣仁、远志用量，再加石菖蒲，以开窍安神等。

肾寒证用方

肾寒证的基本症状有水肿，腰痛，腰酸，腰沉困；辨治肾寒证的基本要点是口淡不渴，舌质淡，运用方药辨治肾寒证只有重视同中求异，才能选择最佳切机方药而取得良好治疗效果。

五皮散(《华氏中藏经》)

运用五皮散并根据方药组成及用量的配伍特点，可以辨治湿毒郁结水气证；辨治要点是全身水肿、按之没指。

【组成】 生姜皮　桑白皮　陈橘皮　大腹皮　茯苓皮_{各等分}（各10 g）

【用法】 将药研为细散状，每次服9 g，用水煎煮，可不计时候温服，且忌食生冷油腻硬物。

【功效】 利水消肿，理气健脾。

辨治肾性水肿、心性水肿、肝性水肿、营养不良性水肿、内分泌失调水肿、功能性水肿属于湿毒郁结水气证，以全身水肿、身体困重为基本特征。

【适用病证】

主要症状：全身水肿、按之没指。

辨证要点：身体困重，舌质淡、苔白腻，脉浮或沉。

可能伴随的症状：下肢水肿明显，或胸闷，或不思饮食，或头痛，或呕吐，或小便不利等。

【解读方药】方中用利水药有 4 味，生姜皮偏于辛散行水，桑白皮偏于泻肺利水，大腹皮偏于理气利水，茯苓皮偏于健脾利水；陈皮理气醒脾，和胃化湿。又，方中用利水药配伍理气药，气顺水消；宣散药配伍利水药，以分消内外水气，方药相互为用，以利水消肿，理气健脾为主。

【配伍用药】若脾虚者，加白术、扁豆，以健脾利湿燥湿；若水肿甚者，加桂枝、泽泻，以温阳利水消肿等。

五皮散(《华氏中藏经》)与胃苓汤(《丹溪心法》)合方

运用五皮散与胃苓汤合方并根据方药组成及用量的配伍特点，可以辨治寒湿郁结水肿证；辨治要点是全身水肿，不思饮食。

【组成】

胃苓汤：五苓散　平胃散（各 15 g）

五皮散：生姜皮　桑白皮　陈橘皮　大腹皮　茯苓皮各等分（各 10 g）

【用法】水煎服，每日分早、中、晚 3 次服。

【功效】运脾化湿，温阳利水。

辨治肾性水肿、心性水肿、肝性水肿、营养不良性水肿、内分泌失调水肿、功能性水肿属于寒湿郁结水肿证，以全身水肿、按之没指为基本特征。

【适用病证】

主要症状：全身水肿、按之没指，不思饮食。

辨证要点：身体困重，舌质淡、苔白腻，脉沉。

可能伴随的症状：下肢水肿明显，或恶心，或呕吐，或胸闷，或小便不利，或大便溏泄等。

【解读方药】方中用利水药 7 味，生姜皮偏于辛散行水，桑白皮偏于泻肺利水，大腹皮偏于理气利水，茯苓皮偏于健脾利水，茯苓偏于健脾益气，猪苓、泽泻偏于清热；燥湿药 2 味，苍术偏于芳香运脾燥湿，白术偏于健脾益气燥湿；理气药 2 味，厚朴偏于下气，陈皮偏于调中；益气药 2 味，甘草偏于缓急，大枣偏于生血；温通药 2 味，桂枝偏于辛温通阳，生姜偏于醒脾和胃。又，方中用利水药配伍理气药，气顺水消；利水药配伍燥湿药，以治水肿；利水药配伍益气药，以气化水湿；利水药配伍温通药，以温化水气；宣散药配伍利水药，以分消内外水气，方药相互为用，以利水消肿，理气健脾为主。

【配伍用药】若脾虚者，加大白术用量，再加扁豆，以健脾利湿燥湿；若水肿甚者，加大桂枝、泽泻用量，以温阳利水消肿；若呕吐甚者，加大陈皮用量，再加竹茹，以降逆止呕；若口腻甚者，加大苍术、茯苓用量，以燥湿利湿；若不思饮食者，加生山楂、莱菔子，以消食和胃；若脘腹胀满甚者，加枳实、厚朴，以消食除胀等。

萆薢分清饮(《杨氏家藏方》)

运用萆薢分清饮并根据方药组成及用量的配伍特点，可以辨治虚寒膏淋证、寒湿蕴结证；辨治要点是小便不利，少腹拘急，尿如米泔，或遗精，或带下。

【组成】益智仁　川萆薢　石菖蒲　乌药各等分（各12 g）

【用法】将药研为细散状，每次服15 g，水煎时加入盐一捻，饭前服用。

【功效】温阳利湿，分清化浊。

1. 辨治急慢性泌尿系感染、泌尿系结石、泌尿系结核、泌尿系综合征、急慢性妇科炎症、急慢性男科炎症、乳糜尿属于虚寒膏淋证，以小便不利、尿如米泔为基本特征。

【适用病证】

主要症状：小便不利，少腹拘急，尿如米泔。

辨证要点：口腻不渴，舌质淡、苔白或腻，脉沉或弱。

可能伴随的症状：小便浑浊，或尿夹浮油，或尿夹絮状凝块物，或尿夹血块，或尿频，或尿不利，或少腹隐痛，或尿中沉淀物等。

2. 辨治性神经衰弱、内分泌失调、前列腺炎、前列腺增生、精囊炎、包皮病变、包茎病变属于寒湿蕴结证，以遗精或带下、口腻不渴为基本特征。

【适用病证】

主要症状：遗精，或带下，小便不畅。

辨证要点：口腻，舌质淡、苔白腻，脉沉弱。

可能伴随的症状：早泄，或小便混浊，或带下清稀色白，或肢体困重，或耳鸣，或口干不欲饮水，或肢体困重，或头沉等。

【解读方药】方中用温肾药 2 味，益智仁偏于补肾，乌药偏于理气；化湿药 2 味，萆薢偏于通痹，石菖蒲偏于开窍。又，方中用温肾药配伍化湿药，以治阳虚不化湿；理气药配伍利湿药，气以化湿，方药相互为用，以温阳利湿，分清化浊为主。

【配伍用药】若寒甚者，加大乌药、益智仁用量，以温阳益肾；若虚甚者，加人参、白术，以健脾益气；若遗精者，加金樱子、沙苑子，以固精止遗；若带下量多者，加山药、白扁豆，以健脾止带等。

【临证验案】慢性精囊炎

梁某，男，38 岁，郑州人。有 3 年慢性精囊炎病史，服用中西药但未能有效控制症状，近由病友介绍前来诊治：小腹拘急不舒，阴囊潮湿，遗精早泄，小便不畅，耳鸣，手心发热，盗汗，肢体困重，口腻，口干不欲饮水，舌质淡、苔白略腻，脉沉弱。辨为寒湿夹肾虚证，治当温化寒湿，滋肾育阴，温肾补阳，给予萆薢分清饮、芍药甘草汤与肾气丸合方加味：生地黄 24 g，山药 12 g，山茱萸 12 g，茯苓 10 g，泽泻 10 g，牡丹皮 10 g，附子 3 g，桂枝 3 g，萆薢 12 g，益智仁 12 g，石菖蒲 12 g，乌药 12 g，赤芍 12 g，炙甘草 12 g。6 剂，水煎服，第 1 次煎 40 min，第 2 次煎 25 min，合并药液，每日 1 剂，每次服 30 mL 左右，每日分早、中、晚 3 次服。

二诊：小便较前通畅，仍有遗精，以前方变山茱萸为 24 g，6 剂。

三诊：手心发热好转，仍有阴囊潮湿，以前方变泽泻为 30 g，6 剂。

四诊：阴囊潮湿好转，肢体沉重减轻，以前方 6 剂继服。

五诊：耳鸣略有好转，其余诸症基本趋于缓解，以前方 6 剂继服。

六诊：诸症基本趋于稳定，又以前方治疗 30 余剂，诸症悉除。随访 1 年，一切尚好。

用方体会：根据小腹拘急、手心发热辨为阴虚，又根据小便不畅、舌质淡辨为阳虚，因肢体沉重、苔腻辨为湿，又因遗精早泄、脉沉弱辨为肾气不固，更因苔白腻辨为寒湿，以此辨为寒湿夹肾虚证。方以肾气丸滋补肾阴，温补肾阳，渗利水湿；芍药甘草汤益气补血；萆薢分清饮温阳利湿，分清化浊，方药相互为用，以奏其效。

吴茱萸汤(《伤寒杂病论》)与温脾汤(《备急千金要方》)合方

运用吴茱萸汤与温脾汤合方并根据方药组成及用量的配伍特点，可以辨治脾肾阳虚寒结证、肝胃虚寒内结证；辨治要点是小便不通，或尿闭，胃痛，急躁。

【组成】

吴茱萸汤：吴茱萸洗,一升（24 g）　人参三两（9 g）　生姜切,六两（18 g）　大枣擘,十二枚（12 枚）

温脾汤：附子大者一枚（8 g）　干姜二两（6 g）　人参二两（6 g）　大黄四两（12 g）甘草二两（6 g）

【用法】水煎服，每日分早、中、晚 3 次服。

【功效】温补脾阳，降逆通结。

1. **辨治神经性尿闭、尿道肿瘤、尿道损伤、尿道狭窄、尿道炎症、膀胱括约肌痉挛属于脾肾阳虚寒结证，以小便不通、呕吐、大便干结为基本特征。**

【适用病证】

主要症状：小便不通，或尿闭，呕吐，大便不通，或大便溏泄。

辨证要点：手足不温，面色晦暗，舌质淡边夹齿印、苔薄白，脉沉弱。

可能伴随的症状：少腹拘急，或头痛，或腹痛，或倦怠乏力，或不思饮食，或面色不荣，或腰以下水肿，或腹胀等。

2. **辨治急慢性胃炎、胃及十二指肠溃疡、功能性消化不良、慢性肠炎、慢性阑尾炎、胃黏膜病变属于肝胃虚寒内结证，以胃脘疼痛，大便不畅、呃逆、口淡不渴为基本特征。**

【适用病证】

主要症状：胃脘不舒，胁肋痞满，或大便不畅，或呃逆。

辨证要点：口淡，急躁，舌质淡、苔薄白，脉沉弱。

可能伴随的症状：喜唾涎沫，或喜饮热食，或手足不温，或胃脘拘急，或头痛，或头晕，或食则欲吐等。

【解读方药】方中用益气药 3 味，大枣偏于补血，人参偏于生津，甘草偏于缓补；辛温药 4 味，吴茱萸偏于降逆，生姜偏于宣散，附子偏于壮阳，干姜偏于温中；大黄性寒通下积结；人参性温助附子、干姜温阳，并制约大黄不助寒。又，方中用益气药配伍辛温药，以治阳虚生寒；散寒药配伍寒下药，既治寒气内结又防止温热药燥化；益气药配伍寒下药，以治虚中夹实，方药相互为用，以温补脾阳，降逆通结为主。

【配伍用药】若呕吐明显者，加半夏、陈皮，以理气化湿，散寒止逆；若大便溏泄明显者，加山药、茯苓，以健脾渗利止泻；若腹胀者，加厚朴、木香，以行气除胀；若腹中冷痛甚者，加大吴茱萸用量，再加肉桂，以温中散寒；若久痢赤白者，加薤白、当归，以通阳理血等。

【临证验案】胃及十二指肠溃疡

李某，男，46 岁，郑州人。有多年胃及十二指肠溃疡病史，服用中西药但未能有效控制症状，近由病友介绍前来诊治：脘腹疼痛，食则欲吐，胁肋痞满，泛酸，口水多，大便干结 3 ~ 4 天/次，恶食冷食，手足不温，口淡不渴，急躁易怒，舌质淡、苔薄白、脉沉弱。辨为肝胃气虚夹寒结证，治当温肝暖胃，温阳通便，疏肝解郁，给予吴茱萸汤、四逆散与温脾汤合方：吴茱萸24 g，红参10 g，生姜20 g，大枣12 枚，附子8 g，干姜6 g，大黄12 g，柴胡12 g，枳实12 g，白芍12 g，炙甘草12 g。6 剂，水煎服，第 1 次煎40 min，第 2 次煎25 min，合并药液，每日 1 剂，每次服30 mL 左右，每日分早、中、晚 3 次服。

二诊：大便通畅，仍有食后欲呕，以前方加陈皮15 g，6 剂。

三诊：大便略溏，胃中泛酸好转，以前方减大黄为6 g，6 剂。

四诊：大便正常，脘腹疼痛明显减轻，以前方 6 剂继服。

五诊：口水多减少，仍有轻微手足不温，以前方变附子为10 g，6 剂。

六诊：诸症基本消除，又以前方治疗30 余剂，诸症悉除。随访 1 年，一切尚好。

用方体会：根据脘腹疼痛、口水多辨为胃寒，又根据胁肋痞满、泛酸辨为肝寒，因大便干结、手足不温辨为寒结，又因急躁易怒辨为肝郁，以此辨为肝胃气虚夹寒结证。方以吴茱萸汤温肝暖胃，降逆和中；以四逆散疏肝理气解郁；以温脾汤温阳通泻，兼防温药燥化，方药相互为用，以奏其效。

苏合香丸(《广济方》录自《外台秘要》)

运用苏合香丸并根据方药组成及用量的配伍特点，可以辨治寒闭清窍证；辨治要点是小便不通，或尿闭，或神志昏迷。

【组成】 苏合香　龙脑（冰片）各一两（各30 g）　麝香　安息香用无灰酒一升熬

青木香　香附　白檀香　丁香　沉香　荜茇各二两（各60 g）　熏陆香（乳

香）制，一两（30 g）　白术　诃黎勒（诃子）煨　朱砂各二两（各60 g）　犀角（水牛

角代）浓缩粉，二两（60 g）

【用法】 将药研为细散状，以白蜜为丸，每次服3 g，老人、小儿视病情决定用量，以温酒化服，饭前服用。

【功效】 芳香开窍，行气止痛。

辨治神经性尿闭、尿道肿瘤、尿道损伤、尿道狭窄、尿道炎症、膀胱括约肌痉挛属于寒闭清窍证，以小便不通、呕吐、神志昏迷为基本特征。

【适用病证】

主要症状：小便不通，或尿闭，呕吐，神志昏迷。

辨证要点：面色苍白，舌质淡、苔白腻，脉沉。

可能伴随的症状：少腹拘急，或口中夹尿异味，或循衣摸床，或牙关紧闭，或大便不畅，或手足抽搐等。

【解读方药】 方中用开窍药4味，苏合香偏于辟秽，龙脑偏于凉开，麝香偏于温开，安息香偏于化痰；辛散行气药6味，青木香偏于导滞，香附偏于解郁，白檀香偏于醒神，丁香偏于通窍，沉香偏于降纳，荜茇偏于通达；朱砂重镇安神；乳香行气活血；水牛角寒凉入心，白术健脾益气，诃子固涩中气。又，方中用开窍药配伍理气药，气顺窍开；开窍药配伍安神，窍开神藏；开窍药配伍活血药，以治瘀阻清窍；开窍药理气药配伍益气药，以防开窍药伤气，开窍药理气药配伍寒凉药，以防开窍药燥化，方药相互为用，以芳香开窍，行气止痛为主。

【配伍用药】 若气虚者，加人参、山药，以补气益正；若阳虚者，加干姜、桂枝，以温阳散寒通经；若神志不安者，加远志、石菖蒲，以开窍化痰醒神等。

参附汤(《医方类聚》引《济生续方》)
与苏合香丸(《广济方》录自《外台秘要》)合方

运用参附汤与苏合香丸合方并根据方药组成及用量的配伍特点，可以辨治气虚寒闭清窍证；辨治要点是小便不通，或尿闭，或神志昏迷。

【组成】

苏合香丸：苏合香　龙脑（冰片）各一两（各30 g）　麝香　安息香用无灰酒一升熬

青木香　香附　白檀香　丁香　沉香　荜茇各二两（各60 g）　熏陆香（乳香）制,一两（30 g）　白术　诃黎勒（诃子）煨　朱砂各二两（各60 g）　犀角（水牛角代）浓缩粉,二两（60 g）

参附汤：人参半两（15 g）　附子炮,去皮脐,一两（30 g）

【用法】 水煎服，每日分早、中、晚3次服。

【功效】 益气回阳，芳香开窍，行气止痛。

辨治神经性尿闭、尿道肿瘤、尿道损伤、尿道狭窄、尿道炎症、膀胱括约肌痉挛属于气虚寒寒闭清窍证，以小便不通、尿闭、神志昏迷为基本特征。

【适用病证】

主要症状：小便不通，或尿闭，呕吐，神志昏迷。

辨证要点：面色苍白，舌质淡、苔白腻，脉沉。

可能伴随的症状：少腹拘急，或口中夹尿异味，或头晕目眩，或自汗，或循衣摸床，或牙关紧闭，或大便不畅，或手足抽搐，或舌卷缩等。

【解读方药】 方中用开窍药4味，苏合香偏于辟秽，龙脑偏于凉开，麝香偏于温开，安息香偏于化痰；辛散行气药6味，青木香偏于导滞，香附偏于解郁，白檀香偏于醒神，丁香偏于通窍，沉香偏于降纳，荜茇偏于通达；益气药2味，白术偏于健脾益气，人参偏于大补元气；附子回阳救逆开窍；朱砂重镇安神；乳香行气活血；水牛角寒凉入心，诃子固涩中气。又，方中用开窍药配伍理气药，气顺窍开；开窍药配伍温阳药，以治阳虚不固；开窍药配伍安神药，窍开神藏；开窍药配伍活血药，以治瘀阻清窍；开窍药理气药配伍益气药，既固护元气又防开窍药伤气，开窍药理气药配伍寒凉药，以防开窍燥化，方药相互为用，以益气回阳，芳香开窍，行气止痛为主。

肾寒热夹杂证用方

肾寒热夹杂证的基本症状有水肿，腰痛，腰酸，腰沉困；辨治肾寒热夹杂证的基本要点是口渴不欲多饮，舌质淡红，运用方药辨治肾寒热夹杂水气证只有重视同中求异，才能选择最佳切机方药而取得良好治疗效果。

越婢加术汤(《伤寒杂病论》)

运用越婢加术汤并根据方药组成及用量的配伍特点，可以辨治郁热脾虚风水证；辨治要点是眼睑水肿，肢体酸痛。

【组成】麻黄六两（18 g） 石膏半斤（24 g） 生姜三两（9 g） 大枣十五枚（15 枚）甘草二两（6 g） 白术四两（12 g）

【用法】上六味，以水六升，先煮麻黄去沫，内诸药，煮取三升，分温3 服。恶风加附子一枚，炮。

【功效】调理脾胃，行水清热。

辨治肾性水肿、心性水肿、肝性水肿、营养不良性水肿、内分泌失调水肿、功能性水肿属于郁热脾虚风水证，以眼睑水肿、肢体酸痛为基本特征。

【适用病证】

主要症状：眼睑水肿，肢体酸痛。

辨证要点：无汗，口渴，舌质红、苔薄黄，脉浮或数。

可能伴随的症状：身体疼痛，或全身水肿，或发热，或恶寒，或小便不利，或肿痛等。

【解读方药】方中用散水药 2 味，麻黄偏于宣肺行水，生姜偏于醒脾运水；益气药 3 味，大枣偏于益血，白术偏于健脾，甘草偏于和中；石膏清泻郁热。又，方中用辛散药配伍益气药，以调理气机；辛散药配伍清热药，以透散郁热；清热药配伍益气药，既可治气虚又可兼制辛散药伤气，方药相互为用，以奏调理脾胃，行水清热之效。

【配伍用药】 若热甚者，加知母、黄芩，以清泻郁热；若水肿甚者，加大生姜用量，再加茯苓，以散水利水；若口渴者，加大石膏用量，再加生地黄，以清热生津；若肢体酸痛者，加桂枝、白芍，以通经缓急止痛；若不思饮食者，加山楂、麦芽，以消食和胃等。

【临证验案】 局灶增生硬化型 I gA 肾病

刘某，男，57 岁，郑州人。3 年前出现腰痛、小便不利，经检查诊断为局灶增生硬化型 I gA 肾病，经住院及门诊治疗，以及静脉用药、口服中西药均未能有效控制症状，近由病友介绍前来诊治：腰酸腰痛，眼睑轻度水肿，肢体酸困，大便干结，小便不畅，时时发热，时时怕冷，小腹拘急，无汗，口渴，舌质暗红夹瘀紫、苔薄黄，脉浮。辨为瘀热夹风水证，治当发散郁热，活血化瘀，给予越婢加术汤、桃核承气汤与蒲灰散合方：麻黄 20 g，石膏 24 g，生姜 10 g，大枣 15 枚，白术 12 g，桂枝 6 g，大黄 12 g，芒硝 6 g，桃仁 10 g，滑石 12 g，蒲黄 10 g，炙甘草 6 g。6 剂，水煎服，第 1 次煎 40 min，第 2 次煎 25 min，合并药液，每日 1 剂，每次服 30 mL 左右，每日分早、中、晚 3 次服。

二诊：眼睑水肿基本消退，仍有腰痛，以前方加杜仲 24 g，6 剂。

三诊：眼睑水肿消退，大便正常，腰痛腰酸减轻，以前方 6 剂继服。

四诊：大便正常，脘腹疼痛明显减轻，以前方 6 剂继服。

五诊：大便略溏，时时发热、时时怕冷未再出现，以前方减大黄为 10 g，6 剂。

六诊：眼睑水肿未再出现，肢体酸困基本消除，小便通畅，以前方 6 剂继服。

七诊：诸症基本消除，又以前方治疗 100 余剂，经复查局灶增生硬化型 I gA 肾病的病理变化有明显改善；之后，为了巩固疗效，以前方变汤剂为散剂，每次 6 g，每日分早、中、晚 3 次服，又治疗半年，又经复查局灶增生硬化型 I gA 肾病较前又有明显改善。随访 1 年，一切尚好。

用方体会：根据腰痛、眼睑水肿辨为风水，又根据大便干结、小腹拘急辨为热结，因舌质暗红夹瘀紫辨为瘀，又因小便不畅辨为水气内结，以此辨为瘀热夹风水证。方以越婢加术汤发散郁热，利水消肿；桃核承气汤泻热祛瘀；蒲灰散利水清热，活血化瘀，方药相互为用，以奏其效。

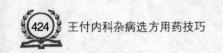

麻黄连轺赤小豆汤(《伤寒杂病论》)

运用麻黄连轺赤小豆汤并根据方药组成及用量的配伍特点，可以辨治湿毒热郁夹风水寒证、湿热蕴结夹寒证；辨治要点是眼睑水肿，或身体疮疡，口渴。

【组成】麻黄_{去节,二两}（6 g）　连翘_{二两}（6 g）　杏仁_{去皮尖,四十个}（7 g）　赤小豆_{一升}（24 g）　大枣_{擘,十二枚}（12 枚）　生梓白皮_{切,一升}（24 g）　生姜_{切,二两}（6 g）甘草_{炙,二两}（6 g）

【用法】上八味，以潦水一斗，先煮麻黄，再沸，去上沫，内煮药，煮取三升，去滓。分温 3 服，半日服尽。

【功能】宣散透达，清热利湿。

1. 辨治肾性水肿，心性水肿，肝性水肿，营养不良性水肿，内分泌失调水肿，功能性水肿属于湿毒郁热夹风水寒证，以眼睑水肿、肢体酸痛为基本特征。

【适用病证】

主要症状：眼睑水肿，或身体疮疡。

辨证要点：口渴，舌质红、苔薄黄或黄白夹杂，脉浮或数。

可能伴随的症状：身体疼痛，或皮肤光亮，或无汗，或头痛，或全身水肿，或发热，或恶寒，或小便不利等。

2. 辨治急慢性肝炎、急慢性胆囊炎、急慢性胰腺炎、胆结石、胆道蛔虫症、肋间神经痛，以及急慢性胃炎属于湿热蕴结夹寒证，以胁肋胀痛、发热、怕冷为基本特征。

【适用病证】

主要症状：胁肋疼痛，发热，怕冷。

辨证要点：口腻，舌质红、苔薄或腻黄白夹杂，脉沉。

可能伴随的症状：不思饮食，或心胸烦热，或胁肋胀痛，或腹胀，或呕吐，或身体发黄，或身体肌肤瘙痒等。

【解读方药】方中用散水药 2 味，麻黄偏于宣肺行水，生姜偏于醒脾运水；清热药 2 味，连轺偏于解毒，生梓白皮偏于清利；降泄药 2 味，杏仁偏于降泄湿浊，赤小豆偏于通利水湿；益气药 2 味，大枣偏于益血，甘草偏于缓急。又，方中用散水药配伍清热药，以治水气夹热；降泄药配伍益气药，降泄不伤气；散水药配伍降泄药，分消内外上下；散水药配伍益气药，既能气化水湿又能兼治气虚，方药相互为用，以宣散透达，清热利湿为主。

【配伍用药】 若水肿者，加茯苓、泽泻，以渗利水湿；若身体疮疡者，加黄连、黄芩，以清热燥湿；若头痛，加桂枝、白芍，以通经缓急止痛等。

【临证验案】 荨麻疹水肿

许某，男，32 岁，郑州人。有 2 年慢性荨麻疹病史，1 年前又出现四肢肌肤水肿，经检查未发现明显器质性病变，经住院及门诊治疗均未能有效控制瘙痒症状，近由病友介绍前来诊治：四肢及背部多处皮肤出现丘疹团，色暗红，有的连成片状，夜间及受凉加重，下肢水肿甚于上肢，心烦急躁，大便干结，有时发热，有时怕冷，无汗，口渴，舌质暗红、苔薄黄白夹杂，脉略浮。辨为寒热夹瘀证，治当清热散寒，利水活血，给予麻黄连翘赤小豆汤与桃核承气汤合方：麻黄 6 g，连翘 6 g，杏仁 7 g，赤小豆 24 g，大枣 12 枚，桑白皮 24 g，生姜 6 g，桂枝 6 g，大黄 12 g，芒硝 6 g，桃仁 10 g，炙甘草 6 g。6 剂，水煎服，第 1 次煎 40 min，第 2 次煎 25 min，合并药液，每日 1 剂，每次服 30 mL 左右，每日分早、中、晚 3 次服。

二诊：瘙痒减轻，下肢水肿好转，以前方 6 剂继服。

三诊：丘疹团颜色较前变淡红，大便通畅，以前方 6 剂继服。

四诊：丘疹团较前又有减轻，仍有下水肿，以前方加滑石 30 g，6 剂。

五诊：大便略溏，时时发热及时时怕冷未再出现，以前方减大黄为 10 g，6 剂。

六诊：诸症基本消除，又以前方治疗 20 余剂，诸症悉除。随访 1 年，一切尚好。

用方体会：根据四肢及背部丘疹团、因受凉加重辨为寒，又根据心烦急躁、口渴辨为热，因舌质暗红、丘疹暗红辨为瘀，又因苔黄白夹杂辨为寒热，更因水肿辨为水气郁结，以此辨为寒热夹瘀证。方以麻黄连翘赤小豆汤清热散寒，利水消肿；以桃核承气汤泻热祛瘀，方药相互为用，以奏其效。

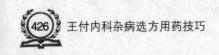

疏凿饮子(《济生方》)

运用疏凿饮子并根据方药组成及用量的配伍特点，可以辨治湿热水结证；辨治要点是全身水肿，皮肤绷紧光亮。

【组成】泽泻　赤小豆　商陆　羌活　大腹皮　椒目　木通　秦艽_{去芦}　槟榔　茯苓皮_{各等分}（各6 g）

【用法】将药研为细散状，煎药时加入生姜5片，每次温服，可不拘时候服用。

【功效】利水行气。

辨治肾性水肿、心性水肿、肝性水肿、营养不良性水肿、内分泌失调水肿、功能性水肿属于湿热水结证，以全身水肿、皮肤绷紧光亮为基本特征。

【适用病证】

主要症状：全身水肿，皮肤绷紧光亮。

辨证要点：口渴，舌质红、苔腻黄白夹杂，脉沉。

可能伴随的症状：下肢水肿明显，或胸脘痞闷，或不思饮食，或心胸烦热，或呕吐，或小便不利，或大便溏泄等。

【解读方药】方中用利水药7味，泽泻偏于渗利，商陆偏于攻逐，茯苓皮偏于健脾，大腹皮偏于行气，赤小豆偏于活血，木通偏于寒通血脉，椒目偏于温通血脉；槟榔行气导滞；秦艽通络消肿；羌活辛散透发，透散水气。又，方中用利水药配伍行气药，以气化渗利水气；利水药配伍通络药，以治络脉水气；利水药配伍辛散药，以消散内外水气，方药相互作用，以利水行气为主。

【配伍用药】若脾虚者，加人参、白术，以健脾益气；若心胸烦热者，加栀子、淡豆豉，以清热除烦；若呕吐者，加陈皮、竹茹，以降逆止呕等。

肾瘀血证用方

肾瘀血证的基本症状有水肿，腰痛，腰酸，腰沉困；辨治肾瘀血证的基本要点是痛如针刺，舌质暗或夹瘀紫，运用方药辨治肾瘀血证只有重视同中求异，才能选择最佳切机方药而取得良好治疗效果。

桃红四物汤(《玉机微义》转引的《医垒元戎》,方名始见《医宗金鉴》)

运用桃红四物汤并根据方药组成及用量的配伍特点，可以辨治血瘀血虚水气证、血瘀血虚痞块证；辨治要点是全身水肿，脘腹胀满或痞块，腰痛如刺。

【组成】熟地黄二钱（6 g） 川芎一钱（3 g） 白芍炒,二钱（6 g） 当归二钱（6 g） 桃仁（6 g） 红花（6 g）

【用法】水煎服，每日分 3 次服。用汤剂可在原方用量基础上加大 1 倍。

【功效】养血活血。

1. 辨治肾性水肿、心性水肿、肝性水肿、营养不良性水肿、内分泌失调水肿、功能性水肿属于血瘀血虚水气证，以全身水肿、腰部刺痛为基本特征。

【适用病证】

主要症状：全身水肿，脘腹胀满。

辨证要点：腰痛如刺，舌质暗红边夹瘀紫、苔薄黄，脉沉或涩。

可能伴随的症状：皮肤瘀斑，或下肢水肿明显，或呕吐，或小便不利，或大便干结，或大便溏泄等。

2. 辨治良性肿瘤、恶性肿瘤、皮下囊肿、脂肪瘤、增生性病变、淋巴结肿大、肝硬化、脾肿大属于血瘀血虚痞块证，以脘腹痞块、疼痛如刺为基本特征。

【适用病证】

主要症状：痞块，腰痛，腹痛。

辨证要点：痛如针刺，舌质暗红或瘀紫、苔黄，脉沉或涩。

可能伴随的症状：面色晦暗，或便血，或皮下出血，或尿频，或尿急，或尿痛等。

【解读方药】方中用补血药 3 味，熟地黄偏于滋阴，属于静补，当归偏于活血，属于动补，白芍偏于敛补缓急；活血药 3 味，川芎偏于行气，桃仁偏于滋润，红花偏于调经。又，方中用补血药配伍活血药，以治瘀血夹虚；活血药配伍行气药，气帅血行，方药相互为用，以养血活血为主。

【配伍用药】若血虚甚者，加大当归、熟地黄用量，再加阿胶，以补血养血；若瘀血甚者，加大桃仁、红花用量，再加三棱，以活血破血；若水肿甚者，加茯苓、益母草、通草，以活血利水；若出血者，加阿胶、艾叶，以补血止血等。

【临证验案】内分泌失调水肿

蒋某，女，47 岁，郑州人。有 5 年内分泌失调水肿病史，经检查未发现明显器质性病变，但服用中西药未能有效控制水肿症状，近由病友介绍前来诊治：颜面及四肢水肿，皮肤瘀斑（血小板正常），不思饮食，大便溏泄，舌质暗红边夹瘀紫、苔薄黄，脉沉略涩。辨为瘀热夹虚水气证，治当活血化瘀，益气化水，给予桃红四物汤、蒲灰散与苓桂术甘汤合方：生地黄 12 g，川芎 6 g，白芍 12 g，当归 12 g，桃仁 12 g，红花 12 g，茯苓 12 g，桂枝 10 g，白术 6 g，滑石 10 g，蒲黄 10 g，炙甘草 6 g。6 剂，水煎服，第 1 次煎 40 min，第 2 次煎 25 min，合并药液，每日 1 剂，每次服 30 mL 左右，每日分早、中、晚 3 次服。

二诊：大便溏泄好转，下肢水肿减轻，以前方 6 剂继服。

三诊：仍然不思饮食，以前方加生山楂 24 g，6 剂。

四诊：颜面水肿明显消退，饮食转佳，以前方 6 剂继服。

五诊：皮肤瘀斑明显消退，水肿较前又有减轻，以前方 6 剂继服。

六诊：水肿消退，皮肤瘀斑又有好转，以前方 6 剂继服。

七诊：诸症基本消除，又以前方治疗 12 剂。随访 1 年，一切尚好。

用方体会：根据皮肤瘀斑、舌质暗红辨为瘀，又根据颜面及四肢水肿、脉沉略涩辨为水气内结，因不思饮食、大便溏泄辨为脾虚，以此辨为瘀热夹虚水气证。方以桃红四物汤活血化瘀，补血清热；以苓桂术甘汤温阳健脾，气化水气；以蒲灰散活血利水，方药相互为用，以奏其效。

桃红四物汤（《玉机微义》转引的《医垒元戎》，方名始见《医宗金鉴》）与五苓散（《伤寒杂病论》）合方

运用桃红四物汤与五苓散合方并根据方药组成及用量的配伍特点，可以辨治血瘀血虚水肿证、血虚血瘀水结证；辨治要点是全身水肿，脘腹胀满或痞块，腰痛如刺。

【组成】

桃红四物汤：熟地黄_二钱_（6 g） 川芎_一钱_（3 g） 白芍_炒,二钱_（6 g） 当归_二钱_（6 g） 桃仁（6 g） 红花（6 g）

五苓散：猪苓_去皮,十八铢_（2.3 g） 泽泻_一两六铢_（3.8 g） 白术_十八铢_（2.3 g） 茯苓_十八铢_（2.3 g） 桂枝_去皮,半两_（1.5 g）

【用法】水煎服，每日服3次。用汤剂可在原方用量基础上加大1倍。

【功效】养血活血，利水消肿。

1. 辨治肾性水肿、心性水肿、肝性水肿、营养不良性水肿、内分泌失调水肿、功能性水肿属于血瘀血虚水气证，以全身水肿、腰部刺痛为基本特征。

【适用病证】

主要症状：全身水肿，脘腹胀满。

辨证要点：腰痛如刺，口干欲饮且不欲下咽，舌质暗红边夹瘀紫、苔薄黄，脉沉或涩。

可能伴随的症状：皮肤瘀斑，或皮肤光亮，或下肢水肿明显，或呕吐，或小便不利，或大便干结，或大便溏泄等。

2. 辨治良性肿瘤、恶性肿瘤、皮下囊肿、脂肪瘤、增生性病变、淋巴结肿大、肝硬化、脾肿大属于血瘀血虚水结证，以脘腹痞块、腹胀如鼓、疼痛如刺为基本特征。

【适用病证】

主要症状：痞块，腰痛，腹痛，腹胀如鼓。

辨证要点：痛如针刺，舌质暗红或瘀紫、苔黄，脉沉或涩。

可能伴随的症状：面色晦暗，或便血，或皮下出血，或尿频，或尿急，或尿痛等。

【解读方药】方中用补血药3味，熟地黄偏于滋阴，属于静补，当归偏于活血，属于动补，白芍偏于敛补缓急；活血药3味，川芎偏于行气，桃仁偏于滋润，红花偏于调经；利湿药3味，茯苓偏于健脾，猪苓、泽泻偏于清热；白术健脾益气燥湿；桂枝辛温通阳，解表化气。又，方中用补血药配伍活血药，以治瘀血夹虚；活血药配伍利水药，以治瘀血夹水；活血药配伍益气药，既治瘀血夹气虚又可制约活血药伤气；活血药配伍辛温药，以行血散瘀；活血药配伍行气药，气帅血行，方药相互为用，以养血活血为主。

【配伍用药】若血虚甚者，加大当归、熟地黄用量，再加阿胶，以补血养血；若瘀血甚者，加大桃仁、红花用量，再加三棱，以活血破血；若水肿甚者，加大茯苓、泽泻用量，再加益母草、通草，以活血利水。

【临证验案】脂肪肝、内分泌失调水肿、高脂血症

牛某，女，52岁，郑州人。有多年脂肪肝、高脂血症、内分泌失调水肿病史，但服用中西药未能有效控制水肿等症状，近由病友介绍前来诊治：总胆固醇6.5 mmol/L，三酰甘油2.6 mmol/L。形体肥胖，颜面及四肢水肿，脘腹痞满，不思饮食，情绪低落，急躁易怒，大便溏泄，口渴不欲饮水，舌质暗红、苔腻黄白夹杂，脉沉涩。辨为瘀热夹气郁水气证，治当活血化瘀，燥湿化痰，利水渗湿，给予桃红四物汤、五苓散与四逆散合方：生地黄12 g，川芎6 g，白芍12 g，当归12 g，桃仁12 g，红花12 g，猪苓12 g，泽泻20 g，白术12 g，茯苓12 g，桂枝10 g，柴胡12 g，枳实12 g，炙甘草12 g。6剂，水煎服，第1次煎40 min，第2次煎25 min，合并药液，每日1剂，每次服30 mL左右，每日分早、中、晚3次服。

二诊：下肢水肿减轻，情绪好转，以前方6剂继服。

三诊：脘腹痞满减轻，急躁易怒好转，以前方12剂继服。

四诊：水肿减轻，仍然不思饮食，以前方加生山楂24 g，6剂。

五诊：总胆固醇5.5 mmol/L，三酰甘油2.1 mmol/L，脘腹痞满减轻，饮食转佳，以前方12剂继服。

六诊：水肿消退，情绪好转，以前方12剂继服。

七诊：诸症基本趋于缓解，又以前方治疗40余剂，经复查胆固醇5.1 mmol/L，三酰甘油1.6 mmol/L，为了巩固疗效，又以前方变汤剂为散剂，每次6 g，每日分早、中、晚3次服，治疗2个月。随访1年，一切尚好。

用方体会：根据颜面及四肢水肿、脉沉涩辨为瘀，又根据形体肥胖、苔腻辨为痰湿水气，因脘腹痞满、不思饮食辨为脾气不运，又因情绪低落辨为肝郁，更因口渴不欲饮水辨为水气内停，以此辨为瘀热夹气郁水气证。方以桃红四物汤活血化瘀，补血清热；以五苓散渗利水湿；以四逆散疏肝解郁，调理气机，方药相互为用，以奏其效。

沉香散(《太平圣惠方》)

运用沉香散并根据方药组成及用量的配伍特点，可以辨治瘀郁夹气虚淋证；辨治要点是小便不利，少腹拘急刺痛，情绪低落。

【组成】沉香_{五钱}（15 g）　石韦_{去毛、五钱}（15 g）　滑石_{五钱}（15 g）　当归_{锉、微炒、五钱}（15 g）　瞿麦_{五钱}（15 g）　白术_{七钱半}（23 g）　甘草_{炙、微赤、锉、二钱半}（7.5 g）　葵子_{七钱半}（23 g）　赤芍药_{七钱半}（23 g）　王不留行_{五钱}（15 g）

【用法】每于空腹时煎大麦饮调下 6 g。以通利为度，每日分 2 次温服。

【功效】活血行气，益气利水。

辨治神经性尿闭、尿道肿瘤、尿道损伤、尿道狭窄、尿道炎症、膀胱括约肌痉挛、急慢性泌尿系感染、泌尿系结石、泌尿系结核、泌尿系综合征、急慢性妇科炎症、急慢性男科炎症、乳糜尿属于瘀郁夹气虚淋证，以小便不利刺痛、情绪低落为基本特征。

【适用病证】

主要症状：小便不利，或点滴难下，少腹拘急疼痛。

辨证要点：因情绪异常加重，少腹刺痛，舌质暗红或夹瘀紫、苔薄黄，脉弦或沉涩。

可能伴随的症状：少腹不适，或小便胀痛，或夜间痛甚，或情绪低落，或急躁易怒，或胁肋胀满，或尿中夹血等。

【解读方药】方中用活血药 3 味，当归偏于补血，赤芍偏于凉血，王不留行偏于通脉；沉香纳气行气；利水药 4 味，石韦偏于通淋，滑石偏于通窍，瞿麦偏于通脉，葵子偏于泻湿；益气药 2 味，白术偏于健脾燥湿，炙甘草偏于缓急止痛。又，方中用活血药配伍理气药，气以帅血；活血药配伍利水药，以治瘀血夹水气；活血药配伍益气药，以治瘀夹气虚，兼防活血药伤气，方药相互为用，以活血行气，益气利水为主。

【配伍用药】若瘀甚者，加大王不留行用量再加通草，以活血通淋；若气郁甚者，加大沉香用量，再加枳实、大腹皮，以行气利水；若气虚者，加大白术用量，再加薏苡仁，以健脾利湿等。

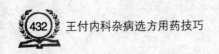

代抵当汤(《医宗必读》)

运用代抵当汤并根据方药组成及用量的配伍特点，可以辨治瘀血阻窍证；辨治要点是小便不利，点滴难下，尿细如线。

【组成】生地黄 当归尾 穿山甲_{各三钱}（各9g） 降香_{一钱半}（4.5g） 肉桂_{去皮,一钱}（3g） 桃仁_{去皮、尖,炒,二钱}（6g） 大黄_{去皮,三钱}（9g） 芒硝_{八分}（2.4g）

【用法】水煎服，每日分早、中、晚3次服。

【功效】活血化瘀，通利水道。

辨治神经性尿闭、泌尿系结石、尿道肿瘤、尿道损伤、尿道狭窄、尿道炎症、膀胱括约肌痉挛属于瘀血阻窍证，以小便不利、点滴难下为基本特征。

【适用病证】

主要症状：小便不利，点滴难下，尿细如线。

辨证要点：尿痛如刺，舌质暗红、苔薄黄，脉沉或涩。

可能伴随的症状：少腹拘急，或小便疼痛，或夜间痛甚，或疼痛固定，或大便不畅等。

【解读方药】方中用活血药4味，当归偏于补血，穿山甲偏于通窍，桃仁偏于破血，降香偏于行气；清热药3味，生地黄偏于凉血，大黄偏于泻热，芒硝偏于软坚；肉桂温通阳气，气化水气。又，方中用活血药配伍清热药，以治瘀热；活血药配伍温通药，以通利血脉；清热药配伍温通药，兼防寒药凝滞，方药相互为用，以活血化瘀，通利水道为主。

【配伍用药】若瘀明显者，加大桃仁、当归用量，再加红花，以活血化瘀；若热甚者，加黄连、黄芩，以清泻郁热；若尿细如线者，加瞿麦、通草，以通利血脉等。

出血证用方

出血证的基本症状有腰痛，腰酸，腰沉困；辨治出血证的基本要点是小便出血，或化验隐血阳性，运用方药辨治出血证只有重视同中求异，才能选择最佳切机方药而取得良好治疗效果。

小蓟饮子(《济生方》录自《玉机微义》)

运用小蓟饮子并根据方药组成及用量的配伍特点，可以辨治血热淋证；辨治要点是小便不利，少腹拘急，尿中夹血，或紫癜。

【组成】生地黄洗,四两（120 g）　小蓟半两（15 g）　滑石半两（15 g）　木通半两（15 g）　蒲黄炒,半两（15 g）　藕节半两（15 g）　淡竹叶半两（15 g）　当归酒浸,半两（15 g）　山栀子半两（15 g）　炙甘草半两（15 g）

【用法】将药研为细散状，每次服 12 g，用水煎煮，饭前温服。用汤剂可用原方量的 1/5。

【功效】凉血止血，利水通淋。

1. 辨治急慢性泌尿系感染、泌尿系结石、泌尿系结核、泌尿系综合征、急慢性妇科炎症、急慢性男科炎症、乳糜尿属于血热淋证，以小便不利、尿中夹血为基本特征。

【适用病证】

主要症状：小便不利，少腹拘急，尿中夹血。

辨证要点：口渴，舌质红、苔薄黄，脉沉或数。

可能伴随的症状：排尿涩痛，或尿急，或尿痛，或小便灼热，或少腹疼痛，或疼痛剧烈，或心烦，或大便不畅等。

2. 辨治原发性血小板减少性紫癜、过敏性血小板减少性紫癜、溶血性贫血、血友病、维生素 C 缺乏症，以及造血系统疾病属于血热紫斑证，以皮肤紫癜、或出血为基本特征。

【适用病证】

主要症状：皮肤紫斑，或出血。

辨证要点：口渴，舌质红、苔薄黄，脉沉数。

可能伴随的症状：身热，或心烦，或面赤，或口舌生疮，或少腹拘急等。

【解读方药】方中用利水药 2 味，滑石偏于通窍，木通偏于通脉；止血药 4 味，生地黄偏于滋阴，小蓟偏于化瘀，藕节偏于收涩，蒲黄偏于化瘀止血；

清热药 2 味，栀子偏于燥湿，竹叶偏于利水；当归补血活血；甘草益气和中。又，方中用利水药配伍止血药，以治水气夹出血；止血药配伍清热药，以治热迫血出血；止血药配伍益气药，以气能固血，方药相互为用，以凉血止血，利水通淋为主。

【配伍用药】 若小便涩痛者，加琥珀、海金沙，以通淋止痛；若出血多者，加棕榈、侧柏叶，以收涩止血；若结石者，加金钱草、鸡内金、石韦，以清热排石等。

黄土汤(《伤寒杂病论》)

运用黄土汤并根据方药组成及用量的配伍特点，可以辨治阳虚血淋证、阳虚出血证；辨治要点是小便不利，少腹拘急，尿中夹血，或紫癜。

【组成】 甘草三两（9 g）　干地黄三两（9 g）　白术三两（9 g）　附子炮,三两（9 g）　阿胶三两（9 g）　黄芩三两（9 g）　灶心黄土半斤（24 g）

【用法】 用水 560 mL，煮取药液 210 mL，每日分 2 次温服。

【功效】 温阳健脾，养血止血。

1. **辨治急慢性泌尿系感染、泌尿系结石、泌尿系结核、泌尿系综合征、急慢性妇科炎症、急慢性男科炎症、乳糜尿属于阳虚血淋证，以小便不利、尿中夹血为基本特征。**

【适用病证】

主要症状：小便不利，少腹拘急，尿中夹血。

辨证要点：手足不温，倦怠乏力，舌质淡、苔薄白，脉沉弱。

可能伴随的症状：头晕目眩，或面色不荣，或形寒怕冷，或排尿涩痛，或尿急，或尿痛，或少腹隐痛，或大便溏泄等。

2. **辨治原发性血小板减少性紫癜、过敏性血小板减少性紫癜、溶血性贫血、血友病、维生素 C 缺乏症，以及造血系统疾病属于阳虚出血证，以大便出血、脘腹不适为基本特征。**

【适用病证】

主要症状：出血，或大便出血。

辨证要点：手足不温，口淡不渴，舌质淡、苔薄白，脉沉弱。

可能伴随的症状：形体怕冷，或腹痛，或大便不畅，或面色不荣，或倦怠乏力等。

【解读方药】方中用温阳止血药 2 味，灶心黄土偏于固涩，附子偏于壮阳散寒；益气药 2 味，甘草平补中气，白术健脾和中；补血药 2 味，干地黄偏于益阴，阿胶偏于止血；黄芩寒凉止血。又，方中用温阳止血药配伍益气药，以治阳虚出血；温阳止血药配伍补血药，以治阳虚夹血虚；温阳止血药配伍寒凉药，以防温阳燥化伤血，方药相互为用，以温阳健脾，养血止血为主。

【配伍用药】若气虚者，加人参、黄芪，以益气固摄；若出血多者，加白及、三七，以止血行血；若血虚者，加熟地黄炭、鸡血藤，以补血止血等。

【临证验案】血小板减少症

向某，男，7 岁，新乡人。其母代诉，在 2 年前因皮肤出现紫癜，经检查诊断为血小板减少症，但致病原因不明，经住院及门诊治疗，以及服用中西药均未能控制及改善病情，近由病友介绍前来诊治：血小板 15×10^9/L，全身多处紫斑，手足不温，怕冷，精神疲惫，大便干结，腹胀，面色不荣，口干唇燥且不欲饮水，舌质淡红、苔薄黄，脉沉弱。辨为阳虚出血夹热结证，治当温阳摄血，清热止血，健脾益气，给予黄土汤、泻心汤与理中丸合方：白术 10 g，生地黄 10 g，附子 10 g，阿胶珠 10 g，灶心黄土 24 g，大黄 6 g，黄连 3 g，黄芩 3 g，干姜 10 g，红参 10 g，炙甘草 10 g。6 剂，水煎服，第 1 次煎 40 min，第 2 次煎 25 min，合并药液，每日 1 剂，每次服 30 mL 左右，每日分早、中、晚 3 次服。

二诊：复查血小板计数 32×10^9/L，四肢紫斑减轻，手足不温好转，以前方 6 剂继服。

三诊：仍有大便干结及腹胀，以前方变大黄为 10 g，6 剂。

四诊：复查血小板计数 56×10^9/L，全身多处紫斑明显消退，以前方 6 剂继服。

五诊：大便略溏，腹胀消除，面色仍不荣，以前方变阿胶珠为 15 g，6 剂。

六诊：复查血小板计数 88×10^9/L，手足不温，怕冷基本消除，以前方 6 剂继服。

七诊：复查血小板计数 143×10^9/L，诸症基本趋于缓解，又以前方治疗 30 余剂，经复查血小板计数 189×10^9/L。随访 1 年，一切尚好。

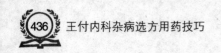

用方体会：根据紫斑、手足不温辨为阳虚，又根据精神疲惫、脉沉弱辨为气虚，因大便干结、苔黄辨为热结，又因口干唇燥且不欲饮水辨为寒热夹杂，以此辨为阳虚出血夹热结证。方以黄土汤温阳止血，益气补血；以泻心汤清热止血；以理中丸健脾益气，温阳散寒，方药相互为用，以奏其效。

肾虚证用方

肾虚证的基本症状有腰痛，腰酸，腰沉困；辨治肾虚证的基本要点是小便异常，阳痿早泄，或月经异常，运用方药辨治肾虚证只有重视同中求异，才能选择最佳切机方药而取得良好治疗效果。

防己黄芪汤(《伤寒杂病论》)

运用防己黄芪汤并根据方药组成及用量的配伍特点，可以辨治脾卫虚风水证、脾虚痰湿蕴结证；辨治要点是眼睑水肿，肥胖，汗出。

【组成】防己一两（3 g） 甘草炙,半两（1.5 g） 白术七钱半（12 g） 黄芪去芦,一两一分（3.8 g）

【用法】将药研为细散状，每次服8 g，水煎时加入生姜4片，大枣1枚，温服，2小时再服。

【功效】益气祛风，健脾利水。

1. 辨治肾性水肿、心性水肿、肝性水肿、营养不良性水肿、内分泌失调水肿、功能性水肿属于脾卫虚风水证，以眼睑水肿、肢体酸痛为基本特征。

【适用病证】

主要症状：眼睑水肿，肢体酸痛。

辨证要点：汗出，口淡不渴，舌质淡、苔薄白，脉浮或弱。

可能伴随的症状：身体疼痛，或倦怠乏力，或咳嗽，或头痛，或全身水肿，或发热，或恶寒，或小便不利，或咽喉肿痛等。

2. 辨治内分泌紊乱如甲状腺病变、代谢紊乱、糖尿病、单纯性肥胖、继发性肥胖如胰岛素病变属于脾虚痰湿蕴结证，以肥胖、倦怠乏力为基本特征。

【适用病证】

主要症状：肥胖。

辨证要点：倦怠乏力，舌质淡、苔白或腻，脉沉弱。

可能伴随的症状：胸胁痞闷，或肢体水肿，或嗜卧，或四肢无力，或头晕目眩，或头涨，或大便不畅等。

【解读方药】 方中用辛散行水药 2 味，防己偏于降泄祛风消肿，生姜偏于宣散消水；益气药 4 味，黄芪偏于固表利水，白术健于健脾制水，甘草偏于生津，大枣偏于补血。又，方中用辛散药配伍益气药，以治气虚湿结；降泄药配伍宣散药，以消内外水气；燥湿药配伍生津药，散水药不伤阴津，方药相互为用，以益气祛风，健脾利水为主。

【配伍用药】 若腹痛者，加芍药、桂枝，以通脾络，柔肝气；若气喘者，加麻黄、杏仁，以利水降逆平喘；若水逆胃脘，加白芍、茯苓，以利水通络；若水逆胸咽者，加桂枝、茯苓、泽泻，以温阳化饮，平冲降逆；若水湿久居不除者，加细辛、附子，以温阳散寒，化饮通阳等。

【临证验案】 肾病综合征

胡某，男，53 岁，郑州人。有多年肾病综合征病史，3 年来血压比较高，服用中西药但未能有效控制血压，近由病友介绍前来诊治：血压 180/118 mmHg，尿蛋白＋＋＋＋，眼睑水肿，下肢水肿，腰酸困痛，盗汗，手足不温，怕冷，小便不利夹泡沫，倦怠乏力，口淡不渴，舌红少苔，脉沉细弱。辨为阴阳俱虚夹风水证，治当滋补肾阴，温补肾阳，健脾散水，给予肾气丸与防己黄芪汤合方：生地黄 24 g，山药 12 g，山茱萸 12 g，茯苓 10 g，泽泻 30 g，牡丹皮 10 g，附子 3 g，桂枝 3 g，防己 3 g，白术 45 g，黄芪 15 g，阿胶 10 g，炙甘草 6 g。6 剂，水煎服，第 1 次煎 40 min，第 2 次煎 25 min，合并药液，每日 1 剂，每次服 30 mL 左右，每日分早、中、晚 3 次服。

二诊：血压 160/105 mmHg，眼睑水肿略有减轻，以前方变泽泻为 50 g，6 剂。

三诊：眼睑水肿基本消退，盗汗减少，以前方 6 剂继服。

四诊：血压 155/102 mmHg，尿蛋白＋＋＋，腰酸困痛减轻，尿中泡沫减

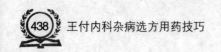
少，仍然倦怠乏力，以前方加红参6 g，6剂。

五诊：倦怠乏力好转，尿中泡沫较前又有减少，以前方6剂继服。

六诊：血压146/95 mmHg，下肢水肿基本消除，手足不温好转，怕冷基本消除，以前方6剂继服。

七诊：腰酸困痛基本消除，尿中泡沫略有，以前方6剂继服。

八诊：血压135/90 mmHg，诸症基本消除，又以前方治疗150余剂，经复查血压正常，尿蛋白－；为了巩固疗效，又以前方变汤剂为散剂；每次6 g，每日分早、中、晚3次服。随访1年半，一切尚好。

用方体会：根据腰酸困痛、手足不温辨为阳虚，又根据腰酸困痛、盗汗、舌红少苔辨为阴虚，因眼睑水肿辨为风水，又因倦怠乏力辨为气虚，以此辨为阴阳俱虚夹风水证。方以肾气丸滋补肾阴，温补肾阳，利水消肿；以防己黄芪汤健脾益气，发散水气，加阿胶补血化阴，又加红参补益元气，方药相互为用，以奏其效。

知柏地黄丸（《医宗金鉴》）

运用知柏地黄丸并根据方药组成及用量的配伍特点，可以辨治肾虚湿热膏淋证、肾虚湿热滑泄证、阴虚内热出血证、阴虚内热瘰结证；辨治要点是小便不利，少腹拘急，尿如米泔，或遗精，或带下。

【组成】熟地黄八钱（24 g）　山药四钱（12 g）　山茱萸四钱（12 g）　泽泻三钱（9 g）　茯苓去皮,三钱（9 g）　牡丹皮三钱（9 g）　知母盐炒　黄柏盐炒,各二钱（各6 g）

【用法】将药研为细散状，以蜜为丸，每次服6 g，温开水送服。

【功效】滋阴降火。

1. 辨治急慢性泌尿系感染、泌尿系结石、泌尿系结核、泌尿系综合征、急慢性妇科炎症、急慢性男科炎症、乳糜尿属于肾虚湿热膏淋证，以小便不利、尿如米泔为基本特征。

【适用病证】

主要症状：小便不利，腰酸腿软，尿如米泔。

辨证要点：五心烦热，舌红少苔，或舌质红、苔黄腻，脉沉或细数。

可能伴随的症状：小便混浊，或尿夹浮油，或尿夹絮状凝块物，或尿夹血块，或尿急，或尿痛，或少腹隐痛，或少腹拘急，或尿中沉淀物，或盗汗，或潮热等。

2. 辨治性神经衰弱、内分泌失调、前列腺炎、前列腺增生、精囊炎、包皮病变、包茎病变属于肾虚湿热滑泄证，以滑精早泄、腰酸腿软为基本特征。

【适用病证】

主要症状：滑精早泄，腰酸腿软。

辨证要点：五心烦热，舌红少苔，脉细数。

可能伴随的症状：性欲亢进，或阴茎易举，或头晕目眩，或盗汗，或潮红，或小便少，或大便干结等。

3. 辨治原发性血小板减少性紫癜、过敏性血小板减少性紫癜、溶血性贫血、血友病、维生素 C 缺乏症，以及造血系统疾病属于为阴虚内热出血证，以小便出血、五心烦热为基本特征。

【适用病证】

主要症状：小便出血，腰酸腿软。

辨证要点：口渴，舌红少苔，脉沉数。

可能伴随的症状：身热，或耳鸣，或面赤，或盗汗，或潮热，或头晕目眩，或口舌生疮，或少腹拘急等。

4. 辨治良性肿瘤、恶性肿瘤、皮下囊肿、脂肪瘤、增生性病变、淋巴结肿大、肝硬化、脾大属于阴虚内热痞结证，以痞块、腰酸为基本特征。

【适用病证】

主要症状：痞块，腰酸，腹痛。

辨证要点：五心烦热，舌红少苔，脉沉细。

可能伴随的症状：腹痛，或便血，或皮下出血，或面色颧红，或盗汗，或潮热，或耳鸣，或大便干结，或男子遗精，或女子月经不调，或形体消瘦等。

【解读方药】方中用熟地黄滋阴补血；山药补气化阴；山茱萸益肾固精；渗利药 2 味，茯苓偏于益气，泽泻偏于清热；清热药 3 味，牡丹皮偏于凉血，知母偏于益阴，黄柏偏于坚阴。又，方中用滋阴药配伍温阳药，治阴不伤阳；滋阴药配伍渗利药，既治阴虚夹水气又兼防滋阴药浊腻；滋阴药配伍清热药，以治阴虚内热；滋阴药配伍益气药，气能化阴，方药相互为用，以滋阴降火为主。

【配伍用药】 若阴虚甚者，加大熟地黄用量，再加生地黄、玄参，以滋阴清热；若热甚者，加黄柏、知母用量，以清热坚阴；若腰酸者，加杜仲、怀牛膝，以强健筋骨，若耳鸣者，加朱砂、磁石，以重镇安神等。

【临证验案】长期低热

李某，女，37 岁，郑州人。在 2 年前出现低热，多次检查未发现明显器质性病变，但服用中西药未能有效控制低热，近由病友介绍前来诊治：发热甚于早上（37.6℃左右），盗汗、手心烦热，耳鸣，腰酸，倦怠乏力，口苦，舌质红、苔薄黄，脉沉细弱。辨为阴虚夹郁热气虚证，治当滋补肾阴，益气散热，给予知柏地黄丸与小柴胡汤合方：熟地黄 24 g，山药 12 g，山茱萸 12 g，茯苓 10 g，泽泻 30 g，牡丹皮 10 g，柴胡 24 g，黄芩 10 g，生半夏 12 g，生姜 10 g，红参 10 g，大枣 12 枚，炙甘草 6 g。6 剂，水煎服，第 1 次煎 50 min，第 2 次煎 25 min，合并药液，每日 1 剂，每次服 30 mL 左右，每日分早、中、晚 3 次服。

二诊：低热消退，倦怠乏力好转，以前方 6 剂继服。

三诊：又有轻微低热（37.2℃左右），盗汗止，仍有轻微手心烦热，以前方 6 剂继服。

四诊：低热未再出现，手心烦热消除，腰酸好转，以前方 6 剂继服。

五诊：诸症基本消除，又以前方 12 剂继服。随访 1 年，一切尚好。

用方体会：根据盗汗、手心烦热辨为阴虚，又根据发热甚于早上辨为少阳郁热，因倦怠乏力、脉沉弱辨为气虚，又因耳鸣、腰酸辨为肾虚，以此辨为阴虚夹郁热气虚证。方以知柏地黄丸滋补肾阴，清泻郁热；以小柴胡汤清少阳，调气机，益正气，方药相互为用，以奏其效。

无比薯蓣丸（备急千金要方），又名
无比山药丸（《太平惠民和剂局方》）

运用无比薯蓣丸并根据方药组成及用量的配伍特点，可以辨治脾肾虚弱膏淋证、脾肾虚弱出血证；辨治要点是小便不利，少腹拘急，尿如米泔，或出血。

【组成】 薯蓣二两（6 g）　苁蓉四两（12 g）　五味子六两（18 g）　菟丝子　杜仲各三两（各9 g）　牛膝　泽泻　干地黄　山茱萸　茯神　巴戟天　赤石脂各一两

（各 3 g）

【用法】水煎服，每日分早、中、晚 3 次服。

【功效】补脾益肾。

1. 辨治急慢性泌尿系感染、泌尿系结石、泌尿系结核、泌尿系综合征、急慢性妇科炎症、急慢性男科炎症、乳糜尿属于脾肾虚弱膏淋证，以小便不利、尿如米泔为基本特征。

【适用病证】

主要症状：小便不利，腰酸，食少，尿如米泔。

辨证要点：倦怠乏力，舌质淡、苔薄白，脉沉弱或细弱。

可能伴随的症状：小便混浊，或少腹拘急，或尿夹浮油，或尿夹絮状凝块物，或尿夹血块，或小便淋漓不尽，或少腹隐痛，或尿中沉淀物，或盗汗，或自汗，或怕冷，或潮热等。

2. 辨治原发性血小板减少性紫癜、过敏性血小板减少性紫癜、溶血性贫血、血友病、维生素 C 缺乏症，以及造血系统疾病属于为脾肾虚弱出血证，以小便出血、倦怠乏力为基本特征。

【适用病证】

主要症状：小便出血，腰酸腿软。

辨证要点：倦怠乏力，口淡不渴，舌质淡、苔薄白，脉沉弱。

可能伴随的症状：身体怕冷，或耳鸣，或头晕目眩，或自汗，或腹胀，或少腹拘急，或小便不利等。

【解读方药】方中用补阳药 6 味，肉苁蓉偏于化阴，菟丝子偏于生精，杜仲偏于强筋，牛膝偏于活血，山茱萸偏于固精，巴戟天偏于壮肾；益阴药 2 味，五味子偏于固涩，干地黄偏于凉血；益气药 2 味，茯神偏于健脾安神，薯蓣（山药）偏于化阴；泽泻渗利湿浊；赤石脂益血固涩止泄。又，方中用补阳药配伍益阴药，以使阳有化生之源；补阳药配伍益气药，以化生阳气；益气药配伍渗利药，以气化湿浊；滋阴药配伍益气药，以气化阴津；渗利药配伍固涩药，以防渗利药伤阴，方药相互为用，以补脾益肾为主。

【配伍用药】若脾虚甚者，加大山药用量，再加白术，以健脾益气；若肾虚甚者，加大牛膝、杜仲用量，以补益肾气；若出血者，加阿胶、小蓟，以补血止血；若腰酸者，加枸杞子、菟丝子，以滋补肝肾等。

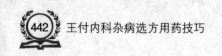

右归丸(《景岳全书》)

运用右归丸并根据方药组成及用量的配伍特点，可以辨治肾阳虚浊淋证、肾阳虚滑泄证、肾阳虚发热证、肾阳虚眩晕证、肾阳虚腰痛证；辨治要点是小便不利，少腹拘急，尿如米泔，或腰痛，或遗精，或出血，或眩晕。

【组成】熟地黄_{八两}（240 g）　山药_{炒,四两}（120 g）　山茱萸_{微炒,三两}（90 g）枸杞子_{微炒,三两}（90 g）　菟丝子_{制,四两}（120 g）　鹿角胶_{炒珠,四两}（120 g）　杜仲_{姜汁炒,四两}（120 g）　肉桂_{二两}（60 g）　当归_{三两}（90 g）　制附子_{二两}（60 g）

【用法】先将熟地黄蒸烂制为膏状，其余药研为散状，以蜜为丸，每次服6~9 g，用温开水送服。用汤剂可用原方量的1/10。

【功效】温补肾阳，兼益精髓。

1. 辨治急慢性泌尿系感染、泌尿系结石、泌尿系结核、泌尿系综合征、急慢性妇科炎症、急慢性男科炎症、乳糜尿属于肾阳虚浊淋证，以小便不利、尿如米泔为基本特征。

【适用病证】

主要症状：小便不利，腰酸，尿如米泔。

辨证要点：手足不温，舌质淡、苔薄白，脉虚弱。

可能伴随的症状：少腹拘急，或小便混浊，或尿夹浮油，或尿夹絮状凝块物，或头晕目眩，或耳鸣，或少腹隐痛，或尿中沉淀物，或自汗，或怕冷等。

2. 辨治性神经衰弱、内分泌失调、前列腺炎、前列腺增生、精囊炎、包皮病变、包茎病变属于肾阳虚滑泄证，以遗精、腰酸为基本特征。

【适用病证】

主要症状：遗精，腰酸。

辨证要点：手足不温，舌质淡、苔薄白，脉虚弱。

可能伴随的症状：阳事易举且不坚，或耳鸣，或形寒怕冷，或头晕目眩，或早泄，或小便清长，或精液清稀等。

3. 辨治功能性低热、内分泌失调、血液病变、结缔组织病变、肿瘤病变属于肾阳虚发热证，以发热、手足不温为基本特征。

【适用病证】

主要症状：发热，自汗。

辨证要点：手足不温，舌质淡、苔薄白，脉虚弱。

可能伴随的症状：头晕目眩，或形寒怕冷，或耳鸣，或腰酸，或腿软，或大便溏泄，或少腹拘急等。

4. 辨治亚健康、慢性消耗性疾病、衰退性疾病、代谢性疾病、内分泌疾病属于肾阳虚眩晕证，以腰背酸痛、肢体寒冷为基本特征。

【适用病证】

主要症状：头晕目眩。

辨证要点：肢体寒冷，舌质淡、苔薄白，脉沉弱。

可能伴随的症状：耳鸣，或腰背酸痛，或视物模糊，或男子阳痿，或男子遗精，或女子月经量多，或女子带下清稀量多，或面色不荣等。

5. 辨治腰肌劳损、腰肌纤维炎、腰椎间盘突出、腰椎间盘膨出、腰椎骨质增生、强直性脊柱炎等属于肾阳虚腰痛证，以腰痛、腰酸为基本特征。

【适用病证】

主要症状：腰痛，腰酸。

辨证要点：手足不温，舌质淡、苔薄白，脉沉弱。

可能伴随的症状：形寒怕冷，或因劳加重，或自汗，或身体转侧不利，或俯仰不利，或女子月经不调，或男子性功能减退，或肢体麻木等。

【解读方药】方中用补阳药 4 味，鹿角胶偏于壮阳，杜仲偏于强健筋骨，菟丝子偏于益精，山茱萸偏于固精；辛热药 2 味，附子偏于温壮心肾，肉桂偏于温暖中阳；补血药 2 味，熟地黄偏于滋阴，当归偏于活血；枸杞子滋补阴精；山药补益中气。又，方中用补阳药配伍辛热药，以温壮阳气；补阳药配伍补血药，以治阳虚及血；补血药配伍滋阴药，以治阴虚及血；补阳药配伍益气药，气可化阳生阳，方药相互为用，以温补肾阳，兼益精髓为主。

【配伍用药】若阳虚明显者，加鹿茸、锁阳，以温补阳气；若阳虚及阴者，加肉苁蓉、冬虫夏草，以阴阳并补；若恶寒甚者，加吴茱萸、干姜，以温阳散寒等。

【临证验案】

1. 男子不育

李某，男，34 岁，郑州人。结婚 5 年未育（其爱人经检查各项指标均正常），但服用中西药未能有效达到治疗目的，近由病友介绍前来诊治：不育（精子活动率低、不液化，畸形精子多），早泄，形体肥胖，手足不温，怕冷，身体沉重，倦怠乏力，舌质淡、苔白厚腻，脉沉弱。辨为阳虚夹痰湿证，治当温补肾阳，燥湿化痰，给予右归丸与小半夏加茯苓汤合方：熟地黄 24 g，山药 12 g，山茱萸 10 g，枸杞子 10 g，菟丝子 12 g，鹿角霜 12 g，杜仲 12 g，肉桂 6 g，当归 10 g，制附子 6 g，生半夏 24 g，生姜 24 g，茯苓 12 g。6 剂，水煎服，第 1 次煎 40 min，第 2 次煎 25 min，合并药液，每日 1 剂，每次服 30 mL 左右，每日分早、中、晚 3 次服。

二诊：手足不温好转，倦怠乏力略有减轻，以前方 6 剂继服。

三诊：仍然早泄，以前方变山茱萸为 15 g，6 剂。

四诊：怕冷较前减轻，倦怠乏力较前减轻，以前方加红参 6 g，6 剂。

五诊：倦怠乏力基本消除，以前方 6 剂继服。

六诊：仍有早泄，以前方变山茱萸为 24 g，6 剂。

七诊：诸症基本消除，又以前方治疗 80 余剂，告知其妻已怀孕。

用方体会：根据早泄、手足不温辨为阳虚，又根据倦怠乏力辨为气虚，因身体沉重、苔厚腻辨为痰湿，以此辨为阳虚夹痰湿证。方以右归丸温补肾阳，填精益髓；以小半夏加茯苓汤醒脾燥湿化痰，加红参大补元气，方药相互为用，以奏其效。

2. 多囊卵巢、慢性盆腔炎、不孕

孙某，女，35 岁，郑州人。结婚 7 年未育（其爱人经检查各项指标均正常），但服用中西药未能有效达到治疗目的，近由病友介绍前来诊治：不孕，月经不规律，形体肥胖，手足不温，怕冷，身体沉重，带下多清稀色白，倦怠乏力，舌质淡、苔薄白，脉沉弱。辨为阳虚夹痰湿证，治当温补肾阳，燥湿化痰，给予右归丸与小半夏加茯苓汤合方：熟地黄 24 g，山药 12 g，山茱萸 10 g，枸杞子 10 g，菟丝子 12 g，鹿角霜 12 g，杜仲 12 g，肉桂 6 g，当归 10 g，制附子 6 g，生半夏 24 g，生姜 24 g，茯苓 12 g。6 剂，水煎服，第 1 次煎 40 min，第 2 次煎 25 min，合并药液，每日 1 剂，每次服 30 mL 左右，每日分早、中、晚 3 次服。

二诊：带下量减少，身体沉重略有好转，以前方 6 剂继服。

三诊：手足不温好转，仍然怕冷，以前方变附子为 10 g，6 剂继服。

四诊：带下基本恢复正常，以前方6剂继服。

五诊：倦怠乏力明显减轻，以前方6剂继服。

六诊：身体沉重基本消除，以前方6剂继服。

七诊：诸症基本消除，又以前方治疗70余剂，告知已怀孕。

用方体会：根据带下清稀、手足不温辨为阳虚，又根据倦怠乏力辨为气虚，因身体沉重、苔厚腻辨为痰湿，以此辨为阳虚夹痰湿证。方以右归丸温补肾阳，填精益髓；以小半夏加茯苓汤醒脾燥湿化痰，加大附子温壮阳气，方药相互为用，以奏其效。

春泽汤(《普济方》卷一三三引《御药院方》)

运用春泽汤并根据方药组成及用量的配伍特点，可以辨治气虚湿阻证；辨治要点是小便不利，点滴难下，欲尿不得。

【组成】泽泻三钱（9g） 猪苓三钱（9g） 赤茯苓二钱（6g） 白术二钱（6g）官桂一钱（3g） 人参二钱（6g） 柴胡二钱（6g） 麦门冬二钱（6g）

【用法】水煎服，每日分早、中、晚3次服。

【功效】益气升阳，通利水道。

辨治神经性尿闭、尿道肿瘤、尿道损伤、尿道狭窄、尿道炎症、膀胱括约肌痉挛属于气虚湿阻证，以小便不利、点滴难下为基本特征。

【适用病证】

主要症状：小便不利，点滴难下，欲尿不得。

辨证要点：因劳累加重，舌质淡、苔薄白，脉沉弱。

可能伴随的症状：少腹拘急，或倦怠乏力，或不思饮食，或面色不荣，或大便溏泄等。

【解读方药】方中用益气药3味，人参偏于大补元气，白术偏于健脾益气，赤茯苓偏于；利水药3味，泽泻偏于通利，猪苓偏于降利，赤茯苓偏于安神渗利；官桂温阳散寒；柴胡升举阳气；麦门冬益阴生津。又，方中用益气药配伍利水药，以治气虚水气；益气药配伍温阳药，以治阳虚不固；益气药配伍升阳药，气化水气；利水药配伍滋阴药，以防利水药伤阴，方药相互为用，以通利水道，益气升阳为主。

【配伍用药】若气虚明显者，加大人参、白术用量，再加黄芪，以益气利水；若寒甚者，加大官桂用量，再加附子，以温阳散寒；若不思饮食者，加鸡内金、生山楂，以消食和胃等。

杞菊地黄丸(《医级》)

运用杞菊地黄丸并根据方药组成及用量的配伍特点，可以辨治肝肾阴虚内结证、肝肾阴虚眩晕证；辨治要点是小便不通，或尿闭，或视物模糊。

【组成】熟地黄_{八钱}（24 g）　山药_{四钱}（12 g）　山茱萸_{四钱}（12 g）　泽泻_{三钱}（9 g）　茯苓_{去皮，三钱}（9 g）　牡丹皮_{三钱}（9 g）　枸杞子　菊花_{各三钱}（各9 g）

【用法】将药研为细散状，以蜜为丸，每次服9 g，饭前服用。

【功效】滋肾养肝明目。

1. 辨治神经性尿闭、尿道肿瘤、尿道损伤、尿道狭窄、尿道炎症、膀胱括约肌痉挛属于肝肾阴虚内结证，以小便不通、呕吐、视物模糊为基本特征。

【适用病证】

主要症状：小便不通，或尿闭，呕吐，视物模糊。

辨证要点：五心烦热，舌红少苔，脉沉细或数。

可能伴随的症状：少腹拘急，或头晕目眩，或盗汗，或面色潮红，或大便干结，或手足抽搐，或腰膝酸软等。

2. 辨治高血压、低血压、脑动脉硬化、椎-基底动脉供血不足、梅尼埃病、神经衰弱、贫血属于肝肾阴虚眩晕证，以头晕目眩、五心烦热为基本特征。

【适用病证】

主要症状：头晕目眩。

辨证要点：口咽干燥，舌红少苔，脉沉细。

可能伴随的症状：五心烦热，或面色潮红，或失眠，或盗汗，或失眠，或健忘，或大便干结等。

【解读方药】方中用滋阴药2味，熟地黄偏于补血，枸杞子偏于益精；山药补气化阴；山茱萸益肾固精；渗利药2味，茯苓偏于益气，泽泻偏于清热；清热药2味，牡丹皮偏于凉血，菊花偏于辛凉明目。又，方中用滋阴药配伍益气药，以治气阴两虚；滋阴药配伍清热药，以治阴虚内热；滋阴药配伍利湿药，以防滋阴药浊腻；渗利药配伍清热药，兼治湿热，方药相互为用，以滋肾养肝明目为主。

【配伍用药】若小便不利明显者，加大泽泻、茯苓用量，以渗利湿浊；若呕吐明显者，加半夏、陈皮、竹茹，以降逆止呕；若盗汗者，加五味子、牡蛎，以敛阴止汗；若失眠甚者，加龙骨、牡蛎，以潜阳安神；若视物模糊甚者，加大枸杞子、菊花用量，再加青葙子，以滋补明目等。

【临证验案】梅尼埃病

马某，女，53 岁，郑州人。有多年头晕目眩病史，西医诊断为梅尼埃病，但服用中西药未能有效控制症状，近由病友介绍前来诊治：头晕目眩，头昏不清，恶心呕吐，耳鸣，肢体沉重，盗汗，五心烦热，潮热，大便干结，舌质红、苔黄厚腻，脉沉弱。辨为阴虚夹湿热内结证，治当滋补肾阴，泻热燥湿，给予杞菊地黄丸与泻心汤合方加味：熟地黄 24 g，山药 12 g，山茱萸 12 g，茯苓 10 g，泽泻 10 g，牡丹皮 10 g，枸杞子 10 g，菊花 10 g，大黄 12 g，黄连 6 g，黄芩 6 g，生半夏 12 g。6 剂，水煎服，第 1 次煎 40 min，第 2 次煎 25 min，合并药液，每日 1 剂，每次服 30 mL 左右，每日分早、中、晚 3 次服。

二诊：盗汗减少，头晕目眩略有好转，以前方 6 剂继服。

三诊：大便正常，仍有轻微恶心呕吐，以前方变生半夏为 24 g，6 剂。

四诊：头晕目眩明显减轻，恶心呕吐止，以前方 6 剂继服。

五诊：盗汗及五心烦热基本消除，以前方 6 剂继服。

六诊：大便溏泄，以前方减大黄为 6 g，6 剂。

七诊：诸症基本消除，又以前方治疗 20 余剂，诸症悉除。随访 1 年，一切尚好。

用方体会：根据头晕目眩、盗汗辨为阴虚，又根据大便干结、舌质红辨为热结，因身体沉重、苔黄厚腻辨为湿热，以此辨为阴虚夹湿热内结证。方以杞菊地黄丸滋补阴津，清利头目；以泻心汤泻热燥湿，加生半夏醒脾燥湿，降逆化痰，方药相互为用，以奏其效。

杞菊地黄丸(《医级》)与羚角
钩藤汤(《重订通俗伤寒论》)合方

运用羚角钩藤汤与杞菊地黄丸合方并根据方药组成及用量的配伍特点，可以辨治阴虚郁热动风证、阴虚郁热闭窍证；辨治要点是小便不通，或尿闭，或视物模糊。

【组成】

羚角钩藤汤：羚角片_{先煎，一钱半}（5 g） 双钩藤_{后入，三钱}（9 g） 霜桑叶_{二钱}（6 g） 滁菊花_{三钱}（9 g） 鲜生地_{五钱}（15 g） 生白芍_{三钱}（9 g） 川贝母_{去心，四钱}（12 g）淡竹茹_{鲜刮，与羚羊角先煎代水，五钱}（15 g） 茯神木_{三钱}（9 g） 生甘草_{八分}(2.4 g)

杞菊地黄丸：熟地黄_{八钱}（24 g） 山药_{四钱}（12 g） 山茱萸_{四钱}（12 g） 泽泻_{三钱}（9 g） 茯苓_{去皮，三钱}（9 g） 牡丹皮_{三钱}（9 g） 枸杞子 菊花_{各三钱}（各9 g）

【用法】水煎服，每日分6次服。

【功效】滋肾养肝，清透肝热，舒筋息风。

1. 辨治神经性尿闭、尿道肿瘤、尿道损伤、尿道狭窄、尿道炎症、膀胱括约肌痉挛属于阴虚郁热动风证，以小便不通、手足抽搐、视物模糊为基本特征。

【适用病证】

主要症状：小便不通，或尿闭，呕吐，手足抽搐，视物模糊。

辨证要点：身体烦热，五心烦热，舌红少苔，或舌质红、苔薄黄，脉弦或数。

可能伴随的症状：少腹拘急，或头晕目眩，或汗出，或盗汗，或面赤，或大便干结，或腰膝酸软等。

2. 辨治低血压、晕厥、癔症、高血压脑病、脑血管痉挛、低血糖、心源性或出血性休克属于阴虚郁热闭窍证，以突然昏倒、不省人事为基本特征。

【适用病证】

主要症状：突然昏倒，不省人事。

辨证要点：五心烦热，舌质红、苔薄黄，脉沉。

可能伴随的症状：呼吸微弱，或呼吸气粗，或头痛，或目赤，或头晕目眩，或盗汗，或高热等。

【解读方药】方中用息风药 2 味，羚羊角偏于清肝，钩藤偏于平肝；滋阴补血药 4 味，熟地黄偏于补血，枸杞子偏于益精，生地黄偏于凉血益阴，白芍偏于敛阴缓急；山药补气化阴；山茱萸益肾固精；渗利药 3 味，茯神偏于安神，茯苓偏于健脾，泽泻偏于清热；清热药 3 味，牡丹皮偏于凉血散瘀，桑叶偏于清肝明目，菊花偏于疏散透达；化痰药 2 味，贝母偏于软坚，竹茹偏降逆；甘草益气缓急。又，方中用息风药配伍滋阴药，以治阴虚生风；滋阴药配伍化痰药，以治阴虚生痰；滋阴药配伍益气药，以治气阴两虚；滋阴药配伍清热药，以治阴虚内热；滋阴药配伍利湿药，以防滋阴药浊腻；渗利药配伍清热药，兼治湿热；滋阴药配伍化痰药，以治阴虚夹痰，方药相互为用，以滋肾养肝，清透肝热，舒筋息风为主。

【配伍用药】若灼伤阴津甚者，加鳖甲、牡蛎，以滋阴息风；若小便不利明显者，加大泽泻、茯苓用量，以渗利湿浊；若呕吐明显者，加半夏、陈皮、竹茹，以降逆止呕；若盗汗者，加五味子、牡蛎，以敛阴止汗；若失眠甚者，加龙骨、牡蛎，以潜阳安神；若视物模糊甚者，加大枸杞子、菊花用量，再加青葙子，以滋补明目；若邪热太盛者，加石膏、知母，以清热泻火息风；若大便干者，加大黄、枳实，以通便泻实等。

赞育丸（《景岳全书》）

运用赞育丸并根据方药组成及用量的配伍特点，可以辨治阳虚及阴血证；辨治要点是阳痿，腰酸腿软，或月经不调，或不孕。

【组成】熟地_{蒸,捣,八两}（240 g）　白术_{八两}（240 g）　当归　枸杞_{各六两}（各 180 g）　仙茅_{酒蒸一日}　杜仲_{酒炒}　山茱萸　淫羊藿_{羊脂拌炒}　巴戟肉_{甘草汤炒}　肉苁蓉_{酒洗,去甲}　韭子_{炒黄,各四两}（各 120 g）　蛇床子_{微炒}　附子_制　肉桂_{各二两}（各 60 g）

【用法】水煎服，每日分早、中、晚 3 次服。

【功效】温壮肾阳，兼益阴精。

辨治性神经衰弱、前列腺炎、前列腺增生、精索静脉曲张、亚健康属于阳虚及阴血证，以阳痿、精稀清冷或女子性冷淡为基本特征。

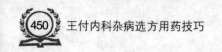

【适用病证】

主要症状：阳痿，腰酸膝软。

辨证要点：精稀清冷，舌质淡、苔薄白，脉沉弱。

可能伴随的症状：倦怠乏力，或手足不温，或面色不荣，或头晕目眩，或耳鸣，或小便清长等。

【解读方药】 方中用补阳药8味，仙茅偏于强阳，杜仲偏于强肾，山茱萸偏于固精，淫羊藿偏于兴阳，巴戟天偏于强筋，肉苁蓉偏于益精，韭菜子偏于壮阳，蛇床子偏于生精；温阳药2味，附子偏于壮阳，肉桂偏于温中；补血药2味，熟地黄偏滋阴，当归偏于活血；枸杞子滋补阴津；益气药2味，白术偏于健脾，甘草偏于缓急。又，方中用补阳药配伍温阳药，以壮阳补阳；补阳药配伍补血，阳从血中化生；温阳药配伍益气药，以化生阳气；补阳药配伍补血药，阳有生化之源，方药相互为用，以温壮肾阳，兼益阴精为主。

启阳娱心丹（《辨证录》）

运用启阳娱心丹并根据方药组成及用量的配伍特点，可以辨治气血虚阳痿证、气血虚忧郁证；辨治要点是阳痿，心悸，腰酸腿软。

【组成】 人参二两（60 g）　远志四两（120 g）　茯神五两（150 g）　菖蒲一两（30 g）　甘草一两（30 g）　橘红一两（30 g）　砂仁一两（30 g）　柴胡一两（30 g）　菟丝子八两（240 g）　白术八两（240 g）　生枣仁四两（120 g）　当归四两（120 g）　白芍四两（120 g）　山药六两（180 g）　神曲三两（90 g）

【用法】 水煎服，每日分早、中、晚3次服。

【功效】 益气补血，开窍安神。

辨治性神经衰弱、前列腺炎、前列腺增生、精索静脉曲张、亚健康属于气血虚阳痿证，以阳痿、早泄、心悸、胆小易惊为基本特征。

【适用病证】

主要症状：阳痿，心悸，腰酸。

辨证要点：胆小易惊，舌质淡、苔薄白，脉沉弱。

可能伴随的症状：倦怠乏力，或睡眠梦多，或面色不荣，或头晕目眩，或心悸，或易受惊吓，或梦中惊叫等。

2. 辨治焦虑症、抑郁症，神经衰弱、癔症、精神神经紧张综合征、轻型精神分裂症属于气血虚忧郁证，以忧郁急躁、胸胁不适为基本特征。

【适用病证】

主要症状：忧郁急躁，胸胁不适。

辨证要点：面色不荣，舌质淡、苔薄白，脉虚弱。

可能伴随的症状：心悸，或易怒，或情绪低落，或不欲言语，或头晕目眩，或胆小易惊，或不思饮食等。

【解读方药】方中用益气药 4 味，人参偏于大补元气，白术偏于健脾益气，山药偏于益气化阴，甘草偏于益气缓急；补血药 2 味，当归偏于活血，白芍偏于敛阴；安神开窍药 4 味，远志偏于化痰，茯神偏于益气，石菖蒲偏于通闭，酸枣仁偏于养心；理气药 3 味，橘红偏于和胃，砂仁偏于醒脾，柴胡偏于升举；菟丝子温补阳气；神曲消食和胃。又，方中用益气药配伍补血药，以治气血两虚；补益药配伍安神药，以治气血虚失养心神；补益药配伍理气药，以防补益药壅滞；益气药配伍补阳药，气可化阳；补益药配伍消食药，以防补益药浊腻，方药相互为用，以益气补血，开窍安神为主。

三才封髓丹(《医学发明》)

运用三才封髓丹并根据方药组成及用量的配伍特点，可以辨治气阴两虚夹热证；辨治要点是遗精，心悸，面色不荣，口渴。

【组成】天门冬_{去心}　熟地黄　人参_{各半两}（各 15 g）　黄柏_{三两}（90 g）　砂仁_{一两半}（45 g）　炙甘草_{七钱半}（22.5 g）

【用法】水煎服，每日分早、中、晚 3 次服。

【功效】益气补血，清热益阴。

辨治性神经衰弱、内分泌失调、前列腺炎、前列腺增生、精囊炎、包皮病变、包茎病变属于气阴两虚证，以遗精、心悸为基本特征。

【适用病证】

主要症状：遗精，心悸。

辨证要点：头晕目眩，舌质红、苔薄黄，脉细数。

可能伴随的症状：阳事易举，或耳鸣，或腰酸，或口干咽燥，或口舌生

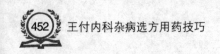

疮，或心烦急躁等。

【解读方药】方中用滋阴药 2 味，天冬偏于生津，熟地黄偏于补血；益气药 2 味，人参偏于峻补，甘草偏于缓补；黄柏清泻郁热；砂仁醒脾和中。又，方中用滋阴药配伍益气药，以治气阴两虚；滋阴药配伍清热药，以治阴虚生热；滋阴药配伍理气药，以防滋阴药腻胃，方药相互为用，以益气补血，清热益阴为主。

【配伍用药】若郁热甚者，加大黄柏用量，再加黄连，以清泻郁热；若气虚甚者，加大人参用量，再加白术，以健脾益气；若血虚甚者，加大熟地黄用量，再加当归，以补血养血；若阴虚甚者，加大天冬用量，再加麦冬，以滋补阴津等。

三才封髓丹（《医学发明》）与黄连清心饮（《内经拾遗》）合方

运用黄连清心饮与三才封髓丹合方并根据方药组成及用量的配伍特点，可以辨治气阴两虚夹热证；辨治要点是遗精，心悸，心胸烦热。

【组成】
黄连清心饮：黄连（12 g）　生地_{酒洗}（24 g）　归身_{酒洗}（9 g）　甘草_炙（6 g）　茯神_{去木}（12 g）　酸枣仁（45 g）　远志_{去骨}（6 g）　人参_{去芦}（6 g）　石莲肉_{去壳}（12 g）

三才封髓丹：天门冬_{去心}　熟地黄　人参_{各半两}（各 15 g）　黄柏_{三两}（90 g）砂仁_{一两半}（45 g）　炙甘草_{七钱半}（22.5 g）

【用法】水煎服，每日分早、中、晚 3 次服。

【功效】清热安神，益气补血。

辨治性神经衰弱、内分泌失调、前列腺炎、前列腺增生、精囊炎、包皮病变、包茎病变属于郁热夹气血虚证，以遗精、心胸烦热、心悸为基本特征。

【适用病证】
主要症状：遗精，多梦，心悸。

辨证要点：心胸烦热，舌质红、苔薄黄，脉沉数。

可能伴随的症状：阳事易举，或头晕目眩，或胁痛，或耳鸣，或腰酸，或口干咽燥，或口苦，或口舌生疮，或急躁等。

【解读方药】方中用清热药 2 味, 黄连、黄柏清泻郁热; 生地黄偏于凉血; 益气药 3 味, 人参偏于大补元气, 石莲肉偏于补脾, 甘草偏于平补中气; 滋阴药有 2 味, 天门冬偏于生津, 熟地黄偏于补血; 补血药 2 味, 当归身偏于活血, 熟地黄偏于填精; 安神药 3 味, 茯神偏于益气, 酸枣仁偏于养心, 远志偏于开窍; 砂仁醒脾和中。又, 方中用滋阴药配伍益气药, 以治气阴两虚; 滋阴药配伍补血药, 以治阴血虚弱; 滋阴药配伍安神药, 以滋阴安神; 清热药配伍安神药, 以治热扰心神; 滋阴药配伍清热药, 以治阴虚生热; 滋阴药配伍理气药, 以防滋阴药腻胃, 方药相互为用, 以益气补血, 清热益阴为主。

【配伍用药】若郁热甚者, 加大黄连、黄柏用量, 再加黄芩, 以清泻郁热; 若气虚甚者, 加大人参用量, 再加白术, 以健脾益气; 若血虚甚者, 加大熟地黄、当归用量, 再加阿胶, 以补血养血; 若神志不安者, 加大酸枣仁、远志用量, 再加石菖蒲, 以开窍安神等。

妙香散(《太平惠民和剂局方》)

运用妙香散并根据方药组成及用量的配伍特点, 可以辨治心脾两虚不固证; 辨治要点是遗精, 心悸, 脘腹不适。

【组成】山药二两 (60 g) 人参 黄芪 远志制 茯苓 茯神各一两 (各30 g) 桔梗三钱 (9 g) 甘草 辰砂另研,各一钱 (各3 g) 麝香一钱 (3 g) 木香三钱五分 (7.5 g)

【用法】水煎服, 每日分早、中、晚 3 次服。

【功效】益气安神, 开窍固摄。

辨治性神经衰弱、内分泌失调、前列腺炎、前列腺增生、精囊炎、包皮病变、包茎病变属于心脾两虚不固证, 以遗精、心悸、腹胀为基本特征。

【适用病证】

主要症状: 遗精, 心悸, 脘腹不适。

辨证要点: 面色萎黄, 舌质淡、苔薄白, 脉虚弱。

可能伴随的症状: 阳事易举, 或失眠, 或多梦, 或健忘, 或不思饮食, 或大便溏泄等。

【解读方药】方中用益气药 5 味, 人参偏于大补元气, 山药偏于健脾固涩, 黄耆 (黄芪) 偏于固护, 茯苓偏于渗利, 甘草偏于缓急; 开窍安神药 4 味, 远志偏于化痰，茯神偏于益气，辰砂偏于清心，麝香偏于醒神；桔梗宣利气机；木香行气导滞。又，方中用益气药配伍开窍药，以治气虚窍闭；益气药配伍宣利药，宣利气机；益气药配伍行气药，以治气虚气滞，方药相互为用，以益气安神，开窍固摄为主。

【配伍用药】若心悸甚者，加酸枣仁、龙骨，以养心潜阳安神；若遗精甚者，加沙苑子、金樱子，以固涩止遗；若不思饮食者，加山楂、麦芽，以消食和胃；若大便溏泄者，加大山药用量，再加薏苡仁，以益气固涩止泻等。

金锁固精丸(《医方集解》)

运用金锁固精丸并根据方药组成及用量的配伍特点，可以辨治肾虚不固证；辨治要点是遗精，腰酸，耳鸣。

【组成】沙苑蒺藜　芡实　莲须　莲肉_{各二两}（各 60 g）　龙骨_{酥炙}　牡蛎_{煅,各一两}（各 30 g）

【用法】将药研为细散状，以莲肉煮粉糊丸，每次服 9 g，饭前淡盐汤服。用汤剂可用原方量的 1/5。

【功效】涩精补肾。

辨治性神经衰弱、内分泌失调、前列腺炎、前列腺增生、精囊炎、包皮病变、包茎病变属于肾虚不固证，以遗精、腰酸为基本特征。

【适用病证】

主要症状：遗精，腰酸。

辨证要点：口淡不渴，舌质淡红、苔薄，脉虚弱。

可能伴随的症状：阳事易举，或耳鸣，或头晕目眩，或早泄，或小便清长，或精液清稀等。

【解读方药】方中用固遗药 2 味，沙苑蒺藜偏于益肾，芡实偏于益脾；滋养交通心肾药 2 味，莲子偏于养心，莲须偏于利肾；重镇交通心肾药 2 味，龙骨偏于安神，牡蛎偏于固肾。又，方中用固遗药配伍滋养交通心肾药，以治心肾虚不固；固遗药配伍重镇交通心肾药，以治心肾不和，方药相互为用，以涩精补肾为主。

【配伍用药】若遗精明显者，加罂粟壳、山茱萸，以收敛固精止遗；若早泄明显者，加金樱子、女贞子，以滋阴温阳固精；若小便多者，加桑螵蛸、五倍子，以固涩缩尿；若夹瘀者，加桃仁、红花，以活血化瘀等。

【临证验案】 前列腺炎、精囊炎

詹某，男，40 岁，郑州人。有多年前列腺炎、精囊炎病史，但服用中西药未能有效控制症状，近由病友介绍前来诊治：遗精 2~3 次/周，早泄，阳强易举 3~4 次/晚，阴茎拘急不适，腰酸，耳鸣，倦怠乏力，大便干结，少腹疼痛如刺，舌质淡红夹瘀紫、苔黄白夹杂，脉沉弱涩。辨为肾虚不固夹瘀证，治当滋补肾气，活血化瘀，给予金锁固精丸与桂枝茯苓丸合方加味：沙苑子 24 g，芡实 24 g，莲须 24 g，莲子 24 g，龙骨 12 g，牡蛎 12 g，桂枝 12 g，茯苓 12 g，桃仁 12 g，牡丹皮 12 g，大黄 10 g，白芍 12 g。6 剂，水煎服，第 1 次煎 40 min，第 2 次煎 25 min，合并药液，每日 1 剂，每次服 30 mL 左右，每日分早、中、晚 3 次服。

二诊：大便干结好转，遗精 1 次/周，以前方 6 剂继服。

三诊：大便正常，遗精 1 次/周，阳强缓解，以前方 6 剂继服。

四诊：少腹疼痛明显减轻，仍有轻微早泄，以前方 6 剂继服。

五诊：未再出现早泄，腰酸基本消除，以前方 6 剂继服。

六诊：大便略溏泄，以前方减大黄为 6 g，6 剂。

七诊：诸症基本消除，又以前方治疗 40 余剂，诸症悉除。随访 1 年，一切尚好。

用方体会：根据遗精、早泄、耳鸣辨为肾虚，又根据大便干结、舌质红辨为热结，因少腹刺痛、脉沉弱涩辨为瘀，以此辨为肾虚不固夹瘀证。方以金锁固精丸补肾固精；以桂枝茯苓丸活血化瘀，加大黄通泻热结，方药相互为用，以奏其效。

桑螵蛸散(《本草衍义》)

运用桑螵蛸散并根据方药组成及用量的配伍特点，可以辨治心肾两虚不固证；辨治要点是遗精，心悸，腰酸。

【组成】 桑螵蛸 远志 菖蒲 龙骨 人参 茯神 当归 龟甲_{酥炙，以上各一两}

(各 30 g)

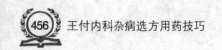

【用法】 上为末。夜卧人参汤调下二钱（6 g）（现代用法：水煎服）。

【功用】 调补心肾，涩精止遗。

辨治性神经衰弱、内分泌失调、前列腺炎、前列腺增生、精囊炎、包皮病变、包茎病变属于心肾两虚不固证，以遗精、心悸、腰酸为基本特征。

【适用病证】

主要症状：遗精，心悸，腰酸。

辨证要点：口淡不渴，舌质淡红、苔薄，脉虚弱。

可能伴随的症状：阳痿，或健忘，或头晕目眩，或耳鸣，或头晕目眩，或早泄，或小便清长，或精液清稀等。

【解读方药】 方中用桑螵蛸补肾固遗；人参大补元气；安神药 4 味，远志偏于化痰，石菖蒲偏于开窍，龙骨偏于潜镇，茯神偏于益气渗利；当归补血活血；龟板潜阳益阴。又，方中用固遗药配伍益气药，以治气虚不固；固遗药配伍安神药，以治神不守舍；固遗药配伍潜阳药，以使心神内守；固遗药配伍补血药，以血化精，方药相互为用，以调补心肾，涩精止遗为主。

【配伍用药】 其气虚甚者，加山药、莲子，以益气固涩；若遗精甚者，加金樱子、芡实，以固涩止遗；若小便频数甚者，加罂粟壳、益智仁，以缩尿止遗等。

第6章　气血津液病证用方

　　气既是构成人体的物质基础又是人体生命活动的功能表现。气之于人，无处不在，无处不有，也即人的生命活动是以气为载体而突出整体功能活动的外在表现。气既是生命生存活动的必备物质又是引起诸多疾病的外在、内在因素。可见，气之于人，功能协调则人健康长寿，否则可引起诸多疾病。辨识气的常见病变有三，一是气虚（重则可称气陷），二是气逆，三是气郁（又称气滞），以此为切入，常常可辨清气的病变本质。

　　气是中医理论学说的特有概念，目前西医对气的认识还处于空白；气的确存在于人的生命活动之中，构成人体精神面貌的整体内外各种表现，中医对气的研究比较多，只有深入研究气在人体的诸多功能及表现，才能更好地运用气的理论学说辨治临床诸多疑难杂症。

　　西医认为血液的组成包含血细胞和血浆两部分，其功能具有运输、调节人体温度、防御、调节人体渗透压和酸碱平衡等功能。红细胞主要是运入氧气、运出二氧化碳；白细胞主要是杀灭细菌，抵御炎症，参与体内免疫发生过程；血小板主要在体内发挥止血功能；血浆主要为营养、运输脂类、缓冲、形成渗透压、参与免疫、参与凝血和抗凝血功能。

　　中医认为血之于人，与气同样重要，气血无轻重之分。血的基本生理特性既是滋养人体的必备物质又是化生气的物质基础，所以辨治血的病证不能仅仅局限于血，还应兼顾到气。常见血的病变证型有三，一是血虚，二是血瘀，三是出血，同时还要重视凡是辨治血的病证，在确立治疗方药时必须兼顾到气，以此才能取得最佳治疗效果。

　　津液是机体一切正常水液的总称，包括各脏腑形体官窍的内在液体及其正常的分泌物，如胃液、肠液、唾液、关节液等，习惯上也包括代谢产物中的尿、汗、泪等。津液以水分为主体，且含有诸多营养物质，是构成人体和维持生命活动的基本物质之一。津液的生成源于饮食水谷；津液的输布由肺气宣

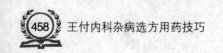

降，心气温煦，脾气运化，肝气疏泄，肾气气化等脏腑功能的参与来完成；津液的代谢主要是通过汗液及尿液等排泄代谢过程来完成，与心、肺、脾、肝、肾、膀胱等脏腑功能活动参与密不可分。辨识津液病变主要有二，一是津液偏少即阴津不足或亏损或虚弱；二是津液偏多即水气、水湿、痰饮等病变。

气郁夹热证用方

气郁夹热证的基本症状有表情沉默，不欲言语；辨治气郁夹热证的基本要点是口渴、舌质红，运用方药辨治气郁夹热证只有重视同中求异，才能选择最佳切机方药而取得良好治疗效果。

丹栀逍遥散(《内科摘要》)

运用丹栀逍遥散并根据方药组成及用量的配伍特点，可以辨治肝郁化火证、肝郁发热证；辨治要点是忧郁急躁，发热（或体温升高或自觉发热）。

【组成】当归　芍药　茯苓　白术炒　柴胡各一钱（各3 g）　牡丹皮　栀子炒　甘草炙,各五分（各1.5 g）

【用法】水煎服。用汤剂可在原方用量基础上加大3倍。

【功效】疏肝清热，养血健脾。

1. 辨治焦虑症、抑郁症，神经衰弱、癔症、精神神经紧张综合征、轻型精神分裂症属于肝郁化火证，以忧郁急躁、胸胁不适为基本特征。

【适用病证】

主要症状：忧郁急躁，胸胁不适。

辨证要点：口苦，舌质红、苔黄，脉弦或弦数。

可能伴随的症状：面色红赤，或坐卧不宁，或心烦不宁，或目赤，或头痛，或嘈杂吞酸，或大便干结等。

2. 辨治功能性低热、内分泌失调、血液病变、结缔组织病变、肿瘤病变属于肝郁发热证，以发热、胸胁胀闷为基本特征。

【适用病证】

主要症状：发热，胸胁胀闷。

辨证要点：因情绪异常加重，舌质淡红、苔薄，脉弦细。

可能伴随的症状：表情沉默，或头晕目眩，或急躁易怒，或不思饮食，或口苦，或头痛等。

【解读方药】方中用柴胡疏肝解郁，调理气机；益气药 3 味，白术偏于健脾，茯苓偏于渗利，甘草偏于缓急；补血药 2 味，当归偏于活血，芍药偏于敛阴；清热凉血药 2 味，栀子偏于泻火，牡丹皮偏于散瘀。又，方中用疏肝药配伍益气药，以治气郁夹气虚；疏肝药配伍补血药，以治气郁夹血虚；疏肝药配伍清热药，以治肝郁化热；益气药配伍补血药，以治气血两虚，方药相互为用，以疏肝清热，养血健脾为主。

【配伍用药】若郁甚者，加大柴胡用量，再加枳实，以行气解郁；若热甚者，加大栀子用量，以清热泻火；夹气虚者，加大白术用量，再加人参，以健脾益气等。

【临证验案】精神神经紧张综合征

郑某，女，49 岁，郑州人。有 10 年前精神神经紧张综合征病史，多次检查未发现明显器质病变，服用中西药均未能有效控制症状，近由病友介绍前来诊治：听到、看到不顺心的事即心悸，手颤，急躁易怒，两目发红，两胁胀痛，频频小便，小腹拘急，大便溏泄，平时手足不温，怕冷，舌质淡、苔腻黄白夹杂，脉沉弱。辨为肝郁脾虚夹阳虚证，治当疏肝解郁，温补脾胃，给予丹栀逍遥散与桂枝人参汤合方：当归 10 g，白芍 10 g，茯苓 10 g，白术 10 g，柴胡 10 g，牡丹皮 6 g，栀子 6 g，桂枝 12 g，红参 10 g，干姜 10 g，龙骨 24 g，藜芦 3 g，炙甘草 6 g。6 剂，水煎服，第 1 次煎 35 min，第 2 次煎 25 min，合并药液，每日 1 剂，每次服 30 mL 左右，每日分早、中、晚 3 次服。

二诊：大便溏泄好转，怕冷减轻，以前方 6 剂继服。

三诊：听到、看到不顺心的事较前有改善，以前方 6 剂继服。

四诊：大便正常，听到、看到不顺心的事症状较前又有改善，以前方 6 剂继服。

五诊：两胁胀痛基本消除，以前方 6 剂继服。

六诊：诸症基本趋于缓解，以前方 6 剂继服。

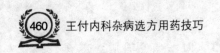

七诊：诸症基本消除，又以前方治疗 30 余剂，诸症悉除。随访 1 年，一切尚好。

用方体会：根据急躁易怒、两目红赤辨为肝热，又根据两胁胀痛辨为肝郁，因手颤辨为夹风，又因苔腻辨为痰，更因平时手足不温、怕冷辨为阳虚，以此辨为肝郁脾虚夹阳虚证。方以丹栀逍遥散疏肝解郁，清热益气；以桂枝人参汤温阳健脾，益气和中，加龙骨潜阳安神，藜芦化痰祛风，方药相互为用，以奏其效。

木香槟榔丸（《医方集解》）

运用木香槟榔丸并根据方药组成及用量的配伍特点，可以辨治脾胃湿热肥胖证；辨治要点是肥胖、脘腹沉重。

【组成】木香　槟榔　青皮　陈皮　枳壳　三棱　广茂烧（莪术）　黄连各一两（各30 g）　黄柏　大黄各三两（各90 g）　香附子炒　牵牛各四两（各120 g）

【用法】将药研为细散状，以芒硝水为丸，每次服 9 g，饭后以生姜汤送服。用汤剂可用原方量的 1/10。

【功效】清热祛湿，行气攻积。

辨治内分泌紊乱如甲状腺病变、代谢紊乱、糖尿病、单纯性肥胖、继发性肥胖如胰岛素病变属于脾胃湿热气滞证，以肥胖、大便干结为基本特征。

【适用病证】

主要症状：肥胖，脘腹胀满，大便干结。

辨证要点：口苦口腻，舌质红、苔黄腻，脉滑数。

可能伴随的症状：嗳腐吞酸，或多食易饥，或心烦，或头昏，或胃脘嘈杂，或大便干结，或面色潮红等。

【解读方药】方中用化积药 3 味，牵牛子偏于导滞，三棱偏于行气，莪术偏于活血；清热药 3 味，大黄偏于泻热导滞，黄连、黄柏偏于燥湿；理气药 5 味，枳壳偏于降气，木香偏于导滞，陈皮偏于和胃，青皮偏于破气，香附偏于解郁，槟榔偏于下气。又，方中用化积药配伍清热药，以治郁积化热；化积药配伍理气药，以治郁积气滞；清热药配伍理气药，以治气滞化热，方药相互为用，以清热祛湿，行气攻积为主。

【配伍用药】若湿甚者，加车前子、泽泻，以泻利湿浊；若热甚者，加大黄连、黄柏用量，以清热除烦；若吞酸者，加大黄连用量，再加吴茱萸，以寒湿制酸；若大便干结者，加大大黄、枳壳用量，以行气通便等。

气郁夹寒证用方

气郁夹寒证的基本症状有表情沉默，不欲言语；辨治气郁夹寒证的基本要点是口淡不渴，舌质淡，运用方药辨治气郁夹寒证只有重视同中求异，才能选择最佳切机方药而取得良好治疗效果。

半夏厚朴汤（《伤寒杂病论》）

运用半夏厚朴汤并根据方药组成及用量的配伍特点，可以辨治气郁痰阻证、肺寒气闭证；辨治要点是忧郁急躁，发热（或体温升高或自觉发热）。

【组成】半夏一升（24 g） 厚朴三两（9 g） 茯苓四两（12 g） 生姜五两（15 g） 干苏叶二两（6 g）

【用法】用水 490 mL，煮取药液 280 mL，每日分 4 次温服，白天分 3 次服，夜间 1 次服。

【功效】行气散结，降逆化痰。

1. 辨治焦虑症、抑郁症，神经衰弱、癔症、精神神经紧张综合征、轻型精神分裂症属于气郁痰阻证，以忧郁急躁、咽中如有物阻为基本特征。

【适用病证】

主要症状：忧郁急躁，咽中如有物阻。

辨证要点：口腻，舌质淡、苔白腻，脉弦或滑。

可能伴随的症状：情绪低落，或坐卧不宁，或咽中痰咯不出，或咽中痰咽不下，或胸部憋胀，或胸胁疼痛等。

2. 辨治慢性支气管炎、支气管哮喘、支气管扩张、慢性阻塞性肺疾病、间质性肺疾病属于肺寒气郁证，以咳嗽、胸闷、咽中痰鸣为基本特征。

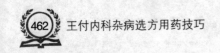

【适用病证】

主要症状：咳嗽，气喘，胸闷。

辨证要点：痰阻咽喉，舌质淡、苔白腻，脉沉或滑。

可能伴随的症状：胸中气急，或咯吐白痰，或急躁易怒，或咯痰不出，或胸中憋胀，或身体面目浮肿等。

【解读方药】方中用理气药 2 味，厚朴偏于下气，苏叶偏于行散；化痰药 2 味，半夏偏于降逆，生姜偏于宣散；茯苓益气渗利。又，方中用理气药配伍降逆药，以治浊气上逆；理气药配伍益气药，以防理气药伤气；化痰药配伍理气药，气顺痰消，方药相互为用，以行气散结，降逆化痰为主。

【配伍用药】若咽喉不利者，加牛蒡子、桔梗，以开窍利咽；若咽中有痰者，加贝母、陈皮，以理气化痰利咽；若气滞者，加柴胡、枳实，以疏肝降气等。

【临证验案】

1. 慢性支气管炎、慢性阻塞性肺疾病

刘某，女，57 岁，郑州人。有多年慢性支气管炎病史，3 年前又诊断为慢性阻塞性肺疾病，服用中西药但未能有效控制症状，近由病友介绍前来诊治：咳嗽，气喘，胸中闷塞，痰阻咽喉，咯吐白痰，脘腹不适，不思饮食，倦怠乏力，舌质淡红、苔黄腻，脉沉弱。辨为寒痰闭肺，脾胃湿热证，治当温肺降逆，清调脾胃，给予半夏厚朴汤与半夏泻心汤合方：生半夏 24 g，厚朴 10 g，茯苓 12 g，苏叶 6 g，生姜 20 g，黄连 3 g，黄芩 10 g，红参 10 g，大枣 12 枚，干姜 10 g，麻黄 10 g，藜芦 3 g，炙甘草 6 g。6 剂，水煎服，第 1 次煎 35 min，第 2 次煎 25 min，合并药液，每日 1 剂，每次服 30 mL 左右，每日分早、中、晚 3 次服。

二诊：脘腹不适好转，咳嗽减轻，以前方 6 剂继服。

三诊：痰阻咽喉好转，以前方 6 剂继服。

四诊：仍有胸中闷塞，以前方变苏叶为 10 g，6 剂。

五诊：气喘基本缓解，以前方 6 剂继服。

六诊：仍有不思饮食，以前方加生山楂 24 g，6 剂。

七诊：诸症基本趋于缓解，又以前方治疗 60 余剂，诸症悉除；为了巩固疗效，以前方变汤剂为散剂，每次 6 g，每日分早、中、晚 3 次服。随访 1 年，

一切尚好。

用方体会：根据咳嗽、胸中闷塞辨为气闭于肺，又根据痰阻咽喉、咯吐白痰辨为肺寒，因脘腹不适、苔黄腻辨为脾胃湿热，又因倦怠乏力辨为气虚，以此辨为寒痰闭肺，脾胃湿热证。方以半夏厚朴汤降肺化痰，宣降气机；以半夏泻心汤清热燥湿，温化痰湿，健脾益气，加麻黄宣肺散寒平喘，藜芦化痰涤痰，方药相互为用，以奏其效。

2. 咽喉黏膜白斑

马某，男，52 岁，南阳人。2 年前声音嘶哑，语声不利，经检查诊断为咽喉黏膜白斑症，即住院手术治疗，半年后又复发，又手术治疗又复发，服用中西药但未能有效控制症状，近由其弟介绍前来诊治：声音嘶哑，咽喉似有痰堵，咽喉部似黄豆样大小白斑，语声不利，口干舌燥，倦怠乏力，舌红少苔，脉沉细弱。辨为寒痰阻咽，气阴两虚证，治当化痰利咽，益气养阴，给予半夏厚朴汤与麦门冬汤合方：生半夏 24 g，厚朴 10 g，茯苓 12 g，苏叶 6 g，生姜 20 g，麦冬 170 g，红参 10 g，大枣 12 枚，粳米 10 g，桔梗 15 g，藜芦 2 g，炙甘草 6 g。6 剂，水煎服，第 1 次煎 35 min，第 2 次煎 25 min，合并药液，每日 1 剂，每次服 30 mL 左右，每日分早、中、晚 3 次服。

二诊：口干咽燥减轻，以前方 12 剂继服。

三诊：声音嘶哑好转，大便溏泄，以前方减麦冬为 120 g，12 剂。

四诊：咽喉白斑较原来缩小，大便正常，以前方 12 剂继服。

五诊：声音嘶哑较前又有减轻，语声明显好转，以前方 12 剂继服。

六诊：口干咽燥基本消除，大便又有溏泄，以前方减麦冬为 100 g，6 剂。

七诊：大便正常，诸症明显改善，又以前方治疗 70 余剂，经复查咽喉黏膜白斑消除。随访 1 年，一切尚好。

用方体会：根据声音嘶哑、咽喉似有痰堵辨为痰郁，又根据口干咽燥、舌红少苔辨为阴虚，因倦怠乏力、脉弱辨为气虚，以此辨为痰阻咽喉，气阴两虚证。方以半夏厚朴汤化痰利咽，宣利气机；以麦门冬汤滋阴利咽，益气养阴，加桔梗宣利咽喉，藜芦化痰涤痰，方药相互为用，以奏其效。

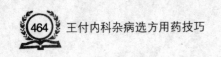

气虚证用方

气虚证的基本症状有表情沉默，不欲言语；辨治气虚证的基本要点是倦怠乏力，脉弱或细，运用方药辨治虚证只有重视同中求异，才能选择最佳切机方药而取得良好治疗效果。

甘麦大枣汤(《伤寒杂病论》)

运用甘麦大枣汤并根据方药组成及用量的配伍特点，可以辨治气虚及血忧郁证；辨治要点是忧郁急躁，精神恍惚。

【组成】甘草三两（9 g）　小麦一升（24 g）　大枣十枚（10 枚）

【用法】用水 420 mL，煮取药液 210 mL。每日分 3 次温服，亦能补益脾气。

【功效】养心补脾，安神抚思。

辨治焦虑症、抑郁症、神经衰弱、癔症、精神神经紧张综合征、轻型精神分裂症属于气虚及血忧郁证，以忧郁急躁、精神恍惚为基本特征。

【适用病证】

主要症状：忧郁急躁，精神恍惚。

辨证要点：口淡不渴，舌质淡、苔薄白，脉沉细。

可能伴随的症状：情绪低落，或坐卧不宁，或多疑易惊，或悲忧喜哭，或胸胁胀闷，或喜怒无常，或时时欠伸等。

【解读方药】方中用甘草益气清热生津；小麦益气养心安神；大枣益气生血安神，方药相互为用，以养心补脾，安神抚思为主。

【配伍用药】若忧郁者，加柴胡、枳实，以疏肝解郁；若精神恍惚者，加龙骨、牡蛎，以潜阳安神；若胸胁胀闷者，加木香、薤白，以行气除胀等。

【临证验案】癔症

闫某，女，37 岁，郑州人。有 3 年癔症病史，经检查未发现明显器质性病变，西医诊断为癔症，但服用中西药未能有效控制症状，近由病友介绍前来诊治：精神疲惫，倦怠乏力，情绪急躁，烦躁不安，时哭时笑，时时吵闹不休，时时损害东西，时时欲打人，时时如常人，失眠多梦，梦多险恶，舌质淡红、苔薄黄，脉沉弱。辨为心脾气虚，心肝血虚，肝气郁滞证，治当补益心脾，养心舍魂，疏肝理气，给予甘麦大枣汤、酸枣仁汤与四逆散合方：小麦 24 g，大枣 10 枚，酸枣仁 45 g，知母 6 g，川芎 6 g，茯苓 6 g，柴胡 12 g，枳实 12 g，白芍 12 g，龙骨 24 g，牡蛎 24 g，生甘草 10 g。6 剂，水煎服，第 1 次煎 35 min，第 2 次煎 25 min，合并药液，每日 1 剂，每次服 30 mL 左右，每日分早、中、晚 3 次服。

二诊：精神疲惫略有好转，失眠多梦好转，以前方 6 剂继服。

三诊：情绪较前好转，以前方 6 剂继服。

四诊：仍有烦躁不安，以前方变龙骨、牡蛎为各 30 g，6 剂。

五诊：情绪较前又有好转，以前方 6 剂继服。

六诊：诸症基本趋于缓解，以前方 6 剂继服。

七诊：诸症基本趋于缓解，又以前方治疗 70 余剂，诸症悉除；为了巩固疗效，以前方变汤剂为散剂，每次 6 g，每日分早、中、晚 3 次服。随访 1 年，一切尚好。

用方体会：根据精神疲惫、倦怠乏力辨为气虚，又根据情绪急躁、烦躁不安辨为肝郁，因失眠多梦、梦多险恶辨为心肝不足，又因时哭时笑辨为心神不安，以此辨为心脾气虚，心肝血虚证。方以甘麦大枣汤益心补脾；以酸枣仁汤养心舍魂，清热除烦；以四逆散疏肝解郁，调理气机，加龙骨、牡蛎潜阳神安，方药相互为用，以奏其效。

玉女煎(《景岳全书》)

运用玉女煎并根据方药组成及用量的配伍特点，可以辨治阴虚内热出血证、胃热灼盛消渴证；辨治要点是出血，口渴，多食易饥。

【组成】熟地黄_{三至五钱}（9~15 g） 石膏_{三至五钱}（9~15 g） 麦冬_{二钱}（6 g） 知母 牛膝_{各一钱半}（各 4.5 g）

【用法】水煎服，温服或冷服均可。

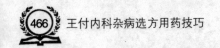

【功效】滋肾阴，清胃热。

1. 辨治原发性血小板减少性紫癜、过敏性血小板减少性紫癜、溶血性贫血、血友病、维生素 C 缺乏症，以及造血系统疾病属于阴虚内热出血证，以出血、五心烦热为基本特征。

【适用病证】

主要症状：鼻出血，或牙龈出血。

辨证要点：口渴，舌质红、苔薄黄，或舌红少苔，脉浮。

可能伴随的症状：鼻燥，或口臭，或烦躁，或大便干结，或小便短赤，或盗汗，或五心烦热等。

2. 辨治糖尿病、尿崩症、甲状腺功能亢进症、原因不明性内分泌失调属于胃热炽盛消渴证，以口渴、多食易饥为基本特征。

【适用病证】

主要症状：口渴多饮，多食易饥。

辨证要点：口干咽燥，舌质红、苔薄黄，脉滑或浮。

可能伴随的症状：烦热，或心烦，或急躁，或多汗，或失眠，或大便干结等。

【解读方药】方中用清热药有 2 味，石膏偏于泻火，知母偏于养阴；滋阴药 2 味，熟地黄性温偏于补血，麦冬性寒偏于清热；牛膝补益肝肾。又，方中用清热药配伍滋阴药，以治阴虚生热；清热药配伍补肝肾药，以治肝肾虚生热；方药相互为用，以滋肾阴，清胃热为主。

【配伍用药】若阴虚明显者，加生地黄、玄参，以滋阴生津；若气虚者，加人参、白术，以益气健脾；若大便干结者，加大黄、枳实，以泻热行气通便等。

肾气丸(《伤寒杂病论》) 与苓桂术甘汤(《伤寒杂病论》) 合方

运用肾气丸与苓桂术甘汤合方并根据方药组成及用量的配伍特点，可以辨治脾肾阳虚及阴证、肾阴阳俱虚夹脾虚痰饮证；辨治要点是气喘，肢体水肿，或头晕目眩。

【组成】

肾气丸：干地黄_{八两}（24 g）　薯蓣（山药）_{四两}（12 g）　山茱萸_{四两}（12 g）

泽泻_{三两}（9 g） 茯苓_{三两}（9 g） 牡丹皮_{三两}（9 g） 桂枝_{一两}（3 g） 附子_{炮,一两}（3 g）

苓桂术甘汤：茯苓_{四两}（12 g） 桂枝_{去皮,三两}（9 g） 白术 甘草_{各二两}（各6 g）

【用法】水煎服，每日分早、中、晚3次服。

【功效】温补肾阳，滋补肾阴，健脾化饮。

1. 辨治慢性胃炎、慢性肠炎、支气管炎、支气管哮喘、渗出性胸膜炎、慢性肾炎水肿、心脏病水肿、内分泌失调水肿、淋巴回流受阻属于脾肾阳虚及阴证，以喘促、肢体水肿为基本特征。

【适用病证】

主要症状：喘促，腹胀，水肿。

辨证要点：倦怠乏力，手足不温，舌质淡红、少苔，或舌红少苔，脉沉细弱。

可能伴随的症状：痰多，或胸闷，或渴不欲饮，或自汗，或盗汗，或少腹不仁，或脐下悸动，或小便不利，或头晕目眩，或不思饮食等。

2. 辨治低血压、晕厥、癔症、高血压脑病、脑血管痉挛、低血糖、心源性或出血性休克属于肾阴阳俱虚夹脾虚痰饮证，以头晕目眩、或不省人事为基本特征。

【适用病证】

主要症状：头晕，头痛，头沉。

辨证要点：口干咽燥，手足不温，舌红少苔，或舌淡、苔白腻，脉沉弱。

可能伴随的症状：盗汗，或五心烦热，或心胸烦热，或肢体颤抖，或怕冷，或头沉，或大便溏泄，或小便短少等。

【解读方药】方中用生地黄清热滋补阴血；辛热药2味，附子偏于壮阳，桂枝偏于温阳通阳；健脾益气药4味，白术偏于燥湿，茯苓偏于利湿，甘草偏于生津，山药偏于化生阴津；山茱萸温阳固精；牡丹皮清热凉血；渗利药2味，茯苓偏于益气，泽泻偏于清热。又，方中用滋阴药配伍温阳药，以治阴阳俱虚；滋阴药配伍益气药，以治气阴两虚；温阳药配伍益气药，以治阳气虚弱；滋补药配伍渗利药，既可治阴阳俱虚夹水气，又可制约滋补药浊腻壅滞；滋阴药配伍凉血药，以治阴虚生热，方药相互为用，以温补肾阳，滋补肾阴，健脾

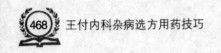

化饮为主。

【配伍用药】若喘促甚者，加蛤蚧、沉香，以纳气定喘；若腹胀甚者，加砂仁、枳实、厚朴，以行气除胀；若胸闷者，加薤白、全瓜蒌，以宽胸行气等。

【临证验案】低血压、围绝经期综合征

柴某，女，51岁，郑州人。有多年低血压病史，2年来症状加重，服用中西药但未能有效控制头晕目眩，近由病友介绍前来诊治：血压（80/45 mmHg），头晕目眩，头沉，肢体酸困，盗汗，自汗，口干咽燥，口渴欲饮热水，手足不温，怕冷，大便溏泄，倦怠乏力，舌红少苔，脉沉细弱。辨为肾阴阳俱虚，脾虚痰湿证，治当滋补肾阴，温补肾阳，健脾化痰，给予肾气丸与苓桂术甘汤合方加味：生地黄24 g，山药12 g，山茱萸12 g，泽泻10 g，茯苓20 g，牡丹皮10 g，附子3 g，桂枝10 g，白术6 g，红参10 g，炙甘草6 g。6剂，水煎服，第1次煎35 min，第2次煎25 min，合并药液，每日1剂，每次服30 mL左右，每日分早、中、晚3次服。

二诊：血压（85/50 mmHg），头晕目眩减轻，以前方6剂继服。

三诊：盗汗自汗减少，头沉基本消除，以前方6剂继服。

四诊：血压（88/54 mmHg），仍然倦怠乏力，以前方变白术为10 g，6剂。

五诊：怕冷基本消除，盗汗自汗止，以前方6剂继服。

六诊：血压（90/58 mmHg），诸症基本趋于缓解，以前方6剂继服。

七诊：血压（90/62 mmHg），诸症基本消除，又以前方治疗20余剂，诸症悉除；为了巩固疗效，以前方变汤剂为散剂，每次6 g，每日分早、中、晚3次服。随访1年，一切尚好。

用方体会：根据盗汗、舌红少苔辨为阴虚，又根据手足不温、怕冷辨为阳虚，因大便溏泄辨为脾虚，又因肢体沉重、头沉辨为痰湿，以此辨为肾阴阳俱虚，脾虚痰湿证。方以肾气丸滋补肾阴，温补肾阳；以苓桂术甘汤温阳健脾，益气利湿，加红参补益中气，气化痰湿，方药相互为用，以奏其效。

防己黄芪汤(《伤寒杂病论》)与
参苓白术散(《太平惠民和剂局方》)合方

运用防己黄芪汤与参苓白术散合方并根据方药组成及用量的配伍特点，可以辨治脾虚痰湿蕴结肥胖证；辨治要点是肥胖、肢体肿胀。

【组成】

防己黄芪汤：防己_{一两}（3 g） 甘草_{炙，半两}（1.5 g） 白术_{七钱半}（12 g） 黄芪_{去芦，一两一分}（3.8 g）

参苓白术散：莲子肉_{去皮，一斤}（500 g） 薏苡仁_{一斤}（500 g） 缩砂仁_{一斤}（500 g） 桔梗_{炒令深黄色，一斤}（500 g） 白扁豆_{姜汁浸，去皮，微炒，一斤半}（750 g） 白茯苓_{二斤}（1 000 g） 人参_{二斤}（1 000 g） 甘草_{炒，二斤}（1 000 g） 白术_{二斤}（1 000 g） 山药_{二斤}（1 000 g）

【用法】水煎服，每日分早、中、晚3次服。

【功效】健脾益气，渗利水湿。

辨治内分泌紊乱如甲状腺病变、代谢紊乱、糖尿病、单纯性肥胖、继发性肥胖如胰岛素病变属于脾虚痰湿证，以肥胖、肢体肿胀、倦怠乏力为基本特征。

【适用病证】

主要症状：肥胖，肢体肿胀。

辨证要点：倦怠乏力，身体沉重，舌质淡、苔白或腻，脉沉弱。

可能伴随的症状：胸胁痞闷，或嗜卧，或四肢无力，或头沉，或头晕目眩，或头涨，或大便不畅等。

【解读方药】方中用健脾益气药6味，人参偏于大补，黄芪偏于固表，白术偏于燥湿，山药、莲子偏于固涩，甘草偏于平补；健脾利湿药3味，茯苓、薏苡仁偏于渗利湿浊，白扁豆偏于运湿化湿；砂仁芳香化湿醒脾；防己辛散降泄，祛风消肿；桔梗宣利气机。又，方中用益气药配伍化湿药，以治气虚夹湿；益气药配伍辛散药，以治气虚气滞；益气药配伍醒脾药，以治脾气虚弱；方药相互为用，以健脾益气，渗利水湿为主。

【配伍用药】若气虚甚者，加大人参、黄芪用量，以补益中气；若湿甚者，

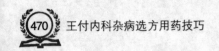

加大薏苡仁、茯苓用量，以健脾利水；若腹胀者，加大砂仁用量，再加木香，以行气除胀；若胸闷者，加薤白、桂枝，以行气通阳等。

真武汤(《伤寒杂病论》)与苓桂术甘汤(《伤寒杂病论》)合方

运用真武汤与苓桂术甘汤合方并根据方药组成及用量的配伍特点，可以辨治脾肾阳虚痰湿证、阳虚水气证；辨治要点是肥胖，或肢体水肿。

【组成】

真武汤：茯苓三两（9 g）　芍药三两（9 g）　生姜切,三两（9 g）　白术二两（6 g）　附子炮,去皮,破八片,一枚（5 g）

苓桂术甘汤：茯苓四两（12 g）　桂枝去皮,三两（9 g）　白术　甘草各二两（各6 g）

【用法】水煎服，每日分3次温服。

【功效】温阳利水，健脾化湿。

1. 辨治内分泌紊乱如甲状腺病变、代谢紊乱、糖尿病、单纯性肥胖、继发性肥胖如胰岛素病变属于脾肾阳虚痰湿证，以肥胖、手足不温、倦怠乏力为基本特征。

【适用病证】

主要症状：肥胖。

辨证要点：倦怠乏力，手足不温，舌质淡、苔白或腻，脉沉弱。

可能伴随的症状：腹胀，或嗜卧，或四肢无力，或自汗，或耳鸣，或头晕目眩，或气喘，或大便不畅，小便短少等。

2. 辨治尿道炎、膀胱炎、输尿管炎、肾盂肾炎、肾小球肾炎、肾病综合征属于阳虚水气证，以肢体水肿、小便不利、脘腹痞满为基本特征。

【适用病证】

主要症状：肢体水肿，小便不利，脘腹痞满。

辨证要点：肢体沉重，口淡不渴，舌质淡、苔白或腻，脉沉弱或紧。

可能伴随的症状：头晕目眩，或怕冷，或尿频，或尿急，或尿痛，或小便短少，或尿血，或大便溏泄等。

【解读方药】方中用温阳药3味，附子偏于温化壮阳，生姜偏于温化行散，桂枝偏于温通助阳化气；益气药 3 味，白术偏于燥湿，茯苓偏于利湿，甘草偏于缓急；芍药补血敛阴缓急。又，方中用温阳药配伍益气药，以治阳气虚弱；温阳药配伍敛阴药，以防温阳伤阴；益气药配伍敛阴药，气从阴而化，方药相互为用，以温阳利水，健脾化湿为主。

【配伍用药】若气虚甚者，加大白术用量，再加人参，以补益中气；若水甚者，加大茯苓用量，再加猪苓，以渗利水湿；若手足不温者，加大附子用量，再加干姜，以温阳散寒；若耳鸣者，加山药、山茱萸，以益气固涩等。

【临证验案】慢性膀胱炎

庞某，女，49 岁，郑州人。有多年慢性膀胱炎病史，服用中西药未能有效控制症状，近由病友介绍前来诊治：尿频，尿急，少腹拘急胀满，手足不温，全身怕冷，头晕目眩，倦怠乏力，口淡不渴，舌质暗淡夹瘀紫、苔白略腻，脉沉涩。辨为阳虚夹瘀证，治当温阳化水，活血化瘀，给予真武汤、苓桂术甘汤与桂枝茯苓丸合方加味：茯苓 12 g，白芍 12 g，生姜 10 g，白术 12 g，附子 5 g，桂枝 12 g，桃仁 12 g，牡丹皮 12 g，五灵脂 10 g，红参 10 g，炙甘草 12 g。6 剂，水煎服，第 1 次煎 35 min，第 2 次煎 25 min，合并药液，每日 1 剂，每次服 30 mL 左右，每日分早、中、晚 3 次服。

二诊：少腹拘急胀满好转，以前方 6 剂继服。

三诊：尿频、尿急好转，仍然全身怕冷，以前方变附子为 10 g，6 剂。

四诊：少腹拘急胀满明显好转，以前方 6 剂继服。

五诊：尿频、尿急基本消除，以前方 6 剂继服。

六诊：手足温和、全身怕冷消除，以前方减附子为 5 g，6 剂。

七诊：诸症基本消除，又以前方 20 余剂，以巩固治疗效果。随访 1 年，一切尚好。

用方体会：根据尿频、尿急、手足不温辨为阳虚，又根据倦怠乏力、头晕目眩辨为气虚，因舌质暗淡夹瘀紫辨为瘀，以此辨为阳虚夹瘀证。方以真武汤温阳利水；苓桂术甘汤健脾益气，温化水湿；以桂枝茯苓丸活血化瘀，加红参益气化水，五灵脂活血化瘀，方药相互为用，以奏其效。

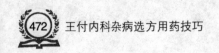

消渴方(《丹溪心法》)

运用消渴方并根据方药组成及用量的配伍特点，可以辨治郁热伤津证；辨治要点是口渴多饮，尿频量多。

【组成】 黄连末　天花粉末　人乳汁（或牛乳）　藕汁　生地汁　姜汁　蜂蜜

【用法】 将黄连、花粉，为末调服。或加姜汁、蜂蜜为膏，噙化。

【功效】 清热润燥，滋阴生津。

辨治糖尿病，尿崩症，甲状腺功能亢进症，原因不明性内分泌失调属于郁热伤津证，以口渴，饮水不解渴为基本特征。

【适用病证】

主要症状：口渴多饮，尿频量多。

辨证要点：口干咽燥，舌质红、苔薄黄，脉浮洪。

可能伴随的症状：烦热，或心烦，或急躁，或多汗，或失眠，或咳嗽等。

【解读方药】 方中用清热药2味，黄连偏于泻火，天花粉偏于散结；益阴药4味，人乳汁（或牛乳）偏于滋润，藕汁偏于生津，生地黄汁偏于凉血，蜂蜜偏于润导；姜汁辛散化气，气可化阴。又，方中用清热药配伍益阴药，以治阴虚夹热；益阴药配伍辛散药，以使滋阴药借辛以运行；滋阴药配伍凉血药，以治血热，方药相互为用，以清热润燥，滋阴生津为主。

【配伍用药】 若气虚甚者，加人参、白术，以健脾益气；若阴虚甚者，加沙参、麦冬、天冬，以滋阴生津；若伤阳者，加附子、干姜，以温阳化阴等。

七味白术散(《小儿药证直诀》)

运用七味白术散并根据方药组成及用量的配伍特点，可以辨治气虚湿滞不化证、脾胃气虚湿滞证；辨治要点是口渴，食少、腹胀。

【组成】 人参二钱五分（7.5 g）　白茯苓五钱（15 g）　白术五钱（15 g）　甘草一钱（3 g）　藿香叶五钱（15 g）　木香二钱（6 g）　葛根五钱（15 g）　渴者加至一两（30 g）

【用法】将药研为细散状，每次服 9 g，用水煎煮服用。

【功效】健脾益气，行气生津。

1. 辨治糖尿病、尿崩症、甲状腺功能亢进症、原因不明性内分泌失调属于气虚湿滞不化证，以口渴、倦怠乏力为基本特征。

【适用病证】

主要症状：口渴，食少。

辨证要点：口干咽燥，倦怠乏力，舌质淡红、苔薄黄，脉虚弱。

可能伴随的症状：形体消瘦，或大便溏泄，或神疲，或多汗，或腹胀等。

2. 辨治急慢性胃炎、胃及十二指肠溃疡、功能性消化不良、慢性肠炎、慢性阑尾炎、胃黏膜病变属于脾胃气虚湿滞证，以胃脘疼痛、痞满不通、口淡不渴为基本特征。

【适用病证】

主要症状：胃脘不舒，或痞满。

辨证要点：口淡，舌质淡、苔薄白，脉沉弱。

可能伴随的症状：不思饮食，或腹胀，或手足不温，或胃脘拘急，或恶心，或呕吐，或大便溏泄等。

【解读方药】方中用益气药 3 味，人参偏于大补，甘草偏于平补，白术偏于燥湿；治湿药 2 味，茯苓偏于利湿，藿香偏于化湿；木香理气导滞；葛根辛凉舒达，升举阳气。又，方中用益气药配伍治湿药，以治气虚夹湿；益气药配伍理气药，以治气虚气滞；益气药配伍辛散药，以助气化气行，方药相互为用，以健脾止泻为主。

【配伍用药】若气虚甚者，加大人参、白术用量，以健脾益气；若气滞甚者，加木香、香附，以行气化滞；若不思饮食者，加山楂、神曲，以消食和胃等。

桂枝加黄芪汤(《伤寒杂病论》)

运用桂枝加黄芪汤并根据方药组成及用量的配伍特点，可以辨治卫虚不固证；辨治要点是汗出、倦怠乏力。

【组成】桂枝_{三两}（9 g）　芍药_{三两}（9 g）　甘草_{二两}（6 g）　生姜_{三两}（9 g）

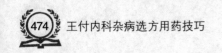

大枣_{十二枚}（12 枚） 黄芪_{二两}（6 g）

【用法】上六味，以水八升，煮取三升，温服一升，须臾，饮热稀粥一升余，以助药力，温服，取微汗；若不汗，更服。

【功效】通阳益气，温化固表。

辨治原因不明性内分泌失调、甲状腺功能亢进症、自主神经功能紊乱、结核病、风湿病、亚健康属于卫虚不固证，以自汗、倦怠乏力为基本特征。

【适用病证】

主要症状：自汗，怕风。

辨证要点：稍劳即汗出，舌质淡、苔薄白，脉虚弱。

可能伴随的症状：容易感冒，或半身汗出，或神疲，或面色不荣，或周身酸痛等。

【解读方药】方中用益气药 3 味，黄芪偏于固表，大枣、甘草偏于平补；辛温药 2 味，桂枝偏于通经，生姜偏于宣散；白芍敛阴止汗。又，方中用益气药配伍辛温药，以辛甘化阳；益气药配伍补血药，使气从血生，方药相互为用，以通阳益气，温化湿邪为主。

【配伍用药】若气虚甚者，加人参、山药，以益气固涩；若寒甚者，加大桂枝用量，再加附子，以温阳化气；若汗多者，加大黄芪用量，再加白术，以益气固表等。

【临证验案】左半身冷，右半身热；左半身出汗，右半身无汗

孙某，女，43 岁，郑州人。有 2 年左半身冷，右半身热；左半身出汗，右半身无汗病史，多次检查未发现明显器质性病变，服用中西药未能有效控制症状，近由病友介绍前来诊治：左半身冷，右半身热；左半身出汗，右半身无汗，倦怠乏力，手足不温，全身怕冷，肢体沉重，口淡不渴，舌质淡、苔白腻，脉沉弱。辨为卫虚不固，阳虚痰湿证，治当益气固卫，温阳化痰，给予桂枝加黄芪汤、小半夏汤与茯苓四逆汤合方：桂枝 10 g，白芍 10 g，生姜 24 g，大枣 12 枚，黄芪 6 g，茯苓 12 g，生附子 5 g，干姜 5 g，生半夏 12 g，红参 3 g，炙甘草 6 g。6 剂，水煎服，第 1 次煎 40 min，第 2 次煎 25 min，合并药液，每日 1 剂，每次服 30 mL 左右，每日分早、中、晚 3 次服。

二诊：手足不温及全身怕冷减轻，以前方 6 剂继服。

三诊：仍有倦怠乏力，以前方变红参为 6 g，6 剂。

四诊：左半身冷及右半身热，左半身出汗及右半身无汗基本消除，以前方6剂继服。

五诊：诸症基本消除，以前方6剂继服。

六诊：诸症消除，又以前方治疗12剂继服。随访1年，一切尚好。

用方体会：根据左半身冷及右半身热、左半身出汗及右半身无汗辨为营卫不和，又根据倦怠乏力辨为气虚，因全身怕冷辨为阳虚，又因肢体沉重、苔腻辨为痰湿，以此辨为卫虚不固，阳虚痰湿证。方以桂枝加黄芪汤补益营卫；以茯苓四逆汤温阳益气；以小半夏汤醒脾燥湿化痰，加红参补益元气，方药相互为用，以奏其效。

玉屏风散(《医方类聚》)

运用玉屏风散并根据方药组成及用量的配伍特点，可以辨治卫虚不固证；辨治要点是汗出、易感冒，倦怠乏力。

【组成】防风一两（30 g） 黄芪蜜炙 白术各二两（各60 g）

【用法】将药研为细散状，每次服9 g，用水煎煮，加入大枣1枚，饭后热服。用汤剂可用原方量的1/5。

【功效】益气固表止汗。

辨治原因不明性内分泌失调、甲状腺功能亢进症、自主神经功能紊乱、结核病、风湿病、亚健康属于卫虚不固证，以自汗、倦怠乏力为基本特征。

【适用病证】

主要症状：自汗，怕风。

辨证要点：活动加重，舌质淡、苔薄白，脉虚弱。

可能伴随的症状：容易感冒，或半身汗出，或神疲，或面色不荣，或周身酸痛等。

【解读方药】方中用益气药3味，黄芪偏于固表，白术偏于健脾，大枣偏于补血；防风辛散透达。又，方中用益气药配伍辛散药，以益气走表；健脾药配伍补血药，以生血化气，方药相互为用，以益气固表止汗为主。

【配伍用药】若汗出多者，加麻黄根、浮小麦，以益气止汗；若恶风明显者，加桂枝、芍药，以和调营卫，固护肌表；若心悸明显者，加人参、五味

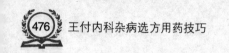

子，以益气敛阴安神；若气虚明显者，加人参、山药，以补脾和胃益气等。

桂枝汤(《伤寒杂病论》)与玉屏风散(《医方类聚》)合方

运用桂枝汤与玉屏风散合方并根据方药组成及用量的配伍特点，可以辨治卫虚不固重证；辨治要点是汗出、易感冒，倦怠乏力。

【组成】

桂枝汤：桂枝_{三两}（9 g）　芍药_{三两}（9 g）　甘草_{二两}（6 g）　生姜_{三两}（9 g）大枣_{十二枚}（12 枚）

玉屏风散：防风_{一两}（30 g）　黄芪_{蜜炙}　白术_{各二两}（各 60 g）

【用法】 将药研为细散状，每次服 9 g，用水煎煮，加入大枣 1 枚，饭后热服。用汤剂可用原方量的 1/5。

【功效】 益气固表止汗。

辨治原因不明性内分泌失调、甲状腺功能亢进症、自主神经功能紊乱、结核病、风湿病、亚健康属于卫虚不固重证，以自汗、怕风、倦怠乏力为基本特征。

【适用病证】

主要症状：自汗，怕风。

辨证要点：活动时加重，舌质淡、苔薄白，脉虚弱。

可能伴随的症状：容易感冒，或半身汗出，或上半身出汗，或神疲，或面色不荣，或周身酸痛等。

【解读方药】 方中用辛温药 3 味，桂枝偏于温通，生姜偏于辛散，防风偏于辛散透达；芍药味酸补血敛阴；益气药 4 味，黄芪偏于固表，白术偏于健脾，大枣偏于补血，甘草偏于生津。又，方中用辛温药配伍益气药，辛甘化阳以固卫；辛温药配伍敛阴药，以调和营卫；补血药配伍益气药，以治气血两虚，方药相互为用，以益气固表止汗为主。

【配伍用药】 若汗出多者，加大黄芪、芍药用量，以益气敛阴止汗；若怕风明显者，加大桂枝、芍药用量，以调和营卫，固护肌表；若咳嗽明显者，加紫菀、款冬花，以宣降止咳；若气喘明显者，加人参、蛤蚧，以补益纳气等。

【临证验案】 低热

梁某，女，36 岁，郑州人。有 1 年多低热病史，多次检查未发现明显器质性病变，近由病友介绍前来诊治：体温 37.3℃ 左右，汗多甚于手足，倦怠乏力，手足不温，全身怕冷，失眠多梦，耳鸣，口淡不渴，舌质淡、苔薄白，脉沉弱。辨为卫虚不固，心阳不守证，治当补益营卫，交通心肾，给予桂枝汤、玉屏风散与桂枝加龙骨牡蛎汤合方：桂枝 10 g，白芍 10 g，生姜 10 g，大枣 12 枚，黄芪 30 g，白术 30 g，防风 15 g，龙骨 10 g，牡蛎 10 g，炙甘草 6 g。6 剂，水煎服，第 1 次煎 35 min，第 2 次煎 25 min，合并药液，每日 1 剂，每次服 30 mL 左右，每日分早、中、晚 3 次服。

二诊：体温 37.1℃，汗出减少，手足较前温温和，以前方 6 剂继服。

三诊：体温 37.1℃，仍有倦怠乏力，以前方加红参 6 g，6 剂。

四诊：体温 37.0℃，汗出止，以前方 6 剂继服。

五诊：体温 36.8℃，全身怕冷基本消除，以前方 6 剂继服。

六诊：诸症基本消除，又以前方治疗 12 剂。随访 1 年，一切尚好。

用方体会：根据汗出、倦怠乏力辨为营卫虚弱，又根据失眠多梦辨为心气虚，因耳鸣辨为肾气虚，又因手足不温辨为阳虚，以此辨为卫虚不固，心阳不守证。方以桂枝汤调和营卫；以玉屏风散益气固表止汗；以桂枝加龙骨牡蛎汤调和营卫，固摄止汗，方药相互为用，以奏其效。

当归六黄汤(《兰室秘藏》)

运用当归六黄汤并根据方药组成及用量的配伍特点，可以辨治郁热阴虚证；辨治要点是自汗、盗汗，舌质红。

【组成】 当归　生地黄　黄芩　熟地黄　黄柏　黄连各等分（各 10 g）　黄芪加一倍（20 g）

【用法】 将药研为细散状，每次服 15 g，用水煎药，饭前服用，小儿减半服用。

【功效】 滋阴泻火，固表止汗。

辨治原因不明性内分泌失调、甲状腺功能亢进症、自主神经功能紊乱、结核病、风湿病、亚健康属于郁热阴虚证，以自汗、盗汗为基本特征。

【适用病证】

主要症状：自汗，盗汗。

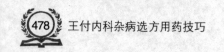
辨证要点：口渴，舌质红、苔薄黄，脉细弱或数。

可能伴随的症状：五心烦热，或潮热，或颧红，或口苦，或大便干结，或小便短少等。

【解读方药】方中用清热药3味，黄连、黄芩偏于清上中二焦之热，黄柏偏于清上下二焦之热；滋补阴血药3味，当归偏于活血，熟地黄偏于滋阴，生地黄偏于凉血；黄芪益气固表。又，方中用清热药配伍滋补药，以治阴虚夹热；清热药配伍益气药，以治郁热伤气，卫气不固；滋补药配伍益气药，以治阴血虚伤气，方药相互为用，以滋阴泻火，固表止汗为主。

【配伍用药】若以阴虚为主者，加大生地黄、熟地黄、当归用量；若郁热内盛明显者，加大黄连、黄芩、黄柏用量；若大便干结甚者，加麻仁、郁李仁，以润下通便等。

【临证验案】内分泌失调（自汗、盗汗）

夏某，女，55岁，郑州人。有多年内分泌失调病史，多次检查未发现明显器质性病变，服用中西药未能取得预期治疗效果，近由病友介绍前来诊治：自汗，盗汗，心胸烦热，失眠多梦，倦怠乏力，手足不温，口淡不渴，舌质淡红、苔黄腻，脉沉弱。辨为郁热内扰，阴血不足，营卫不固证，治当清泻郁热，补益阴血，调补营卫，给予当归六黄汤与桂枝加龙骨牡蛎汤合方：桂枝10 g，白芍10 g，生姜10 g，大枣12枚，龙骨10 g，牡蛎10 g，黄芪20 g，生地黄10 g，熟地黄10 g，当归10 g，黄连10 g，黄芩10 g，黄柏10 g，炙甘草6 g。6剂，水煎服，第1次煎35 min，第2次煎25 min，合并药液，每日1剂，每次服30 mL左右，每日分早、中、晚3次服。

二诊：自汗、盗汗减少，以前方6剂继服。

三诊：自汗、盗汗较前又有减少，以前方6剂继服。

四诊：仍有失眠多梦，以前方变龙骨、牡蛎为各24 g，6剂。

五诊：自汗、盗汗基本消除，以前方6剂继服。

六诊：诸症基本消除，又以前方治疗12剂。随访1年，一切尚好。

用方体会：根据汗出、倦怠乏力辨为营卫虚弱，又根据盗汗、心胸闷热辨为郁热内扰，因手足不温、脉沉弱辨为气虚，又因苔黄腻辨为湿热，以此辨为郁热内扰，阴血不足，营卫不固证。方以当归六黄汤清热燥湿，益气补血；以桂枝加龙骨牡蛎汤调和营卫，固摄止汗，方药相互为用，以奏其效。

清骨散(《证治准绳》)

运用清骨散并根据方药组成及用量的配伍特点,可以辨治阴虚内热证;辨治要点是潮热、盗汗,舌红少苔。

【组成】银柴胡一钱五分(5 g) 胡黄连 秦艽 鳖甲醋炙 地骨皮 青蒿 知母各一钱(各3 g) 甘草五分(2 g)

【用法】水煎服,应在两顿饭中间服用较佳。用汤剂可在原方用量基础上加大1倍。

【功效】清虚热,退骨蒸。

辨治功能性低热、内分泌失调、血液病变、结缔组织病变、肿瘤病变属于阴虚内热证,以发热、盗汗为基本特征。

【适用病证】

主要症状:发热,盗汗。

辨证要点:口渴,舌红少苔,脉细或数。

可能伴随的症状:五心烦热,或潮热,或不欲近衣,或颧红,或大便干结,或小便短少等。

【解读方药】方中用清退虚热药5味,知母偏于益阴,胡黄连偏于消疳积,银柴胡、地骨皮偏于凉血,秦艽偏于通络;青蒿芳香透热;鳖甲入阴益阴软坚;甘草益气和中。又,方中用清虚热药配伍益阴药,以治阴虚内热;清虚热药配伍益气药,以治虚热伤气,方药相互为用,以清虚热,退骨蒸为主。

【配伍用药】若血虚明显者,加当归、熟地黄,以滋补阴血;若阴虚明显者,加麦冬、玉竹,以滋养阴津;若内热甚者,加生地黄、赤芍,以凉血清热;若大便干结者,加阿胶、大黄,以补血通下等。

青蒿鳖甲汤(《证治准绳》)

运用青蒿鳖甲汤并根据方药组成及用量的配伍特点,可以辨治热伏阴分证;辨治要点是夜热早凉、无汗,舌红少苔。

【组成】青蒿二钱(6 g) 鳖甲五钱(15 g) 细生地四钱(12 g) 知母二钱

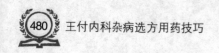
（6 g）牡丹皮三钱（9 g）

【用法】水煎服，每日分3次温服。

【功效】养阴凉血透热。

辨治慢性肾盂肾炎、肾结核、骨结核、淋巴结核、病毒感染、功能性低热、内分泌失调、血液病变、结缔组织病变、肿瘤病变属于阴虚内热证，以发热、盗汗为基本特征。

【适用病证】

主要症状：夜热早凉，无汗。

辨证要点：口渴，舌红少苔，脉细或数。

可能伴随的症状：五心烦热，或潮热，或恶热，或颧红，或大便干结，或小便短少等。

【解读方药】方中用清热药2味，青蒿偏于透散，知母偏于益阴；凉血药2味，生地黄偏于滋阴，牡丹皮偏于散瘀；滋阴药2味，鳖甲偏于入阴软坚散结，知母偏于清泻。又，方中用清透热药配伍益阴药，以治透散阴分郁热；清热药配伍凉血药，以治阴分血热，方药相互为用，以养阴凉血透热为主。

【配伍用药】若血虚明显者，加当归、熟地黄，以滋补阴血；若阴虚明显者，加麦冬、玉竹，以滋养阴津；若内热甚者，加大生地黄用量，再加赤芍，以凉血清热；若大便干结者，加阿胶、大黄，以补血通下等。

【临证验案】低热、盗汗

梁某，女，36岁，郑州人。有2年低热、盗汗病史，多次检查未发现明显器质性病变，服用中西药未能取得预期治疗效果，近由病友介绍前来诊治：夜间低热（体温不高，自觉症状），手足心热，失眠多梦，盗汗，心胸烦热甚于上午，倦怠乏力，大便干结，不思饮食，时时欲吐且未吐，口苦，口干舌燥，舌质红、苔薄黄，脉沉细弱。辨为热伏阴分，少阳郁热，正气不足证，治当滋阴凉血，清泻郁热，补益正气，给予青蒿鳖甲汤与小柴胡汤合方：青蒿6 g，鳖甲15 g，生地黄12 g，知母6 g，牡丹皮10 g，柴胡24 g，黄芩10 g，生半夏12 g，生姜10 g，大枣12枚，红参10 g，炙甘草10 g。6剂，水煎服，第1次煎45 min，第2次煎25 min，合并药液，每日1剂，每次服30 mL左右，每日分早、中、晚3次服。

二诊：低热减轻，手足心热好转，以前方6剂继服。

三诊：低热、盗汗减少，以前方 6 剂继服。

四诊：低热及盗汗消除，仍有失眠多梦，以前方加龙骨、牡蛎为各 24 g，6 剂。

五诊：诸症基本消除，又以前方治疗 12 剂。随访 1 年，一切尚好。

用方体会：根据夜热、盗汗、手足心热辨为热伏阴分，又根据心胸烦热甚于上午、口苦辨为少阳郁热，因倦怠乏力、脉沉弱辨为气虚，又因大便干结辨为郁热内结，以此辨为热伏阴分，少阳郁热，正气不足证。方以青蒿鳖甲汤清热凉血滋阴；小柴胡汤清郁热，调气机，益正气，加龙骨、牡蛎者，以潜阳安神，方药相互为用，以奏其效。

秦艽鳖甲散(《卫生宝鉴》)

运用秦艽鳖甲散并根据方药组成及用量的配伍特点，可以辨治阴血虚内热证；辨治要点是潮热、盗汗，面色不荣，舌质红少苔。

【组成】秦艽半两（15 g）　鳖甲去裙,酥炙,用九肋者　地骨皮　柴胡各一两（各 30 g）当归　知母各半两（各 15 g）

【用法】将药研为细散状，每次服 15 g，用水煎青蒿 5 叶，乌梅 1 个，饭前服用。用汤剂可用原方量的 1/2。

【功效】滋阴养血，清热除蒸。

辨治慢性虚弱性疾病、消耗性疾病、结核类疾病、内分泌失调性疾病、功能性低热、血液病变、结缔组织病变、肿瘤病变属于阴血虚内热证，以发热、盗汗为基本特征。

【适用病证】

主要症状：发热，盗汗。

辨证要点：口渴，面色不荣，舌红少苔，脉细或数。

可能伴随的症状：五心烦热，或目赤，或潮热，或头晕目眩，或颧红，或大便干结，或小便短少等。

【解读方药】方中用清虚热药 3 味，知母偏于益阴，地骨皮偏于凉血，秦艽偏于通络；益阴药 2 味，鳖甲偏于软坚，乌梅偏于敛阴；清热药 2 味，柴胡偏于透散，青蒿偏于透化；当归补血活血。又，方中用清虚热药配伍益阴药，

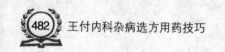

以治阴虚内热；清虚热药配伍辛散清热药，以治虚实夹杂；益阴药配伍清热药，以治郁热内生，方药相互为用，以滋阴养血，清热除蒸为主。

【配伍用药】若血虚明显者，加大当归用量，再加阿胶、熟地黄，以滋补阴血；若阴虚明显者，加大鳖甲用量，再加麦冬、玉竹，以滋养阴津；若郁热甚者，加大秦艽用量，再加生地黄、玄参，以凉血清热；若盗汗者，加五味子、牡蛎，以敛阴止汗等。

四物汤（《仙授理伤续断秘方》）

运用四物汤并根据方药组成及用量的配伍特点，可以辨治血虚证；辨治要点是肢体麻木、头晕目眩。

【组成】熟地黄　当归　白芍　川芎各等分（各12 g）

【用法】将药研为细散状，每次服9 g，用水煎煮，饭前热服。

【功效】补血调血。

辨治亚健康、慢性消耗性疾病、衰退性疾病、代谢性疾病、内分泌疾病属于血虚证，以肢体麻木、头晕目眩为基本特征。

【适用病证】

主要症状：肢体麻木，头晕目眩。

辨证要点：面色不荣，舌质淡、苔薄，脉虚弱。

可能伴随的症状：筋脉拘急，或两目干涩，或胁痛，或筋惕肉瞤，或女子月经量少，或闭经等。

【解读方药】方中用补血药3味，熟地黄偏于滋阴，属于静补，当归偏于活血，属于动补，白芍偏于敛补缓急；川芎理血行气。又，方中用补血药配伍行气活血药，既可行气帅血滋养脏腑，又可兼防补血药浊腻壅滞气机，方药相互为用，以补血调血为主。

【配伍用药】若血虚夹寒者，加桂枝、阿胶，以温经散寒补血；若血虚夹热者，加牡丹皮、玄参，以清热凉血补血；若心悸明显者，加酸枣仁、龙眼肉，以补血养心安神；若目眩明显者，加阿胶、鸡血藤，以补血养血明目等。

补肝汤(《证治准绳》)

运用补肝汤并根据方药组成及用量的配伍特点，可以辨治肝阴血虚证；辨治要点是目涩畏光、头晕目眩。

【组成】当归　川芎　熟地黄　白芍　酸枣仁　木瓜　炙甘草_{各五钱}（各15 g）

【用法】水煎服。

【功效】补肝益血，柔筋明目。

辨治亚健康、慢性消耗性疾病、衰退性疾病、代谢性疾病、内分泌疾病属于肝阴血虚证，以目涩畏光、头晕目眩为基本特征。

【适用病证】

主要症状：目涩畏光，头晕目眩。

辨证要点：口干咽燥，舌质淡红、苔薄，脉细弱。

可能伴随的症状：筋脉拘急，或视物模糊，或胁胀，或筋惕肉瞤，或女子月经量少，或面色潮红，或面色苍白等。

【解读方药】方中用补血药4味，熟地黄偏于滋阴，属于静补，当归偏于活血，属于动补，白芍偏于敛补缓急，酸枣仁偏于安神；川芎理血行气，木瓜舒筋活络；甘草益气和中。又，方中用补血药配伍安神药，以治血虚不养神；补血药配伍活血行气药，既可治血虚气滞又可兼防滋补药壅滞；补血药配伍益气药，以治血虚伤气，方药相互为用，以补肝益血，柔筋明目为主。

【配伍用药】若目涩者，加大白芍用量，再加枸杞子，以缓急明目；若畏光者，加大酸枣仁用量，再加青葙子，以养血明目；若头晕目眩明显者，加大白芍用量，再加阿胶，以补血养血；若胁胀者，加大白芍用量，再加柴胡，以疏肝柔肝等。

【临证验案】目涩畏光

唐某，男，41岁，郑州人。目涩畏光已3年余，多次检查未发现明显器质性病变，服用中西药始终未能有效控制症状，近由病友介绍前来诊治：目涩畏光，大便干结，面色不荣，头晕目眩，口渴，舌质暗红、苔薄黄，脉沉涩。辨为血虚夹瘀热证，治当补血明目，泻热祛瘀，给予补肝汤与桃核承气汤合方：熟地黄12 g，当归12 g，白芍12 g，川芎12 g，酸枣仁12 g，木瓜12 g，桃仁

10 g，桂枝 6 g，大黄 12 g，芒硝（溶化）6 g，牡丹皮 12 g，青葙子 15 g，炙甘草 12 g。6 剂，水煎服，第 1 次煎 35 min，第 2 次煎 25 min，合并药液，每日 1 剂，每次服 30 mL 左右，每日分早、中、晚 3 次服。

二诊：头晕目眩好转，以前方 6 剂继服。

三诊：大便通畅，目涩畏光略有好转，以前方 6 剂继服。

四诊：大便略溏，目涩畏光较前又有好转，以前方减大黄为 10 g，芒硝为 5 g，6 剂。

五诊：大便正常，目涩畏光基本消除，以前方 6 剂继服。

六诊：诸症基本消除，又以前方 6 剂。随访半年，一切尚好。

用方体会：根据目涩畏光、面色不荣辨为血虚，又根据大便干结辨为少阳郁热，因舌质暗红、脉沉涩辨为瘀，以此辨为血虚夹瘀热证。方以补肝汤滋补肝血明目；以桃核承气汤泻热祛瘀，加牡丹皮凉血散瘀明目，青葙子清热明目，方药相互为用，以奏其效。

沙参麦冬汤（《温病条辨》）与泻白散（《小儿药证直诀》）合方

运用沙参麦冬汤与泻白散合方并根据方药组成及用量的配伍特点，可以辨治阴虚内热气逆证；辨治要点是时时呛咳，胸胁不舒。

【组成】

沙参麦冬汤：沙参三钱（9 g）　玉竹二钱（6 g）　生甘草一钱（3 g）　冬桑叶　生扁豆　花粉各一钱五分（各 5 g）　麦冬三钱（9 g）

泻白散：桑白皮　地骨皮炒,各一两（各 30 g）　甘草炙,一钱（3 g）

【用法】 水煎服，每日分早、中、晚 3 次服。

【功效】 益胃养肺，泻热止咳。

辨治慢性胃炎、慢性肠炎、支气管炎、支气管哮喘、渗出性胸膜炎、慢性肾炎水肿、心脏病水肿、内分泌失调水肿、淋巴回流受阻属于阴虚内热气逆证，以时时呛咳、胸胁不适为基本特征。

【适用病证】

主要症状：时时呛咳，胸胁不适。

辨证要点：口干咽燥，舌红少苔，或苔薄黄，脉细或数。

可能伴随的症状：气喘，或咳吐黏痰，或咯痰不利，或潮热，或颧红，或心烦，或五心烦热，或盗汗，或形体消瘦等。

【解读方药】方中用滋阴药4味，沙参、玉竹偏于滋润，麦冬偏于清养，天花粉偏于清热；清热药3味，地骨皮偏于凉血益阴，冬桑叶偏于清透郁热，桑白皮偏于清泻肺热；益气药3味，粳米、甘草偏于生津，扁豆偏于化湿。又，方中用滋阴药配伍清热药，以治阴虚夹热；滋阴药配伍益气药，以治气阴两虚；益气药配伍清热药，以治气虚夹热，方药相互为用，以益胃养肺，泻热止咳为主。

【配伍用药】若阴虚甚者，加大沙参、麦冬用量，以滋补阴津；若热甚者，加大桑白皮用量，再加黄芩，以清泻郁热；若盗汗者，加五味子、牡蛎，以敛阴止汗等。

沙参麦冬汤(《温病条辨》)与五味消毒饮(《医宗金鉴》)合方

运用沙参麦冬汤与五味消毒饮合方并根据方药组成及用量的配伍特点，可以辨治阴虚热毒痞块证、阴虚热毒咳喘证；辨治要点是痞块、咳喘、胸闷。

【组成】

沙参麦冬汤：沙参三钱（9 g）　玉竹二钱（6 g）　生甘草一钱（3 g）　冬桑叶　生扁豆　花粉各一钱五分（各5 g）　麦冬三钱（9 g）

五味消毒饮：金银花三钱（9 g）　野菊花　蒲公英　紫花地丁　紫背天葵子各一钱二分（各4 g）

【用法】水煎服。每日分早、中、晚3次服。

【功效】养肺益阴，清热解毒。

1. **辨治良性肿瘤、恶性肿瘤、皮下囊肿、脂肪瘤、增生性病变、淋巴结肿大、肝硬化、脾大属于阴虚热毒痞块证，以痞块、烦躁、五心烦热为基本特征。**

【适用病证】

主要症状：痞块，咳嗽，烦躁不安。

辨证要点：口渴，五心烦热，舌红少苔，或苔黄，脉大或细数。

可能伴随的症状：气喘，或盗潮，或颧红，或潮热，或痰中夹血，或咯血

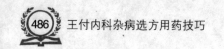

不止，或心烦，或胸痛，或咯痰不出，或大便干结，或小便黄赤等。

2. 辨治慢性鼻窦炎、支气管炎、支气管肺炎、支气管扩张、间质性肺疾病、慢性阻塞性肺疾病、支气管扩张、间质性肺疾病、慢性阻塞性肺疾病属于阴虚热毒咳喘证，以咳嗽、气喘、高热为基本特征。

【适用病证】

主要症状：咳嗽，气喘。

辨证要点：口干咽燥，舌红少苔，或舌质红、苔薄黄，脉细弱。

可能伴随的症状：手足烦热，或盗汗，或心胸烦热，或面色潮红，或高热，或咽喉肿痛，或大便干结等。

【解读方药】 方中用沙参、麦冬、天花粉、玉竹清热生津滋阴；清热解毒药5味，金银花偏于消疮，野菊花偏于散痈，蒲公英偏于溃坚，紫花地丁偏于溃疗，紫背天葵偏于散瘀；冬桑叶辛凉清透郁热；益气药2味，甘草偏于生津，扁豆偏于化湿。又，方中用滋阴药配清热药，以治阴虚夹热毒；滋阴药配伍益气药，以治气阴两虚；清热药配伍辛凉药，以使热毒向外透达，方药相互为用，以养肺益阴，清热解毒为主。

【配伍用药】 若阴虚明显者，加大沙参、麦冬用量，再加天冬、玄参，以清热滋阴；若热甚者，加大金银花、蒲公英用量，再加连翘，以清热解毒；若痞块者，加水蛭、虻虫、海藻，以破血软坚散结等。

大定风珠(《温病条辨》)

运用大定风珠并根据方药组成及用量的配伍特点，可以辨治阴虚动风颤动证、阴虚动风筋急证、阴虚动风抽搐证、阴虚动风晕厥证；辨治要点是肢体麻木、颤动、抽搐、僵硬、晕厥。

【组成】 生白芍六钱（18 g）　阿胶三钱（9 g）　生龟板四钱（12 g）　干地黄六钱（18 g）　麻仁二钱（6 g）　五味子二钱（6 g）　生牡蛎四钱（12 g）　麦冬连心，六钱（18 g）　炙甘草四钱（12 g）　鸡子黄生，二枚（2 枚，即 90 g）　鳖甲生，四钱（12 g）

【用法】 水煎服，阿胶溶化，稍冷再入鸡子黄搅匀，每日分 3 次服。

【功效】 滋阴息风。

1. **辨治良性肿瘤、恶性肿瘤、皮下囊肿、脂肪瘤、增生性病变、淋巴结肿大、肝硬化、脾大属于阴虚生风颤动证，以肢体麻木、手足颤动为基本特征。**

【适用病证】

主要症状：痞块，手足颤动，肢体麻木。

辨证要点：五心烦热，舌红少苔，脉细弦或细数。

可能伴随的症状：颈项强硬，或口眼㖞斜，或语言謇涩，或心烦不宁，或谵语，或头痛，或小便短赤等。

2. **辨治流行性脑脊髓膜炎、流行性乙型脑炎、结核性脑膜炎、肝性脑病、肾性脑病、中毒性脑病、脑寄生虫病、脑囊虫病、脑脓肿等属于阴虚动风筋急证，以项强、四肢麻木为基本特征。**

【适用病证】

主要症状：颈项强直，四肢麻木。

辨证要点：五心烦热，舌红少苔，脉细弱。

可能伴随的症状：头晕目眩，或盗汗，或潮热，或筋惕肉瞤，或手足抽搐，或角弓反张等。

3. **辨治震颤麻痹、肝豆状核变性、特发性震颤、神经性震颤、代谢性震颤、小脑病变的姿势性震颤、甲状腺功能亢进症等属于阴虚生风抽搐证，以肌肉颤动、手足抽搐为基本特征。**

【适用病证】

主要症状：手足抽搐，肌肉颤动。

辨证要点：面红目赤，舌红少苔，脉细弱。

可能伴随的症状：五心烦热，或失眠，或耳鸣，或盗汗，或头晕目眩，或健忘，或手重不能持物，或肢体麻木等。

4. **辨治低血压、晕厥、癔症、高血压脑病、脑血管痉挛、低血糖、心源性或出血性休克属于阴虚动风晕厥证，以突然昏倒、不省人事为基本特征。**

【适用病证】

主要症状：头晕，昏厥，或头痛。

辨证要点：口干咽燥，舌红少苔，脉细弱。

可能伴随的症状：头涨，或盗汗，或五心烦热，或心胸烦热，或肢体颤抖，或大便干结，或小便短少等。

【解读方药】方中用益阴药 6 味，龟板偏于潜阳，鳖甲偏于软坚，牡蛎偏于固涩，麻仁偏于滋润，五味子偏于敛阴，麦冬偏于清热；补血药 4 味，白芍偏于敛阴，阿胶偏于化阴，干地黄偏于凉血，鸡子黄偏于清养；甘草益气和中。又，益阴药配伍补血药，以治阴血虚弱；滋补药配伍益气药，以气能化阴，方药相互为用，以滋阴息风为主。

【配伍用药】若阴虚内热明显者，加羚羊角、玄参，以清热滋阴息风；若大便干结者，加肉苁蓉、胡麻仁，以滋阴润肠；若手足颤动者，加蜈蚣、白附子，以化痰通经活络止痉等。

【临证验案】**特发性震颤**

崔某，女，48 岁，郑州人。5 年前出现手、头部运动性及姿势性震颤，疲劳时加重，经多家医院检查，最后诊断为特发性震颤，服用中西药未能有效控制症状，近由病友介绍前来诊治：手、头部及胳膊运动性及姿势性震颤，因劳累及饥饿加重，尤其是饮酒后缓解次日又加重、盗汗、五心烦热，潮热，大便干结，倦怠乏力，舌质淡、苔白略腻，脉沉细弱。辨为气阴两虚夹痰证，治当滋补阴津，温补阳气，兼以化痰，给予大定风珠、藜芦甘草汤与理中丸合方加味：生白芍 18 g，阿胶珠 10 g，生龟板 12 g，生地黄 18 g，麻仁 6 g，五味子 6 g，生牡蛎 12 g，麦冬 18 g，鸡子黄 2 枚，生鳖甲 12 g，白术 10 g，干姜 10 g，藜芦 3 g，红参 10 g，炙甘草 12 g。6 剂，水煎服，第 1 次煎 35 min，第 2 次煎 25 min，合并药液，每日 1 剂，每次服 30 mL 左右，每日分早、中、晚 3 次服。

二诊：盗汗减少，大便通畅，以前方 6 剂继服。

三诊：手及头部震颤略有好转，以前方变生白芍为 24 g，6 剂。

四诊：手及头部震颤较前又有好转，以前方 6 剂继服。

五诊：盗汗及五心烦热基本消除，以前方 6 剂继服。

六诊：手及头部震颤较前又有好转，仍然倦怠乏力，以前方变红参为12 g，6 剂。

七诊：诸症基本趋于缓解，又以前方 100 余剂继服；之后，以前方变汤剂为散剂，每次 6 g，每日分早、中、晚 3 次服，以巩固治疗效果。随访 1 年，一切尚好。

用方体会：根据手及头部震颤、盗汗辨为阴虚，又根据倦怠乏力辨为气虚，因苔白腻辨为痰，以此辨为气阴两虚夹痰证。方以大定风珠滋阴潜阳，息风止颤；以理中丸温中散寒，健脾益气，以藜芦甘草汤益气化痰制风，方药相互为用，以奏其效。

血热证用方

血热证的基本症状有出血，或衄血；辨治血热证的基本要点是口渴，舌质红，运用方药辨治血热证只有重视同中求异，才能选择最佳切机方药而取得良好治疗效果。

清胃散(《兰室秘藏》)

运用清胃散并根据方药组成及用量的配伍特点，可以辨治胃热迫血出血证、脾胃郁热证；辨治要点是出血，口渴，牙龈肿痛。

【组成】黄连_{夏月倍之,六分}（2 g） 升麻_{一钱}（3 g） 生地黄 当归身_{各三分}（各 1 g） 丹皮_{半钱}（1.5 g）

【用法】将药研为细散状，用水煎煮，温服。用汤剂可在原方用量基础上加大6倍。

【功效】清胃凉血。

1. **辨治原发性血小板减少性紫癜、过敏性血小板减少性紫癜、溶血性贫血、血友病、维生素 C 缺乏症、以及造血系统疾病属于胃热迫血出血证，以牙龈出血、牙龈肿痛为基本特征。**

【适用病证】

主要症状：牙龈出血，或牙龈痛。

辨证要点：口渴，舌质红、苔薄黄，脉浮。

可能伴随的症状：头痛，或口臭，或口腔溃疡，或大便干结，或小便短赤，或自汗，或胃脘灼热等。

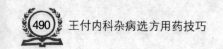

2. 辨治急慢性胃炎、胃及十二指肠溃疡、功能性消化不良、慢性肠炎、慢性阑尾炎、胃黏膜病变属于脾胃郁热证，以胃脘不舒、烧心、口渴为基本特征。

【适用病证】

主要症状：胃脘不舒，烧心，或疼痛。

辨证要点：口渴，舌质红、苔薄黄，脉沉或浮。

可能伴随的症状：不思饮食，或腹胀，或手足烦热，或胃脘拘急，或恶心，或呕吐，或大便干结等。

【解读方药】方中用清热药3味，黄连偏于燥湿，生地黄偏于凉血，牡丹皮偏于散瘀；当归补血活血；升麻辛凉透散。又，方中用清热药配伍凉血药，以治胃热迫血；清热药配伍活血药，以治瘀热；清热药配伍辛散，以透散郁热，方药相互为用，以清胃凉血为主。

【配伍用药】若大便干结者，加大黄、芒硝，以泻火下行；若牙龈出血明显者，加藕节、棕榈，以收敛止血；若口渴明显者，加石膏、知母，以清热生津；若胃痛者，加赤芍、延胡索，以凉血活血止痛等。

【临证验案】**维生素 C 缺乏症**

陈某，女，47岁，郑州人。2年前出现牙龈出血，皮下紫斑，关节肌肉疼痛反复不愈，经检查诊断为维生素 C 缺乏症，服用中西药但未能有效控制症状，近由病友介绍前来诊治：牙龈出血，皮肤紫斑，关节肌肉疼痛，情绪低落，急躁易怒，不思饮食，大便干结，倦怠乏力，面色不荣，口臭，舌质红、苔薄黄，脉沉。辨为肝郁胃热夹虚证，治当清胃凉血，疏肝益气，给予清胃散、胶艾汤与四逆散合方：黄连10 g，升麻15 g，生地黄18 g，当归10 g，丹皮8 g，川芎6 g，阿胶珠6 g，艾叶10 g，白芍12 g，柴胡12 g，枳实12 g，生甘草6 g。6剂，水煎服，第1次煎35 min，第2次煎25 min，合并药液，每日1剂，每次服30 mL左右，每日分早、中、晚3次服。

二诊：牙龈出血好转，口臭减轻，以前方6剂继服。

三诊：皮肤紫斑好转，仍有大便干结，以前方加大黄6 g，6剂。

四诊：情绪好转，关节肌肉疼痛减轻，以前方6剂继服。

五诊：牙龈出血止，情绪明显好转，以前方6剂继服。

六诊：大便略溏，仍然倦怠乏力，以前方加红参为10 g，去大黄，6剂。

七诊：诸症基本消除，又以前方30余剂继服；之后，以前方变汤剂为散剂，每次6g，每日分早、中、晚3次服，以巩固治疗效果。随访1年，一切尚好。

用方体会：根据牙龈出血、舌质红辨为胃热，又根据倦怠乏力辨为气虚，因情绪低落辨为气郁，以此辨为肝郁胃热夹虚证。方以清胃散清泻胃热，凉血止血；以胶艾汤补血止血；以四逆散疏肝解郁，调理气机，方药相互为用，以奏其效。

茜根散(《重订严氏济生方》)

运用茜根散并根据方药组成及用量的配伍特点，可以辨治血热伤血出血证；辨治要点是出血，口渴，手足心热。

【组成】茜根　黄芩　阿胶　蛤粉_炒　侧柏叶　生地黄_{各一两}（各30g）甘草_{炙,五钱}（15g）

【用法】水煎服，每日分早、中、晚3次服。

【功效】清热凉血，益血止血。

辨治原发性血小板减少性紫癜、过敏性血小板减少性紫癜、溶血性贫血、血友病、维生素C缺乏症，以及造血系统疾病属于血热伤血出血证，以牙龈出血、牙龈肿痛为基本特征。

【适用病证】

主要症状：牙龈出血，或牙龈肿痛，或皮肤紫癜。

辨证要点：口渴，手足心热，舌质红、苔薄，脉细数。

可能伴随的症状：头痛，或盗汗，或口干咽燥，或口腔溃疡，或自汗，或面色不荣等。

【解读方药】方中用清热药2味，生地黄偏于滋阴凉血，黄芩偏于清热燥湿；止血药3味，阿胶偏于补血，茜草根偏于凉血，侧柏叶偏于固涩止血。又，方中用凉血药配伍止血药，以治血热出血；止血药配伍清热药，以治郁热出血，方药相互为用，以清胃凉血为主。

【配伍用药】若血热甚者，加玄参、水牛角，以凉血止血；若伤血甚者，加大阿胶用量，再加当归，以补血止血；若盗汗者，加五味子、牡蛎，以敛阴止汗等。

茜草散(《重订严氏济生方》)与
六味地黄丸(《小儿药证直诀》)合方

运用六味地黄丸与茜根散合方并根据方药组成及用量的配伍特点，可以辨治阴虚血热出血证；辨治要点是出血，口渴，手足心热。

【组成】

六味地黄丸：熟地黄_{八钱}（24 g）　山药_{四钱}（12 g）　山茱萸_{四钱}（12 g）　泽泻_{三钱}（9 g）　茯苓_{去皮,三钱}（9 g）　牡丹皮_{三钱}（9 g）

茜根散：茜根　黄芩　阿胶　蛤粉_炒　侧柏叶　生地黄_{各一两}（各30 g）　甘草_{炙,五钱}（15 g）

【用法】水煎服，每日分早、中、晚3次服。

【功效】滋阴清热，益血止血。

辨治原发性血小板减少性紫癜、过敏性血小板减少性紫癜、溶血性贫血、血友病、维生素C缺乏症，以及造血系统疾病属于阴虚血热出血重证，以牙龈出血、牙龈肿痛为基本特征。

【适用病证】

主要症状：牙龈出血，或牙龈肿痛，或皮肤紫癜。

辨证要点：口渴，舌红少苔，或苔薄黄，脉细数。

可能伴随的症状：头痛，或口干咽燥，或口腔溃疡，或自汗，或盗汗，或面色潮红，或大便干结等。

【解读方药】方中用补血药3味，熟地黄偏于滋补阴津，生地黄偏于清热凉血，阿胶偏于补血止血；山药补气化阴；山茱萸益肾固精；牡丹皮凉血益阴；渗利药2味，茯苓偏于益气，泽泻偏于清热、凉血；止血药3味，茜草根偏于凉血，侧柏叶偏于固涩止血，黄芩清热泻火止血。又，方中用补血药配伍益气药，血得气而化；补血药配伍渗利药，以防滋补药壅滞气机，兼治湿浊内停；补血药配伍止血药，以治血虚出血；止血药配伍清热药，以治热迫血溢；滋阴药配伍止血药，以治阴虚出血，方药相互为用，以滋阴清热，益血止血为主。

【配伍用药】若血热甚者，加大生地黄用量，再加玄参、水牛角，以凉血止血；若血虚甚者，加大阿胶、熟地黄用量，再加白芍，以补血止血；若大便干结者，加大黄、麻仁，以泻热润肠通便等。

犀角地黄汤(《备急千金要方》)

运用犀角地黄汤并根据方药组成及用量的配伍特点，可以辨治血热出血证；辨治要点是出血，口渴，舌质红绛。

【组成】 犀角（水牛角代）一两（30 g）　生地黄八两（24 g）　芍药三两（9 g）牡丹皮二两（6 g）

【用法】 将药研为细散状，用水 630 mL，煮取药液 210 g，每日分 3 次服。

【功效】 凉血散瘀，清热解毒。

辨治原发性血小板减少性紫癜、过敏性血小板减少性紫癜、溶血性贫血、血友病、维生素 C 缺乏症、造血系统疾病，以及毛囊炎、疖痈属于血热出血证，以出血、舌质红绛为基本特征。

【适用病证】

主要症状：出血，或痰中带血，或牙龈出血，或鼻出血。

辨证要点：口渴，舌质红绛、苔薄黄，脉沉细数。

可能伴随的症状：心烦，或急躁，或失眠，或口干咽燥，或口腔溃疡，或面色赤等。

【解读方药】 方中用凉血药 3 味，水牛角偏于清热，生地黄偏于生津，牡丹皮偏于散瘀；芍药补血敛阴。又，方中用凉血药配伍散瘀药，以治血热夹瘀；凉血药配伍敛阴药，以治血热伤阴，方药相互为用，以凉血散瘀，清热解毒为主。

【配伍用药】 若瘀血甚者，加大黄、桃仁，以泻热破瘀；若火热盛者，加石膏、连翘，以泻火解毒散结；若发斑明显者，加玄参、芒硝，以清热凉血，软坚消斑；若口渴明显者，加知母、芦根，以清热生津止渴等。

【临证验案】 斑秃（毛囊炎）

申某，女，28 岁，新乡人。1 年前头部出现 5 处斑秃大小似 1 元硬币，服用中西药但未能有效控制斑秃，近由病友介绍前来诊治：斑秃，面色潮红，心胸闷热，大便干结，两手冰凉，口臭，舌质红、苔黄腻，脉略沉。辨为郁热夹阳虚证，治当清热凉血，温阳燥湿，给予犀角地黄汤与附子泻心汤合方加味：

水牛角 30 g，生地黄 24 g，白芍 10 g，牡丹皮 6 g，附子 10 g，大黄 12 g，黄连 6 g，黄芩 6 g，玄参 30 g，生甘草 6 g。6 剂，水煎服，第 1 次煎 35 min，第 2 次煎 25 min，合并药液，每日 1 剂，每次服 30 mL 左右，每日分早、中、晚 3 次服。

二诊：面色潮红好转，口臭减轻，以前方 6 剂继服。

三诊：大便通畅，仍有手心冰凉，以前方加附子 15 g，大黄减为 6 g，12 剂。

四诊：斑秃处有细小毛发生长，以前方 6 剂继服。

五诊：心胸闷热消除，因食辛辣出现牙龈肿痛，以前方变大黄为 12 g，12 剂。

六诊：大便略溏，仍然倦怠乏力，以前方加红参 10 g，变大黄为 10 g，20 剂。

七诊：大便正常，手心冰凉基本消除，又以前方 50 余剂继服，斑秃处头发生长基本恢复正常。随访 1 年，一切尚好。

用方体会：根据斑秃、面色潮红辨为血热，又根据大便干结辨为热结，因手心冰凉辨为夹阳虚，又因苔黄腻辨为夹湿，以此辨为郁热夹阳虚证。方以犀角地黄汤清热凉血；以附子泻心汤泻热温阳，加玄参清热凉血，方药相互为用，以奏其效。

十灰散(《十药神书》)

运用十灰散并根据方药组成及用量的配伍特点，可以辨治血热炽盛出血证；辨治要点是出血，口渴，舌质红、苔黄。

【组成】大蓟　小蓟　荷叶　侧柏叶　茅根　茜草根　山栀子　大黄　牡丹皮　棕榈皮各等分（各 10 g）

【用法】将药各烧灰研为极细末，每次服 15 g。用时先将白藕捣汁或萝卜汁磨京墨 200 mL 调服，饭后服用。

【功效】凉血止血。

辨治原发性血小板减少性紫癜、过敏性血小板减少性紫癜、溶血性贫血、血友病、维生素 C 缺乏症，以及造血系统疾病属于血热炽盛出血证，以牙龈出血、牙龈肿痛为基本特征。

【适用病证】

主要症状：出血。

辨证要点：口渴，舌质红、苔薄黄，脉浮。

可能伴随的症状：身热，或牙龈出血，或咯血，或呕血，或皮肤紫癜，或心烦，或急躁，或大便干结，或小便短赤，或自汗，或面色红赤等。

【解读方药】 方中用凉血止血药 5 味，大蓟偏于泻热，小蓟、茜草偏于化瘀，白茅根偏于利水，侧柏叶偏于收敛，荷叶偏于利湿；收敛止血药 2 味，侧柏叶偏于清热，棕榈偏于平调；牡丹皮凉血散瘀；泻热药 2 味，大黄偏于导热下行，栀子偏于凉血。又，方中用凉血药配泻热药，以治血热出血；凉血药配伍固涩药，以固血止血；止血药配伍散瘀药，以止血不留瘀，方药相互为用，以凉血止血为主。

【配伍用药】 若咯血明显者，加藕节、诃子，以收敛止血；若呕血明显者，加阿胶、艾叶，以补血止血；若皮肤瘀斑者，加生地黄、玄参，以凉血消斑；若邪热甚者，加石膏、知母，以清热泻火解毒等。

泻心汤(《伤寒杂病论》)与十灰散(《十药神书》)合方

运用泻心汤与十灰散合方并根据方药组成及用量的配伍特点，可以辨治血热炽盛出血重证；辨治要点是出血，口渴，舌质红、苔黄。

【组成】

泻心汤：大黄₂两（6 g） 黄连 黄芩各一两（各 3 g）

十灰散：大蓟 小蓟 荷叶 侧柏叶 茅根 茜草根 山栀子 大黄 牡丹皮 棕榈皮各等分（各 10 g）

【用法】 上三味，以水三升，煮取一升。顿服之。

【功效】 清热泻火，凉血止血。

辨治原发性血小板减少性紫癜、过敏性血小板减少性紫癜、溶血性贫血、血友病、维生素 C 缺乏症，以及造血系统疾病属于血热炽盛出血重证，以出血、口渴为基本特征。

【适用病证】

主要症状：出血，或牙龈肿痛，脘腹不适。

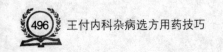

辨证要点：口渴，舌质红、苔黄，脉浮。

可能伴随的症状：头痛，或口臭，或口腔溃疡，或大便干结，或小便短赤，或自汗，或胃脘灼热，或胃脘嘈杂等。

【解读方药】 方中用凉血止血药 5 味，大蓟偏于泻热，小蓟、茜草偏于化瘀，白茅根偏于利水，侧柏叶偏于收敛，荷叶偏于利湿；收敛止血药 2 味，侧柏叶偏于清热，棕榈偏于平调；牡丹皮凉血散瘀；泻热药 4 味，黄连、黄芩清泻郁热，大黄偏于导热下行，栀子偏于凉血。又，方中用凉血药配泻热药，以治血热出血；清热药配伍泻热药，以清泻积热；凉血药配伍固涩药，以固血止血；止血药配伍散瘀药，以止血不留瘀，方药相互为用，以凉血止血为主。

【配伍用药】 若出血明显者，加大白茅根用量，再加藕节、诃子，以收敛凉血止血；若伤血明显者，加阿胶、当归，以补血止血；若头痛者，加白芍、赤芍，以缓急散瘀止痛；若胃脘灼热者，加石膏、竹叶，以清热泻火等。

【临证验案】 痔疮、肛裂

许某，女，35 岁，郑州人。有多年痔疮、肛裂病史，痔疮手术两次均复发，服用中西药但未能有效控制痔疮、肛裂，近由病友介绍前来诊治：痔疮，肛裂，大便前出血较多，大便干结，手心烦热，口臭，舌质红、苔黄略腻，脉略沉。辨为血热内结出血证，治当清热凉血，泻热止血，给予泻心汤与十灰散合方：大黄 12 g，黄连 6 g，黄芩 6 g，大蓟 10 g，小蓟 10 g，荷叶 10 g，侧柏叶 10 g，白茅根 10 g，茜草根 10 g，栀子 10 g，牡丹皮 10 g，棕榈 10 g，生甘草 6 g。6 剂，水煎服，第 1 次煎 35 min，第 2 次煎 25 min，合并药液，每日 1 剂，每次服 30 mL 左右，每日分早、中、晚 3 次服。

二诊：痔疮减轻，肛裂好转，出血减少，以前方 6 剂继服。

三诊：大便通畅，手心烦热基本消除，以前方 6 剂继服。

四诊：痔疮基本消除，肛裂痊愈，以前方 6 剂继服。

五诊：诸症基本消除，又以前方 12 剂继服，并嘱患者半年内忌食辛辣。随访 1 年，一切尚好。

用方体会：根据大便干结、手心烦热辨为血热，又根据口臭、苔黄腻辨为湿热，以此辨为血热内结出血证。方以泻心汤泻下热结；以十灰散清热凉血止血，方药相互为用，以奏其效。

地榆散(《伤寒瘟疫条辨》)

运用地榆散并根据方药组成及用量的配伍特点，可以辨治湿热伤血出血证；辨治要点是出血，口渴，舌质红、苔黄。

【组成】地榆_{一钱}（3 g）　当归_{四钱}（12 g）　白芍_{四钱}（12 g）　黄芩_{二钱}（6 g）　黄连_{二钱}（6 g）　栀子_{炒黑,二钱}（6 g）　犀角_{镑,磨汁,二钱}（6 g）　薤白_{四钱}（12 g）

【用法】水煎服，分早、中、晚3次服。

【功效】清热凉血，益血止血。

辨治原发性血小板减少性紫癜、过敏性血小板减少性紫癜、溶血性贫血、血友病、维生素C缺乏症，以及造血系统疾病属于湿热伤血出血证，以出血、紫癜为基本特征。

【适用病证】

主要症状：出血。

辨证要点：口渴，面色不荣，舌质红、苔薄黄腻，脉浮数或弱。

可能伴随的症状：大便出血，或牙龈出血，或咯血，或呕血，或身热，或腹痛，或头晕目眩，或大便不畅，或小便短赤，或自汗等。

【解读方药】方中用清热燥湿药3味，黄连偏于泻火，黄芩偏于止血，栀子偏于凉血；补血药2味，当归偏于活血，白芍偏于敛阴；凉血止血药2味，地榆偏于收敛，犀角（水牛角）偏于清热；薤白行气导滞。又，方中用清热药配伍止血药，以治郁热出血；出血药配伍补血药，以治血虚出血；清热药配伍补血药，以治血虚夹热；止血药配伍行气药，以防止血药壅滞血脉，方药相互为用，以清热凉血，益血止血为主。

【配伍用药】若湿热明显者，加大黄连、黄芩用量，再加栀子，以清热燥湿止血；若伤血明显者，加大白芍、当归用量，再加阿胶，以补血止血；若腹痛者，加大白芍用量，再加甘草，以缓急止痛；若出血多者，加大蓟、小蓟，以清热凉血止血等。

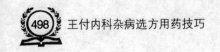

槐角丸(《太平惠民和剂局方》)

运用槐角丸并根据方药组成及用量的配伍特点，可以辨治肠胃积热出血证、湿热蕴结痞块证；辨治要点是出血，痞块，舌质红、苔黄。

【组成】 槐角_{去枝、梗、炒、一斤}（500 g） 地榆 当归_{酒浸一宿，焙} 防风_{去芦} 黄芩 枳壳_{去瓤，麸炒，各八两}（各250 g）

【用法】 水煎服，分早、中、晚3次服。

【功效】 清热凉血，行气止血。

1. 辨治原发性血小板减少性紫癜、过敏性血小板减少性紫癜、溶血性贫血、血友病、维生素C缺乏症，以及造血系统疾病属于肠胃积热出血证，以大便出血、脘腹不适为基本特征。

【适用病证】

主要症状：出血。

辨证要点：口渴，舌质红、苔薄黄，脉沉数。

可能伴随的症状：身热，或大便出血，或腹痛，或大便不畅，或小便短赤，或肛门下坠等。

2. 辨治良性肿瘤、恶性肿瘤、皮下囊肿、脂肪瘤、增生性病变、淋巴结肿大、肝硬化、脾大属于湿热蕴结痞块证，以痞块、腹痛、便血为基本特征。

【适用病证】

主要症状：痞块，腹痛，便血。

辨证要点：口渴，舌质红、苔黄，脉沉。

可能伴随的症状：里急后重，或肛门下坠，或大便不畅，或不思饮食，或脘腹胀满，或胸闷等。

【解读方药】 方中用黄芩清热燥湿；止血药2味，槐角偏于泻火，地榆偏于收敛；当归活血补血；防风辛散通经；枳壳清热理气。又，方中用清热药配伍止血药，以治血热出血；止血药配伍活血药，以防止血药留瘀；清热药配辛散药，以透解郁热；活血药配伍行气药，气帅血行，止血不留瘀，方药相互为用，以清热凉血，行气止血为主。

【配伍用药】 若湿热明显者，加黄芩、黄连、栀子，以清热燥湿止血；若出血明显者，加大地榆、槐角用量，以清热止血；若里急后重者，加薤白、槟榔，以行气治重；若大便干结者，加大黄，以泻热通便等。

黄连解毒汤(崔氏方,录自《外台秘要》)

运用黄连解毒汤并根据方药组成及用量的配伍特点，可以辨治湿热迫血郁结证；辨治要点是出血、烦躁、疼痛。

【组成】黄连_{三两}（9 g） 黄芩 黄柏_{各二两}（各6 g） 栀子_{十四枚}（14 g）

【用法】用水420 mL，煮取药液140 mL，每日分2次服。

【功效】泻火解毒。

辨治良性肿瘤、恶性肿瘤、皮下囊肿、脂肪瘤、增生性病变、淋巴结肿大、肝硬化、脾大属于湿热迫血郁结证，以出血、烦躁、疼痛为基本特征。

【适用病证】

主要症状：烦躁，出血，疼痛。

辨证要点：口渴，面色红赤，舌质红、苔黄或腻，脉滑或数。

可能伴随的症状：灼热疼痛，或心烦，或急躁，或神昏，或谵语，或小便短赤等。

【解读方药】方中用清热药有4味，黄连、黄芩偏于清上中二焦之热，黄柏偏于清上下二焦之热，栀子偏于清上中下三焦之热，方药相互为用，以清热泻火解毒为主。

【配伍用药】若失眠明显者，加知母、远志，以清热开窍安神；若大便干结者，加大黄、芒硝，以泻热涤实；若身目黄明显者，加茵陈、大黄，以泻热退黄；若出血明显者，加生地黄、玄参，以凉血止血；若下利明显者，加白头翁、葛根，以清热止痢；若痈疡甚者，加金银花、连翘，以清热解毒愈疡等。

【临证验案】颌下及两侧颈部淋巴结肿大疼痛

郑某，女，29岁，郑州人。有4年颌下及两侧颈部淋巴结肿大病史，服用中西药但未能有效消除淋巴结肿大疼痛，近由病友介绍前来诊治：颌下及两侧颈部淋巴结肿大疼痛，不红，漫肿无头，大便干结，心胸烦热，口苦，手足不温，头部怕冷，舌质淡红夹瘀紫、苔黄白夹杂，脉沉略涩。辨为郁热内结，阳虚夹瘀证，治当清泻郁热，温阳散寒，给予黄连解毒汤、茯苓四苓汤与失笑散合方：黄连20 g，黄芩12 g，黄柏12 g，栀子14 g，茯苓12 g，干姜5 g，生附子5 g，红参3 g，五灵脂10 g，蒲黄10 g，炙甘草6 g。6剂，水煎服，第1次煎35 min，第2次煎25 min，合并药液，每日1剂，每次服30 mL左右，每日分早、中、晚3次服。

二诊：颌下及两侧颈部淋巴结疼痛减轻，以前方6剂继服。

三诊：颌下及两侧颈部淋巴结肿大减小，以前方6剂继服。

四诊：颌下及两侧颈部淋巴结肿大疼痛明显好转，仍有大便干结，以前方加大黄6 g，6剂。

五诊：颌下及两侧颈部淋巴结肿大疼痛基本消除，又以前方治疗20余剂。随访1年，一切尚好。

用方体会：根据大便干结、心胸烦热辨为郁热，又根据漫肿无头、头部怕冷辨为阳虚，因舌质淡红、苔黄白夹杂辨为寒热夹杂，又因舌质淡红夹瘀紫辨为瘀，以此辨为郁热内结，阳虚夹瘀证。方以黄连解毒汤清热燥湿解毒；以茯苓四逆汤温阳散寒，益气散结；以失笑散活血化瘀，方药相互为用，以奏其效。

天麻钩藤饮(《杂病证治新义》)与 黄连解毒汤(崔氏方,录自《外台秘要》)合方

运用天麻钩藤饮与黄连解毒汤合方并根据方药组成及用量的配伍特点，可以辨治郁热闭窍阻络证；辨治要点是肢体麻木、出血、烦躁、疼痛。

【组成】
天麻钩藤饮：天麻　钩藤后下　石决明先煎　山栀子　黄芩　川牛膝　杜仲益母草　桑寄生　夜交藤　朱茯神（各12 g）

黄连解毒汤：黄连三两（9 g）　黄芩　黄柏各二两（各6 g）　栀子十四枚（14 g）

【用法】水煎服，每日分早、中、晚3次服。

【功效】平肝息风，清热活血，补益肝肾。

辨治良性肿瘤、恶性肿瘤、皮下囊肿、脂肪瘤、增生性病变、淋巴结肿大、肝硬化、脾大属于郁热闭窍阻络证，以肢体麻木、烦躁为基本特征。

【适用病证】
主要症状：肢体麻木，烦躁，或出血，或疼痛。

辨证要点：口渴，面色红赤，舌质红、苔黄或腻，脉滑或数。

可能伴随的症状：灼热疼痛，或心烦，或急躁，或神昏，或谵语，或抽搐，或颤动，或牙关紧闭，或小便短赤等。

【解读方药】方中用息风药3味，钩藤偏于平肝，羚角偏于清肝，石决明偏于潜阳；补肝肾药3味，牛膝偏于活血，杜仲偏于益精气，桑寄生偏于益血脉；清热药4味，黄连、黄芩偏于清上中二焦之热，黄柏偏于清上下二焦之热，栀子偏于清上中下三焦之热；安神药2味，夜交藤偏于清热，茯神偏于益气；益母草活血利水。又，方中用息风药配伍清热药，以治肝热生风；息风药配伍补肝肾药，以治风动肝肾；清热药配伍安神药，以治热扰心神；息风药配伍活血利水药，以息风于下，方药相互为用，以平肝息风，清热活血，补益肝肾为主。

【配伍用药】若肢体麻木明显者，加大天麻、钩藤用量，再加桂枝、白芍，以息风通经；若烦躁者，加茯苓、酸枣仁，以宁心安神；若抽搐明显者，加藜芦、甘草，以息风缓急止抽；若出血明显者，加白茅根、茜草，以凉血止血等。

水气痰湿证用方

水气痰湿证的基本症状有痞满，肿胀，沉重，麻木；辨治水气痰湿证的基本要点是口腻，舌苔腻，运用方药辨治水气痰湿证只有重视同中求异，才能选择最佳切机方药而取得良好治疗效果。

木防己汤(《伤寒杂病论》)

运用木防己汤并根据方药组成及用量的配伍特点，可以辨治郁热伤肺水气证、郁热伤心水气证；辨治要点是气喘，心悸，胸膈痞闷。

【组成】木防己三两（9 g） 石膏十二枚,鸡子大（48 g） 桂枝二两（6 g） 人参四两（12 g）

【用法】上四味，以水六升，煮取二升。分温再服。

【功效】通阳化饮，清热益气。

1. **辨治慢性胃炎、慢性肠炎、支气管炎、支气管哮喘、渗出性胸膜炎、慢性肾炎水肿、心脏病水肿、内分泌失调水肿、淋巴回流受阻属于郁热伤肺水饮证，以气喘、胸膈痞闷为基本特征。**

【适用病证】

主要症状：气喘，胸闷。

辨证要点：面色黧黑，舌质红、苔黄白夹杂或腻，脉沉或弦。

可能伴随的症状：心下痞坚，或烦渴，或渴不欲饮，或心胸烦热，或倦怠乏力，或胸中痞满等。

2. **辨治心肌炎、心肌病、扩张性心肌病、肥大性心肌病、心律不齐属于郁热伤心水饮证，以心悸、心痛、倦怠乏力、脉弱为基本特征。**

【适用病证】

主要症状：心悸，或心痛，心烦。

辨证要点：倦怠乏力，口渴，舌质淡、苔薄白，脉沉弱。

可能伴随的症状：手心烦热，或精神萎靡，或头晕目眩，或失眠，或健忘等。

【解读方药】方中用化饮药 2 味，木防己偏于清热利湿，桂枝偏于温阳通经；石膏清热泻火；人参补益中气。又，方中用化饮药配伍益气药，以治饮结夹气虚；化饮药配伍清热药，以治饮结夹热，方药相互为用，以通阳化饮，清热益气为主。

【配伍用药】若阴虚甚者，加沙参、麦冬，以滋补阴津；若热甚者，加桑白皮、黄芩，以清泻郁热；若盗汗者，加五味子、牡蛎，以敛阴止汗等。

【临证验案】慢性支气管炎、心律不齐

徐某，男，69 岁，郑州人。有多年慢性支气管炎病史，3 年前又诊断为心律不齐，服用中西药但未能有效控制症状，近由病友介绍前来诊治：气喘，咳嗽，咯痰不利，胸中痞满伴有水气逆动感，心悸，心胸烦热，面色黧黑，倦怠乏力，口渴不欲饮水，舌质红、苔腻黄白夹杂，脉沉弦。辨为心肺郁热水饮证，治当清泻郁热，宣降气机，兼益心肺，给予木防己汤、麻杏石甘汤与枳实薤白桂枝汤合方：木防己 10 g，石膏 48 g，桂枝 6 g，红参 12 g，麻黄 12 g，杏仁 10 g，枳实 5 g，薤白 24 g，全瓜蒌 15 g，厚朴 10 g，炙甘草 6 g。6 剂，水煎服，第 1 次煎 35 min，第 2 次煎 25 min，合并药液，每日 1 剂，每次服 30 mL 左右，每日分早、中、晚 3 次服。

二诊：气喘好转，心悸减轻，以前方 6 剂继服。

三诊：仍然咯痰不利，以前方变全瓜蒌为 24 g，6 剂。

四诊：气喘好转，仍有心胸烦热，以前方加黄连 10 g，6 剂。

五诊：心烦烦热基本消除，面色黧黑较前好转，以前方 6 剂继服。

六诊：诸症基本趋于缓解，以前方 6 剂继服。

七诊：诸症基本消除，又以前方治疗 40 余剂；之后，为了巩固疗效，以前方变汤剂为散剂，每次 6 g，每日分早、中、晚 3 次服。随访 1 年，一切尚好。

用方体会：根据气喘、舌质红辨为郁热蕴肺，又根据心悸、舌质红辨为郁热蕴心，因胸中痞满伴有水气逆动感、苔腻辨为水饮内结，又因面色黧黑、口渴不欲饮水辨为水气郁遏，以此辨为心肺郁热水饮证。方以木防己汤温阳益气，清热化饮；以麻杏石甘汤清宣肺热；以枳实薤白桂枝汤宽胸理气，化饮涤痰，方药相互为用，以奏其效。

小半夏加茯苓汤（《伤寒杂病论》）

运用小半夏加茯苓汤并根据方药组成及用量的配伍特点，可以辨治脾胃寒湿痰饮证；辨治要点是胃脘痞满，呕吐痰涎。

【组成】半夏一升（24 g）　生姜半斤（24 g）　茯苓三两（9 g）

【用法】上三味，以水七升，煮取一升五合。分温再服。

【功效】温胃化饮，利水散水。

辨治慢性胃炎、慢性肠炎、支气管炎、支气管哮喘、渗出性胸膜炎、慢性肾炎水肿、心脏病水肿、内分泌失调水肿、淋巴回流受阻属于脾胃寒湿痰饮证，以心下痞满、胸胁支满为基本特征。

【适用病证】

主要症状：胃脘痞闷，呕吐痰涎。

辨证要点：胃中水声，舌质淡、苔白或腻，脉沉弱。

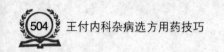

可能伴随的症状：头晕目眩，或胸胁闷满，或恶心，或口渴不欲饮，或不思饮食，或心悸，或大便溏泄等。

【解读方药】 方中用半夏醒脾燥湿化痰；生姜温胃化饮；茯苓健脾益气利水，方药相互为用，以温胃化饮，利水散水为主。

【配伍用药】 若寒明显者，加大生姜用量，再加附子，以温阳化饮；若痰饮明显者，加大半夏、生姜用量，再加陈皮，以理气化痰化饮；若湿盛者，加大茯苓用量，再加泽泻，以渗利水湿；若恶心者，加陈皮、半夏，以降逆和胃等。

【临证验案】脑干出血呃逆不止

孙某，男，59 岁，郑州人。其女代诉，因脑干出血在郑州某医院住院治疗，经治疗但呃逆频繁无法控制，经住院医生介绍前来诊治：呃逆频繁不止，面色晦暗，手足不温，舌质淡红、苔腻黄白夹杂（舌质、舌苔信息从手机照片中获得）。辨为寒遏夹热证，治当温通降逆，益气兼清，给予小半夏加茯苓汤与橘皮竹茹汤合方：生半夏 24 g，生姜 24 g，茯苓 10 g，红参 3 g，陈皮 50 g，竹茹 40 g，大枣 30 枚，生附子 5 g，生甘草 15 g。6 剂，水煎服，第 1 次煎 40 min，第 2 次煎 25 min，合并药液，每日 1 剂，每次服 30 mL 左右，每日分早、中、晚 3 次服。

二诊：呃逆次数减少，以前方 6 剂继服。

三诊：呃逆次数较前又有减少，程度减轻，以前方 6 剂继服。

四诊：呃逆基本消除，以前方 6 剂继服。

五诊：呃逆未再出现，又以前方治疗 12 剂。

六诊：根据患者症状，并结合舌质苔色，调整用方以治疗脑干出血相关症状。

用方体会：根据呃逆频繁不止、手足不温辨为寒，又根据舌质淡红、苔黄白夹杂辨为寒夹热，以此辨为寒遏夹热证。方以小半夏加茯苓汤温中醒脾，降逆和胃；以橘皮竹茹汤清热温胃，益气降逆，加生附子温阳散寒，方药相互为用，以奏其效。

甘遂半夏汤(《伤寒杂病论》)

运用甘遂半夏汤并根据方药组成及用量的配伍特点，可以辨治肠胃痰饮证；辨治要点是胃脘痞满，下利。

【组成】甘遂_{大者,三枚}（5 g）　半夏_{以水一升,煮取半升,去滓,十二枚}（12 g）　芍药_{五枚}（15 g）　甘草_{炙,如指大,一枚}（3 g）

【用法】用水 140 mL，煮取药液 40 mL，用蜜 40 mL，药蜜合煎服用；可1 次顿服。

【功效】攻逐水饮，洁净肠腑。

辨治**慢性胃炎、慢性肠炎、支气管炎、支气管哮喘、渗出性胸膜炎、慢性肾炎水肿、心脏病水肿、内分泌失调水肿、淋巴回流受阻**属于肠胃痰饮证，以**心下坚满、下利**为基本特征。

【适用病证】

主要症状：心下坚满，下利。

辨证要点：肠间水声，舌质淡、苔白或腻，脉沉伏。

可能伴随的症状：腹泻后仍然脘腹痞满，或腹满，或咽干，或口渴，或不思饮食，或大便溏泄等。

【解读方药】方中用甘遂逐水涤痰；半夏醒脾降逆燥湿；芍药补血敛阴缓急；甘草益气和中。又，方中用逐水药配伍醒脾药，以治水气蕴结；逐水药配伍敛阴药，以防逐水药伤阴；逐水药配伍益气药，以气化水气，兼防逐水药伤气，方药相互为用，以攻逐水饮，洁净肠腑为主，兼益气血。

【配伍用药】若心下坚满明显者，加大半夏用量，再加陈皮、枳实，以降逆燥湿，理气和中；若下利明显者，加大甘遂用量，再加茯苓，以攻利痰饮；若腹满者，加木香、砂仁，以行气除满；若不思饮食者，加陈皮、山楂，以理气消食和胃等。

【临证验案】下肢淋巴回流受阻

梁某，女，27 岁，郑州人。2 年前右侧小腿出现肿胀，多次检查均诊断为右侧小腿淋巴回流受阻，经住院及门诊治疗，均未取得预期治疗效果，由某医院医生介绍前来诊治：右侧下肢皮肤增厚，表皮粗糙，坚韧似象皮，右侧下肢冰凉，口干不欲饮水，舌质暗淡夹瘀紫、苔白厚腻，脉沉弱。辨为寒饮郁遏夹瘀证，治当温阳化饮，攻逐寒痰，给予甘遂半夏汤、赤丸与失笑散合方加味：甘遂 5 g，生半夏 12 g，白芍 15 g，制川乌 6 g，茯苓 12 g，细辛 3 g，五灵脂 10 g，蒲黄 10，红参 10 g，炙甘草 5 g。6 剂，水煎服，第 1 次煎 40 min，第 2 次煎 25 min，合并药液，每日 1 剂，每次服 30 mL 左右，每日分早、中、晚 3 次服。

二诊：下肢冰凉略有减轻，以前方加生姜 15 g，6 剂。

三诊：下肢冰凉较前又有减轻，以前方 6 剂继服。

四诊：自觉皮肤粗糙较前好转，仍有皮肤坚韧似象皮，以前方加芫花 2 g，海藻 24 g，6 剂。

五诊：自觉皮肤粗糙较前又有减轻，以前方 6 剂继服。

六诊：下肢冰凉基本消除，皮肤增厚较前好转，以前方 6 剂继服。

七诊：诸症较前均有改善，又以前方治疗 80 余剂，皮肤增厚、坚韧似象皮明显改善；之后，以前方变汤剂为散剂，每次 3 g，每日分早、中、晚 3 次服，又治疗半年，诸症悉除。随访 1 年，一切尚好。

用方体会：根据皮肤增厚、苔腻辨为痰，又根据表皮粗糙、下肢冰凉辨为寒结，因口干不欲饮水辨为痰饮，又因舌质暗淡夹瘀紫辨为夹瘀，以此辨为寒饮郁遏夹瘀证。方以甘遂半夏汤攻逐痰饮；以赤丸温阳燥湿化饮；以失笑散活血化瘀，加红参益气化饮，帅血行瘀，方药相互为用，以奏其效。

己椒苈黄丸(《伤寒杂病论》)

运用己椒苈黄丸并根据方药组成及用量的配伍特点，可以辨治肠胃痰饮水停证；辨治要点是胃脘痞满，肠间水声。

【组成】防己　椒目　葶苈熬　大黄各一两（各 3 g）

【用法】将药研为细散状，以蜜为丸，饭前服药，每次服 4 g，每日分 3 次服。

【功效】清热利水，导饮下泄。

辨治慢性胃炎、慢性肠炎、支气管炎、支气管哮喘、渗出性胸膜炎、慢性肾炎水肿、心脏病水肿、内分泌失调水肿、淋巴回流受阻、肝硬化腹水属于肠胃痰饮水停证，以心下坚满、肠间水声、腹满为基本特征。

【适用病证】

主要症状：心下坚满，肠间水声，腹满。

辨证要点：口淡不渴，舌质淡、苔白或腻，脉沉伏。

可能伴随的症状：腹痛，或腹满，或大便干结，或腹胀，或不思饮食，或头晕目眩，或小便不利等。

【解读方药】 方中用防己泻利行水；椒目通利水气；葶苈子降肺利水；大黄泻下通利。又，方中用泻利药配伍通利药，以泻水于下；泻利药配伍降肺药，以通调水道，方药相互为用，以清热利水，导饮下行为主。

【配伍用药】 若心下坚满明显者，加莱菔子、陈皮、枳实，以消食行气除满；若肠间水声明显者，加泽泻、茯苓，以渗利水湿；若头晕目眩者，加白术、泽泻，以泻利痰饮止眩；若腹痛者，加白芍、甘草，以缓急止痛等。

【临证验案】 肝硬化腹水

马某，男，51 岁，商丘人。有多年乙肝病史，5 年前又诊断为肝硬化，1 年前又出现肝硬化腹水，几经住院及门诊治疗，腹水未能得到有效控制，近由病友介绍前来诊治：腹水腹胀如鼓，腹中有水声，气喘不得息，头晕目眩，动则加剧，大便干结，小便短少，倦怠乏力，不思饮食，食则腹胀，口干不欲饮水，手足不温，舌质暗红夹瘀紫、苔厚腻黄白夹杂，脉沉弱。辨为痰饮水停夹虚证，治当攻逐痰饮，健脾益气，给予己椒苈黄丸、十枣汤与理中丸合方加味：防己 10 g，葶苈子 10 g，椒目 10 g，大黄 10 g，甘遂 3 g，大戟 3 g，芫花 3 g，大枣 10 枚，红参 10 g，干姜 10 g，白术 10 g，五灵脂 10 g，炙甘草 12 g。6 剂，水煎服，第 1 次煎 40 min，第 2 次煎 25 min，合并药液，每日 1 剂，每次服 30 mL 左右，每日分早、中、晚 3 次服。

二诊：大便通畅，腹胀减轻，以前方 6 剂继服。

三诊：大便溏泄 2 次/天，腹水略有减少，以前方 6 剂继服。

四诊：大便溏泄 4 次/天，倦怠乏力较明显，腹水较前减少，以前方变甘遂、芫花、大戟为各 2 g，变红参、白术为各 15 g，6 剂。

五诊：大便溏泄 1 次/天，倦怠乏力好转，腹水较前减少，手足不温好转，以前方 6 剂继服。

六诊：腹水明显消退，腹胀明显减轻，以前方 6 剂继服。

七诊：诸症基本趋于缓解，以前方 6 剂继服。

八诊：诸症基本趋于缓解，尤其是腹水明显消退，腹胀明显好转，又以前方治疗 100 余剂，病情稳定；之后，以前方变汤剂为散剂，每次 5 g，每日分早、中、晚 3 次服，以巩固治疗效果。随访 1 年，一切尚好。

用方体会：根据腹水、腹胀如鼓辨为水气内结，又根据大便干结、小便不利辨为水结不通，因头晕目眩、倦怠乏力辨为气虚，又因舌质暗红夹瘀紫辨为夹瘀，以此辨为痰饮水停夹虚证。方以己椒苈黄丸清热利水，导饮下泄；以十枣汤攻逐水饮，兼益正气；以理中丸温中散寒，健脾益气，加五灵脂活血化瘀，方药相互为用，以奏其效。

瓜蒌薤白半夏汤(《伤寒杂病论》)
与二陈汤(《太平惠民和剂局方》)合方

运用瓜蒌薤白半夏汤与二陈汤合方并根据方药组成及用量的配伍特点，可以辨治气郁痰阻痞块证、气郁痰湿遏心证；辨治要点是痞块、疼痛，心悸、胸闷。

【组成】

瓜蒌薤白半夏汤：瓜蒌_{实捣，一枚}（15 g）　薤白_{三两}（9 g）　半夏_{半升}（12 g）白酒_{一斗}（50 mL）

二陈汤：半夏_{汤洗七次}　橘红_{各五两}（各 150 g）　白茯苓_{三两}（90 g）　甘草_{炙，一两半}（45 g）　生姜_{七片}（21 g）　乌梅_{一枚}（2 g）

【用法】水煎服，每日分 3 次温服。

【功效】通阳蠲痰，宽胸开结。

1. 辨治良性肿瘤、恶性肿瘤、皮下囊肿、脂肪瘤、增生性病变、淋巴结肿大、肝硬化、脾大属于气郁痰阻痞块证，以痞块、沉闷疼痛为基本特征。

【适用病证】

主要症状：痞块，或咳嗽，或胸胁肩背引痛。

辨证要点：肢体沉重，舌质淡，苔白腻，脉沉或滑。

可能伴随的症状：痞结不通，或短气，或胸闷，或心中痞塞，或胸痛，或咯痰不利，或咽中痰阻等。

2. 辨治心律失常、冠心病、风湿性心脏病、心肌肥大、扩张性心脏病、心脏左右束支传导阻滞、神经衰弱属于气郁痰湿遏心证，以心悸、胸闷、肢体困重为基本特征。

【适用病证】

主要症状：心悸，或怔忡，胸闷。

辨证要点：肢体困重，因情绪异常加重，舌质淡、苔白腻，脉沉或沉滑。

可能伴随的症状：头沉，或口腻，或心痛，或心中拘急，或胸中痞闷，或健忘，或失眠，或头晕目眩，或大便溏泄等。

【解读方药】 方中用宽胸药2味，薤白偏于通阳，瓜蒌实偏于化痰；白酒活血行气通阳；化痰药2味，半夏偏于降逆燥湿，陈皮偏于理气化湿；茯苓健脾益气渗湿；甘草益气和中。又，方中用宽胸药配伍化痰药，以治气郁痰蕴；宽胸药配伍益气药，行气不伤气；宽胸药配渗利药，以导湿下行，方药相互为用，以通阳蠲痰，宽胸开结为主。

【配伍用药】 若痰明显者，加大半夏、陈皮、全瓜蒌用量，以燥湿化湿祛痰；若气郁甚者，加大陈皮、薤白用量，再加枳实，以行气解郁；若痞块者，加三棱、莪术、海藻，以破血软坚散结等。

【临证验案】甲状腺功能减退症、心包积液、心肌肥大

詹某，女，55岁，郑州人。6年前诊断为甲状腺功能亢进症，服用西药1年余，经复查又确诊为甲状腺功能减退症，2年前因心悸气短加重又诊断为心包积液，于9个月之前又诊断为心肌肥大，经中西药治疗但未能有效控制症状，近由病友介绍前来诊治：胸闷、胸中拘急，心悸，气短，时时心痛，呼吸急迫，头晕目眩，手足不温，自汗，肢体沉重，倦怠乏力，舌质淡红夹瘀紫、苔白厚腻，脉沉弱。辨为心阳虚夹痰瘀证，治当温阳散寒，行气化痰，健脾益气，给予瓜蒌薤白半夏汤、二陈汤与理中丸合方加味：全瓜蒌15 g，薤白10 g，生半夏15 g，白酒50 mL，陈皮15 g，茯苓10 g，生姜21 g，乌梅2 g，红参10 g，干姜10 g，白术10 g，生附子5 g，五灵脂10 g，炙甘草12 g。6剂，水煎服，第1次煎40 min，第2次煎25 min，合并药液，每日1剂，每次服30 mL左右，每日分早、中、晚3次服。

二诊：胸闷略有减轻，以前方6剂继服。

三诊：心悸、气短好转，仍有胸中拘急，以前方变全瓜蒌为24 g，6剂。

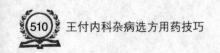

四诊：胸中拘急好转，呼吸急迫缓解，仍有手足不温，以前方变附子为10 g，6剂。

五诊：手足较前温和，胸闷较前减轻，自汗止，以前方6剂继服。

六诊：心痛未再发作，头晕目眩止，以前方6剂继服。

七诊：诸症基本趋于缓解，口干欲饮水，以前方减生附子为5 g，6剂。

八诊：诸症基本趋于缓解，又以前方治疗120余剂，经复查甲状腺功能减退症各项指标恢复正常，心包积液消除，心肌肥大较前缩小；之后，为了巩固疗效，以前方变汤剂为散剂，每次5 g，每日分早、中、晚3次服，又治疗3个月。随访1年，一切尚好。

用方体会：根据胸闷、胸中拘急辨为心气郁，又根据肢体沉重、苔腻辨为痰湿，因手足不温、倦怠乏力辨为阳虚，又因舌质淡红夹瘀紫辨为夹瘀，以此辨为心阳虚夹痰瘀证。方以瓜蒌薤白半夏汤宽胸行气，通阳化痰；以二陈汤醒脾燥湿，化痰和中；以理中丸温中散寒，健脾益气，加生附子温壮阳气，五灵脂活血化瘀，方药相互为用，以奏其效。

柴枳半夏汤(《医学入门》)

运用柴枳半夏汤并根据方药组成及用量的配伍特点，可以辨治胸肺痰热蕴结证；辨治要点是咳嗽，汗出热不解。

【组成】柴胡　半夏　黄芩　瓜蒌仁　枳壳　桔梗　杏仁　青皮　甘草_{各三两}（各9 g）

【用法】水煎服，每日分早、中、晚3次服。

【功效】清热化痰，理气降逆。

辨治慢性胃炎、慢性肠炎、支气管炎、支气管哮喘、渗出性胸膜炎、慢性肾炎水肿、心脏病水肿、内分泌失调水肿、淋巴回流受阻属于胸肺痰热蕴结证，以咳嗽、汗出热不解为基本特征。

【适用病证】

主要症状：咳嗽，汗出热不解。

辨证要点：口苦口干，舌质红、苔薄黄或腻，脉沉弦。

可能伴随的症状：胸胁疼痛，或呼吸不利，或身热起伏，或痰少，或疼痛牵引，或小便不利等。

【解读方药】方中用清热药 4 味，柴胡偏于疏散，黄芩偏于降泄，瓜蒌偏于化痰，桔梗偏于寒利；化痰药 4 味，半夏偏于醒脾燥湿，瓜蒌偏于宽胸，桔梗偏于宣肺，杏仁偏于降肺；理气药 2 味，枳壳偏于降泄，青皮偏于破气；甘草益气和中。又，方中用清热药配伍化痰药，以治痰热胶结；清热药配伍理气药，以治气郁夹热；清热药配伍益气药，以治热伤气，兼防寒药伤胃；化痰药配伍理气药，气顺痰消，方药相互为用，以清热化痰，理气降逆为主。

【配伍用药】若咳嗽者，加桑叶、菊花，以宣肺止咳；若汗多者，加石膏、知母，以清泻郁热；若胸胁疼痛者，加薤白、延胡索，以通阳止痛；若小便不利者，加茯苓、泽泻，以渗利小便等。

椒目瓜蒌汤(《医醇剩义》)

运用椒目瓜蒌汤并根据方药组成及用量的配伍特点，可以辨治胸肺痰热蕴结证；辨治要点是咳嗽引胸胁疼痛，呼吸不利。

【组成】椒目五十粒（9 g）　瓜蒌果切,五钱（15 g）　桑皮二钱（6 g）　葶苈子二钱（6 g）　橘红二钱（6 g）　半夏一钱五分（4.5 g）　茯苓二钱（6 g）　苏子一钱五分（4.5 g）　蒺藜三钱（9 g）　姜三片（9 g）

【用法】水煎服，每日分早、中、晚 3 次服。

【功效】清热宽胸，温化降逆。

辨治慢性胃炎、慢性肠炎、支气管炎、支气管哮喘、渗出性胸膜炎、慢性肾炎水肿、心脏病水肿、内分泌失调水肿、淋巴回流受阻属于胸肺痰热蕴结证，以咳嗽引胸胁疼痛、呼吸不利为基本特征。

【适用病证】

主要症状：咳嗽引胸胁疼痛，呼吸不利。

辨证要点：口渴不欲多饮，舌质淡红、苔黄白夹杂，脉沉弦或沉滑。

可能伴随的症状：气喘，或喘息不能平卧，或仅能偏卧于停饮的一侧，或病侧肋间胀满，或病侧胸廓隆起，或小便不畅等。

【解读方药】方中用利饮药 3 味，椒目偏于通脉，葶苈子偏于行水，茯苓偏于利水；化痰药 6 味，瓜蒌果偏于清热行气，桑白皮偏于清热泻肺，葶苈子偏于清热降泄，橘红偏于理气和中，半夏偏于醒脾燥湿，苏子偏于利肺；蒺藜活血利胸膈；姜调理脾胃气机。又，方中用利饮药配伍化痰药，以治痰饮蕴结；利饮药配伍活血药，以治饮瘀互结；利饮药配伍调理脾胃药，以绝饮生之源，方药相互为用，以清热宽胸，温化降逆为主。

【配伍用药】 若口渴者，加天花粉、葛根，以滋阴生津；若气喘者，加大桑白皮、葶苈子用量，再加杏仁、麻黄，以宣降平喘；若胸痛者，加薤白、延胡索，以通阳止痛；若大便不畅者，加大黄、枳实，以通利大便等。

控涎丹（又名妙应丸、子龙丸，《三因极一病证方论》）

运用控涎丹并根据方药组成及用量的配伍特点，可以辨治胸胁饮结证；辨治要点是咳嗽引胸胁疼痛，大小便不利。

【组成】 甘遂_{去心} 大戟_{去皮} 白芥子_{各等分} （各 1~1.5 g）

【用法】 将药研为细散状，以糊制为丸剂，用淡盐汤送服丸药，亦可视病情加大用量，药后应注意休息。

【功效】 祛痰逐饮。

辨治慢性胃炎、慢性肠炎、支气管炎、支气管哮喘、渗出性胸膜炎、慢性肾炎水肿、心脏病水肿、内分泌失调水肿、淋巴回流受阻属于胸胁饮结证，以咳嗽引胸胁疼痛、呼吸不畅为基本特征。

【适用病证】

主要症状：咳嗽引胸胁疼痛，大小便不利。

辨证要点：口渴不欲多饮，舌质淡红、苔黄白夹杂，脉沉弦或沉滑。

可能伴随的症状：气喘，或喘息不能平卧，或仅能偏卧于停饮的一侧，或病侧肋间胀满，或病侧胸廓隆起等。

【解读方药】 方中用甘遂、大戟，攻逐水气；白芥子降逆化痰。又，方中用逐水药配伍降逆药，以通利水道，导水浊下行，方药相互为用，以祛痰逐饮为主。

【配伍用药】 若咳嗽者，加紫菀、款冬花，以宣降止咳；若气喘者，加杏仁、麻黄，以宣降平喘；若小便不通者，加茯苓、泽泻、通草，以通利小便；若大便不通者，加大黄、芒硝，以通利大便等。

十枣汤(《伤寒杂病论》)

运用十枣汤并根据方药组成及用量的配伍特点，可以辨治水结胸胁证、痰湿蕴结肌肉证；辨治要点是咳嗽引胸胁疼痛，大小便不通。

【组成】芫花_熬 甘遂 大戟_{各等分}

【用法】将药研为细散状，大枣10枚煎汤送服散剂，强人可每次服1.5～1.8 g，赢人可每次服0.7～0.9 g，早晨服药为最佳时机；视病情可调整服药用量，药后应重视米粥调养。

【功效】攻逐水饮。

1. **辨治慢性胃炎、慢性肠炎、支气管炎、支气管哮喘、渗出性胸膜炎、慢性肾炎水肿、心脏病水肿、内分泌失调水肿、淋巴回流受阻属于水结胸胁证，以咳嗽引胸胁疼痛、呼吸困难为基本特征。**

【适用病证】

主要症状：咳嗽引胸胁疼痛，大小便不通。

辨证要点：口渴不欲饮，舌质淡红、苔黄白夹杂，脉沉弦或沉滑。

可能伴随的症状：气喘，或烦躁不安，或喘息不能平卧，或仅能偏卧于停饮的一侧，或病侧肋间胀满，或病侧胸廓隆起等。

2. **辨治内分泌紊乱如甲状腺病变、代谢紊乱、糖尿病、单纯性肥胖、继发性肥胖如胰岛素病变属于痰湿蕴结肌肉证，以肥胖、脘腹胀满为基本特征。**

【适用病证】

主要症状：肥胖，脘腹胀满，肢体水肿。

辨证要点：头沉，口腻，舌质淡红、苔腻或黄白夹杂，脉沉。

可能伴随的症状：腹胀，或嗜卧，或头昏，或气喘，或大便干结，小便偏少等。

【解读方药】方中用逐水药3味，大戟偏于泻脏腑之水饮，甘遂偏于泻经隧之水饮，芫花偏于泻胸胁脘腹之水饮；大枣益气缓急。又，方中用逐水药配伍益气药，既可治水结夹气虚，又可制约逐水药伤气，方药相互为用，以攻逐水饮，兼益正气为主。

【配伍用药】若大便干结者，加大黄、芒硝，以泻下通实；若小便不利者，加泽泻、木通，以利水渗泻；若胸胁疼痛明显者，加延胡索、川楝子，以行气活血止痛等。

【临证验案】慢性支气管炎、渗出性胸膜炎、胸腔积液

曹某，男，68岁，郑州人。有多年慢性支气管炎病史，半年前因胸痛经检查诊断为渗出性胸膜炎，住院及门诊治疗但未能有效控制症状，近由病友介绍前来诊治：咳嗽，气喘，痰多清稀色白，胸闷，胸痛，头沉头昏，手足不温，倦怠乏力，舌质淡、苔白厚腻，脉沉弱。辨为肺寒痰饮证，治当温肺散寒，攻逐痰饮，健脾益气，给予十枣汤、小青龙汤与理中丸合方：麻黄10 g，桂枝10 g，生半夏12 g，干姜10 g，细辛10 g，五味子12 g，白芍10 g，甘遂3 g，大戟3 g，芫花30 g，大枣10枚。红参10 g，白术10 g，炙甘草12 g。6剂，水煎服，第1次煎40 min，第2次煎25 min，合并药液，每日1剂，每次服30 mL左右，每日分早、中、晚3次服。

二诊：咳嗽减轻，气喘好转，以前方6剂继服。

三诊：仍然痰多，以前方变生半夏为24 g，6剂。

四诊：胸闷、胸痛减轻，以前方6剂继服。

五诊：经复查胸腔积液减少，胸痛止，以前方减甘遂、芫花、大戟为各2 g，6剂。

六诊：咳嗽止，咯痰基本消除，以前方6剂继服。

七诊：诸症基本趋于缓解，以前方6剂继服。

八诊：诸症基本消除，又以前方治疗60余剂，经复查胸腔积液消除，渗出性胸膜炎痊愈；之后，为了巩固疗效，以前方变汤剂为散剂，每次5 g，每日分早、中、晚3次服，又治疗3个月。随访1年，一切尚好。

用方体会：根据胸闷、痰多清稀色白辨为寒饮，又根据胸痛、头沉辨为痰湿阻滞，因手足不温、倦怠乏力辨为阳虚，又因苔厚腻辨为痰浊壅滞，以此辨为肺寒痰饮证。方以十枣汤攻逐痰饮；以小青龙汤温肺散寒，温化痰饮；以理中丸温中散寒，健脾益气，方药相互为用，以奏其效。

香附旋覆花汤（《温病条辨》）

运用香附旋覆花汤并根据方药组成及用量的配伍特点，可以辨治胸胁脉络痰郁证；辨治要点是咳嗽引胸胁疼痛，呼吸不利。

【组成】 生香附三钱（9 g）　旋覆花绵包,三钱（9 g）　苏子霜三钱（9 g）　广皮二钱（6 g）　半夏五钱（15 g）　茯苓块三钱（9 g）　薏苡仁五钱（15 g）

【用法】 水煎服，每日分早、中、晚 3 次服。

【功效】 理气通络，降逆化痰。

辨治慢性胃炎、慢性肠炎、支气管炎、支气管哮喘、渗出性胸膜炎、慢性肾炎水肿、心脏病水肿、内分泌失调水肿、淋巴回流受阻属于胸胁脉络痰郁证，以胸胁疼痛、呼吸不畅为基本特征。

【适用病证】

主要症状：胸胁疼痛，呼吸不畅。

辨证要点：口淡不渴，舌质淡、苔白或腻，脉沉弦或沉滑。

可能伴随的症状：气喘，或胸闷不适，或咳嗽，或气喘，或疼痛如灼，或胸中痞满等。

【解读方药】 方中用理气药 2 味，香附偏于调经，陈皮偏于通络；化痰降逆药 3 味，旋覆花偏于和胃，苏子偏于利肺，半夏偏于醒脾；健脾利湿药 2 味，茯苓偏于宁心，薏苡仁偏于通利。又，方中用理气药配伍化痰药，气顺痰消；理气药配伍健脾药，使脾气运化水湿，方药相互为用，以理气通络，降逆化痰为主。

【配伍用药】 若胸胁疼痛者，加桂枝、白芍，以通经缓急止痛；若呼吸不畅者，加薤白、全瓜蒌，以宽胸利肺；若胸闷者，加枳实、厚朴，以行气解郁等。

湿热证用方

湿热证的基本症状有发热，痞满，肿胀；辨治水气痰湿夹虚证的基本要点是口苦口腻，舌苔黄腻，运用方药辨治湿热证只有重视同中求异，才能选择最佳切机方药而取得良好治疗效果。

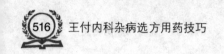

中和汤(《丹溪心法》)

运用中和汤并根据方药组成及用量的配伍特点,可以辨治营卫湿郁夹热证、脾胃湿郁夹热证;辨治要点是发热、脘腹痞满,苔腻。

【组成】苍术三钱(9 g) 半夏二钱(6 g) 黄芩六钱(18 g) 香附二钱(6 g)

【用法】水煎服,每日分早、中、晚3次服。

【功效】燥湿清热,理气和中。

1. 辨治功能性低热、内分泌失调、血液病变、结缔组织病变、肿瘤病变属于营卫湿郁夹热证,以发热、脘腹痞满为基本特征。

【适用病证】

主要症状:发热,头昏,胀闷。

辨证要点:口苦,口腻,舌质淡红、苔腻黄白夹杂,脉沉。

可能伴随的症状:肢体困重,或头晕目眩,或头蒙,或肿胀,或肢体拘急,或大便不畅,或小便不利等。

2. 辨治急慢性胃炎、胃及十二指肠溃疡、功能性消化不良、慢性肠炎、慢性阑尾炎、胃黏膜病变属于脾胃湿郁夹热证,以胃脘疼痛、痞满不通、口腻为基本特征。

【适用病证】

主要症状:胃脘不舒,或痞满。

辨证要点:口腻,舌质淡红、苔腻黄白夹杂,脉沉。

可能伴随的症状:不思饮食,或腹胀,或肢体沉重,或胃脘拘急,或恶心,或呕吐,或大便溏泄等。

【解读方药】方中用苦温燥湿药2味,苍术偏于芳香化湿,半夏偏于苦温化痰;黄芩清热燥湿;香附行气解郁化湿。又,方中用苦温燥湿药配伍苦寒清热药,以治寒热夹杂湿浊;苦温燥湿药配伍行气药,以行气化湿;苦寒清热药配伍行气药,以治郁热夹湿,方药相互为用,以燥湿清热,理气和中为主。

【配伍用药】若湿郁明显者,加大苍术用量,再加白术,以醒脾健脾燥湿;若郁热明显者,加大黄芩用量,再加黄柏,以清热燥湿;若气郁甚者,加大香附用量,再加木香,以芳香解郁;若口腻者,加茯苓、泽泻,以渗利湿浊等。

黄连温胆汤(《六因条辨》)与中和汤(《丹溪心法》)合方

运用黄连温胆汤与中和汤合方并根据方药组成及用量的配伍特点，可以辨治营卫湿郁夹热重证、脾胃湿郁夹热重证；辨治要点是发热、脘腹痞满，苔腻。

【组成】

黄连温胆汤：半夏_{汤洗七次}　竹茹　枳实_{麸炒,去瓤,各二两}（各60 g）　陈皮_{三两}（90 g）甘草_{炙,一两}（30 g）　茯苓_{一两半}（45 g）　黄连_{三两}（90 g）

中和汤：苍术_{三钱}（9 g）　半夏_{二钱}（6 g）　黄芩_{六钱}（18 g）　香附_{二钱}（6 g）

【用法】水煎服，每日分早、中、晚3次服。

【功效】清热降逆，理气和中。

1. 辨治功能性低热、内分泌失调、血液病变、结缔组织病变、肿瘤病变属于营卫湿郁夹热重证，以发热、脘腹痞满、呕吐为基本特征。

【适用病证】

主要症状：发热，头昏，胀闷。

辨证要点：口苦，口腻，舌质淡红、苔腻黄白夹杂，脉沉。

可能伴随的症状：肢体困重，或头晕目眩，或头蒙，或肿胀，或肢体拘急，或大便不畅，或小便不利等。

2. 辨治急慢性胃炎、胃及十二指肠溃疡、功能性消化不良、慢性肠炎、慢性阑尾炎、胃黏膜病变属于脾胃湿郁夹热重证，以胃脘疼痛、痞满不通、口腻为基本特征。

【适用病证】

主要症状：胃脘不舒，或痞满。

辨证要点：口腻，舌质淡红、苔腻黄白夹杂，脉沉。

可能伴随的症状：不思饮食，或腹胀，或肢体沉重，或胃脘拘急，或恶心，或呕吐，或大便溏泄等。

【解读方药】方中用清热药3味，黄连、黄芩偏于燥湿，竹茹偏于降逆；燥湿药2味，苍术偏于芳香化湿，半夏醒脾燥湿化痰；理气化痰药3味，陈皮偏于温化行散，香附偏于行气解郁，枳实偏于清热降浊；茯苓健脾益气渗湿；

竹茹解郁清降化痰；甘草益气和中。又，方中用清热药配伍燥湿药，以治湿热蕴结；清热药配伍理气药，以治湿热气郁；清热药配伍渗湿药，以治湿浊蕴结；清热药配伍益气药，以兼防苦寒药伤胃，方药相互为用，以清热降逆，理气和中为主。

【配伍用药】 若湿郁明显者，加大苍术、半夏用量，再加白术，以醒脾健脾燥湿；若郁热明显者，加大黄连、黄芩用量，再加黄柏，以清热燥湿；若气郁甚者，加大陈皮、香附用量，再加木香，以芳香解郁；若口腻者，加大苍术用量，再加茯苓、泽泻，以渗利湿浊等。

小承气汤(《伤寒杂病论》)

运用小承气汤并根据方药组成及用量的配伍特点，可以辨治脾胃积热肥胖证、肠胃郁热内结证；辨治要点是肥胖、脘腹烦热。

【组成】 大黄 酒洗,四两 （12 g） 厚朴 炙,去皮,二两 （6 g） 枳实 大者,炙,三枚 （5 g）

【用法】 用水 280 mL，煮取药液 80 mL，每日分 2 次温服，视病情而决定服药次数。

【功效】 泻热通便，润燥软坚。

1. 辨治内分泌紊乱如甲状腺病变、代谢紊乱、糖尿病、单纯性肥胖、继发性肥胖如胰岛素病变属于脾胃积热肥胖证，以肥胖、脘腹烦热为基本特征。

【适用病证】

主要症状：肥胖，脘腹烦热。

辨证要点：口苦，舌质红、苔黄，脉滑。

可能伴随的症状：脘腹胀满，或多食易饥，或心烦，或头昏，或胃脘嘈杂，或大便干结，或面色潮红等。

2. 辨治药物性便秘、习惯性便秘、产后便秘、痔疮术后便秘、肠麻痹、胃柿石、不完全性肠梗阻属于肠胃郁热内结证，以大便干结、腹胀为基本特征。

【适用病证】

主要症状：大便干结，腹痛，腹胀。

辨证要点：口干口臭，舌质红、苔黄或腻，脉沉滑或数。

可能伴随的症状：腹中拘急，或渴欲饮水，或面赤，或心烦，或小便黄赤，或不思饮食等。

【解读方药】 方中用大黄泻热通下；理气药 2 味，枳实苦寒偏于清热，厚朴苦温偏于温通。又，方中用泻热药配伍行气药，以治热结气滞；泻热药配伍苦温药，以防寒凝气机，方药相互为用，以泻热行气通便为主。

【配伍用药】 若肥胖甚者，加大大黄用量，再加牵牛子，以泻热导滞；若脘腹烦热者，加栀子、淡豆豉，以清热除烦；若头昏明显者，加川芎、薄荷，以醒利头目；若大便干结者，加大大黄用量，以泻热通便等。

【临证验案】单纯性肥胖症

孙某，女，32 岁，洛阳人。4 年前出现体重增加，身高 1.58 m，体重78.6 kg，服用中西药但未能有效控制肥胖反弹，常常是服药有效，停药即体重增加，近由病友介绍前来诊治：形体肥胖，大便干结 3 天/次，矢气多，腹部肌肉如水状，口臭，面部背部痤疮红肿大的如黄豆，背部痤疮有的连为片状，手足不温，舌质红、苔黄厚腻，脉沉。辨为痰瘀热夹寒证，治当清泻瘀热，兼以温阳，给予小承气汤、桃核承气汤与十枣汤合方：大黄 12 g，厚朴 6 g，枳实5 g，桃仁 10 g，桂枝 6 g，芒硝 6 g，甘遂 3 g，大戟 3 g，芫花 3 g，大枣 10 枚，生附子 6 g，炙甘草 6 g。6 剂，水煎服，第 1 次煎 40 min，第 2 次煎 25 min，合并药液，每日 1 剂，每次服 30 mL 左右，每日分早、中、晚 3 次服。

二诊：大便 2 天/次，仍干结，以前方变大黄为 15 g，12 剂。

三诊：大便通畅，仍然口臭，以前方加黄连 12 g，12 剂。

四诊：体重 76.8 kg，以前方 12 剂继服。

五诊：面部背部痤疮减少，以前方 12 剂继服。

六诊：体重 75.3 kg，腹部肌肉如水状略有好转，以前方 12 剂继服。

七诊：大便溏泄，其余诸症基本消除，以前方减大黄为 12 g，12 剂。

八诊：体重 73.6 kg，又以前方治疗 70 余剂，体重 66.3 kg；之后，为了巩固疗效，以前方变汤剂为散剂，每次 6 g，每日分早、中、晚 3 次服，又治疗3 个月，体重 63.4 kg。随访 1 年，体重 62 kg 左右，一切尚好。

用方体会：根据形体肥胖、口臭辨为积热，又根据腹部肌肉如水状辨为痰湿，因面部背部痤疮红肿辨为瘀热，又因手足不温辨为夹寒，以此辨为痰瘀热夹寒证。方以小承气汤泻热行气；桃核承气汤泻热祛瘀；十枣汤攻逐痰饮，加生附子温阳散寒，气化痰湿，方药相互为用，以奏其效。

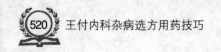

瘀血证用方

瘀血证的基本症状有痞满，肿胀，疼痛；辨治瘀血证的基本要点是痛如针刺，舌质暗紫或夹瘀，运用方药辨治瘀血证只有重视同中求异，才能选择最佳切机方药而取得良好治疗效果。

桂枝茯苓丸(《伤寒杂病论》)

运用桂枝茯苓丸并根据方药组成及用量的配伍特点，可以辨治水血郁结证；辨治要点是痞块、疼痛。

【组成】 桂枝　茯苓　牡丹皮_{去心}　芍药　桃仁_{去皮尖,熬,各等分}（各12 g）

【用法】 将药研为细散状，以蜜为丸，每日饭前服1丸（10 g）。

【功效】 活血化瘀，消癥散结。

辨治良性肿瘤、恶性肿瘤、皮下囊肿、脂肪瘤、增生性病变、淋巴结肿大、肝硬化、脾大属于水血郁结证，以痞块、疼痛为基本特征。

【适用病证】

主要症状：痞块，疼痛。

辨证要点：痛如针刺，舌质暗紫或夹瘀斑、苔薄，脉沉或涩。

可能伴随的症状：痞结不通，或疼痛夜间加重，或痛处固定，或头痛，或腹痛等。

【解读方药】 方中用化瘀药3味，桂枝偏于通经消散，桃仁偏于破血攻瘀，牡丹皮偏于凉血消瘀；茯苓渗利瘀浊；芍药补血敛阴。又，方中用化瘀药配伍渗利药，以使瘀从下而去；化瘀药配伍敛阴药，以防化瘀药伤阴，方药相互为用，以活血化瘀，消癥散结为主。

【配伍用药】 若瘀血重者，加水蛭、虻虫，以破血通络消癥；若大便干结者，加大黄、芒硝，以攻硬软坚；若经气不利者，加通草、当归，以活血通络等。

【临证验案】

1. 乳腺纤维瘤术后复发

马某，女，34岁，郑州人。5年前经检查诊断为乳腺纤维瘤，术后复发，尤其是乳腺纤维瘤复发较术前还大，之后又术后复发，近由病友介绍前来诊治：乳房肿块胀痛，月经期刺痛，两胁及腋下拘急不舒，情绪急躁，舌质暗红边略紫、苔薄黄，脉沉略涩。辨为瘀郁证，治当活血化瘀，行气解郁，给予桂枝茯苓丸、四逆散与蛭虻归草汤合方加味：桂枝12 g，茯苓12 g，桃仁12 g，牡丹皮12 g，白芍12 g，柴胡12 g，枳实12 g，水蛭6 g，虻虫6 g，海藻24 g，当归15 g，炙甘草6 g。6剂，水煎服，第1次煎35 min，第2次煎25 min，合并药液，每日1剂，每次服30 mL左右，每日分早、中、晚3次服。

二诊：乳房胀痛减轻，以前方6剂继服。

三诊：情绪略有好转，以前方6剂继服。

四诊：月经期乳房刺痛明显减轻，以前方6剂继服。

五诊：自觉乳房肿块未有缩小，以前方加三棱30 g，莪术30 g，6剂。

六诊：乳房胀痛较前又有减轻，以前方6剂继服。

七诊：经彩超复查，乳腺纤维瘤与原来大小一样，以前方6剂继服。

八诊：诸症基本消除，又以前方治疗200余剂，经彩超复查乳腺纤维瘤明显缩小；之后，为了巩固疗效，以前方变汤剂为散剂，每次6 g，每日分早、中、晚3次服，又治疗半年，经复查乳腺纤维瘤基本消除。随访1年，一切尚好。

用方体会：根据乳房经期刺痛辨为瘀，又根据乳房肿块胀痛辨为气郁，因舌质暗红、苔黄辨为热，以此辨为瘀郁证。方以桂枝茯苓丸活血化瘀，消散痞块；以四逆散疏肝解郁，调理气机；以蛭虻归草汤破血逐瘀，消肿散结，加海藻软坚散结消肿，方药相互为用，以奏其效。

2. 甲状腺瘤术后复发

詹某，男，54岁，郑州人。3年前经检查诊断为甲状腺瘤，术后复发，甲状腺瘤复发较术前还大，之后术后又复发，近由病友介绍前来诊治：甲状腺肿大，颈部拘急不适，咽喉似有痰阻，表情沉默，情绪急躁，舌质暗淡边略紫、苔白腻，脉沉略涩。辨为瘀郁夹痰证，治当活血化瘀，行气化痰，给予桂枝茯苓丸、四逆散与半夏厚朴汤合方加味：桂枝12 g，茯苓12 g，桃仁12 g，牡丹皮 12 g, 白芍 12 g, 柴胡 12 g, 枳实 12 g, 生半夏 24 g, 厚朴 10 g, 苏叶 6 g, 生姜 18 g, 海藻 30 g, 炙甘草 6 g。6 剂, 水煎服, 第 1 次煎 35 min, 第 2 次煎 25 min, 合并药液, 每日 1 剂, 每次服 30 mL 左右, 每日分早、中、晚 3 次服。

二诊: 咽喉似有痰阻略有减轻, 以前方 6 剂继服。

三诊: 情绪急躁好转, 以前方 6 剂继服。

四诊: 颈部拘急不适有好转, 以前方 6 剂继服。

五诊: 自觉甲状腺肿大未有缩小, 以前方加水蛭 3 g, 虻虫 3 g, 6 剂。

六诊: 情绪急躁明显好转, 以前方 6 剂继服。

七诊: 咽喉似有痰阻明显好转, 颈部拘急不适基本消除, 以前方 6 剂继服。

八诊: 诸症基本消除, 又以前方治疗 200 余剂, 经彩超复查甲状腺瘤明显缩小; 之后, 为了巩固疗效, 以前方变汤剂为散剂, 每次 6 g, 每日分早、中、晚 3 次服, 又治疗半年, 经复查甲状腺瘤基本消除。随访 1 年, 一切尚好。

用方体会: 根据甲状腺肿大、脉沉涩辨为瘀, 又根据表情沉默、情绪急躁辨为气郁, 因舌质暗淡、苔白腻辨为寒痰, 以此辨为瘀郁夹痰证。方以桂枝茯苓丸活血化瘀, 消散痞块; 以四逆散疏肝解郁, 调理气机; 以半夏厚朴汤行气降逆, 化痰散结, 加海藻软坚散结消肿, 方药相互为用, 以奏其效。

3. 胃癌术后复发

郑某, 男, 69 岁, 郑州人。4 年前经检查诊断为胃癌, 手术后复发转移至肺, 近由病友介绍前来诊治: 胃痛, 胃胀痞满, 不思饮食, 怕冷喜温, 咳嗽, 咯痰色黄不利, 胸闷, 气急, 舌质暗淡边略紫、苔黄腻, 脉沉弱略涩。辨为寒热夹痰湿证, 治当清热燥湿, 温阳散寒, 燥湿化痰, 给予桂枝茯苓丸与泽漆汤合方加味: 桂枝 12 g, 茯苓 12 g, 桃仁 12 g, 牡丹皮 12 g, 白芍 12 g, 生半夏 12 g, 拳参 15 g, 泽漆 30 g, 生姜 15 g, 白前 15 g, 黄芩 10 g, 红参 10 g, 五灵脂 10 g, 炙甘草 6 g。6 剂, 水煎服, 第 1 次煎 35 min, 第 2 次煎 25 min, 合并药液, 每日 1 剂, 每次服 30 mL 左右, 每日分早、中、晚 3 次服。

二诊: 胃痛减轻, 仍然胃胀, 以前方加生山楂 24 g, 6 剂。

三诊: 咳嗽减轻, 咯痰减少, 以前方 6 剂继服。

四诊: 胃痛较前又有减轻, 胸闷好转, 以前方 6 剂继服。

五诊: 饮食较前增加, 以前方 6 剂继服。

六诊：诸症趋于缓解，以前方6剂继服。

七诊：诸症基本消除，以前方80余剂继服；经CT复查胃部及肺部肿瘤未见增大；为了巩固疗效，又以前方治疗100余剂，经CT复查胃部及肺部肿瘤较前略有缩小；之后，为了巩固疗效，每3天2剂继续治疗。随访2年，身体状况尚好。

用方体会：根据胃痛、脉沉弱涩辨为瘀，又根据咳嗽、痰黄辨为热，因舌质暗淡、苔黄腻辨为寒热夹杂，以此辨为寒热夹痰湿证。方以桂枝茯苓丸活血化瘀，消散痞块；以泽漆汤清肺热，调脾胃，化痰浊，加五灵脂活血化瘀，方药相互为用，以奏其效。

4. 卵巢癌术后复发

许某，女，48岁，郑州人。3年前经检查诊断为卵巢癌，手术后转移至骨，近由病友介绍前来诊治：腰椎疼痛如刺，少腹拘急疼痛，情绪急躁易怒，大便干结，手足不温，怕冷，舌质暗红边略紫、苔腻黄白夹杂，脉沉涩。辨为瘀郁夹寒热证，治当活血化瘀，泻热通便，行气解郁，给予桂枝茯苓丸、四逆散与桃核承气汤合方加味：桂枝12 g，茯苓12 g，桃仁12 g，牡丹皮12 g，白芍12 g，柴胡12 g，枳实12 g，大黄12 g，芒硝6 g，生附子5 g，生半夏12 g，炙甘草6 g。6剂，水煎服，第1次煎35 min，第2次煎25 min，合并药液，每日1剂，每次服30 mL左右，每日分早、中、晚3次服。

二诊：大便通畅，以前方6剂继服。

三诊：腰椎疼痛略有好转，以前方6剂继服。

四诊：情绪急躁略有好转，以前方6剂继服。

五诊：大便略溏，仍有手足不温，以前方变附子为10 g，6剂。

六诊：大便正常，少腹拘急疼痛好转，以前方6剂继服。

七诊：诸症基本趋于缓解，以前方6剂继服。

八诊：诸症基本消除，又以前方治疗150余剂，经CT复查转移肿瘤未见增大；之后，为了巩固疗效，以前方因病证变化酌情加减变化继续治疗。随访1年半，身体状况尚好。

用方体会：根据腰椎刺痛辨为瘀，又根据手足不温、怕冷辨为夹寒，因舌质暗红、苔黄白夹杂辨为寒热夹杂，以此辨为瘀郁夹寒热证。方以桂枝茯苓丸活血化瘀，消散痞块；以四逆散疏肝解郁，调理气机；以桃核承气汤泻热逐

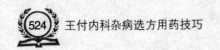

瘀，加生附子温阳散寒，生半夏醒脾燥湿化痰，方药相互为用，以奏其效。

大黄蟅虫丸(《伤寒杂病论》)

运用大黄蟅虫丸并根据方药组成及用量的配伍特点，可以辨治瘀血夹虚夹热证；辨治要点是痞块、疼痛。

【组成】大黄蒸,十分（7.5 g）　黄芩二两（6 g）甘草三两（9 g）　桃仁一升（24 g）杏仁一升（24 g）　芍药四两（12 g）　干地黄十两（30 g）　干漆一两（3 g）虻虫一升（24 g）　水蛭百枚（24 g）　蛴螬一升（24 g）　蟅虫半升（12 g）

【用法】将药研为细散状，以蜜为丸，以酒送服6 g，每日分3次服。

【功效】活血化瘀，缓中补虚。

辨治良性肿瘤、恶性肿瘤、皮下囊肿、脂肪瘤、增生性病变、淋巴结肿大、肝硬化、脾大属于瘀血夹虚夹热证，以痞块、疼痛为基本特征。

【适用病证】

主要症状：痞块，疼痛。

辨证要点：痛如针刺，面色不荣，舌质暗红或夹瘀斑、苔薄黄，脉沉或涩。

可能伴随的症状：痞结不通，或胁下胀痛，或疼痛夜间加重，或痛处固定，或头痛，或腹痛等。

【解读方药】方中用活血药5味，虻虫偏于消坚，水蛭偏于消癥，蟅虫偏于通利，干漆偏于破坚，蛴螬偏于攻利；补血药2味，干地黄偏于滋阴，芍药偏于敛阴；泻热药2味，黄芩偏于清上，大黄偏于泻下；甘草益气和中；杏仁降泄浊气。又，方中用活血药配伍补血药，以治瘀血夹虚；活血药配伍泻热药，以治瘀血化热；活血药配药益气药，气以帅血，兼防活血药伤气；活血药配伍降泄药，以治瘀浊蕴结，方药相互为用，以活血化瘀，缓中补虚为主。

【配伍用药】若瘀血重者，加大水蛭、虻虫用量，以破血通络消癥；若夹热者，加大大黄、黄芩用量，以清泻郁热；若血虚甚者，加大干地黄、白芍用量，再加当归，以补血养血等。

【临证验案】**肝血管瘤术后复发**

蒋某，女，52岁，郑州人。5年前体检发现肝脏多处有血管瘤，次年复查肝血管瘤增大，即手术治疗，术后半年复发，近由病友介绍前来诊治：右胁下胀痛，偶尔刺痛，大便干结，时有头晕目眩，情绪急躁，口苦口腻，舌质暗红、苔薄黄，脉沉略涩。辨为瘀郁夹湿热证，治当活血化瘀，泻热燥湿，给予大黄䗪虫丸与四逆散合方加味：大黄8 g，黄芩6 g，桃仁24 g，杏仁24 g，白芍12 g，生地黄30 g，干漆3 g，虻虫6 g，水蛭6 g，蛴螬6 g，䗪虫12 g，柴胡12 g，枳实12 g，海藻24 g，炙甘草12 g。6剂，水煎服，第1次煎35 min，第2次煎25 min，合并药液，每日1剂，每次服30 mL左右，每日分早、中、晚3次服。

二诊：口苦、口腻减轻，仍大便干结，以前方变大黄为12 g，6剂。

三诊：大便正常，胁下胀痛减轻，以前方6剂继服。

四诊：大便略溏，情绪好转，以前方减大黄为10 g，6剂。

五诊：刺痛未再出现，头晕目眩止，以前方6剂继服。

六诊：胁下胀痛基本消除，以前方6剂继服。

七诊：诸症基本消除，又以前方治疗70余剂，经CT复查肝血管瘤较前缩小；之后，为了巩固疗效，以前方变汤剂为散剂，每次6 g，每日分早、中、晚3次服，又治疗1年，经复查肝血管瘤痊愈。随访1年，一切尚好。

用方体会：根据胁下胀痛辨为郁，又根据痛如刺辨为瘀，因口苦、口腻辨为湿热，以此辨为瘀郁夹湿热证。方以大黄䗪虫丸活血化瘀，缓中补虚；以四逆散疏肝解郁，调理气机，加海藻软坚散结消肿，方药相互为用，以奏其效。

复元活血汤(《医学发明》)

运用复元活血汤并根据方药组成及用量的配伍特点，可以辨治瘀热痞块证、瘀热阻心证；辨治要点是痞块、心痛、胸闷。

【组成】柴胡_{半两}（15 g）　瓜蒌根　当归_{各三钱}（各9 g）　红花　甘草　穿山甲_{炮，各二钱}（各6 g）　大黄_{酒浸，一两}（30 g）　桃仁_{酒浸，去皮尖，研如泥，五十个}（12 g）

【用法】将药研为细散状，每次服30 g，用水煎加入白酒同煎，饭前温服。

【功效】活血祛瘀，疏肝通络。

1. 辨治良性肿瘤、恶性肿瘤、皮下囊肿、脂肪瘤、增生性病变、淋巴结肿大、肝硬化、脾大属于瘀热痞块证，以痞块、疼痛为基本特征。

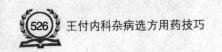

【适用病证】

主要症状：痞块，疼痛。

辨证要点：痛如针刺，情绪异常加重，舌质暗红或夹瘀紫、苔薄黄，脉沉或涩。

可能伴随的症状：夜间痛甚，或胁下痞块，或疼痛相引，或疼痛拒按，或脘腹胀满，或腹大如鼓，或大便不畅等。

2. **辨治心律失常、冠心病、风湿性心脏病、心肌肥大、扩张性心脏病、心脏右束支传导阻滞、神经衰弱属于瘀热阻心证，以心悸、胸闷、肢体困重为基本特征。**

【适用病证】

主要症状：心痛，或心悸，胸闷。

辨证要点：痛如针刺，舌质暗红夹瘀紫、苔薄黄，脉沉或沉涩。

可能伴随的症状：头痛，或口苦，或心烦，或心胸拘急压迫，或胸中痞塞，或健忘，或失眠，或身体疼痛，或大便干结等。

【解读方药】方中用活血药3味，桃仁偏于破血，红花偏于通经，穿山甲偏于通络；泻热药2味，瓜蒌根偏于消肿止痛，大黄偏于泻热祛瘀；柴胡调理气机；当归补血活血；甘草益气和中。又，方中用活血药配伍泻热药，以治瘀热；活血药配伍理气药，以气帅血行；活血药配伍补血药，以防活血药伤血；活血药配伍益气药，以防活血药伤气，方药相互为用，以活血祛瘀，疏肝通络为主。

【配伍用药】若瘀血重者，加乳香、没药、三七、延胡索，以活血化瘀，消肿止痛；若夹气郁者，加香附、川芎、青皮，以行气活血止痛等。

第7章 骨节肌腱骨骼肌病证用方

　　关节即骨与骨之间连接处，关节由关节囊、关节面和关节腔构成，能活动的关节叫"活动关节"，不能活动的关节叫"非动关节"。活动关节如四肢的肩、肘、指、髋、膝等关节。关节腔内有少量液体，以减少关节运动时摩擦。关节有病时，关节腔内液体可增多，形成关节积液和肿大。滑膜关节是覆盖的骨外的结缔组织膜，其作用主要是营养骨骼，并与关节滑液一起维持与保护关节的正常作用。常见骨节病变有关节肿胀（周围软组织充血、水肿、出血和炎症）、关节破坏、关节退行性变（关节软骨细胞变性、坏死、溶解，并逐渐为纤维组织或纤维软骨）、关节强直（骨性强直和纤维性强直）、关节脱位等。

　　肌腱是肌腹两端的索状或膜状致密结缔组织，便于肌肉附着和固定。每一块骨骼肌都分成肌腹和肌腱两部，肌腹由肌纤维构成，具收缩能力；肌腱由致密结缔组织构成，非具收缩能力。肌腱能控制肌肉的力量、爆发力以及耐力。常见肌腱病变有屈指肌腱腱鞘炎、桡骨茎突狭窄性腱鞘炎、肱二头肌长头腱鞘炎、肌腱炎、腱鞘囊肿等。

　　骨骼肌分布于躯干和四肢的每块肌肉，由许多平行排列的骨骼肌纤维组成，其周围包裹着结缔组织。各层结缔组织膜既有支持、连接、营养和保护肌组织的作用，又对单条肌纤维的活动，乃至对肌束和整块肌肉的肌纤维群体活动起着调整调节及协调作用。人体所有的骨骼肌活动均是在中枢神经系统的控制下完成的。

　　骨节，中医称之为关节，从中医认识骨节病变，因肾主骨，所以辨治骨节病变主要从肾辨治，再结合肾阴肾阳以及寒热虚实，以及肾与脾的关系、肾与肝的关系，以此才能更好地辨治，才能更好地取得预期治疗效果。

　　肌腱，中医称之为筋脉，从中医认识筋脉病变，因肝主筋，心主脉，所以辨识筋脉病变主要从肝、从心辨治，再结合肝的生理特性和心的生理特性，以及肝肾关系、肝脾关系、心肝关系，以此才能更好地辨治筋脉病变，才能取得

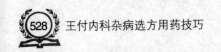

预期治疗效果。

骨骼肌，中医称之为肌肉，从中医认识肌肉病变，因脾主肌，所以辨治肌肉病变主要从脾辨治，再结合脾的生理特性及病理变化，以此才能辨清病变属性，才能更好地辨治肌肉病变，才能更好地取得预期治疗效果。

风寒湿证用方

风寒湿证的基本症状有骨节疼痛，骨节沉困；辨治风寒湿证的基本要点是怕冷，舌质淡、苔白腻，运用方药辨治风寒湿证只有重视同中求异，才能选择最佳切机方药而取得良好治疗效果。

防风汤(《太平惠民和剂局方》)

运用防风汤并根据方药组成及用量的配伍特点，可以辨治风寒湿证以风为主；辨治要点是筋脉、肌肉、关节疼痛肿胀。

【组成】防风　甘草　当归　赤茯苓_{去皮}　杏仁_{去皮,炒熟}　官桂_{各一两}（各30 g）黄芩　秦艽　葛根_{各三钱}（各9 g）　麻黄_{去节,五钱}（15 g）

【用法】每服15 g，用酒、水共300 mL，加大枣3枚、生姜5片，煎至150 mL，去滓温服。

【功效】疏风通络，散寒除湿。

辨治风湿性关节炎、类风湿关节炎、反应性关节炎、强直性脊柱炎、增生性关节炎、变形性关节炎、痛风、纤维肌炎属于风寒湿证，以风为主的肌肉关节麻木、疼痛、肿胀为基本特征。

【适用病证】

主要症状：筋脉、肌肉、关节疼痛。

辨证要点：疼痛呈游走性，无汗，舌质淡、苔薄白，脉浮。

可能伴随的症状：身体酸痛，或困痛，或沉痛，或胀痛，或发热，或怕冷等。

【解读方药】方中用辛温药 3 味，防风偏于舒筋，麻黄偏于通络，官桂偏于温通；柔筋药 2 味，秦艽偏于透散，葛根偏于柔和；当归活血补血，调经止痛；治湿药 2 味，赤茯苓偏于渗利湿浊，杏仁偏于降利痰湿；黄芩苦寒燥湿；甘草益气和中。又，方中用辛温药配伍柔筋药，以治筋脉拘急；辛温药配伍活血药，以治瘀阻筋脉；辛温药配伍治湿药，以治风湿；辛温药配伍苦寒药，以防辛温药燥化伤津；辛温药配伍益气药，以治寒湿夹气虚，兼防辛温药伤气，方药相互为用，以疏风通络，散寒除湿为主。

【配伍用药】若风甚者，加羌活、独活，以祛风胜湿；若湿甚者，加茯苓、薏苡仁，以健脾渗湿；若困痛者，加川芎、桂枝，以行气通经止痛等。

乌头汤(《伤寒杂病论》)

运用乌头汤并根据方药组成及用量的配伍特点，可以辨治风寒湿夹气血虚证；辨治要点是筋脉、肌肉、关节疼痛肿胀。

【组成】麻黄 三两（9 g）　芍药 三两（9 g）　黄芪 三两（9 g）　甘草 炙，三两（9 g）　川乌 㕮咀，以蜜二升，煎取一升，即出乌头，五枚（10 g）

【用法】将药研为细散状，用水 210 mL，煮取药液 70 mL，加入蜜中煎煮，每次服 35 mL，视病情决定服药次数。

【功效】益气蠲邪，通利关节。

辨治风湿性关节炎、类风湿关节炎、反应性关节炎、强直性脊柱炎、增生性关节炎、变形性关节炎、痛风、纤维肌炎属于风寒湿夹气血虚证，以筋脉肌肉关节疼痛，因寒加重为基本特征。

【适用病证】

主要症状：筋脉、肌肉、关节疼痛。

辨证要点：因寒疼痛加重，倦怠乏力，无汗，舌质淡、苔薄白，脉浮。

可能伴随的症状：关节活动不利，或身体酸痛，或肢体麻木，或肢体酸困，或发热，或怕冷等。

【解读方药】方中用散寒温通药 2 味，麻黄偏于辛温透散，川乌偏于温热逐寒；益气药 2 味，黄芪偏于固表，甘草偏于缓急；芍药补血缓急止痛。又，方中用温通药配伍益气药，以治寒湿伤气；温通药配伍补血药，以治寒湿夹血

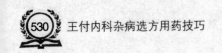

虚；益气药配伍补血药，以治气血虚弱，方药相互为用，以益气蠲邪，通利关节为主。

【配伍用药】若寒甚者，加附子、桂枝、干姜，以温阳散寒；若气虚甚者，加人参、白术，以健脾益气；若血虚甚者，加大白芍用量，再加当归，以补血止痛等。

【临证验案】

1. 颈椎骨质增生

赵某，男，74岁，有多年颈椎病病史，经 MRI 检查，诊断为颈椎骨质增生、生理曲度变直，C3/4、C4/5、C5/6、C6/7 椎间盘膨出。近因颈背疼痛，手指麻木，两手握拳有肿胀感前来诊治。刻诊：颈背疼痛因寒加重，手指麻木，上肢无力，两手握拳有肿胀感，握物上举困难，手握物时臂强直，头晕，恶心，胃脘胀闷，时有视物模糊、走路不稳，口苦，舌质淡红、苔略黄腻，脉沉弱。辨为寒痹夹热气虚证，治当温阳散寒，清热益气，给予乌头汤与半夏泻心汤合方加味：麻黄10 g，白芍10 g，黄芪10 g，生川乌10 g，红参10 g，生半夏12 g，黄连3 g，黄芩10 g，大枣12枚，干姜10 g，天花粉6 g，炙甘草10 g。6剂，每日1剂，水煎服，第1次煎药水开后文火煮50 min，第2次煎药水开后文火煮30 min，合并分早、中、晚3次服。

二诊：颈背疼痛缓解，仍然恶心，以前方加生姜15 g，12剂。

三诊：手指麻木减轻，恶心止，以前方减生姜为10 g，12剂。

四诊：胃脘胀闷消除，两手握拳肿胀感不明显，以前方12剂继服。

五诊：上肢无力好转，以前方12剂继服。

六诊：颈背疼痛基本消除，以前方12剂继服。

七诊：病情稳定，未有明显不适，以前方12剂继服。之后为了巩固疗效，又以前方治疗80余剂，诸症状基本消除。随访1年，一切尚好。

用方体会：根据颈背疼痛、因寒加重辨为寒，再根据手指麻木、上肢无力辨为气虚，因口苦、苔黄辨为热，又因两手握拳肿胀、苔黄腻辨为痰，以此辨为寒痹夹热气虚证。方以乌头汤温阳逐寒，通痹止痛；以半夏泻心汤清热益气，散寒化痰，加天花粉清热柔筋止痛，方药相互为用，以奏其效。

2. 强直性脊柱炎

徐某，女，27岁，强直性脊柱炎病史8年，数经中西药治疗症状未能达到有效控制。经 MRI 检查示：软骨破坏、关节旁广泛脂肪沉积，双侧骶髂关节面模糊，关节间隙变窄，并见部分融合；血细胞检查：白细胞计数升高，红细胞沉降率增快。近因病情加重前来诊治。刻诊：腰及脊柱、双髋关节、脚跟疼痛如针刺，夜间痛甚，受凉加重，晨僵，行走不便，困倦乏力，手足不温，胃脘胀满，口苦，口渴欲饮水，舌质淡红边夹瘀紫、苔黄厚腻，脉沉略弱。辨为寒痹夹湿热气虚证，治当温阳散寒，清热燥湿，益气和胃，给予乌头汤与半夏泻心汤合方加味：麻黄 10 g，白芍 10 g，黄芪 10 g，生川乌 10 g，红参 10 g，生半夏 12 g，黄连 10 g，黄芩 15 g，大枣 12 枚，干姜 10 g，天花粉 10 g，山楂 24 g，五灵脂 10 g，炙甘草 10 g。6 剂，每日 1 剂，水煎服，第 1 次煎药水开后文火煮 50 min，第 2 次煎药水开后文火煮 30 min，合并分早、中、晚 3 次服。

二诊：疼痛略有减轻，口苦止，以前方减黄芩至 10 g、天花粉至 6 g，6 剂。

三诊：手足转温，夜间疼痛减轻，胃脘胀满消除，以前方 12 剂继服。

四诊：经复查，血细胞恢复正常，诸症状较前好转，以前方 12 剂继服。

五诊：病情基本稳定，以前方 12 剂继服。

六诊：苔黄基本消除，以前方减黄连为 6 g，12 剂。

七诊：病情趋于稳定，未有其他明显不适，以前方 12 剂继服。之后为了巩固疗效，又以前方治疗 120 余剂，诸症状消除。随访 1 年，一切尚好。

用方体会：根据腰及脊柱、双髋关节、脚跟疼痛因受凉加重辨为寒，再根据倦怠乏力、脉弱辨为气虚，因口苦、口渴欲饮水、苔黄辨为热，又因痛如针刺、舌质淡红边夹瘀紫辨为瘀血，以此辨为寒痹夹湿热瘀滞证。方以乌头汤温阳逐寒，通痹止痛；以半夏泻心汤清热益气，散寒化痰，加天花粉清热柔筋止痛，山楂消食和胃活血，五灵脂活血止痛，方药相互为用，以奏其效。

3. 腰椎间盘突出症

刘某，男，59 岁，腰痛病史 10 年。MRI 检查示：腰 4－5 椎间盘膨出并钙化、黄韧带肥厚，腰 4 椎体滑出，腰 4－5 椎小关节增生性关节炎，腰椎退行性改变。近因病情加重前来诊治。刻诊：腰椎及腰部软组织抽痛，因寒加重，疼痛放射至下肢，下肢僵硬沉重麻木，手足不温，倦怠乏力，心烦，经常牙痛及口舌溃烂，舌质淡红、苔黄腻，脉沉弱。辨为寒痹夹湿热气虚证，治当温阳散寒，清热燥湿，给予乌头汤与半夏泻心汤合方加味：麻黄 10 g，白芍 10 g，黄芪 10 g，生川乌 10 g，红参 10 g，生半夏 12 g，黄连 12 g，黄芩 15 g，大枣 12 枚，干姜 10 g，石膏 24 g，牡丹皮 15 g，炙甘草 10 g。6 剂，每日 1 剂，水煎服，第 1 次煎药水开后文火煮 50 min，第 2 次煎药水开后文火煮 30 min，合并分早、中、晚 3 次服。

二诊：沉重麻木略有减轻，以前方 6 剂继服。

三诊：牙痛及口舌溃烂消除，去石膏，以前方 6 剂继服。

四诊：诸疼痛好转，心烦止，以前方减黄连为 10 g、黄芩为 10 g，6 剂。

五诊：诸症状均较前明显缓解，以前方 12 剂继服。

六诊：倦怠乏力消除，其他诸症较前又有好转，以前方 12 剂继服。

七诊：下肢僵硬沉重麻木基本解除，以前方 12 剂继服。之后，为了巩固疗效，又以前方治疗 100 余剂，病情稳定，未有明显不适。随访 1 年，一切尚好。

用方体会：根据腰椎及腰部软组织抽痛、因寒加重辨为寒，再根据倦怠乏力、脉沉弱辨为气虚，因牙痛及口舌溃烂、苔黄辨为热，又因下肢僵硬沉重、苔腻辨为湿，以此辨为寒痹夹湿热气虚证。方以乌头汤温阳逐寒，通痹止痛；以半夏泻心汤清热益气，散寒化痰，加石膏清泻郁热，牡丹皮清热活血止痛，方药相互为用，以奏其效。

辨识筋脉关节疼痛病变，既有热证又有寒证，更有夹瘀、夹痰、夹虚等，临证只有合理地运用乌头汤与半夏泻心汤合方，才能既可辨治单一的热证，又可辨治单一的寒证，更可辨治相互夹杂之病变。

薏苡仁汤（《奇效良方》）

运用薏苡仁汤并根据方药组成及用量的配伍特点，可以辨治风寒湿夹气血虚证；辨治要点是筋脉、肌肉、关节疼痛肿胀。

【组成】薏苡仁一两（30 g）　当归一两（30 g）　芍药一两（30 g）　麻黄一两（30 g）　官桂一两（30 g）　甘草炙，一两（30 g）　苍术米泔浸一宿，去皮，挫炒，一两（30 g）

【用法】上锉，每服七钱半，水二盏，生姜七片，煎至八分，去滓，食前温服。自汗减麻黄；热减官桂。

【功效】除湿通络，益血散寒。

辨治风湿性关节炎、类风湿关节炎、反应性关节炎、强直性脊柱炎、增生性关节炎、变形性关节炎、痛风、纤维肌炎属于风寒湿证，以湿为主，以筋脉、肌肉、关节疼痛为基本特征。

【适用病证】

主要症状：筋脉、肌肉、关节疼痛。

辨证要点：肢体沉重，无汗，舌质淡、苔白腻，脉沉。

可能伴随的症状：关节活动不利，或身体酸痛，或困痛，或沉痛，或肌肤重浊，或怕冷等。

【解读方药】 方中用治湿药 2 味，薏苡仁偏于健脾渗湿，苍术偏于醒脾燥湿；补血药 2 味，当归偏于活血，芍药偏于柔筋；辛散药 2 味，麻黄偏于通透，官桂偏于温通；炙甘草益气缓急止痛。又，方中用治湿药配伍补血药，以治湿夹血虚；治湿药配伍辛散药，以治湿郁筋脉；治湿药配伍益气药，以气能化湿，方药相互为用，以除湿通络，益血散寒为主。

【配伍用药】 若湿甚者，加大薏苡仁、苍术用量，再加羌活、独活，以利湿燥湿胜湿；若寒甚者，加附子、桂枝，以温阳散寒；若疼痛甚者，加大白芍用量，再加桂枝，以通经柔筋，缓急止痛等。

【临证验案】 强直性脊柱炎

夏某，女，38 岁，有多年强直性脊柱炎病史，服用中西药但未能有效控制症状，近由病友介绍前来诊治。刻诊：腰背疼痛僵硬，关节活动不利，肢体沉重，因寒湿加重，时时筋脉拘急，倦怠乏力，口腻不渴，舌质淡、苔白腻，脉沉弱。辨为寒湿夹气虚证，治当温阳散寒，利湿益气，给予乌头汤与薏苡仁汤合方加味：麻黄 15 g，白芍 15 g，黄芪 10 g，生川乌 10 g，薏苡仁 15 g，当归 15 g，肉桂 15 g，苍术 15 g，生半夏 12 g，炙甘草 15 g。6 剂，每日 1 剂，水煎服，第 1 次煎药水开后文火煮 50 min，第 2 次煎药水开后文火煮 30 min，合并分早、中、晚 3 次服。

二诊：腰背疼痛略有好转，以前方 6 剂继服。

三诊：关节活动不利略有好转，仍有倦怠乏力，以前方加红参 10 g，6 剂。

四诊：筋脉拘急未再出现，以前方 6 剂继服。

五诊：僵硬明显减轻，以前方 6 剂继服。

六诊：腰背疼痛僵硬趋于缓解，以前方 6 剂继服。

七诊：诸症基本趋于缓解，又以前方治疗 100 余剂，诸症基本消除。之后，以前方变汤剂为散剂，每次 6 g，每日分早、中、晚 3 次服。随访 1 年，一切尚好。

用方体会：根据腰背疼痛僵硬、因寒湿加重辨为寒湿，再根据倦怠乏力、脉沉弱辨为气虚，因口腻不渴辨为湿壅气机，以此辨为寒湿夹气虚证。方以乌头汤温阳逐寒，通痹止痛；以薏苡仁汤除湿通络，益血散寒，加生半夏燥湿化痰，方药相互为用，以奏其效。

双合汤（《回春》卷四）

运用双合汤并根据方药组成及用量的配伍特点，可以辨治痰瘀阻滞证；辨治要点是筋脉、肌肉、关节疼痛肿胀。

【组成】当归_钱（3 g）　川芎_钱（3 g）　白芍_钱（3 g）　生地黄_钱（3 g）　陈皮_钱（3 g）　半夏姜汁炒，一钱　茯苓去皮，一钱（3 g）　桃仁去皮，八分（2.4 g）　红花三分（1 g）　白芥子_钱（3 g）　甘草三分（1 g）

【用法】加生姜 3 片，水煎熟，入竹沥、姜汁同服。

【功效】活血补血，理气化痰。

辨治风湿性关节炎、类风湿关节炎、反应性关节炎、强直性脊柱炎、增生性关节炎、变形性关节炎、痛风、纤维肌炎属于痰瘀阻滞证，以筋脉肌肉关节疼痛、沉重、刺痛为基本特征。

【适用病证】

主要症状：筋脉、肌肉、关节疼痛。

辨证要点：疼痛如刺，肢体沉重，舌质暗淡夹瘀紫、苔白腻，脉沉或涩。

可能伴随的症状：关节活动不利，或痛处不移，或肌肤色泽紫暗，或肢体麻木沉着，或关节肢体僵硬，或屈伸不利，或皮肤结节，胸闷，或痰多等。

【解读方药】方中用活血药 5 味，当归偏于补血，川芎偏于行气，白芍偏于缓急止痛，桃仁偏于破血，红花偏于通经；化痰药 4 味，陈皮偏于理气，半夏偏于醒脾，白芥子偏于通络，茯苓偏于渗利；生地黄益阴生津；甘草益气和中。又，方中用活血药配伍化痰药，以治痰瘀夹杂；活血药配伍益阴药，以治瘀血夹热；化痰药配伍益气药，以气化痰湿，方药相互为用，以活血补血，理气化痰为主。

【配伍用药】若瘀甚者，加大桃仁、红花用量，以活血化瘀；若痰甚者，加大陈皮、半夏，以燥湿化痰；若夹寒者，加桂枝、附子，以温通散寒等。

独活寄生汤(《备急千金要方》)

运用独活寄生汤并根据方药组成及用量的配伍特点，可以辨治风寒湿夹肝肾虚证；辨治要点是筋脉、肌肉、关节疼痛肿胀。

【组成】独活三两（90 g）　桑寄生　杜仲　牛膝　细辛　秦艽　茯苓　桂心　防风　川芎　人参　甘草　当归　芍药　干地黄各二两（各60 g）

【用法】将药研为细散状，用水700 mL，煮取药液210 mL，温服。用汤剂可用原方量的1/5。

【功效】祛风湿，止痹痛，益气血，补肝肾。

辨治风湿性关节炎、类风湿关节炎、反应性关节炎、强直性脊柱炎、增生性关节炎、变形性关节炎、痛风、纤维肌炎属于风寒湿夹肝肾虚证，以筋脉肌肉关节疼痛、倦怠乏力为基本特征。

【适用病证】

主要症状：筋脉、肌肉、关节疼痛。

辨证要点：因风寒湿加重，倦怠乏力，舌质淡、苔白或腻，脉沉。

可能伴随的症状：关节活动不利，或屈伸不利，或腰酸腿软，或肢体麻木沉着，或怕冷，或大便不畅等。

【解读方药】方中用通络舒筋药5味，羌活偏于化湿，细辛偏于止痛，防风偏于透散，桂心偏于温通，秦艽偏于舒络；益气药3味，人参偏于大补，茯苓偏于渗利，甘草偏于平补；补血药3味，当归偏于活血，白芍偏于缓急，干地黄偏于益阴；川芎理血行气；桑寄生、杜仲、牛膝补肝肾，壮腰脊，强筋骨。又，方中用通络药配伍益气药，以治经筋气虚；通络药配伍补血药，以治经筋血虚；通络药配伍活血行气药，以治经筋不通；通络药配伍补肝肾药，以治肝肾亏虚不通；益气药配伍补血药，以治气血虚弱，方药相互为用，以祛风湿，止痹痛，益气血，补肝肾为主。

【配伍用药】若疼痛甚者，加川乌、草乌，以逐寒止痛；若寒甚者，加附

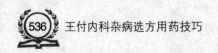

子、干姜，以温阳散寒；若湿盛者，加薏苡仁、苍术，以利湿燥湿等。

热郁痹阻证用方

热郁痹阻证的基本症状有骨节疼痛，骨节肿胀；辨治热郁痹阻证的基本要点是发热，舌质红、苔黄，运用方药辨热郁痹阻证只有重视同中求异，才能选择最佳切机方药而取得良好治疗效果。

白虎汤(《伤寒杂病论》)

运用白虎汤并根据方药组成及用量的配伍特点，可以辨治阳明热盛伤筋证、阳明热盛伤津证；辨治要点是头痛、颈项强直。

【组成】知母六两（18 g）　石膏碎,一斤（48 g）　甘草炙,二两（6 g）　粳米六合（18 g）

【用法】用水 700 mL，煮取药液 210 mL；每日分 3 次温服。

【功效】清热生津。

1. 辨治流行性脑脊髓膜炎、流行性乙型脑炎、结核性脑膜炎、肝性脑病、肾性脑病、中毒性脑病、脑寄生虫病、脑囊虫病、脑脓肿等属于阳明热盛伤筋证，以头痛、项强、口渴较甚为基本特征。

【适用病证】

主要症状：头痛，颈项强直。

辨证要点：渴欲引饮，舌质红、苔黄，脉洪或数。

可能伴随的症状：口噤不开，或手足挛急，或手足烦热，或牙关紧闭，或高热，或汗出等。

2. 辨治糖尿病、尿崩症、甲状腺功能亢进症、原因不明性内分泌失调属于阳明热盛伤津证，以口渴、易饥、饮水不解渴为基本特征。

【适用病证】

主要症状：口渴多饮，易饥，饮水不解渴。

辨证要点：口干咽燥，舌质红、苔薄黄，脉洪大。

可能伴随的症状：胃脘灼热，或心烦，或急躁，或多汗，或大便干结等。

【解读方药】方中用清热药2味，石膏偏于清泻，知母偏于清润；益气药2味，粳米偏于和胃，甘草偏于缓急。又，方中用清热药配伍益气药，以治郁热伤气，兼防寒药伤胃；方药相互为用，以清泻盛热为主。

【配伍用药】若心烦者，加竹叶、栀子，以清心除烦；若口渴者，加天花粉、芦根、生地黄，以生津止渴；若热毒盛者，加连翘、金银花，以清热解毒；若肝热动风者，加羚羊角、钩藤，以清肝息风等。

【临证验案】甲状腺功能亢进症

刘某，女，54岁，有多年甲状腺亢进症病史，服用中西药但未能取得预期控制症状，近由病友介绍前来诊治。刻诊：甲状腺肿大，眼球突出，急躁易怒，眼睑震颤，胃脘痞满，食则胃胀，多汗，口渴欲饮水，舌质红、苔黄腻，脉沉弱。辨为肝胃郁热夹湿证，治当疏肝清胃，息风除湿，给予白虎汤、枳术汤、半夏泻心汤与藜芦甘草汤合方加味：石膏45 g，知母18 g，粳米10 g，黄连3 g，黄芩10 g，生半夏12 g，红参10 g，干姜10 g，大枣12枚，藜芦3 g，枳实10 g，白术10 g，炙甘草15 g。6剂，每日1剂，水煎服，第1次煎药水开后文火煮50 min，第2次煎药水开后文火煮30 min，合并分早、中、晚3次服。

二诊：口渴减轻，急躁易怒好转，以前方6剂继服。

三诊：汗出减少，仍有食则腹胀，以前方加生山楂24 g，6剂。

四诊：食则胃胀减轻，汗出止，以前方6剂继服。

五诊：仍然甲状腺肿大，以前方加海藻24 g，6剂。

六诊：急躁易怒好转，胃脘痞满基本消除，以前方6剂继服。

七诊：除了甲状腺肿大、眼球突出未有明显改善外，其余诸症基本趋于缓解，又以前方治疗60余剂，甲状腺肿大、眼睑突出明显好转。之后，以前方变汤剂为散剂，每次6 g，每日分早、中、晚3次服。随访1年，一切尚好。

用方体会：根据多汗、口渴欲饮水辨为郁热，再根据急躁易怒辨为气郁，因眼球震颤、苔腻辨为风痰，又因食则胃胀辨为胃气不降，以此辨为肝胃郁热夹湿证。方以白虎汤清泻郁热；以枳术汤行气解郁，健脾益气；以半夏泻心汤清热散寒，消痞散结；以藜芦甘草汤祛痰息风，方药相互为用，以奏其效。

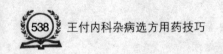

白虎汤(《伤寒杂病论》)与增液承气汤(《温病条辨》)合方

运用白虎汤与增液承气汤合方并根据方药组成及用量的配伍特点，可以辨治阳明热盛内结证、阳明热盛内结津伤证；辨治要点是头痛、颈项强直。

【组成】

白虎汤：知母六两（18 g） 石膏碎,一斤（48 g） 甘草炙,二两（6 g） 粳米六合（18 g）

增液承气汤：大黄三钱（9 g） 芒硝一钱五分（5 g） 玄参一两（30 g） 麦冬连心,八钱（24 g） 生地八钱（24 g）

【用法】用水 700 mL，煮取药液 210 mL；每日分 3 次温服。

【功效】清热生津，滋阴泻实。

1. 辨治流行性脑脊髓膜炎、流行性乙型脑炎、结核性脑膜炎、肝性脑病、肾性脑病、中毒性脑病、脑寄生虫病、脑囊虫病、脑脓肿等属于阳明郁热内结证，以头痛、项强、高热、大便干结为基本特征。

【适用病证】

主要症状：头痛，颈项强直，大便干结。

辨证要点：渴欲引饮，舌质红、苔黄，脉沉或洪数。

可能伴随的症状：口噤不开，或腹胀，或腹痛，或手足挛急，或手足不温，或牙关紧闭，或高热，或汗出，或神昏，或谵语等。

2. 辨治药物性便秘、习惯性便秘、产后便秘、痔疮术后便秘、肠麻痹、胃柿石、不完全性肠梗阻属于阳明热盛伤津内结证，以大便干结、肌肤干燥为基本特征。

【适用病证】

主要症状：大便干结，腹胀。

辨证要点：口渴，口干舌燥，舌质红、苔薄黄，脉滑或数。

可能伴随的症状：腹痛，或腹中灼热，或面赤，或心烦，或小便黄赤，或不思饮食等。

【解读方药】方中用清热药 2 味，石膏偏于清泻，知母偏于清润；通下药 2 味，大黄偏于硬攻，芒硝偏于软坚；滋阴药 3 味，生地黄、玄参偏于凉血，麦冬偏于生津；益气药 2 味，粳米偏于和胃，甘草偏于缓急。又，方中用清热药配伍通下药，以治郁热内结；清热药配伍滋阴药，以治热伤阴津；清热药配伍益气药，以治郁热伤气，方药相互为用，以清热生津，滋阴泻实为主。

【配伍用药】若头痛者，加赤芍、牡丹皮、生甘草，以缓急止痛；若颈项强硬者，加天花粉、葛根，以柔筋缓急；若心烦者，加竹叶、栀子，以清心除烦；若口渴者，加天花粉、芦根、生地黄，以生津止渴；若热毒盛者，加连翘、金银花，以清热解毒；若肝热动风者，加羚羊角、钩藤，以清肝息风等。

【临证验案】不完全性肠梗阻

邱某，女，38 岁，1 年前原因不明被诊断为不完全性肠梗阻，但服用中西药未能取得有效控制症状，近由病友介绍前来诊治。刻诊：大便干结困难 4～5 天/次，腹部胀满不通，腹中转气不得出，频频嗳气，口渴欲饮凉水，手足不温，怕冷，舌质红、苔黄，脉沉细弱。辨为津亏热结夹阳虚证，治当滋阴生津，清泻热结，温阳通便，给予白虎汤、增液承气汤与大黄附子汤合方：石膏45 g，知母 18 g，粳米 10 g，大黄 10 g，芒硝 5 g，玄参 30 g，麦冬 24 g，生地黄 24 g，附子 15 g，细辛 6 g，枳实 5 g，炙甘草 6 g。6 剂，每日 1 剂，水煎服，第 1 次煎药水开后文火煮 50 min，第 2 次煎药水开后文火煮 30 min，合并分早、中、晚 3 次服。

二诊：大便仍困难，腹中转气减少，以前方变大黄为 15 g，6 剂。

三诊：大便困难减轻，仍然腹部胀满，以前方变枳实为 10 g，加木香 10 g，6 剂。

四诊：腹部胀满减轻，口渴基本消除，以前方 6 剂继服。

五诊：大便 1 次/天，频频嗳气消除，以前方 6 剂继服。

六诊：腹中转气基本消除，以前方 6 剂继服。

七诊：诸症基本消除，又以前方治疗 50 余剂。随访 1 年，一切尚好。

用方体会：根据口渴欲饮凉水辨为热结津伤，再根据手足不温、怕冷辨为阳虚，因频频嗳气辨为浊气不降，又因脉沉细弱辨为津亏，以此辨为津亏热结夹阳虚证。方以白虎汤清泻郁热；以增液承气汤增液生津，泻热通便；大黄附子汤温阳散寒，通泻郁结，加枳实行气除满，方药相互为用，以奏其效。

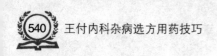

白虎加苍术汤(《备急千金要方》)

运用白虎加苍术汤并根据方药组成及用量的配伍特点,可以辨治郁热夹湿筋急证;辨治要点是筋脉、肌肉、关节疼痛肿胀。

【组成】知母六两(18 g)　石膏一斤(50 g)　苍术、粳米各三两(各9 g)　甘草炙,二两(6 g)

【用法】将药研为细散状,每次服15 g,用水煎煮,温热服之。

【功效】清热祛湿。

辨治流行性脑脊髓膜炎、流行性乙型脑炎、结核性脑膜炎、肝性脑病、肾性脑病、中毒性脑病、脑寄生虫病、脑囊虫病、脑脓肿等属于郁热夹湿筋急证,以筋脉、肌肉、关节疼痛重着为基本特征。

【适用病证】

主要症状:头痛、筋脉、肌肉、关节重着疼痛。

辨证要点:肢体烦重,舌质红、苔黄腻,脉沉或滑。

可能伴随的症状:手足烦热,或口渴,或肢体拘急,或头紧,或头昏等。

【解读方药】方中用清热药2味,石膏偏于清泻,知母偏于清润;益气药2味,粳米偏于和胃,甘草偏于缓急;苍术醒脾燥湿,除湿止痛。又,方中用清热药配伍益气药,以治郁热伤气;清热药配伍苦温燥湿药,以治郁热夹湿;益气药配伍苦温燥湿药,以气化湿浊,方药相互为用,以清热祛湿为主。

【配伍用药】若湿热甚者,加黄连、黄柏,以清热燥湿;若湿甚者,加大苍术用量,再加薏苡仁、羌活,以燥湿利湿;若疼痛甚者,加桂枝、白芍,以通经缓急止痛等。

清营汤(《温病条辨》)

运用清营汤并根据方药组成及用量的配伍特点,可以辨治郁热扰心证;辨治要点是头痛、颈项强直、谵语。

【组成】犀角(水牛角代)三钱(9 g)　生地五钱(15 g)　玄参三钱(9 g)　竹叶心一钱(3 g)　麦冬三钱(9 g)　丹参二钱(6 g)　黄连一钱五分(5 g)　金银

花_{三钱}（9 g）　连翘_{连心用,二钱}（6 g）

【用法】水煎服，每日分 3 次服。

【功效】清营解毒，透热养阴。

辨治流行性脑脊髓膜炎、流行性乙型脑炎、结核性脑膜炎、肝性脑病、肾性脑病、中毒性脑病、脑寄生虫病、脑囊虫病、脑脓肿等属于血热扰心证，以头痛、项强、夜热加重为基本特征。

【适用病证】

主要症状：头痛，颈项强直，谵语。

辨证要点：口渴，舌质绛红，少苔，或苔黄，脉细数。

可能伴随的症状：烦躁，或高热，或手足挛急，或手足不温，或牙关紧闭，或汗出，或神昏，或角弓反张等。

【解读方药】方中用清热药 4 味，金银花、连翘偏于解毒，黄连、竹叶偏于泻火；凉血药 3 味，水牛角偏于清热，生地黄偏于补血，玄参偏于生津；麦冬滋阴生津；丹参活血安神。又，方中用清热药配伍凉血药，以治郁热迫血；清热药配伍滋阴药，以治热伤阴津；凉血药配伍活血药，以治瘀热，方药相互为用，以清心解毒，透热养阴为主。

【配伍用药】若大便干结者，加大黄、芒硝，以泻热祛瘀；若高热不解者，加板蓝根、栀子，以泻火解毒；若舌红少津甚者，加牡丹皮、赤芍，以凉血活血生津等。

四妙丸(《成方便读》)

运用四妙丸并根据方药组成及用量的配伍特点，可以辨治筋脉湿热蕴结证、肾著湿热证；辨治要点是肢体沉重、腰痛。

【组成】川黄柏　薏苡米_{各八两}（各 240 g）　苍术　怀牛膝_{各四两}（各 120 g）

【用法】将药研为细散状，以水泛为丸，每次服 10 g，温开水送服。用汤剂可用原方量的 1/10。

【功效】清热利湿，强健筋骨。

1. **辨治多发性神经炎、周围神经炎、周期性瘫痪、重症肌无力、运动神经元病、脊髓病变等属于筋脉湿热蕴结证，以肢体沉重、肢体无力为基本特征。**

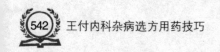

【适用病证】

主要症状：肢体沉重，肢体无力。

辨证要点：口苦，口腻，舌质红、苔黄腻，脉沉滑或数。

可能伴随的症状：肢体微肿，或肌肉萎缩，或胸脘痞闷，或恶热，或自汗，或大便不畅，或发热，或小便赤涩等。

2. 辨治腰肌劳损、腰肌纤维炎、腰椎间盘突出、腰椎间盘膨出、腰椎骨质增生、强直性脊柱炎等属于肾著湿热证，以腰痛、困重为基本特征。

【适用病证】

主要症状：腰痛。

辨证要点：口苦，肢体困重，舌质红、苔黄腻，脉沉或滑。

可能伴随的症状：肌肉酸困，或腹部发热，或口腻，或口渴不欲饮水，或手足烦热，或不思饮食，或肢体麻木等。

【解读方药】方中用清热治湿药 2 味，黄柏偏于燥湿，薏苡仁偏于利湿；苍术苦温醒脾燥湿；牛膝强健筋骨。又，方中用清热药配伍利湿药，以治湿热；清热药配伍苦温燥湿药，以防寒药凝滞；清热药配伍强健筋骨药，以治热郁筋骨，方药相互为用，以清热利湿，强健筋骨为主。

【配伍用药】若湿甚者，加大薏苡仁用量，再加茯苓，以健脾利湿；若热甚者，加大黄柏用量，再加栀子，以清热燥湿；若腰痛甚者，加大牛膝用量，再加杜仲，以强健筋骨等。

【临证验案】多发性神经炎

魏某，女，38 岁，1 年前原因不明被诊断为不完全性肠梗阻，但服用中西药未能取得有效控制症状，近由病友介绍前来诊治。刻诊：下肢肌肉疼痛、麻木不仁，两手握固无力，全身肌肉松弛，手足不温，怕冷，面色不荣，皮肤粗糙，舌质暗红、苔黄腻，脉沉弱涩。辨为阳虚夹瘀，湿热蕴结证，治当温阳补血，清热燥湿，给予茯苓四逆汤、当归四逆汤与四妙丸合方：茯苓 12 g，生附子 5 g，干姜 5 g，红参 3 g，当归 10 g，桂枝 10 g，细辛 10 g，通草 6 g，黄柏 24 g，薏苡仁 24 g，苍术 12 g，怀牛膝 12 g，炙甘草 6 g。6 剂，每日 1 剂，水煎服，第 1 次煎药水开后文火煮 40 min，第 2 次煎药水开后文火煮 30 min，合并分早、中、晚 3 次服。

二诊：肌肉疼痛略有减轻，以前方 6 剂继服。

三诊：肌肉麻木略有好转，仍手足不温，以前方变生附子为10 g，6剂。

四诊：仍两手握固无力，以前方变红参为10 g，6剂。

五诊：仍有肌肉疼痛，手足基本温和，全身怕冷减轻，以前方加五灵脂10 g，6剂。

六诊：全身肌肉松弛略有改善，以前方6剂继服。

七诊：诸症基本消除，又以前方治疗80余剂，诸症悉除。随访1年，一切尚好。

用方体会：根据两手握固无力辨为气虚，再根据手足不温、怕冷辨为阳虚，因皮肤粗糙辨为血虚，又因舌质红、苔黄腻辨为湿热，更因脉沉弱涩辨为虚瘀，以此辨为阳虚夹瘀，湿热蕴结证。方以茯苓四逆汤温阳益气散寒；以当归四逆汤温阳补血，散寒通脉；以四妙丸清利湿热，方药相互为用，以奏其效。

痰热证用方

痰热证的基本症状有骨节疼痛，骨节肿胀，肌肉颤动；辨治痰热证的基本要点是口苦，口腻，苔黄腻，运用方药辨痰热证只有重视同中求异，才能选择最佳切机方药而取得良好治疗效果。

导痰汤(《济生方》)与羚角钩藤汤(《重订通俗伤寒论》)合方

运用导痰汤与羚角钩藤汤合方并根据方药组成及用量的配伍特点，可以辨治痰热生风证；辨治要点是肌肉颤动、抽动。

【组成】

羚角钩藤汤：羚角片_{先煎，一钱半}（5 g）　双钩藤_{后入，三钱}（9 g）　霜桑叶_{二钱}（6 g）滁菊花_{三钱}（9 g）　鲜生地_{五钱}（15 g）　生白芍_{三钱}（9 g）　川贝母_{去心，四钱}（12 g）淡竹茹_{鲜刮，与羚羊角先煎代水，五钱}（15 g）　茯神木_{三钱}（9 g）　生甘草_{八分}(2.4 g)

导痰汤：半夏_{汤洗七次，四两}（120 g）　天南星_{炮，去皮}　橘皮　枳实_{去瓤，麸炒}　赤茯苓_{去皮，各一两}（各30 g）　甘草_{炙，半两}（15 g）

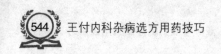

【用法】水煎服，每日分6次服。

【功效】清泻肝热，理气化痰。

辨治震颤麻痹、肝豆状核变性、特发性震颤、神经性震颤、代谢性震颤、小脑病变的姿势性震颤、甲状腺功能亢进症等属于痰热生风证，以肌肉颤动、抽搐为基本特征。

【适用病证】

主要症状：肌肉颤动，抽搐。

辨证要点：口苦，舌质淡红、苔黄腻，脉沉或弦。

可能伴随的症状：胃脘痞满，或呕吐痰涎，或急躁易怒，或心胸烦热，或面赤目赤，或口角流涎，或舌体胖大，或手重不能持物，或肢体麻木等。

【解读方药】方中用清热息风药2味，羚羊角偏于清肝，钩藤偏于平肝；辛散药2味，桑叶偏于清肝，菊花偏于疏散；益血药2味，生地黄偏于凉血益阴，白芍偏于敛阴缓急；化痰药4味，贝母偏于软坚，竹茹偏于降逆，半夏偏于醒脾，天南星偏于通络；理气药2味，陈皮偏于燥湿，枳实偏于降泄；益气药3味，茯苓偏于健脾渗湿，茯神偏于宁心安神，甘草偏于缓急。又，方中用清热息风药配伍辛散药，以透散于外、息风于内；清热息风药配伍益血药，以治血虚夹热生风；清热息风药配伍化痰药，以治痰热生风；清热息风药配伍理气药，以治热郁生风；清热息风药配伍安神药，以治风热扰神；清热息风药配伍益气药，以治热伤气，方药相互为用，以清泻肝热，理气化痰为主。

【配伍用药】若痰甚者，加大贝母、天南星用量，以燥湿化痰；若热甚者，加大羚羊角用量，再加石膏，以清泻郁热；若血热者，加大生地黄用量，再加玄参，以清热凉血；若急躁者，加大白芍用量，再加柴胡，以疏肝柔肝等。

虚证用方

虚证的基本症状有骨节疼痛，骨节肿胀；辨治虚证的基本要点是倦怠乏力，脉沉弱，运用方药辨虚证只有重视同中求异，才能选择最佳切机方药而取得良好治疗效果。

虎潜丸(《成方便读》)

运用虎潜丸并根据方药组成及用量的配伍特点，可以辨治肝肾虚损证；辨治要点是肢体无力、腰痛。

【组成】龟板_{酒炙,四两}（120 g）　熟地黄_{二两}（60 g）　白芍_{二两}（60 g）　锁阳_{一两}（30 g）　虎骨（以鹿骨或牛骨代替）_{炙,一两}（30 g）　黄柏_{酒炒,半斤}（250 g）　知母_{酒炒,二两}（60 g）　陈皮_{二两}（60 g）　干姜_{半两}（15 g）

【用法】将药研为细散状，以酒糊为丸，或加金箔 1 片，或用生地黄，若懒言少语者加山药调配服用。用汤剂可用原方量的 1/5。

【功效】补益肝肾，强健筋骨。

辨治多发性神经炎、周围神经炎、周期性瘫痪、重症肌无力、运动神经元病、脊髓病变等属于肝肾虚损证，以肢体沉重、腰酸膝软为基本特征。

【适用病证】

主要症状：肢体无力，腰酸腿软。

辨证要点：口淡不渴，或欲饮热水，舌质红、苔薄黄，脉沉弱。

可能伴随的症状：不能久立，或肌肉萎缩，或步履艰难，或耳鸣，或头晕目眩，或大便不畅，或男子遗精，或女子月经不调等。

【解读方药】方中用益阴药 3 味，熟地黄偏于补血，龟板偏于填精，白芍偏于缓急；清热药 2 味，黄柏偏于坚阴，知母偏于养阴；补阳药 2 味，锁阳偏于温阳，牛骨偏于强壮筋骨；陈皮理气化滞；干姜温通阳气。又，方中用益阴药配伍清热药，以治阴虚夹热；益阴药配伍补阳药，以治阴阳俱虚；滋补药配伍理气药，以防滋补药壅滞气机；补阳药配伍温热药，以补阳散寒，方药相互为用，以补益肝肾，强健筋骨为主。

【配伍用药】若阳虚甚者，加大锁阳用量，再加杜仲，以强健筋骨；若阴虚甚者，加大龟板用量，再加鳖甲，以益阴强骨；若湿热甚者，加大黄柏用量，再加黄芩，以清热燥湿等。

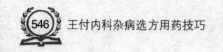

鹿角胶丸(《医学正传》)

运用鹿角胶丸并根据方药组成及用量的配伍特点，可以辨治肝肾阴阳虚损证；辨治要点是肢体无力、腰酸腰痛。

【组成】鹿角胶一斤（500 g） 鹿角霜 熟地各八两（各250 g） 当归身四两（120 g） 人参 川牛膝 菟丝子 白茯苓各二两（各60 g） 白术 杜仲各二两（各60 g） 虎胫骨酥炙 龟板酥炙,各一两（各30 g）

【用法】上为细末，另将鹿角胶用无灰酒450 mL烊化，为丸如梧桐子大。每服100丸，空腹时用姜盐汤下。

【功效】壮阳益气，补血化阴。

辨治多发性神经炎、周围神经炎、周期性瘫痪、重症肌无力、运动神经元病、脊髓病变等属于肝肾阴阳虚损证，以肢体沉重、腰酸膝软为基本特征。

【适用病证】

主要症状：肢体无力，腰酸腿软。

辨证要点：口淡不渴，手足不温，舌质淡、苔薄白，脉沉弱。

可能伴随的症状：不能久立，或形寒怕冷，或女子带下量多色白，或男子阳痿早泄，或肌肉萎缩，或步履艰难，或耳鸣，或头晕目眩，或大便不畅等。

【解读方药】方中用补阳药6味，鹿角胶偏于生血，鹿角霜偏于收敛，川牛膝偏于强筋骨，菟丝子偏于生精，杜仲偏于止痛，虎骨偏于壮骨；补血药2味，熟地黄偏于滋阴，当归偏于活血；益气药3味，人参偏于大补元气，白术偏于健脾，茯苓偏于渗利；龟板滋阴壮骨。又，方中用补阳药配伍补血药，以治阳虚及血；补阳药配伍益气药，以治阳气虚弱；补阳药配伍滋阴药，以治阳虚及阴，方药相互为用，以壮阳益气，补血化阴为主。

【配伍用药】若阳虚甚者，加大鹿角胶、鹿角霜用量，以壮阳强健筋骨；若阴虚甚者，加大龟板用量，再加鳖甲、麦冬，以益阴强骨；若气虚甚者，加大人参、白术用量，再加黄芪，以补益中气等。

圣愈汤(《医学正传》)

运用圣愈汤并根据方药组成及用量的配伍特点，可以辨治气血虚损证；辨治要点是肢体痿弱、肌肉消瘦。

【组成】

熟地_{七钱五分}（23 g）　白芍_{酒拌,七钱五分}（23 g）　川芎_{七钱五分}（23 g）　人参_{七钱五分}（23 g）　当归_{酒洗,五钱}（15 g）　黄芪_{炙,五钱}（15 g）

【用法】水煎服。用汤剂可用原方量的 1/2。

【功效】补血益气。

辨治多发性神经炎、周围神经炎、周期性瘫痪、重症肌无力、运动神经元病、脊髓病变等属于气血亏损证，以肢体痿弱、肌肉消瘦为基本特征。

【适用病证】

主要症状：肢体痿弱，肌肉消瘦。

辨证要点：面色不荣，舌质淡、苔薄白，脉虚弱。

可能伴随的症状：手足麻木不仁，或肌肉颤动，或头晕目眩，或大便不畅等。

【解读方药】方中用补血药有 3 味，熟地黄偏于滋阴，属于静补，当归偏于活血，属于动补，白芍偏于敛补缓急；益气药 2 味，人参偏于补脏腑之气，黄芪偏于补肌表之气；川芎理血行气。又，方中用补血药配伍益气药，以治气血两虚；补益药配伍理血行气药，以防补益药壅滞浊腻，方药相互为用，以补血益气为主。

【配伍用药】若气虚甚者，加大人参、黄芪用量，以补益中气；若血虚甚者，加大熟地黄、当归用量，以补血养血；若夹寒者，加附子、干姜，以温阳散寒等。

圣愈汤(《医学正传》)与补阳还五汤(《医林改错》)合方

运用圣愈汤与补阳还五汤合方并根据方药组成及用量的配伍特点，可以辨治气虚血瘀痿证；辨治要点是肢体痿弱，肌肉消瘦，肌肉疼痛。

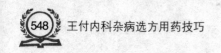

【组成】

圣愈汤：熟地_{七钱五分}（23 g）　白芍_{酒拌,七钱五分}（23 g）川芎_{七钱五分}（23 g）　人参_{七钱五分}（23 g）　当归_{酒洗,五钱}（15 g）　黄芪_{炙,五钱}（15 g）

补阳还五汤：黄芪_{生,四两}（120 g）　当归尾_{二钱}（6 g）　赤芍_{一钱半}（5 g）　地龙_{一钱}（3 g）　川芎_{一钱}（3 g）　红花_{一钱}（3 g）　桃仁_{一钱}（3 g）

【用法】水煎服。

【功效】益气补血，活血通络。

辨治多发性神经炎、周围神经炎、周期性瘫痪、重症肌无力、运动神经元病、脊髓病变等属于气虚血瘀痿证，以肢体痿弱不用、肌肉消瘦为基本特征。

【适用病证】

主要症状：肢体痿弱不用，肌肉消瘦，或肌肉疼痛。

辨证要点：面色不荣，舌质暗淡夹瘀紫、苔薄白，脉虚弱或涩。

可能伴随的症状：手足麻木不仁，或面色苍白，或言语不利，或吞咽困难，或肌肉颤动，或头晕目眩，或大便不畅等。

【解读方药】方中用补血药 3 味，熟地黄偏于滋阴，属于静补，当归偏于活血，属于动补，白芍偏于敛补缓急；益气药 3 味，人参偏于补脏腑之气，黄芪偏于补肌表之气；活血药有 5 味，桃仁偏于破血，红花偏于通经，川芎偏于行气，当归偏于补血，赤芍偏于凉血；地龙通络和脉舒筋。又，方中用补血药配伍益气药，以治气血两虚；补血药配伍活血药，以治血虚瘀滞；益气药配伍活血药，以治气虚血瘀；活血药配伍通络药，以治瘀滞络脉，方药相互为用，以益气补血，活血通络为主。

【配伍用药】若瘀甚者，加大桃仁、红花用量，再加水蛭，以活血破瘀；若气虚甚者，加大人参、黄芪用量，以补益中气；若血虚甚者，加大熟地黄、当归用量，以补血养血；若夹寒者，加附子、干姜，以温阳散寒等。

龟鹿二仙胶(《医方考》)

运用龟鹿二仙胶并根据方药组成及用量的配伍特点，可以辨治肝肾精血亏损证、阴阳俱虚精亏证；辨治要点是肌肉颤动，腰酸腿软，或阳痿。

【组成】

枸杞子三十两（90 g）　鹿角十斤（5 000 g）　龟板五斤（2 500 g）　人参十五两（450 g）

【用法】将药研为细散状，每日早晨用酒调服 9 g；用汤剂可用原方用量的 1/100。

【功效】益气壮阳，滋阴填精。

1. 辨治震颤麻痹、肝豆状核变性、特发性震颤、神经性震颤、代谢性震颤、小脑病变的姿势性震颤、甲状腺功能亢进症等属于肝肾精血亏损证，以肌肉颤动、腰酸腿软为基本特征。

【适用病证】

主要症状：肌肉颤动，腰酸腿软。

辨证要点：面色不荣，舌质淡红、苔薄黄，脉细弱。

可能伴随的症状：失眠，或耳鸣，或胸胁胀满，或头晕目眩，或健忘，或手重不能持物，或肢体麻木等。

2. 辨治性神经衰弱、前列腺炎、前列腺增生、精索静脉曲张、亚健康属于阴阳俱虚精亏证，以阳痿、精稀清冷为基本特征。

【适用病证】

主要症状：阳痿，早泄，精稀清冷。

辨证要点：倦怠乏力，舌质淡、苔薄，脉沉弱。

可能伴随的症状：精神萎靡，或耳鸣，或腰酸，或腿软，或睾丸隐痛，或小腹拘，或少腹痛，或大便不畅等。

【解读方药】方中用滋阴药 2 味，枸杞子偏于益精，龟板偏于固阴；鹿角温补阳气；人参大补元气。又，滋阴药配伍补阳药，以治阴阳俱虚；益气药配伍补阳药，以治阳气虚弱；滋阴药配伍益气药，以治气阴两虚，方药相互为用，以益气壮阳，滋阴填精为主。

【配伍用药】若眩晕甚者，加菊花、天麻，以利头目，除眩晕；若遗精甚者，加金樱子、沙苑子，以补肾固精等。

【临证验案】男子精液不液化，畸形精子

郑某，男，32 岁，南阳人。结婚 4 年未育，经检查精液不液化、畸形精子，服用中西药但未能取得预期治疗效果，近由病友介绍前来诊治。刻诊：倦怠乏力，口干咽燥，时时盗汗，手足不温，怕冷，早泄，腰酸，耳鸣，舌质淡、苔薄白，脉沉弱。辨为阴阳俱虚精亏证，治当温阳益气，滋补阴血，给予天雄散与龟鹿二仙胶合方加味：生附子10 g，白术24 g，桂枝18 g，龙骨10 g，枸杞子10 g，鹿角霜25 g，龟板15 g，红参5 g，罂粟壳6 g，露蜂房6 g，炙甘草6 g。12剂，每日1剂，水煎服，第1次煎药水开后文火煮40 min，第2次煎药水开后文火煮30 min，合并分早、中、晚3次服。

二诊：倦怠乏力好转，口干咽燥减轻，以前方12剂继服。

三诊：仍有手足不温、怕冷，以前方变生附子为15 g，12剂。

四诊：手足温和，腰酸基本消除，以前方变生附子为12 g，20剂。

五诊：诸症较前又有好转，以前方20剂继服。

六诊：诸症基本消除，又以前方治疗30余剂，电话告知其妻已怀孕。

用方体会：根据口干咽燥辨为阴虚，再根据手足不温、怕冷辨为阳虚，因腰酸、耳鸣辨为肾虚，又因舌质淡、脉沉弱辨为气虚，以此辨为阴阳俱虚精亏证。方以天雄散温壮阳气，固涩肾精；以龟鹿二仙胶滋补阴阳，生化阴精，加罂粟壳益气固精，露蜂房温通阳气，方药相互为用，以奏其效。

甘姜苓术汤(《伤寒杂病论》)

运用甘姜苓术汤并根据方药组成及用量的配伍特点，可以辨治寒湿肾着证；辨治要点是腰痛，腰困腿软。

【组成】甘草　白术各二两（各6 g）　干姜　茯苓各四两（各12 g）

【用法】用水350 mL，煮取药液210 mL，每日分3次温服；药后腰中温和即愈。

【功效】温补肾阳，散寒除湿。

辨治腰肌劳损、腰肌纤维炎、腰椎间盘突出、腰椎间盘膨出、腰椎骨质增生、强直性脊柱炎等属于寒湿肾着证，以腰痛、困重为基本特征。

【适用病证】

主要症状：腰痛。

辨证要点：手足不温，肢体困重，舌质淡、苔薄白，脉沉弱。

可能伴随的症状：肌肉酸困，或腹部怕冷，或腰部怕冷，或手足不温，或不思饮食，或肢体麻木等。

【解读方药】方中用健脾益气药 3 味，白术偏于燥湿，茯苓偏于利湿，甘草偏于生津；干姜辛散温通，助阳散寒。又，方中用益气药配伍温通药，以治阳气虚弱；燥湿药配伍利湿药，以治湿阻郁遏，方药相互为用，以温补脾肾，散寒除湿为主。

【配伍用药】若腰痛者，加桑寄生、牛膝，以补肾壮骨；若恶寒明显者，加附子、桂枝，以温阳通经；若汗出者，加黄芪、泽泻，以益气固表，利湿止汗等。

【临证验案】

1. 腰肌纤维炎

孙某，男，33 岁，郑州人。有多年腰肌纤维炎病史，服用中西药但未能取得预期治疗效果，近由病友介绍前来诊治。刻诊：腰肌疼痛（早上重，日中轻，下午重），因劳累及气候变化加剧，按压腰肌痛甚，腰部沉重麻木，全身怕冷，手足不温，倦怠乏力，舌质暗淡夹瘀紫、苔白厚腻，脉沉弱涩。辨为寒湿阳虚夹瘀证，治当温阳散寒，益气燥湿，活血化瘀，给予甘姜苓术汤、附子汤、失笑散与小半夏汤合方加味：白术 12 g，干姜 12 g，茯苓 12 g，附子 10 g，红参 6 g，白芍 10 g，五灵脂 10 g，蒲黄 10 g，生半夏 24 g，生姜 24 g，炙甘草 6 g。6 剂，每日 1 剂，水煎服，第 1 次煎药水开后文火煮 40 min，第 2 次煎药水开后文火煮 30 min，合并分早、中、晚 3 次服。

二诊：腰痛减轻，以前方 6 剂继服。

三诊：麻木略有好转，以前方 6 剂继服。

四诊：手足温和，腰痛明显减轻，仍有倦怠乏力，以前方变红参为 10 g，6 剂。

五诊：全身怕冷基本消除，以前方 6 剂继服。

六诊：腰痛麻木明显减轻，以前方 6 剂继服。

七诊：诸症基本消除，又以前方治疗 30 余剂，以巩固治疗效果。随访 1 年，一切尚好。

用方体会：根据腰肌疼痛、怕冷辨为阳虚，再根据腰部沉重辨为寒湿，因舌质暗淡夹瘀紫辨为瘀，又因苔白厚腻辨为痰湿，以此辨为寒湿阳虚夹瘀证。方以甘姜苓术汤温阳散寒除湿；以附子汤温阳益气，散寒除湿；以失笑散活血

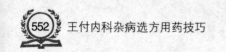

化瘀；以小半夏汤醒脾燥湿化痰，方药相互为用，以奏其效。

2. 慢性盆腔炎

董某，女，37 岁，郑州人。有多年慢性盆腔炎病史，近因病证加重前来诊治。刻诊：带下量多色白，腰沉重，小腹下坠，手足不温，大便溏泄，阴部潮湿，舌质淡、苔白腻，脉沉弱。辨为气虚寒湿证，治当益气温阳，散寒除湿，给予甘姜苓术汤与附子汤合方加味，白术 12 g，干姜 12 g，茯苓 12 g，附子 10 g，红参 6 g，白芍 10 g，山药 24 g，苍术 24 g，炙甘草 6 g。6 剂，每日 1 剂，水煎服，每日分 3 次服。

二诊：阴部潮湿基本消除，以前方 6 剂继服。

三诊：带下减少，大便恢复正常，以前方 6 剂继服。

四诊：腰部沉重基本消除，以前方 6 剂继服。

五诊：诸症悉除，又以前方 12 剂巩固疗效。随访 1 年，一切尚好。

用方体会：根据带下色白、阴部潮湿辨为寒湿，再根据腰沉重、小腹下坠辨为气虚不固，因手足不温、舌质淡辨为阳虚，以此辨为气虚寒湿证。方以甘姜苓术汤益气温阳，散寒除湿；以附子汤温阳散寒除湿，加山药益气固涩止带，苍术醒脾燥湿。方药相互为用，以奏其效。辨治慢性盆腔炎，必须审证求机，因机而选方用药。

3. 慢性红斑性胃炎

詹某，女，50 岁，郑州人。有多年慢性胃炎病史，多次服用中西药，可停药则诸症状又出现，经检查诊断为慢性红斑性胃炎，近由病友介绍前来诊治。刻诊：胃痛，胃胀，不思饮食，手足不温，肢体困重，头沉头昏，大便溏泄日 5 次，腹部怕凉且有水鸣音，阴部潮湿，口腻涎多，舌质暗淡略紫、苔白略腻，脉沉弱。辨为脾胃寒湿夹瘀，治当温补脾胃，散寒燥湿，给予甘姜苓术汤与附子粳米合方加味：白术 12 g，干姜 12 g，茯苓 12 g，附子 5 g，生半夏 12 g，大枣 10 枚，粳米 12 g，红参 10 g，五灵脂 10 g，生山楂 25 g，炙甘草 6 g。6 剂，第 1 次煎 35 min，第 2 次煎 30 min，合并药液，每日 1 剂，每日分 3 次服。

二诊：胃痛缓解，大便略成形，日 3 次，以前方 6 剂继服。

三诊：手足较前温和，以前方 6 剂继服。

四诊：饮食基本正常，以前方 6 剂继服，之后，以前方因病证略有变化治疗 30 余剂，诸症消除。随访 2 年，一切尚好。

用方体会：根据口腻涎多、苔白腻辨为湿，再根据手足不温、腹部怕凉辨为寒，因不思饮食、脉沉弱辨为虚，又因舌质暗淡略紫辨为夹瘀，以此辨为脾胃寒湿夹瘀证。方中甘姜苓术汤温补脾胃，散寒除湿；以附子粳米汤温阳散寒，降逆燥湿，加红参益气和中，五灵脂活血化瘀，生山楂消食和胃，方药相互为用，以取其效。慢性胃炎有诸多，临证必须分型辨治才能取得最佳疗效。

4. 肌肉关节风湿

马某，男，57岁，郑州人。有多年肌肉关节风湿病史，近因病证加重前来诊治。刻诊：全身肌肉及下肢关节重痛，手足不温，怕冷，阳痿多年，汗出，大便溏泄，日3次，舌质淡、苔白腻，脉沉弱。辨为寒湿阻滞，阳虚不温证，治当温阳散寒，益气固表，给予甘姜苓术汤与防己黄芪汤合方加味：白术24 g，干姜12 g，茯苓12 g，防己6 g，炙甘草3 g，黄芪10 g，生川乌6 g，生半夏12 g，红参10 g，炙甘草6 g。6剂，第1次煎50 min，第2次煎30 min，合并药液，每日1剂，分3次服。

二诊：全身肌肉及下肢关节重痛缓解，因食多嗳腐，加生山楂24 g，以前方6剂继服。

三诊：饮食好转，大便成形，日1次，以前方6剂继服。

四诊：全身肌肉及下肢关节重痛基本消除，以前方6剂继服。

五诊：诸症趋于缓解，为了巩固疗效，以前方变汤剂为丸剂，每次6 g，每日分3次服，治疗3个月，诸症悉除。随访1年，一切尚好。

用方体会：根据肌肉关节重痛辨为湿，再根据手足不温、怕冷辨为寒，因汗出、脉弱辨为气虚，以此辨为寒湿阻滞，阳虚不固证。方以甘姜苓术汤温阳散寒燥湿；以防己黄芪汤益气健脾，固表荣肌，加生川乌温阳逐寒止痛，生半夏温化燥湿除重，方药相互为用，以取其效。

5. 房性室性心动过缓

周某，男，54岁，郑州人。有多年房性室性心动过缓病史，经常服用中西药，但未能有效控制病情，脉搏52次/min，近因病证发作前来诊治。刻诊：胸闷，胸痛，气短，活动后加重，失眠，多梦，头困沉，怕冷，手足不温，舌质淡、苔白略腻，脉沉弱。辨为气虚寒湿证，治当温阳益气，散寒除湿，给予甘姜苓术汤、茯苓四逆汤与赤丸合方加味：白术12 g，干姜12 g，茯苓12 g，生附子5 g，红参6 g，制川乌10 g，生半夏12 g，细辛6 g，五灵脂10 g，生姜

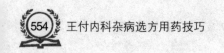

24 g，枳实 6 g，厚朴 10 g，炙甘草 6 g。6 剂，第 1 次煎 50 min，第 2 次煎 30 min，合并药液，每日 1 剂，分 3 次服。

二诊：胸闷，胸痛减轻，以前方 6 剂继服。

三诊：脉搏 56 次/min，以前方 6 剂继服。

四诊：胸痛胸闷消除，以前方 6 剂继服。

五诊：失眠、多梦基本消除，以前方 6 剂继服；之后，为了巩固疗效，以前方治疗 80 余剂，脉搏 64 次/min。随访 1 年，一切尚好。

用方体会：根据胸闷、头困沉辨为湿，再根据活动加重、脉沉弱辨为气虚，因怕冷，手足不温辨为寒，以此辨为气虚寒湿证。方以甘姜苓术汤温阳散寒除湿；以茯苓四逆汤温壮阳气，益气散寒；以赤丸温阳逐寒化痰，加生姜温阳醒脾化湿，枳实、厚朴行气宽胸，方药相互为用，以取其效。另外，在临床中亦可用麻黄附子细辛汤辨治心动过缓。

瘀血证用方

瘀血证的基本症状有腰痛，骨节疼痛，骨节肿胀；辨治瘀血证的基本要点是痛如针刺、痛处不移，脉沉涩，运用方药辨治瘀证只有重视同中求异，才能选择最佳切机方药而取得良好治疗效果。

身痛逐瘀汤（《医林改错》）

运用身痛逐瘀汤并根据方药组成及用量的配伍特点，可以辨治瘀血腰痛证；辨治要点是腰痛，痛如针刺。

【组成】秦艽一钱（3 g）　川芎二钱（6 g）　桃仁三钱（9 g）　红花三钱（9 g）　甘草二钱（6 g）　羌活一钱（3 g）　没药二钱（6 g）　当归三钱（9 g）　五灵脂炒,二钱（6 g）　香附一钱（3 g）　牛膝三钱（9 g）　地龙去土,二钱（6 g）

【用法】水煎服。

【功效】活络祛瘀，通痹止痛。

辨治腰肌劳损、腰肌纤维炎、腰椎间盘突出、腰椎间盘膨出、腰椎骨质增生、强直性脊柱炎等属于瘀血腰痛证，以腰痛、刺痛为基本特征。

【适用病证】

主要症状：腰痛。

辨证要点：痛如针刺，舌质暗夹瘀紫、苔薄，脉沉或涩。

可能伴随的症状：痛处不移，或夜间加重，或转侧不利，或俯仰不利，或不思饮食，或肢体麻木等。

【解读方药】 方中用活血药6味，五灵脂偏于消积，桃仁偏于破血，红花偏于通经，牛膝偏于下行，川芎偏于行气，没药偏于止痛；通络药3味，地龙偏于舒筋，秦艽偏于通利，羌活偏于祛风；当归补血活血；香附行气通达；甘草益气和中。又，方中用活血药配伍通络药，以治瘀阻脉络；活血药配伍补血药，以防活血药伤血；活血药配伍行气药，以治气郁血瘀；活血药配伍益气药，既可帅血行瘀又可兼活血药伤气，方药相互为用，以活络祛瘀，通痹止痛为主。

【配伍用药】 若瘀甚者，加大桃仁、红花、牛膝用量，以活血化瘀；若夹寒明显者，加附子、桂枝，以温阳通经；若夹热者，加赤芍、牡丹皮、生地黄，以清热凉血等。

第8章 头面颈项及发热病证用方

脑是中枢神经系统的主要部分，位于颅腔内。脑包括大脑、间脑、小脑、脑干（包括中脑、脑桥和延髓），脑各部内的腔隙称脑室，充满脑脊液。脑是生命活动的重要调节器，也是结构最复杂、功能最完善、调配最合理的物质，更是思维的器官，是反映心理、意识的物质主体。脑的整体功能活动就是有效收集各种信息并做精巧处理的综合调控。脑主思维意识，主学习记忆，主语言中枢，主调控运动；脑由脑髓质、脑神经、脑血流等组成。

面即人的头部前方显现的皮肤肌肉，面肌又称表情肌，面肌由面神经支配且源于三叉神经，支配面神经活动的是面神经分支，当面神经受到损伤时可引起面神经病变。

颈项又称脖子，即前面为颈，后面为项，有时统称为颈项，颈项病变多为软组织损伤、囊肿、结节、脂肪瘤等。

颈椎位于头以下、胸椎以上部位，颈椎由7块颈椎骨组成，每个颈椎由椎体和椎弓组成。所有颈椎的椎空组成椎管，脊髓充填于椎管。常见颈椎病多为炎性病变、增生病变、神经病变、脱出病变、狭窄病变等。

中医认为头寓脑，亦即头为诸阳之会，头为精明之府，头为五脏六腑之阴精阳气所聚。

辨识头的基本症状有头痛，头晕，头沉，头重，头紧，头麻，头困，头蒙，头涨，头痒，头热，头冷等。

辨识颈项基本症状有僵硬、拘急、疼痛，麻木，以及活动不利或受限等。

寒证用方

寒证的基本症状有头痛，头紧，头冷，或僵硬、麻木、肿胀，以及活动受限等；辨治寒证的基本要点是口淡不渴，舌质淡、苔薄白，运用方药辨治寒证只有重视同中求异，才能选择最佳切机方药而取得良好治疗效果。

川芎茶调散(《太平惠民和剂局方》)

运用川芎茶调散并根据方药组成及用量的配伍特点，可以辨治风寒头痛证；辨治要点是头痛，口淡不渴。

【组成】川芎　荆芥_{去梗,各四两}（各120 g）　白芷　羌活　甘草_{爁,各二两}（各60 g）　细辛_{一两}（30 g）　防风_{去芦,一两半}（45 g）　薄荷_{不见火,八两}（240 g）

【用法】将药研为细散状，每次服6 g，饭后用清茶调服。用汤剂可用原方量的1/10。

【功效】疏风止痛。

辨治神经性头痛、血管性头痛、三叉神经痛、颅脑疾病头痛、外伤性头痛、感染性头痛、五官头痛属于风寒头痛证，以头痛、口淡不渴为基本特征。

【适用病证】

主要症状：头痛。

辨证要点：口淡不渴，舌质淡、苔薄白，脉浮或无变化。

可能伴随的症状：前额头痛，或项部痛，或两侧头痛，或巅项头痛，或整个头痛，或鼻塞等。

【解读方药】方中用辛温疏散药5味，荆芥偏于疏散，防风偏于润散，羌活偏于通经，细辛偏于止痛，白芷偏于开窍；川芎理血行气止痛；薄荷、茶叶辛凉透散；甘草益气和中。又，方中用辛温药配伍理血药，以治寒郁经脉；辛温药配伍辛凉血药，既能清窍又能制约辛温药燥化，方药相互为用，以疏风散寒止痛为主。

【配伍用药】若少阳经头痛甚者，加小柴胡汤，以疏达少阳；若阳明经头痛甚者，清稀鼻涕加葛根汤，以辛温通窍，黄稠鼻涕加白虎汤，以清泄阳明郁热；若厥阴经头痛甚者，加吴茱萸汤，以温阳散寒；若少阴经头痛甚者，加麻黄附子细辛汤，以温通少阴经脉；若太阳经头痛甚者，无汗加麻黄汤，汗出加桂枝汤等。

【临证验案】鼻窦炎、神经性头痛

　　孙某，男，21 岁，郑州人。有 5 年鼻窦炎病史，服用中西药但未能有效控制头痛鼻塞症状，近由病友介绍前来诊治。刻诊：鼻塞不通，头痛甚于前额，流清稀鼻涕，遇冷加重，手足不温，大便干结，口苦，舌质红、苔黄腻，脉浮。辨为风寒头痛夹热证，治当温阳散寒，宣通开窍，泻下积热瘀，给予附子泻心汤与川芎茶调散合方加味：大黄 12 g，黄连 6 g，黄芩 6 g，附子 10 g，川芎 12 g，荆芥 12 g，白芷 6 g，羌活 6 g，细辛 3 g，防风 5 g，薄荷 24 g，茶叶 5 g，炙甘草 6 g。6 剂，每日 1 剂，水煎服，第 1 次煎药水开后文火煮 40 min，第 2 次煎药水开后文火煮 30 min，合并分早、中、晚 3 次服。

　　二诊：头痛减轻，以前方 6 剂继服。

　　三诊：鼻涕较前又有减轻，大便正常，以前方 6 剂继服。

　　四诊：手足不温好转，大便溏泄，以前方变大黄为 10 g，6 剂。

　　五诊：大便正常，头痛基本消除，手足温和，以前方 6 剂继服。

　　六诊：又有轻微头痛，以前方变白芷为 12 g，6 剂。

　　七诊：诸症基本消除，又以前方治疗 30 余剂，以巩固治疗效果。随访 1 年，一切尚好。

　　用方体会：根据鼻塞、遇冷加重辨为风寒，再根据手足不温辨为阳虚，因大便干结、口苦、舌质红辨为热，以此辨为风寒头痛夹热证。方以川芎茶调散疏风散寒止痛；以附子泻心汤温阳清热，方药相互为用，以奏其效。

热证用方

　　热证的基本症状有头痛，头晕，头涨，头热；辨治热证的基本要点是口渴，舌质红、苔薄黄，运用方药辨治热证只有重视同中求异，才能选择最佳切机方药而取得良好治疗效果。

芎芷石膏汤(《医宗金鉴》)

　　运用芎芷石膏汤并根据方药组成及用量的配伍特点，可以辨治风热头痛证；辨治要点是头痛，口渴。

【组成】川芎_{三钱}（9 g）　白芷_{三钱}（9 g）　石膏_{八钱}（24 g）　藁本_{三钱}（9 g）
羌活_{三钱}（9 g）　菊花_{八钱}（24 g）

【用法】水煎服，每日分早、中、晚 3 次服。

【功效】疏风清热止痛。

辨治神经性头痛、血管性头痛、三叉神经痛、颅脑疾病头痛、外伤性头
痛、感染性头痛、五官头痛属于风热头痛证，以头痛、口渴为基本特征。

【适用病证】

主要症状：头痛。

辨证要点：口渴，舌质红、苔薄黄，脉浮或无变化。

可能伴随的症状：前额头痛，或项部痛，或两侧头痛，或巅顶头痛，或整
个头痛，或鼻塞等。

【解读方药】方中用清热药 2 味，石膏偏于泻火，菊花偏于清透；辛温药
3 味，白芷偏于开窍，藁本偏于止痛，羌活偏于通络；川芎行气活血止痛。又，
方中用清热药配伍辛温药，以通窍清热；清热药配伍活血药，以清利经脉，方
药相互为用，以疏风清热止痛为主。

【配伍用药】若热甚者，加大石膏用量，再加知母，以清泻郁热；若心烦
者，加栀子、淡豆豉，以清热除烦；若急躁者，加柴胡、白芍，以疏肝柔肝；
若大便干结者，加大黄，以清泻积热等。

天麻钩藤饮（《杂病证治新义》）

运用天麻钩藤饮并根据方药组成及用量的配伍特点，可以辨治风动头痛
证、风动眩晕证、风动经络证、风动肢体证、风动肌肉证；辨治要点是头痛，
头晕，麻木，抽搐。

【组成】天麻　钩藤_{后下}　石决明_{先煎}　山栀子　黄芩　川牛膝　杜仲　益母
草　桑寄生　夜交藤　朱茯神（各 12 g）

【用法】水煎服。

【功效】平肝息风，清热活血，补益肝肾。

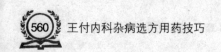

1. 辨治高血压头痛、高脂血症头痛、神经性头痛、血管性头痛、三叉神经痛、颅脑疾病头痛、外伤性头痛属于风动头痛证，以头痛、急躁易怒、口苦为基本特征。

【适用病证】

主要症状：头痛。

辨证要点：急躁易怒，舌质红、苔薄黄，脉沉或弦。

可能伴随的症状：头昏头涨，或心烦，或失眠，或胁痛，或颠顶头痛，或整个头痛，或筋脉拘急，或口苦等。

2. 辨治高血压、低血压、脑动脉硬化、椎-基底动脉供血不足、梅尼埃病、神经衰弱、贫血属于风动眩晕证，以头晕目眩、急躁易怒、口苦为基本特征。

【适用病证】

主要症状：头晕目眩。

辨证要点：口苦，舌质红、苔薄黄，脉沉或弦。

可能伴随的症状：因恼怒加重，或头目胀痛，或心烦，或失眠，或身热，或肢体颤抖，或筋脉拘急，或多梦等。

3. 辨治面神经炎、多发性神经炎、脑血管疾病如缺血性中风和出血性中风、脑梗死、蛛网膜下腔出血属于风动经络证，以口眼㖞斜、头晕耳鸣为基本特征。

【适用病证】

主要症状：口眼㖞斜，耳鸣。

辨证要点：口渴，舌质红、苔薄黄，脉沉或弦。

可能伴随的症状：头痛，或头晕，或口角流涎，或舌强语謇，或半身不遂，或手足拘挛，或手足重滞等。

4. 辨治良性肿瘤、恶性肿瘤、皮下囊肿、脂肪瘤、增生性病变、淋巴结肿大、肝硬化、脾大属于风动肢体证，以肢体麻木、头晕目眩为基本特征。

【适用病证】

主要症状：肢体麻木。

辨证要点：面红目赤，舌质红、苔薄黄，脉沉或弦。

可能伴随的症状：目眩，或头痛头晕，或视物不清，或手足抽搐，或手足挛急，或角弓反张，或神昏，或谵语，或大便不畅等。

5. 辨治震颤麻痹、肝豆状核变性、特发性震颤、神经性震颤、代谢性震颤、小脑病变的姿势性震颤、甲状腺功能亢进症等属于风动肌肉证，以肌肉颤动、头晕目眩为基本特征。

【适用病证】

主要症状：肌肉颤动。

辨证要点：因情绪异常加重，口苦，因情绪异常加重，舌质红、苔黄，脉弦。

可能伴随的症状：耳鸣，或头晕目眩，或面色赤红，或烦躁不安，或情绪紧张，或肢体麻木，或言语迟缓，或易激动等。

【解读方药】方中用息风药 2 味，钩藤偏于平肝，石决明偏于潜阳；补肝肾药 3 味，牛膝偏于活血，杜仲偏于益精气，桑寄生偏于益血脉；清热药 2 味，栀子偏于泻火，黄芩偏于燥湿；安神药 2 味，夜交藤偏于清热，茯神偏于益气；益母草活血利水。又，方中用息风药配伍清热药，以治热郁生风；息风药配伍补肝肾药，以治肝郁生风；息风药配伍安神药，以治生风扰神；息风药配伍活血利水药，以使风从下泄，方药相互为用，以平肝息风，清热活血，补益肝肾为主。

【配伍用药】若夹阴虚者，加鳖甲、龟板，以滋阴潜阳；若夹热盛者，加石膏、寒水石，以清泻内热等。

栀子清肝汤(《外科正宗》)

运用栀子清肝汤并根据方药组成及用量的配伍特点，可以辨治肝郁瘀热阻结证；辨治要点是颈前喉两旁结块肿大，急躁易怒。

【组成】牛蒡子　柴胡　川芎　白芍　石膏　当归　山栀　丹皮各一钱（各3 g）　黄芩　黄连　甘草各五分（各1.5 g）

【用法】水煎服，每日分早、中、晚 3 次服。

【功效】清热泻火，活血散结。

辨治单纯性甲状腺肿、甲状腺功能亢进症、甲状腺炎、甲状腺肿瘤、甲状腺癌属于肝郁瘀热阻结证，以颈前喉两旁结块肿大、急躁易怒为基本特征。

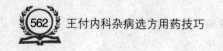
【适用病证】

主要症状：颈前喉两旁结块肿大，质硬或结节。

辨证要点：急躁易怒，舌质红、苔黄，脉数。

可能伴随的症状：颈部憋胀，或汗出，或口苦，或手指颤抖，或烦热，或眼球突出，面部烘热等。

【解读方药】方中用清热药5味，石膏偏于生津，栀子偏于泻火，黄连、黄芩偏于燥湿，牡丹皮偏于凉血；辛散药2味，牛蒡子偏于利咽，柴胡偏于疏散；理血药3味，川芎偏于行气，白芍偏于敛阴，当归偏于补血；甘草清热解毒，益气缓急。又，清热药配伍辛散药，以透解郁热；清热药配伍理血药，以治瘀热；清热药配伍益气药，既可治气虚又可防寒药伤气，方药相互为用，以清热泻火，活血散结为主。

【配伍用药】若热甚者，加大石膏用量，再加知母，以清热泻火；若郁甚者，加大柴胡用量，再加枳实，以行气解郁；若瘀甚者，加大当归用量，再加桃仁、红花，以活血化瘀等。

消瘰丸(《医学心悟》)

运用消瘰丸并根据方药组成及用量的配伍特点，可以辨治血热痰结证；辨治要点是颈前喉两旁结块肿大，手心发热。

【组成】元参蒸　牡蛎煅,醋研　贝母去心,蒸,各四两（各120 g）

【用法】水煎服，每日分早、中、晚3次服。

【功效】清热凉血，化痰散结。

辨治单纯性甲状腺肿、甲状腺功能亢进症、甲状腺炎、甲状腺肿瘤、甲状腺癌属于血热痰结证，以颈前喉两旁结块肿大、手心烦热为基本特征。

【适用病证】

主要症状：颈前喉两旁结块肿大，质硬或结节。

辨证要点：手心烦热，舌质红、苔黄略腻，脉数。

可能伴随的症状：颈部憋胀，或汗出，或盗汗，或手指颤抖，或潮热，或眼球突出，面部烘热等。

【解读方药】方中用玄参清热凉血解毒；牡蛎软坚散结消肿；贝母清热化

痰软坚。又，方中用凉血药配伍软坚药，以治血热瘀结；凉血药配伍化痰药，以治痰郁血脉，方药相互为用，以清热凉血，化痰散结为主。

【配伍用药】 若血热甚者，加大玄参用量，再加生地黄、水牛角，以清热凉血；若热甚者，加黄连、栀子，以清热解毒；若痰甚者，加大贝母用量，再加全瓜蒌，以清热化痰等。

【临证验案】单纯性甲状腺肿

秦某，男，42岁，郑州人。有多年单纯性甲状腺肿病史，虽服用中西药但未能取得预期治疗效果，近由病友介绍前来诊治。刻诊：颈前喉两旁结块肿大，质地较硬，盗汗，手指颤抖，手心烦热，急躁易怒，舌质暗红边夹瘀紫、苔黄略腻，脉沉略涩。辨为痰热郁瘀证，治当清热化痰，行气化瘀，给予四逆散、消瘰丸与桂枝茯苓丸合方加味：柴胡12 g，枳实12 g，白芍12 g，玄参30 g，牡蛎30 g，浙贝母12 g，桂枝12 g，茯苓12 g，桃仁12 g，牡丹皮12 g，海藻24 g，炙甘草12 g。6剂，每日1剂，水煎服，第1次煎药水开后文火煮40 min，第2次煎药水开后文火煮30 min，合并分早、中、晚3次服。

二诊：症状改善不明显，没有出现不舒服，以前方6剂继服。

三诊：自觉咽喉部舒服，仍有盗汗，以前方加五味子12 g，6剂。

四诊：甲状腺质地较前变软，以前方6剂继服。

五诊：盗汗止，以前方6剂继服。

六诊：手指颤抖改善不明显，以前方加藜芦5 g，6剂。

七诊：手指颤抖略有改善，其余诸症基本消除，又以前方治疗60余剂，经复查单纯性甲状腺肿消除。随访1年，一切尚好。

用方体会：根据甲状腺肿大、质地轻硬辨为郁瘀痰结，再根据盗汗、手心发热辨为阴虚，因舌质暗红夹瘀紫辨为瘀，以此辨为痰热郁瘀证。方以四逆散疏肝解郁；以消瘰丸清热凉血，化痰散结；以桂枝茯苓丸活血化瘀散结，方药相互为用，以奏其效。

栀子清肝汤(《外科正宗》)与消瘰丸(《医学心悟》)合方

运用栀子清肝汤与消瘰丸合方并根据方药组成及用量的配伍特点，可以辨治郁瘀热阻结重证；辨治要点是颈前喉两旁结块肿大，急躁易怒，手心发热。

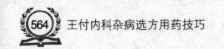

【组成】

栀子清肝汤：牛蒡子　柴胡　川芎　白芍　石膏　当归　山栀　丹皮_{各一钱}（各3 g）　黄芩　黄连　甘草_{各五分}（各1.5 g）

消瘰丸：元参_蒸　牡蛎_{煅,醋研}　贝母_{去心,蒸,各四两}（各120 g）

【用法】 水煎服，每日分早、中、晚3次服。

【功效】 清肝凉血，化痰散结。

辨治**单纯性甲状腺肿、甲状腺功能亢进症、甲状腺炎、甲状腺肿瘤、甲状腺癌属于郁瘀热阻结重证**，以颈前喉两旁结块肿大、质软不痛为基本特征。

【适用病证】

主要症状：颈前喉两旁结块肿大，质硬或结节。

辨证要点：急躁易怒，手心烦热，舌质红、苔黄，脉数。

可能伴随的症状：颈部憋胀，或汗出，或盗汗，或潮热，或口苦，或手指颤抖，或烦热，或眼球突出，或面部烘热等。

【解读方药】 方中用清热药4味，石膏偏于生津，栀子偏于泻火，黄连、黄芩偏于燥湿；凉血药2味，牡丹皮偏于散瘀，玄参偏于利咽解毒；辛散药2味，牛蒡子偏于利咽，柴胡偏于疏散；理血药3味，川芎偏于行气，白芍偏于敛阴，当归偏于补血；软坚药2味，牡蛎偏于散结消肿，贝母偏于清热化痰软坚；甘草清热解毒，益气缓急。又，清热药配伍辛散药，以透解郁热；清热药配伍理血药，以治瘀热；凉血药配伍软坚药，以治血热瘀结；凉血药配伍化痰药，以治痰郁血脉，清热药配伍益气药，既可治气虚又可防寒药伤气，方药相互为用，以清热泻火，活血散结为主。

【配伍用药】 若热甚者，加大石膏用量，再加知母，以清热泻火；若郁甚者，加大柴胡用量，再加枳实，以行气解郁；若瘀甚者，加大当归用量，再加桃仁、红花，以活血化瘀；若痰甚者，加大贝母用量，再加全瓜蒌，以清热化痰等。

柴胡截疟饮（《医宗金鉴》）

运用柴胡截疟饮并根据方药组成及用量的配伍特点，可以辨治郁热夹痰瘀证；辨治要点是寒热交作，头痛。

【组成】柴胡（24 g）　黄芩（9 g）　半夏（12 g）　生姜（9 g）　大枣（12 枚）　常山（6 g）　槟榔（12 g）　乌梅（12 g）　桃仁（9 g）

【用法】水煎服，每日分早、中、晚 3 次服。

【功效】清热调气，化痰散结。

辨治疟疾、黑热病、回归热、细菌性感染、病毒性感染、原因不明性发热、血液性疾病属于郁热夹痰瘀证，以寒热交作、头痛为基本特征。

【适用病证】

主要症状：寒热交作，头痛。

辨证要点：口腻，舌质红、苔黄或腻，脉弦数。

可能伴随的症状：口渴，或面赤，或寒罢身热，或寒战，或高热，或热则周身汗出，或热退身凉，或大便不畅等。

【解读方药】方中用清热药 2 味，柴胡偏于疏散，黄芩偏于降泄；化痰药 4 味，半夏偏于燥湿，常山偏于涌吐，槟榔偏于行气，生姜偏于宣散；桃仁活血化瘀；乌梅收敛益阴；大枣益气和中。又，方中用清热药配伍化痰药，以治痰热；清热药配伍活血药，以治瘀；清热药配伍活血药，以治瘀热；化痰药配伍收敛药，以防化痰药伤阴，方药相互为用，以清热调气，化痰散结为主。

【配伍用药】若热甚者，加大黄芩用量，再加栀子，以清热泻火燥湿；若痰甚者，加大半夏用量，再加贝母，以降逆化痰；若瘀甚者，加大桃仁用量，再加红花，以活血化瘀；若大便干结者，加大黄，以泻热通便等。

【临证验案】原因不明性发热

郑某，女，37 岁，郑州人。有 2 年出现发热（体温 38℃左右），经多次检查均未发现明显器质性病变，西医怀疑为病毒性感染，用抗病毒类西药无效，又用抗菌药及抗支原体等西药仍然无效，之后，又中西药结合治疗还未能有效控制发热，近由病友介绍前来诊治。刻诊：身体发热（体温 37.9℃），时时头痛，头沉，倦怠乏力，自汗，手足不温，不思饮食，心胸烦闷，大便干结，舌质红边夹瘀紫、苔黄白夹杂略腻，脉沉略弱涩。辨为寒热夹杂痰瘀证，治当清热化痰，益气温阳，行气散结，给予大柴胡汤与柴胡截疟饮合方：柴胡 24 g，黄芩 10 g，大黄 6 g，枳实 5 g，白芍 10 g，大枣 12 枚，生半夏 12 g，生姜 10 g，蜀漆 6 g，槟榔 12 g，乌梅 12 g，桃仁 10 g，生附子 3 g，生山楂 24 g。6 剂，每日 1 剂，水煎服，第 1 次煎药水开后文火煮 40 min，第 2 次煎药水开后文火

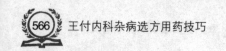

煮 30 min，合并每日分早、中、晚 3 次服。

二诊：体温 37.4℃，自汗明显减少，仍大便干结，以前方变大黄为 10 g，6 剂。

三诊：体温 36.9℃，心胸烦闷好转，仍有手足不温，以前方变附子为 5 g，6 剂。

四诊：体温 36.8℃，大便通畅，手足较前温和，以前方 6 剂继服。

五诊：体温 36.9℃，头痛头沉基本消除，以前方 6 剂继服。

六诊：体温 36.7℃，诸症基本消除，又以前方治疗 6 剂。随访 1 年，一切尚好。

用方体会：根据身体发热、头沉辨为痰瘀，再根据倦怠乏力、手足不温辨为阳虚，因心胸烦闷辨为郁热，又因大便干结辨为热结，更因舌质红边夹瘀紫辨为瘀，以此辨为寒热夹杂痰瘀证。方以大柴胡汤清泻郁热，调理气机；以柴胡截疟饮清热调气，化痰散结，加生附子温阳散寒，生山楂消食和胃，方药相互为用，以奏其效。

加味四物汤（《金匮翼》卷五，名见《杂病证治新义》）

运用加味四物汤并根据方药组成及用量的配伍特点，可以辨治血虚头痛证；辨治要点是头痛，头晕，面色无华。

【组成】生地二钱（6 g）　当归一钱（3 g）　蔓荆五分（1.5 g）　黄芩酒炒，一钱（3 g）　白芍酒炒，一钱（3 g）　炙草三分（1 g）　甘菊七分（2.1 g）　川芎五分（1.5 g）

【用法】水煎服。

【功效】补血活血，疏利止痛。

辨治高血压头痛、高脂血症头痛、神经性头痛、血管性头痛、三叉神经痛、颅脑疾病头痛、外伤性头痛属于血虚头痛证，以头痛、面色无华为基本特征。

【适用病证】

主要症状：头痛。

辨证要点：面色无华，活动后加重，舌质淡、苔薄白，脉沉弱。

可能伴随的症状：头晕目眩，或心悸，或失眠，或倦怠乏力，或颠顶头痛，或整个头痛，或筋脉拘急，或健忘等。

【**解读方药**】方中用补血药3味，生地黄偏于凉血，当归偏于活血，白芍偏于敛阴；清热药2味，黄芩偏于泻热，菊花偏于透热；川芎行气活血止痛；蔓荆辛散通经止痛，炙甘草益气和中。又，方中用补血药配伍清热药，以治血虚生热；补血药配伍活血药，以治血虚血滞；补血药配伍辛散药，以使血行脉中；补血药配伍益气药，以使气能化血，方药相互为用，以补血活血，疏利止痛为主。

【**配伍用药**】若血虚者，加大当归、白芍用量，再加阿胶，以补血养血；若热甚者，加大黄芩、菊花用量，再加桑叶，以清泻郁热；若夹气虚者，加人参、白术，以补益中气等。

痰湿证用方

痰湿证的基本症状有头痛，头困，头沉，头重；辨治痰湿证的基本要点是口腻，舌质淡、苔厚腻，运用方药辨治痰湿证只有重视同中求异，才能选择最佳切机方药而取得良好治疗效果。

羌活胜湿汤(《内外伤辨惑论》)

运用羌活胜湿汤并根据方药组成及用量的配伍特点，可以辨治风湿头痛证、湿阻经络证；辨治要点是头痛，头沉，口淡不渴。

【**组成**】羌活 独活_{各一钱}（各3 g） 藁本 防风 甘草炙 川芎_{各五分}（各1.5 g） 蔓荆子_{二分}（0.6 g）

【**用法**】将药研为细散状，用水煎煮，每日分6次服。用汤剂可在原方用量基础上加大3倍。

【**功效**】祛风胜湿止痛。

1. **辨治神经性头痛、血管性头痛，三叉神经痛、颅脑疾病头痛、外伤性头痛、感染性头痛、五官头痛等属于风湿头痛证，以头痛、口腻为基本特征。**

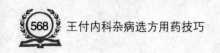

【适用病证】

主要症状：头沉，头痛。

辨证要点：肢体沉重，舌质淡、苔白腻，脉沉紧。

可能伴随的症状：前额头痛，或手足不温，或项部头痛，或两侧头痛，或颠顶头痛，或整个头痛，或肌肉僵硬，或筋脉拘急，或肌肉疼痛，或鼻塞等。

2. 辨治流行性脑脊髓膜炎、流行性乙型脑炎、结核性脑膜炎、肝性脑病、肾性脑病、中毒性脑病、脑寄生虫病、脑囊虫病、脑脓肿等属于湿阻经络证，以头痛、项强为基本特征。

【适用病证】

主要症状：头痛，颈项强直。

辨证要点：肢体酸沉，舌质淡、苔白腻，脉沉紧。

可能伴随的症状：牙关紧闭，或舌强不能语，或四肢抽搐，或手指抽搐，或头沉，或头昏等。

【解读方药】 方中用辛温透达药 4 味，羌活偏于祛风，独活偏于胜湿，藁本偏于止痛，蔓荆子偏于通窍；川芎理血行气；甘草益气和中。又，方中用辛温药配伍理血药，以通脉散寒；辛温药配伍益气药，既可治夹气虚又可兼制辛温药伤气，方药相互为用，以祛风胜湿止痛为主。

【配伍用药】 若热甚者，加石膏、知母，以清泻郁热；若心烦者，加栀子、淡豆豉，以清热除烦；若急躁者，加柴胡、白芍，以疏肝柔肝；若大便干结者，加大黄，以清泻积热等。

【临证验案】 神经性头痛、风湿性关节炎

夏某，女，46 岁，郑州人。有多年神经性头痛、风湿性关节炎病史，服用中西药但未能取得预期治疗效果，近由病友介绍前来诊治。刻诊：头痛，关节屈伸不利及僵硬疼痛，因风寒及劳累加重，倦怠乏力，手足不温，大便干结，口苦，舌质红边夹瘀紫、苔黄，脉沉。辨为寒湿夹瘀热证，治当散寒除湿，泻热祛瘀，给予桃核承气汤、四逆汤与羌活胜湿汤合方加味：桃仁 10 g，桂枝 6 g，大黄 12 g，芒硝 6 g，生附子 10 g，干姜 10 g，羌活 15 g，独活 15 g，藁本 8 g，防风 8 g，川芎 8 g，蔓荆子 3 g，炙甘草 12 g。6 剂，每日 1 剂，水煎服，第 1 次煎药水开后文火煮 40 min，第 2 次煎药水开后文火煮 30 min，合并每日分早、中、晚 3 次服。

二诊：头痛减轻，大便通畅，以前方 6 剂继服。

三诊：手足不温好转，关节仍然僵硬，以前方变川芎为 12 g，6 剂。

四诊：仍然倦怠乏力，关节屈伸不利较前好转，以前方加红参 6 g，6 剂。

五诊：口苦止，以前方 6 剂继服。

六诊：关节僵硬疼痛明显好转，以前方 6 剂继服。

七诊：诸症基本消除，又以前方治疗 80 余剂。随访 1 年，一切尚好。

用方体会：根据头痛、手足不温辨为寒，再根据关节僵硬疼痛、因风寒及劳累加重辨为阳虚，因大便干结、舌质红夹瘀紫辨为瘀热，以此辨为寒湿夹瘀热证。方以桃核承气汤泻热祛瘀；以四逆汤温阳益气散寒；以羌活胜湿汤胜湿散寒，通经止痛，方药相互为用，以奏其效。

半夏白术天麻汤(《医学心悟》)

运用半夏白术天麻汤并根据方药组成及用量的配伍特点，可以辨治风痰头痛证、风痰眩晕证；辨治要点是头痛，头晕，苔腻。

【组成】半夏一钱五分（4.5 g）　天麻　茯苓　橘红各一钱（各 3 g）　白术三钱（9 g）　甘草五分（1.5 g）

【用法】水煎服，煎时加入生姜 1 片，大枣 2 枚。用汤剂可在原方用量基础上加大 1 倍。

【功效】燥湿化痰，平肝息风。

1. 辨治高血压头痛、高脂血症头痛、神经性头痛、血管性头痛、三叉神经痛、颅脑疾病头痛、外伤性头痛属于风痰头痛证，以头痛、胸闷、恶心为基本特征。

【适用病证】

主要症状：头痛。

辨证要点：胸闷，恶心，舌质淡、苔薄白，脉沉弦。

可能伴随的症状：头晕目眩，或心悸，或失眠，或呕吐，或颠顶头痛，或整个头痛，或不思饮食等。

2. 辨治高血压、低血压、脑动脉硬化、椎-基底动脉供血不足、梅尼埃病、神经衰弱、贫血属于风痰眩晕证，以头晕目眩、腰酸腿软为基本特征。

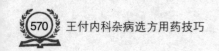

【适用病证】

主要症状：头晕目眩。

辨证要点：头沉，头昏，舌质淡、苔白腻，脉沉弦或滑。

可能伴随的症状：视物旋转，或胸闷，或恶心，或呕吐，或不思饮食，或多梦，或失眠，或大便不调等。

【解读方药】 方中用化痰药 2 味，半夏偏于降逆燥湿，橘红偏于理气和中；益气药 3 味，白术偏于燥湿，茯苓偏于利湿，甘草偏于生津；天麻平肝息风。又，方中用化痰药配伍益气药，以治气虚生痰；化痰药配伍平肝药，以治痰风互结；益气药配伍平肝药，既可治气虚生风又可治气虚生风，方药相互为用，以燥湿化痰，平肝息风为主。

【配伍用药】 若湿痰较盛者，加泽泻、桂枝，以温阳化湿消痰；若肝阳偏亢者，加钩藤、代赭石，以平肝降逆；若头重不欲举者，加葛根、藁本，以清利头目；若恶心呕吐明显者，加竹茹、旋覆花，以降逆止呕等。

【临证验案】 高血压、高脂血症、脑动脉硬化

樊某，女，55 岁，郑州人。有多年高血压、高脂血症病史，1 年前又诊断为脑动脉硬化，服用中西药但未能有效控制症状，近由病友介绍前来诊治。刻诊：头痛，头晕，头沉，头昏不清醒，耳鸣，视力模糊，五心烦热，盗汗，口腻不渴，舌质淡红、苔白厚腻，脉沉弱。辨为阴阳俱虚夹风痰证，治当滋补阴阳，化痰息风，给予肾气丸与半夏白术天麻汤合方：生地黄 24 g，山药 12 g，山茱萸 12 g，茯苓 10 g，附子 3 g，桂枝 3 g，泽泻 10 g，牡丹皮 10 g，生半夏 15 g，天麻 10 g，陈皮 10 g，白术 30 g，甘草 5 g。6 剂，每日 1 剂，水煎服，第 1 次煎药水开后文火煮 40 min，第 2 次煎药水开后文火煮 30 min，合并每日分早、中、晚 3 次服。

二诊：诸症仍在，自觉略有减轻，以前方变泽泻为 30 g，牡丹皮为 15 g，6 剂。

三诊：头晕、头沉较前又较有改善，仍有五心烦热，以前方变生地黄为 30 g，6 剂。

四诊：耳鸣减轻，头昏好转，仍有口腻，以前方变泽泻为 50 g，陈皮为 15 g，6 剂。

五诊：头痛、头晕基本消除，以前方 6 剂继服。

六诊：诸症基本趋于缓解，以前方 6 剂继服。

七诊：除了耳鸣外，其余诸症基本消除，又以前方治疗 60 余剂，血压稳定，血脂正常；为了巩固疗效，以前方变汤剂为散剂，每次 6 g，每日分早、中、晚 3 次服。随访 2 年，一切尚好。

用方体会：根据头痛、头晕、五心烦热辨为阴虚，再根据头昏不清、不渴辨为阳虚，因头晕、口腻、苔白腻辨为风痰，以此辨为阴阳俱虚夹风痰证。方以肾气丸滋补阴津，温补阳气，渗利湿浊；以半夏白术天麻汤燥湿化痰，息风降逆，方药相互为用，以奏其效。

解语丹（《永类钤方》）

运用解语丹并根据方药组成及用量的配伍特点，可以辨治风痰阻络证；辨治要点是口眼㖞斜，失语。

【组成】白附子炮　石菖蒲　远志肉　天麻　全蝎去毒,酒炒　羌活　僵蚕各一两（各 30 g）　木香五钱（15 g）　牛胆南星一两（30 g）

【用法】水煎服，每日分早、中、晚 3 次服。

【功效】祛风化痰，通络开窍。

辨治面神经炎、多发性神经炎、脑血管疾病如缺血性中风和出血性中风、脑梗死、蛛网膜下腔出血属于风痰阻络证，以口眼㖞斜、手指蠕动为基本特征。

【适用病证】

主要症状：口眼㖞斜，失语。

辨证要点：手指蠕动，舌质淡、苔白厚腻，脉沉滑或沉细。

可能伴随的症状：头晕目眩，或肢体麻木，或舌强语謇，或半身不遂，或手足拘挛等。

【解读方药】方中用祛风药 5 味，白附子偏于祛面风，天麻偏于祛痰风，全蝎偏于祛经络风，僵蚕偏于祛筋脉风，牛胆南星偏于祛血脉风；开窍药 2 味，石菖蒲偏于通络，远志肉偏于化痰；羌活祛风通络；木香行气导滞。又，方中用祛风药配伍开窍药，以治风郁清窍；祛风药配伍通络药，以治风逆经络；开窍药配伍理气药，以顺气开窍；方药相互为用，以祛风化痰，通络开窍为主。

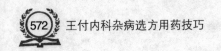

【配伍用药】若夹气虚者，加人参、黄芪，以补益中气；若夹血虚者，加当归、白芍，以补血养血；若失语甚者，加大石菖蒲、远志用量，再加冰片，以开窍解语等。

真方白丸子(《瑞竹堂方》)

运用真方白丸子并根据方药组成及用量的配伍特点，可以辨治风痰中络证；辨治要点是口眼喎斜，言语不利。

【组成】白附子_{洗净,略泡,一两}（30 g）　天南星_{洗净,略泡,一两}（30 g）　天麻_{一两}（30 g）　川乌头_{去皮尖,略泡,一两}（30 g）　全蝎_{去毒,炒,一两}（30 g）　木香_{一两}（30 g）枳壳_{去瓤,麸炒,一两}（30 g）

【用法】水煎服，每日分早、中、晚3次服。

【功效】祛风化痰，行气解痉。

辨治面神经炎、多发性神经炎、脑血管疾病如缺血性中风和出血性中风、脑梗死、蛛网膜下腔出血属于风痰中络证，以口眼喎斜、肌肤不仁为基本特征。

【适用病证】

主要症状：口眼喎斜，语言不利。

辨证要点：口淡不渴，舌质淡、苔薄白，脉沉或浮。

可能伴随的症状：肌肤麻木，或口角流涎，或舌强语謇，或半身不遂，或手足拘挛，或关节疼痛等。

【解读方药】方中用祛风药3味，白附子偏于祛面风，天南星偏于祛痰风，天麻偏于祛头风，全蝎偏于祛止痉；理气药2味，木香偏于导滞，枳实偏于降泄；川乌温通经络散寒。又，方中用祛风药配伍理气药，以治气郁生风；祛风药配伍温通药，以治风动夹寒，方药相互为用，以祛风化痰，行气解痉为主。

【配伍用药】若痰甚者，加半夏，以燥湿化痰；若拘挛甚者，加僵蚕，以祛风止痉；若气虚者，加人参、白术，以健脾益气；若血虚者，加熟地黄、当归，以补血养血等。

四海舒郁丸(《黄帝内经宣明方论》)

运用四海舒郁丸并根据方药组成及用量的配伍特点，可以辨治气郁痰阻证；辨治要点是颈前喉两旁结块肿大，因情绪异常加重。

【组成】青木香_{五钱}（15 g）　陈皮　海蛤粉_{各三钱}（各 9 g）　海带　海藻　昆布　海螵蛸_{各二两}（各 60 g）

【用法】水煎服，每日分早、中、晚 3 次服。

【功效】化痰消瘿，行气解郁。

辨治单纯性甲状腺肿、甲状腺功能亢进症、甲状腺炎、甲状腺肿瘤、甲状腺癌属于气郁痰阻证，以颈前喉两旁结块肿大、质软不痛为基本特征。

【适用病证】

主要症状：颈前喉两旁结块肿大，质软不痛。

辨证要点：因情绪异常加重，舌质淡、苔薄白，脉沉或弦。

可能伴随的症状：颈部憋胀，或胸闷，或喜太息，或胸胁窜痛，或急躁易怒等。

【解读方药】方中用软坚药 5 味，海蛤粉偏于化痰，海带偏于散结，海藻偏于渗利，海螵蛸偏于收涩，昆布偏于溃散；理气药 2 味，青木香偏于化滞，陈皮偏于化痰。又，方中用软坚药配伍理气药，顺气消结；软坚药配伍化痰药，以软坚消痰，方药相互为用，以行气解郁，化痰消瘿为主。

【配伍用药】若气郁甚者，加大陈皮用量，再加青皮，以行气破气；若痰甚者，加半夏、天南星，以燥湿化痰；若胸闷者，加薤白、全瓜蒌，以行气宽胸等。

海藻玉壶汤(《外科正宗》)

运用海藻玉壶汤并根据方药组成及用量的配伍特点，可以辨治痰郁夹瘀证；辨治要点是颈前喉两旁结块肿大，因情绪异常加重，舌质暗紫。

【组成】海藻　贝母　陈皮　昆布　青皮　川芎　当归　连翘　半夏　甘草节　独活_{各一钱}（各 3 g）　海带_{五分}（1.5 g）

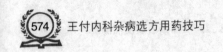

【用法】水煎服，每日分早、中、晚3次服。

【功效】化痰消瘿，理气活血。

辨治单纯性甲状腺肿、甲状腺功能亢进症、甲状腺炎、甲状腺肿瘤、甲状腺癌属于痰郁夹瘀证，以颈前喉两旁结块肿大、质软不痛为基本特征。

【适用病证】

主要症状：颈前喉两旁结块肿大，质硬或结节。

辨证要点：因情绪异常加重，舌质暗紫或夹瘀斑、苔薄，脉沉涩或弦。

可能伴随的症状：颈部憋胀，或胸闷，或喜太息，或胸胁窜痛，或急躁易怒，或疼痛固定不移等。

【解读方药】方中用软坚药3味，海带偏于散结，海藻偏于渗利，昆布偏于溃散；化痰药3味，贝母偏于清热，陈皮偏于理气，半夏偏于燥湿；理气药2味，陈皮偏于行散，青皮偏于破散；理血药2味，川芎偏于行气，当归偏于补血；连翘清热解毒；独活通络燥湿；甘草节益气缓急。又，方中用软坚药配伍化痰药，以软坚化痰；化痰药配伍理气药，顺气消痰；理气药配伍活血药，以治气郁血瘀；软坚药配伍清热药，以治痰结郁热；软坚药配伍益气药，软坚不伤气；化痰药配伍活血药，以治痰瘀，方药相互为用，以理气活血，化痰消瘿为主。

【配伍用药】若气郁甚者，加大陈皮、青皮用量，再加枳实，以行气破气；若痰甚者，加大半夏、贝母用量，再加天南星，以燥湿化痰；若胸闷者，加薤白、全瓜蒌，以行气宽胸等。

截疟七宝丹(《杨氏家藏方》)

运用截疟七宝丹并根据方药组成及用量的配伍特点，可以辨治寒郁痰湿证；辨证要点是寒热交作，头痛。

【组成】常山　陈橘皮_{白不去}　槟榔　草果仁　甘草_炙　厚朴_{去粗皮,生姜汁制,各等分}（各12 g）

【用法】将药研为细散状，每次服15 g，用水酌情加入酒同煎，第二天温热服用。

【功效】燥湿化痰，行气截疟。

辨治疟疾、黑热病、回归热、细菌性感染、病毒性感染、原因不明性发热、血液性疾病属于寒郁痰湿证，以寒热交作、头痛为基本特征。

【适用病证】

主要症状：寒热交作，头痛。

辨证要点：口淡不渴，舌质淡、苔白略腻，脉弦迟。

可能伴随的症状：面暗，或口腻，或胸闷，或腹胀，或寒罢身热，或寒战，或高热，或热则周身汗出，或热退身凉，或大便不畅等。

【解读方药】 方中用化痰药 2 味，常山偏于苦寒清热化痰，草果仁偏于苦温燥湿除痰；理气药 3 味，厚朴偏于下气，陈皮偏于行散，槟榔偏于导滞；生姜辛散开胃；甘草益气和中。又，方中用化痰药配伍理气药，顺气消痰；化痰药配伍辛散药，以消散痰结；化痰药配伍益气药，化痰不伤气，方药相互为用，以燥湿化痰，行气截疟为主。

【配伍用药】 若寒甚者，加大草果仁用量，再加附子，以温阳散寒；若痰甚者，加大陈皮用量，再加半夏，以燥湿化痰；若腹胀者，加大厚朴、槟榔用量，再加木香，以行气消胀；若不思饮食者，加山楂、麦芽，以消食和胃等。

虚证用方

虚证的基本症状有头痛，头晕，头麻，头空；辨治虚证的基本要点是倦怠乏力，脉虚弱，运用方药辨治虚证只有重视同中求异，才能选择最佳切机方药而取得良好治疗效果。

大补元煎(《景岳全书》)

运用大补元煎并根据方药组成及用量的配伍特点，可以辨治阴阳俱虚头痛证、阴阳俱虚腰酸证、阴阳俱虚痞块证；辨治要点是头痛，腰酸，痞块。

【组成】 人参_{少则用一至二钱，多则用一至二两}（3～6 g，或 30～60 g）山药_{炒，二钱}（6 g）熟地_{少则用二至三钱，多则用二至三两}（6～9 g，或 60～90 g）杜仲_{二钱}（6 g）当归_{二至三钱}

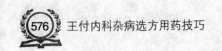

（6～9 g）　山茱萸＿钱（3 g）　枸杞二至三钱（6～9 g）　炙甘草一至二钱（3～6 g）

【用法】水煎服，每日分早、中、晚 3 次服。

【功效】益气补血，滋阴和阳。

1. 辨治高血压头痛、高脂血症头痛、神经性头痛、血管性头痛，三叉神经痛、颅脑疾病头痛、外伤性头痛属于阴阳俱虚头痛证，以头痛、头空无主为基本特征。

【适用病证】

主要症状：头痛。

辨证要点：手足心热，或手足不温，舌红少苔，或舌质淡、苔薄白，脉沉细或沉弱。

可能伴随的症状：头晕目眩，或耳鸣，或女子月经不调，或女子带下，或男子阳痿，或男子滑精等。

2. 辨治亚健康、慢性消耗性疾病、衰退性疾病、代谢性疾病、内分泌疾病属于阴阳俱虚腰酸证，以腰酸、倦怠乏力为基本特征。

【适用病证】

主要症状：腰酸，倦怠乏力。

辨证要点：动则加重，舌质淡、苔薄，脉虚弱。

可能伴随的症状：耳鸣，或腰痛，或腿软，或面色无华，或气短不足一息，或女子月经不调，或女子带下量多，或男子阳痿等。

3. 辨治良性肿瘤、恶性肿瘤、皮下囊肿、脂肪瘤、增生性病变、淋巴结肿大、肝硬化、脾大属于阴阳俱虚痞块证，以痞块、腹痛、腰酸为基本特征。

【适用病证】

主要症状：痞块，腹痛，腰酸。

辨证要点：因活动或劳累加重，舌质淡、苔薄白，脉沉弱。

可能伴随的症状：里急后重，或便血，或皮下出血，或面色苍白，或形寒怕冷，或不思饮食，或耳鸣，或下利清谷等。

【解读方药】方中用益气药 3 味，人参偏于大补，山药偏于平补，甘草偏于缓补；补血药 2 味，熟地黄偏于滋阴，当归偏于活血；补阳药 2 味，杜仲偏于强筋骨，山茱萸偏于固精；枸杞子滋阴生精。又，方中用益气药配伍补血药，以治气血两虚；益气药配伍补阳药，以治阳气虚弱；益气药配伍滋阴药，以使气有化生之源，方药相互为用，以益气补血，滋阴和阳为主。

【配伍用药】若气虚甚者，加白术、黄芪，以补益中气；若血虚甚者，加白芍、阿胶，以补血养血；若阴虚甚者，加女贞子、麦冬，以滋阴生津；若阳虚甚者，加巴戟天、续断，以温补阳气等。

参附汤(《医方类聚》引《济生续方》)与 生脉散(《永类钤方》)合方

运用参附汤与生脉散合方并根据方药组成及用量的配伍特点，可以辨治阴脱阳竭证；辨治要点是口眼㖞斜，不省人事。

【组成】

参附汤：人参_半两 （15 g） 附子_炮,去皮脐,一两 （30 g）

生脉散：人参_五分 （1.5 g） 麦冬_五分 （1.5 g） 五味子_七粒 （3 g）

【用法】水煎服，每日分6次服。

【功效】益气敛阴，回阳固脱。

辨治面神经炎、多发性神经炎、脑血管疾病如缺血性中风和出血性中风、脑梗死、蛛网膜下腔出血属于阳脱阴竭证，以口眼㖞斜、不省人事为基本特征。

【适用病证】

主要症状：口眼㖞斜，不省人事。

辨证要点：面色苍白，汗出不止，舌质淡红、苔薄，脉细微欲绝。

可能伴随的症状：头晕目眩，或目合口张，或气息微弱，或手撒肢冷，或肢体软弱，或舌强语謇，或半身不遂，或大小便失禁等。

【解读方药】方中用人参大补元气；附子温壮阳气；滋阴药2味，五味子偏于敛阴，麦冬偏于生津。又，方中用益气药配温阳药，以治阳气虚弱；益气药配伍滋阴药，温阳药不伤血；温阳药配伍滋阴药，以兼顾阴阳，方药相互为用，以益气敛阴，回阳固脱为主。

【配伍用药】若气虚甚者，加大人参用量，以补益中气；若寒甚者，加大附子用量，以壮阳回阳；若阴虚甚者，加大五味子、麦冬用量，以滋补阴津等。

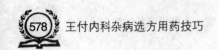

【临证验案】冠心病、高血压、脑梗死

姚某，男，58岁，郑州人。有多年冠心病、高血压病史，1年前因头晕目眩住院，又诊断为脑梗死，服用中西药但未能有效控制症状，近由病友介绍前来诊治。刻诊：口眼㖞斜，半身不遂，舌强语謇不利，时时心痛，胸闷，头痛，头晕，面色萎黄，倦怠乏力，手足不温，怕冷，不思饮食，口渴欲饮热水，口苦，舌质暗红夹瘀紫、苔黄略腻，脉沉弱涩。辨为阳虚及阴，湿热夹瘀证，治当益气温阳，清热燥湿，养阴化瘀，给予参附汤、生脉饮、失笑散与半夏泻心汤合方：红参10 g，附子15 g，麦冬10 g，五味子10 g，黄连3 g，黄芩10 g，生半夏12 g，干姜10 g，大枣12枚，五灵脂10 g，蒲黄10 g，炙甘草10 g。6剂，每日1剂，水煎服，第1次煎药水开后文火煮40 min，第2次煎药水开后文火煮30 min，合并每日分早、中、晚3次服。

二诊：头痛减轻，头晕好转，以前方6剂继服。

三诊：怕冷好转，仍有不思饮食，以前方加生山楂24 g，6剂。

四诊：口眼㖞斜好转，头痛止，以前方6剂继服。

五诊：饮食较前好转，仍有口苦，以前方变黄连为10 g，6剂。

六诊：语言较前略有改善，下肢活动较前略有灵活，以前方6剂继服。

七诊：口眼㖞斜较前又有好转，头痛、头晕目眩、胸闷基本消除，以前方6剂继服。

八诊：诸症基本趋于好转，又以前方治疗160余剂，口眼㖞斜基本恢复正常，语言较前明显恢复，能自行慢慢行走；为了巩固疗效，以前方变汤剂为散剂，每次6 g，每日分早、中、晚3次服。随访1年半，患者自觉恢复满意。

用方体会：根据口眼㖞斜、怕冷辨为阳虚，再根据倦怠乏力、脉沉弱为气虚，因口渴欲饮热水辨为阳虚及阴，又因口苦、苔黄腻辨为湿热，更因舌质暗红夹瘀紫瘀为瘀，以此辨为阳虚及阴，湿热夹瘀证。方以参附汤温阳散寒益气；以生脉饮益气化阴生津；以失笑散活血化瘀；以半夏泻心汤清热燥湿，益气散寒，方药相互为用，以奏其效。

地黄饮子(《黄帝内经宣明方论》)

运用地黄饮子并根据方药组成及用量的配伍特点，可以辨治经络阴阳俱虚证、肌肉阴阳俱虚证；辨治要点是口眼㖞斜，半身不遂，肌肉颤动。

【组成】干地黄　巴戟_{去心}　山茱萸　石斛　肉苁蓉_{酒浸,焙}　附子_炮　五味子　肉桂　白茯苓　麦门冬_{去心}　菖蒲　远志_{去心,各等分}（各 10 g）

【用法】将药研为细散状，每次服 9 g，用水煎时加入生姜 5 片、枣 1 枚、薄荷 5 g 同煎，不拘时候服。

【功效】滋心肾阴，补心肾阳，开窍化痰。

1. 辨治面神经炎、多发性神经炎、脑血管疾病如缺血性中风和出血性中风、脑梗死、蛛网膜下腔出血属于经络阴阳俱虚证，以口眼㖞斜、半身不遂为基本特征。

【适用病证】

主要症状：口眼㖞斜，或半身不遂。

辨证要点：足冷面赤，口干不欲饮，舌质淡、苔薄白，或舌红少苔，脉沉细弱。

可能伴随的症状：腰膝软弱无力，或舌强不能言，或足废不能用，或头晕目眩，或耳鸣，或耳聋，或肢体麻木，或舌强语謇，或手足拘挛等。

2. 辨治震颤麻痹、肝豆状核变性、特发性震颤、神经性震颤、代谢性震颤、小脑病变的姿势性震颤、甲状腺功能亢进症等属于肌肉阴阳俱虚证，以肌肉颤动、手足拘急为基本特征。

【适用病证】

主要症状：肌肉颤动，手足拘急。

辨证要点：手足心热，或手足不温，舌红少苔，或舌质淡、苔薄白，脉沉弱。

可能伴随的症状：形寒怕冷，或潮热，或自汗，或盗汗，或头晕目眩，或健忘，或手重不能持物，或肢体麻木，或大便不畅，或小便清长等。

【解读方药】方中用滋阴药 4 味，干地黄偏于凉血，麦冬偏于清热，石斛偏于和中，五味子偏于敛阴益气；辛热药 2 味，附子偏于壮阳，肉桂偏于温阳；补阳药 3 味，巴戟天偏于壮阳，肉苁蓉偏于益精，山茱萸偏于固精；安神药 3 味，远志偏于开窍，石菖蒲偏于化痰，茯苓偏于健脾益气渗利。又，滋阴药配伍辛热药，以治阴虚及阳；滋阴药配伍补阳药，以治阴阳俱虚；滋补药配伍安神药，以治阴阳俱虚不固心神，方药相互为用，以滋心肾阴，补心肾阳，

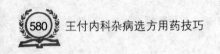

开窍化痰为主。

【配伍用药】若阴虚甚者，加玉竹、鳖甲，以滋补阴津；若阳虚甚者，加鹿茸、冬虫夏草，以温补阳气；若痰盛者，加胆南星、天竺黄、竹沥，以涤痰化痰；若气虚者，加人参、黄芪，以补益正气等。

镇肝熄风汤(《医学衷中参西录》)

运用镇肝熄风汤并根据方药组成及用量的配伍特点，可以辨治阴虚生风中经络证、阴虚生风中肌肉证；辨治要点是口眼㖞斜，肌肉颤动。

【组成】怀牛膝_一两（30 g）　生赭石_轧细,一两（30 g）　生龙骨_捣碎,五钱（15 g）生牡蛎_五钱（15 g）　生龟板_五钱（15 g）　生杭芍_五钱（15 g）　玄参_五钱（15 g）天冬_五钱（15 g）　川楝子_捣碎,二钱（6 g）　生麦芽_二钱（6 g）　茵陈_二钱（6 g）　甘草_一钱半（5 g）

【用法】水煎服。

【功效】镇肝息风，滋阴潜阳。

1. 辨治面神经炎、多发性神经炎、脑血管疾病如缺血性中风和出血性中风、脑梗死、蛛网膜下腔出血属于阴虚生风中经络证，以口眼㖞斜、手指蠕动为基本特征。

【适用病证】

主要症状：口眼㖞斜，或半身不遂，手指蠕动。

辨证要点：五心烦热，舌红少苔，或苔薄黄，脉细数或弦。

可能伴随的症状：头晕目眩，或耳鸣，或腰酸，或口角流涎，或舌强语謇，或手足拘挛等。

2. 辨治震颤麻痹、肝豆状核变性、特发性震颤、神经性震颤、代谢性震颤、小脑病变的姿势性震颤、甲状腺功能亢进症等属于阴虚生风中肌肉证，以肌肉颤动、头晕目眩为基本特征。

【适用病证】

主要症状：肌肉颤动，头晕目眩。

辨证要点：面红目赤，口干咽燥，舌红少苔，或苔薄黄，脉弦。

可能伴随的症状：耳鸣，或口苦，或口角流涎，或烦躁不安，或情绪紧张，或肢体麻木，或言语迟缓，或易激动等。

【解读方药】方中用益阴药 3 味，龟板偏于潜阳，天冬偏于益肾，玄参偏于凉血；潜阳药 4 味，龙骨偏于安神，牡蛎偏于固涩，代赭石偏于降逆，白芍偏于补血；牛膝补益肝肾，引血下行；疏肝药 3 味；川楝子偏于清热，茵陈偏于渗利，麦芽偏于消食；甘草益气和中。又，方中用益阴药配伍潜阳药，以治阴虚阳亢；益阴药配伍补肝肾药，以治肝肾阴虚；益阴药配伍疏肝药，疏肝不伤阴；益阴药配伍益气药，以气能化阴，方药相互为用，以镇肝息风，滋阴潜阳为主。

【配伍用药】若脑部热痛明显者，加羚羊角、石膏，以清泻脑热；若头痛明显者，加川芎、葛根，以清热升阳通经；若大便干结者，加大黄、芒硝，以软坚泻热通便等。

瘀血证用方

瘀血证的基本症状有头痛，头紧，头麻；辨治瘀血证的基本要点是痛如针刺，舌质暗紫或夹瘀，运用方药辨治瘀证只有重视同中求异，才能选择最佳切机方药而取得良好治疗效果。

桃核承气汤（《伤寒杂病论》）与
小陷胸汤（《伤寒杂病论》）合方

运用桃核承气汤与小陷胸汤合方并根据方药组成及用量的配伍特点，可以辨治痰热瘀阻清窍证、瘀热痰阻心窍证；辨治要点是口眼㖞斜，头痛，头沉头晕。

【组成】

桃核承气汤：桃仁_{去皮尖,五十个}（8.5 g）　大黄_{四两}（12 g）　桂枝_{去皮,二两}（6 g）甘草_{炙,二两}（6 g）　芒硝_{二两}（6 g）

小陷胸汤：黄连_{一两}（3 g）　半夏_{洗,半升}（12 g）　瓜蒌实_{大者一枚}（30 g）

【用法】水煎服，每日分早、中、晚 3 次服。

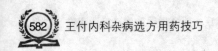

【功效】活血化瘀，清热化痰。

1. 辨治面神经炎、多发性神经炎、脑血管疾病如缺血性中风和出血性中风、脑梗死、蛛网膜下腔出血属于痰热瘀阻清窍证，以口眼㖞斜、头痛、眩晕为基本特征。

【适用病证】

主要症状：口眼㖞斜，或半身不遂，头痛，或头沉眩晕。

辨证要点：心烦易怒，舌质暗红或夹瘀紫、苔黄腻，脉沉涩或沉滑。

可能伴随的症状：肢体强直，或喉中痰多，或腹胀，或口角流涎，或舌强语謇，或手足拘挛，或大便干结等。

2. 辨治心律失常、冠心病、风湿性心脏病、心肌肥大、扩张性心脏病、右束支传导阻滞、神经衰弱属于瘀热痰阻心窍证，以心悸、胸闷、肢体困重为基本特征。

【适用病证】

主要症状：心悸，心痛，胸闷。

辨证要点：痛如针刺，口苦，口腻，舌质红、苔黄腻，脉沉或沉滑。

可能伴随的症状：头沉，或胸中痞闷，或失眠，或健忘，或头晕目眩，或大便干结等。

【解读方药】方中用桃仁活血逐瘀；桂枝通经散瘀；泻热祛瘀药2味，大黄偏于硬攻，芒硝偏于软坚；化痰药2味，半夏偏于醒脾燥湿，瓜蒌偏于宽胸行气；清热药2味，黄连偏于燥湿；瓜蒌实偏于化痰。又，方中用活血药配伍泻热药，以治瘀热；活血药配伍化痰药，以治痰瘀互结；活血药配伍清热药，以治瘀血夹热，方药相互为用，以活血化瘀，清热化痰为主。

【配伍用药】若痰甚者，加贝母，以清热化痰；若头痛者，加大桂枝用量，再加白芍，以通经缓急止痛；若头晕甚者，加天麻、钩藤，以息风止眩等。

【临证验案】冠心病、心肌肥大、右束支完全性传导阻滞

郑某，男，61岁，郑州人。有多年冠心病病史，心肌肥大，3年前又诊断为右束支完全性传导阻滞，服用中西药未能有效控制心痛胸闷，近由病友介绍前来诊治。刻诊：心痛如针刺，胸中痞闷，因寒冷加重，头沉，大便干结，手足不温，怕冷，口干不欲饮水，口苦口腻，舌质红、苔黄腻，脉沉弱涩。辨为痰热夹瘀，阳虚寒凝证，治当泻热祛瘀，益气化痰，给予桃核承气汤、小陷胸

汤、茯苓四逆汤与失笑散合方：桃仁 10 g，大黄 12 g，桂枝 6 g，芒硝 6 g，黄连 3 g，生半夏 12 g，全瓜蒌 30 g，茯苓 12 g，干姜 10 g，红参 3 g，生附子 5 g，五灵脂 10 g，蒲黄 10 g，炙甘草 6 g。6 剂，每日 1 剂，水煎服，第 1 次煎药水开后文火煮 40 min，第 2 次煎药水开后文火煮 30 min，合并每日分早、中、晚 3 次服。

二诊：大便通畅，心痛减轻，以前方 6 剂继服。

三诊：仍然口苦、怕冷，以前方变生附子为 10 g，黄连为 10 g，6 剂。

四诊：口苦、怕冷明显减轻，以前方 6 剂继服。

五诊：口苦、怕冷较前又有明显好转，以前方变生附子为 6 g，黄连为 6 g，6 剂。

六诊：胸中闷痞基本消除，以前方 6 剂继服。

七诊：诸症基本趋于缓解，以前方 6 剂继服。

八诊：诸症基本消除，又以前方治疗 100 余剂，经复查右束支完全性传导阻滞基本痊愈，心肌肥大及冠心病均有明显好转；为了巩固疗效，以前方变汤剂为散剂，每次 6 g，每日分早、中、晚 3 次服。随访 1 年，一切尚好。

用方体会：根据心痛如刺、脉涩辨为瘀，再根据胸中痞闷为郁，因心痛因寒加重辨为阳虚，又因口苦、苔黄腻辨为痰热，更因口干不欲饮水辨为寒热夹杂，以此辨为痰热夹瘀，阳虚寒凝证。方以桃核承气汤泻热祛瘀；以小陷胸汤清热燥湿化痰；以茯苓四逆汤温阳散寒，益气宁心；以失笑散活血化瘀止痛，方药相互为用，以奏其效。

桂枝茯苓丸(《伤寒杂病论》) 与涤痰汤(《证治准绳》) 合方

运用桂枝茯苓丸与涤痰汤合方并根据方药组成及用量的配伍特点，可以辨治痰瘀阻窍证；辨治要点是口眼㖞斜，手指蠕动。

【组成】
桂枝茯苓丸：桂枝　茯苓　牡丹皮_{去心}　芍药　桃仁_{去皮尖，熬，各等分}（各 12 g）

涤痰汤：南星_{姜制}　半夏_{汤洗七次，各二钱半}（各 7.5 g）　枳实_{麸炒}　茯苓_{去皮，各二钱}（各 6 g）　橘红_{一钱半}（4.5 g）　石菖蒲　人参_{各一钱}（各 3 g）竹茹_{七分}（2 g）　甘草_{半钱}（1.5 g）

【用法】水煎服，每日分早、中、晚 3 次服。

【功效】涤痰开窍，活血化瘀。

辨治面神经炎、多发性神经炎、脑血管疾病如缺血性中风和出血性中风、脑梗死、蛛网膜下腔出血属于痰瘀阻窍证，以口眼㖞斜、两手握固为基本特征。

【适用病证】

主要症状：口眼㖞斜，或半身不遂，手指蠕动。

辨证要点：面色晦暗，舌质暗紫、苔白厚腻，脉沉或涩。

可能伴随的症状：头晕目眩，或头痛如针刺，或牙关紧闭，或手足不温，或口角流涎，或舌强语謇，或手足拘挛等。

【解读方药】方中燥湿化痰药 2 味，半夏偏于醒脾，天南星偏于通络；化瘀药 3 味，桂枝偏于通经消散，桃仁偏于破血攻散，牡丹皮偏于凉血消瘀；理气化痰药 2 味，橘红偏于行散，枳实偏于降浊；解郁化痰药 2 味，石菖蒲偏于开窍，竹茹偏于降逆；益气药 3 味，人参偏于大补，茯苓偏于健脾益气渗湿，甘草偏于平补；芍药补血敛阴。又，方中用化痰药配伍化瘀药，以治痰瘀胶结；化痰药配伍理气药，以治痰郁内结；化痰药配伍益气药，以治痰瘀互结；化痰药配伍补血药，以使化痰药不伤血，方药相互为用，以涤痰开窍，活血化瘀为主。

【配伍用药】若痰甚者，加大半夏、天南星用量，以燥湿化痰；若瘀甚者，加大桂枝、桃仁、牡丹皮用量，以活血化瘀；若手指颤动甚者，加全蝎、天麻、白僵蚕，以息风止痉等。

【临证验案】高血压、脑梗死

谢某，男，55 岁，郑州人。有多年高血压病史，2 年前又诊断为脑梗死，服用中西药但未能有效控制症状，近由病友介绍前来诊治。刻诊：头痛，头晕，头昏不清，头沉，身体困重，步态不稳，肢体软弱无力，饮水呛咳，言语不利，小便频数，口腻不渴，舌质暗淡夹瘀紫、苔白腻，脉沉弱涩。辨为瘀血痰阻证，治当活血化瘀，温阳化痰，给予桂枝茯苓丸与涤痰汤合方：桂枝12 g，桃仁 12 g，茯苓 12 g，牡丹皮 12 g，白芍 12 g，制南星 15 g，生半夏 15 g，枳实 12 g，陈皮 10 g，石菖蒲 6 g，红参 6 g，竹茹 5 g，炙甘草 3 g。6 剂，每日 1 剂，水煎服，第 1 次煎药水开后文火煮 40 min，第 2 次煎药水开后文火煮

30 min，合并每日分早、中、晚 3 次服。

二诊：头痛减轻，头沉好转，以前方 6 剂继服。

三诊：肢体软弱无力仍比较明显，以前方变红参为 10 g，加白术 15 g，6 剂。

四诊：仍然小便频数，以前方加生附子 5 g，6 剂。

五诊：头痛、头晕明显减轻，头昏不清还比较明显，以前方变石菖蒲为 12 g，6 剂。

六诊：头痛、头晕止，饮水呛咳明显减轻，步态不稳较前好转，以前方 6 剂继服。

七诊：言语不利较前好转，仍有不利，以前方加皂角刺 6 g，6 剂。

八诊：诸症较前均好转，又以前方治疗 120 余剂，患者步态基本趋于稳定，肢体软弱基本恢复正常；为了巩固疗效，前方变汤剂为散剂，每次 6 g，每日分早、中、晚 3 次服。随访 1 年，一切尚好。

用方体会：根据头痛、步态不稳、脉涩辨为瘀，再根据头昏不清、头沉、口腻为痰湿，因言语不利、舌质暗淡夹瘀紫辨为瘀阻心窍，又因饮水呛咳、苔腻辨为痰阻，以此辨为瘀血痰阻证。方以桂枝茯苓丸活血化瘀，温通脉络；以涤痰汤燥湿化痰，益气行气，开窍醒神，方药相互为用，以奏其效。

桂枝茯苓丸(《伤寒杂病论》)与解语丹(《永类钤方》)合方

运用解语丹与桂枝茯苓丸合方并根据方药组成及用量的配伍特点，可以辨治风痰瘀阻证；辨治要点是口眼㖞斜，失语。

【组成】

解语丹：白附子炮　石菖蒲　远志肉　天麻　全蝎去毒,酒炒　羌活　僵蚕各一两（各 30 g）　木香五钱（15 g）　牛胆南星一两（30 g）

桂枝茯苓丸：桂枝　茯苓　牡丹皮去心　芍药　桃仁去皮尖,熬,各等分（各 12 g）

【用法】水煎服，每日分早、中、晚 3 次服。

【功效】祛风化痰，活血通络。

辨治面神经炎、多发性神经炎、脑血管疾病如缺血性中风和出血性中风、脑梗死、蛛网膜下腔出血、血管神经性头痛属于风痰瘀阻证，以口眼㖞斜、手

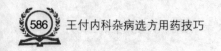

指蠕动为基本特征。

【适用病证】

主要症状：口眼㖞斜，失语，或头痛。

辨证要点：手指蠕动，舌质暗淡夹瘀紫、苔白厚腻，脉沉涩。

可能伴随的症状：头晕目眩，或肢体疼痛，或痛如针刺，或肢体麻木，或舌强语謇，或半身不遂，或手足拘挛等。

【解读方药】方中用祛风药 4 味，白附子偏于祛面风，天麻偏于祛痰风，全蝎偏于祛经络风，僵蚕偏于祛筋脉风，胆南星偏于祛血脉风；化瘀药 3 味，桂枝偏于通经消散，桃仁偏于破血攻散，牡丹皮偏于凉血消瘀；开窍药 2 味，石菖蒲偏于通络，远志肉偏于化痰；羌活祛风通络；木香行气导滞；茯苓渗利瘀浊；芍药补血敛阴。又，方中用祛风药配伍开窍药，以治风郁清窍；祛风药配伍活血药，以治痰瘀夹杂；祛风药配伍通络药，以治风逆经络；开窍药配伍理气药，以顺气开窍；开窍药配伍理气药，以治气郁窍闭；方药相互为用，以祛风化痰，通络开窍为主。

【配伍用药】若瘀甚者，加大桃仁、牡丹皮用量，以活血化瘀；若痰甚者，加大胆南星用量，再加半夏，以燥湿化痰；若夹气虚者，加人参、黄芪，以补益中气；若夹血虚者，加当归、白芍，以补血养血；若失语甚者，加大石菖蒲、远志用量，再加冰片，以开窍解语等。

【临证验案】血管神经性头痛、鼻窦炎、高脂血症

詹某，女，47 岁，郑州人。有多年血管神经性头痛、鼻窦炎病史，服用中西药但未能有效控制头痛，近由病友介绍前来诊治。刻诊：头痛如针刺甚于前额，头沉，鼻塞不通，身体沉重，头皮麻木拘紧，目眩，视物模糊，口腻不渴，舌质暗淡夹瘀紫、苔白厚腻，脉沉涩。辨为瘀血痰阻夹风证，治当活血化瘀，温阳化痰，平息内风，给予桂枝茯苓丸与解语丹合方：桂枝 12 g，桃仁 12 g，茯苓 12 g，牡丹皮 12 g，白芍 12 g，白附子 10 g，石菖蒲 10 g，远志 10 g，天麻 10 g，全蝎（冲服）3 g，羌活 10 g，僵蚕 10 g，木香 10 g，胆南星 10 g。6 剂，每日 1 剂，水煎服，第 1 次煎药水开后文火煮 40 min，第 2 次煎药水开后文火煮 30 min，合并每日分早、中、晚 3 次服。

二诊：头痛减轻，鼻塞好转，以前方 6 剂继服。

三诊：头痛止，身体沉重明显好转，以前方 6 剂继服。

四诊：仍有头皮麻木拘紧，以前方加羌活为 15 g，6 剂。

五诊：头痛未发作、鼻塞消除，以前方 6 剂继服。

六诊：头皮麻木拘紧基本消除，以前方 6 剂继服。

七诊：诸症基本消除，又以前方治疗 40 余剂，诸症悉除；为了巩固疗效，以前方变汤剂为散剂，每次 6 g，每日分早、中、晚 3 次服。随访 1 年，一切尚好。

用方体会：根据头痛、脉涩辨为瘀，再根据身体沉重、头沉、口腻为痰湿，因头痛如刺、舌质暗淡夹瘀紫辨为瘀，又因目眩、视物模糊辨为风痰上扰，以此辨为瘀血痰阻夹风证。方以桂枝茯苓丸活血化瘀，温通脉络；以解语丹祛风化痰，活血通络，方药相互为用，以奏其效。

补阳还五汤(《医林改错》)

运用补阳还五汤并根据方药组成及用量的配伍特点，可以辨治气虚络瘀经络证、气虚血瘀肌肉证；辨治要点是口眼㖞斜，半身不遂。

【组成】黄芪_{生，四两}（120 g）　当归尾_{二钱}（6 g）　赤芍_{一钱半}（4.5 g）　地龙_{一钱}（3 g）　川芎_{一钱}（3 g）　红花_{一钱}（3 g）　桃仁_{一钱}（3 g）

【用法】水煎服。

【功效】补气活血通络。

1. 辨治脑血管疾病如缺血性中风和出血性中风、脑梗死、蛛网膜下腔出血属于气虚络瘀经络证，以口眼㖞斜、半身不遂为基本特征。

【适用病证】

主要症状：口眼㖞斜，或半身不遂。

辨证要点：肢体软弱，舌质暗淡或夹瘀紫、苔薄，脉沉细弱。

可能伴随的症状：头晕目眩，或面色萎黄，或肢体疼痛，或痛如针刺，或肢体麻木，或舌强语謇，或手足拘挛等。

2. 辨治多发性神经炎、周围神经炎、周期性瘫痪、重症肌无力、运动神经元病、脊髓病变等属于气虚血瘀肌肉证，以肢体痿弱不用、肌肉消瘦为基本特征。

【适用病证】

主要症状：肢体痿弱不用，肌肉消瘦。

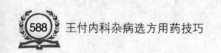

辨证要点：面色不荣，或肌肉疼痛，舌质暗淡夹瘀紫、苔薄白，脉虚弱或涩。

可能伴随的症状：手足麻木不仁，或言语不利，或吞咽困难，或肌肉颤动，或头晕目眩，或大便不畅等。

【解读方药】方中用黄芪益气固表，强壮肌肉；活血药5味，桃仁偏于破血，红花偏于通经，川芎偏于行气，当归偏于补血，赤芍偏于凉血；地龙通络和脉舒筋。又，方中用益气药配伍活血药，以治气虚血瘀；活血药配伍通络药，以治络脉不通，方药相互为用，以补气活血通络为主。

【配伍用药】若气虚明显者，加人参、白术，以益气补虚；若血虚明显者，加阿胶、熟地黄，以补血生气；若肢体水肿者，加牡蛎、泽泻、商陆，以软坚利水消肿等。

【临证验案】低血钾性周期性瘫痪

马某，女，50岁，郑州人。在3年前原因不明出现肌无力由双下肢开始，延至双上肢，四肢及躯干肌肉无力性瘫痪，在郑州、北京等地检查，确诊为缺血钾性周期性瘫痪，服用中西药但未能有效控制症状，近由病友介绍前来诊治。刻诊：肌无力由双下肢开始，延至双上肢，四肢及躯干肌肉无力性瘫痪，两侧对称，双臂瘫痪不能上举，手指颤动，因劳累及寒冷加重，手足不温，怕冷，口腻，舌质暗淡夹瘀紫、苔白厚腻，脉沉涩。辨为气虚瘀血，寒凝痰阻证，治当活血益气，散寒化痰，给予补阳还五汤、茯苓四逆汤与小半夏汤合方：黄芪120 g，当归6 g，赤芍5 g，地龙3 g，川芎3 g，红花3 g，桃仁3 g，茯苓12 g，红参3 g，生附子5 g，干姜5 g，生半夏24 g，生姜24 g，炙甘草6 g。6剂，每日1剂，水煎服，第1次煎药水开后文火煮40 min，第2次煎药水开后文火煮30 min，合并每日分早、中、晚3次服。

二诊：口腻减轻，仍有手足不温、怕冷，以前方变生附子为10 g，干姜为10 g，6剂。

三诊：手足不温及怕冷明显减轻，以前方6剂继服。

四诊：出现瘫痪症状较前明显减轻，以前方加羌活15 g，6剂。

五诊：仍有手指颤动，以前方加藜芦3 g，6剂。

六诊：出现瘫痪症状比较轻，手指颤动明显减轻，以前方6剂继服。

七诊：未出现瘫痪症状，以前方6剂继服。

八诊：未出现瘫痪症状，其余诸症基本趋于缓解，又以前方治疗 70 余剂，未出现瘫痪症状；为了巩固疗效，以前方变汤剂为散剂，每次 6 g，每日分早、中、晚 3 次服。随访 1 年，一切尚好。

用方体会：根据肢体无力、因劳累加重辨为气虚，再根据舌质暗淡夹瘀紫辨为瘀，因手足不温、怕冷辨为阳虚，又因口腻、苔腻辨为痰，以此辨为气虚血瘀，寒凝痰阻证。方以补阳还五汤益气活血，益气通络；以茯苓四逆汤温阳散寒；以小半夏汤醒脾燥湿化痰，方药相互为用，以奏其效。

白虎加桂枝汤(《伤寒杂病论》)

运用白虎加桂枝汤并根据方药组成及用量的配伍特点，可以辨治热郁营卫肌肤证、风湿热痹证；辨治要点是寒热交作，头痛，口渴。

【组成】知母_{六两}（18 g）　石膏_{碎,一斤}（48 g）　甘草_{炙,二两}（6 g）粳米_{六合}（18 g）　桂枝_{去皮,三两}（9 g）

【用法】将药研为细散状，每次煎药 8 g，温热服之，汗出则病愈。

【功效】解肌调荣，清热通络。

1. 辨治疟疾、黑热病、回归热、细菌性感染、病毒性感染、原因不明性发热、血液性疾病属于热郁营卫肌肤证，以寒热交作、烦渴为基本特征。

【适用病证】

主要症状：寒热交作，头痛。

辨证要点：口干烦渴，舌质红、苔黄，脉弦数。

可能伴随的症状：面红，或口燥，或汗出不畅，或关节疼痛，或寒罢身热，或寒战，或高热，或热则周身汗出，或小便短赤，大便干结等。

2. 辨治风湿性关节炎、类风湿关节炎、反应性关节炎、强直性脊柱炎、增生性关节炎、变形性关节炎、痛风、纤维肌炎属于风湿热痹证，以筋脉肌肉关节疼痛、舌质红为基本特征。

【适用病证】

主要症状：筋脉、肌肉、关节疼痛。

辨证要点：口渴，舌质红、苔薄黄，脉浮或数。

可能伴随的症状：关节活动不利，或身体发热，或痛处红肿，或肌肤红

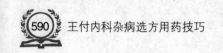

斑，或烦躁不安，或皮下结节，或筋脉抽搐等。

【解读方药】 方中用清热药 2 味，知母偏于养阴，石膏偏于泻火；益气药 2 味，粳米偏于平补，甘草偏于缓补；桂枝辛温通经。又，方中用清热药配伍益气药，以治郁热伤气；清热药配伍温通药，以治郁热阻滞；益气药配伍辛温药，以温通经气，方药相互为用，以解肌调荣，清热通络为主。

【配伍用药】 若热甚者，加大知母用量，再加柴胡，以疏散透热；若疼痛甚者，加大桂枝用量，再加白芍，以通经缓急止痛；若口渴者，加天花粉、玉竹，以清热生津；若烦躁不安者，加黄连、黄芩，以清热除烦等。

【临证验案】 类风湿关节炎、痛风

孙某，男，67 岁，三门峡人。有多年类风湿关节炎、痛风病史，在郑州、西安、北京等地，经中西药治疗但未能有效控制症状，近由病友介绍前来诊治。刻诊：手指及脚趾关节僵硬变形灼热及脚跟刺痛，因寒冷及劳累加重，大便干结，倦怠乏力，面色不荣，舌质红、苔黄略腻，脉沉弱。辨为风湿热夹寒痹证，治当清热通络，温阳散寒，给予白虎加桂枝汤、泻心汤与桂枝芍药知母汤合方：石膏 48 g，知母 30 g，粳米 20 g，桂枝 12 g，白芍 10 g，麻黄 6 g，生姜 15 g，白术 15 g，防风 12 g，附子 10 g，大黄 6 g，黄连 3 g，黄芩 3 g，生甘草 6 g。6 剂，每日 1 剂，水煎服，第 1 次煎药水开后文火煮 40 min，第 2 次煎药水开后文火煮 30 min，合并每日分早、中、晚 3 次服。

二诊：大便较前通畅，关节疼痛略有减轻，以前方 6 剂继服。

三诊：关节灼热略有缓解，大便正常，以前方变黄连、黄芩为各 6 g，6 剂。

四诊：关节灼热基本消除，以前方 6 剂继服。

五诊：关节僵硬减轻，脚跟刺痛缓解，以前方 6 剂继服。

六诊：大便溏泄，未再出现关节灼热，以前方去大黄，6 剂。

七诊：大便正常，关节僵硬疼痛趋于缓解，以前方 6 剂继服。

八诊：诸症基本趋于缓解，又以前方治疗 120 余剂，诸症悉除，关节变形较前有改善；为了巩固疗效，以前方变汤剂为散剂，每次 6 g，每日分早、中、晚 3 次服。随访 1 年，一切尚好。

用方体会：根据关节僵硬疼痛灼热辨为郁热，再根据关节疼痛因寒加重辨为寒，因大便干结辨为热结，又因舌质红、苔黄腻辨为湿热，更因疼痛如针刺辨为络瘀，以此辨为风湿热夹寒痹证。方以白虎加桂枝汤清热通络；以泻心汤泻热燥湿；以桂枝芍药知母汤清热通络，温阳散寒，方药相互为用，以奏其效。

白虎加人参汤（《伤寒杂病论》）

运用白虎加人参汤并根据方药组成及用量的配伍特点，可以辨治热郁夹气虚证、胃热气津两伤证；辨证要点是寒热交作，头痛，口渴，易饥。

【组成】知母六两（18 g） 石膏碎,一斤（48 g） 甘草炙,二两（6 g）粳米六合（18 g） 人参去皮,三两（9 g）

【用法】水煎服，每日分早、中、晚3次服。

【功效】清泻郁热，益气生津。

1. 辨治疟疾、黑热病、回归热、细菌性感染、病毒性感染、原因不明性发热、血液性疾病属于热郁夹气虚证，以寒热交作、倦怠乏力为基本特征。

【适用病证】

主要症状：寒热交作，头痛。

辨证要点：倦怠乏力，舌质红、苔薄黄，脉虚或数。

可能伴随的症状：面红，或口燥，或汗出不畅，或神疲，或高热，或热则周身汗出，或小便短赤，大便干结等。

2. 辨治糖尿病、尿崩症、甲状腺功能亢进症、原因不明性内分泌失调属于胃热气津两伤证，以口渴、易饥、饮水不解渴为基本特征。

【适用病证】

主要症状：口渴多饮，易饥，饮水不解渴。

辨证要点：口干咽燥，倦怠乏力，舌质红、苔薄黄，脉浮洪。

可能伴随的症状：胃脘灼热，或心烦，或急躁，或多汗，或背部怕风等。

【解读方药】方中用清热药有2味，知母偏于养阴，石膏偏于泻火；益气药3味，粳米偏于平补，甘草偏于缓补，人参偏于大补。又，方中用清热药配伍益气药，以治郁热伤气；清热药配伍益阴药，以治热伤阴津，方药相互为用，以清泻郁热，益气生津为主。

【配伍用药】若热甚者，加大知母用量，再加竹叶，以清泻郁热；若气虚

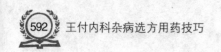

甚者，加大人参用量，再加山药，以益气生津；若口渴者，加麦冬、玉竹，以清热生津；若汗出者，加五味子、牡蛎，以收敛止汗等。

【临证验案】原因不明性面部发热如烤

谢某，女，33 岁，郑州人。在 2 年前出现原因不明性面部发热如烤，服用中西药但未能有效控制面部发热如烤，近由病友介绍前来诊治。刻诊：面部发热如烤，满面通红，甚于中午、下午，发热之后汗出较多，汗后倦怠乏力，手足不温，口渴不欲多饮，舌质淡红、苔薄黄，脉浮弱。辨为阳明热盛，太阳卫虚证，治当清泻盛热，温阳固卫，给予白虎加人参汤与桂枝加附子汤合方：石膏 48 g，知母 30 g，粳米 20 g，红参 10 g，桂枝 10 g，白芍 10 g，生姜 10 g，大枣 12 枚，附子 5 g，炙甘草 6 g。6 剂，每日 1 剂，水煎服，第 1 次煎药水开后文火煮 30 min，第 2 次煎药水开后文火煮 30 min，合并每日分早、中、晚 3 次服。

二诊：面部发热如烤明显减轻，以前方 6 剂继服。

三诊：手足不温好转，以前方 6 剂继服。

四诊：面部发热如烤基本消除，以前方 6 剂继服。

五诊：诸症基本消除，以前方 12 剂继服。随访 1 年，一切尚好。

用方体会：根据面部发热如烤、苔薄黄辨为热，再根据手足不温、舌质淡红辨为热夹阳气，因汗后倦怠乏力辨为虚，以此辨为阳明热盛，太阳卫虚证。方以白虎加人参汤清泻盛热，益气固护；以桂枝加附子汤益气固卫，温阳散寒，方药相互为用，以奏其效。

柴胡桂枝干姜汤（《伤寒杂病论》）

运用柴胡桂枝干姜汤并根据方药组成及用量的配伍特点，可以辨治寒郁夹热证、郁热伤阴夹寒证；辨治要点是寒热交作，头痛，胸胁烦闷。

【组成】柴胡_{半斤}（24 g）　桂枝_{去皮，三两}（9 g）　干姜_{二两}（6 g）　天花粉_{四两}（12 g）　黄芩_{三两}（9 g）　牡蛎_{熬，三两}（9 g）　甘草_{炙，二两}（6 g）

【用法】用水 840 mL，煮取药液 210 mL，每日分 3 次温服；第一次服药可能有轻微心烦，应继续服药，汗出则病愈。

【功效】清热调气，温阳化饮，兼以益阴。

1. **辨治疟疾、黑热病、回归热、细菌性感染、病毒性感染、原因不明性发热、血液性疾病属于寒郁夹热证，以寒热交作、胸胁烦闷为基本特征。**

【适用病证】

主要症状：寒热交作，头痛。

辨证要点：胸胁烦闷，舌质淡红、苔薄黄白夹杂，脉弦或紧。

可能伴随的症状：口不渴，或口渴不欲饮，或胃脘痞满，或身热，或热则周身汗出，或头汗出，或小便短赤，大便不畅等。

2. **辨治心肌炎、心肌病、扩张性心肌病、肥大性心肌病、心律不齐属于郁热伤阴夹寒证，以心悸、心痛、心烦、口苦为基本特征。**

【适用病证】

主要症状：心悸，或心痛，心烦。

辨证要点：倦怠乏力，口淡不渴，舌质淡、苔薄白，脉沉弱。

可能伴随的症状：手足不温，或形寒怕冷，或头晕目眩，或肢体酸痛，或健忘等。

【解读方药】方中用清热药 2 味，柴胡偏于辛散透热，黄芩偏于苦寒降热；辛温化饮药 2 味，桂枝偏于通阳，干姜偏于温阳；益阴药 2 味，天花粉偏于生津，牡蛎偏于敛阴；甘草益气和中。又，方中用清热药配伍辛温药，以治寒热夹杂，兼以化饮；清热药配伍益阴药，以治郁热伤阴；清热药配伍益气药，以防清热药伤胃，方药相互为用，以清热调气，温阳化饮为主，兼以益阴。

【配伍用药】若热甚者，加大黄芩用量，再加栀子，以清泻郁热；若寒甚者，加大干姜用量，再加附子，以温阳散寒；若胃脘痞满者，加枳实、砂仁，以行气除满；若头汗出者，加大牡蛎用量，再加五味子，以收敛止汗等。

【临证验案】病毒性心肌炎

郑某，女，42 岁，郑州人。有 3 年多病毒性心肌炎病史，服用中西药但未能有效控制症状，近由病友介绍前来诊治。刻诊：心烦，时时心痛如针刺，时时发热，倦怠乏力，手足不温，头汗出，口苦，口渴欲多饮，舌质暗红夹瘀紫、苔黄白夹杂，脉沉弱。辨为郁热气阴两伤夹寒证，治当清泻郁热，益气养阴，温阳化瘀，给予柴胡桂枝干姜汤、失笑散与茯苓四逆汤合方：柴胡24 g，桂枝10 g，干姜6 g，天花粉12 g，黄芩10 g，牡蛎10 g，茯苓12 g，生附子5 g，红参10 g，五灵脂10 g，蒲黄10 g，炙甘草6 g。6 剂，每日 1 剂，水煎

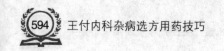

服，第1次煎药水开后文火煮40 min，第2次煎药水开后文火煮30 min，合并每日分早、中、晚3次服。

二诊：心痛略有减轻，心烦、口苦仍然比较明显，以前方加黄连10 g，6剂。

三诊：心烦、口苦明显减轻，以前方6剂继服。

四诊：轻微心痛，时时发热基本消除，以前方6剂继服。

五诊：头汗出止，未再出现心痛，手足基本温和，以前方6剂继服。

六诊：诸症基本趋于缓解，以前方6剂继服。

七诊：诸症基本消除，以前方40剂继服。随访1年，一切尚好。

用方体会：根据心烦、舌质暗红辨为热，再根据手足不温、脉沉弱辨为阳虚内寒，因口渴欲多饮辨为热伤阴津，又因心痛如刺、舌质暗红夹瘀紫辨为瘀，以此辨为郁热气阴两伤夹寒证。方以柴胡桂枝干姜汤温阳清热养阴；失笑散活血化瘀；以茯苓四逆汤温阳散寒，益气宁心，方药相互为用，以奏其效。

柴胡桂枝干姜汤(《伤寒杂病论》)与
截疟七宝丹(《杨氏家藏方》)合方

运用柴胡桂枝干姜汤与截疟七宝丹合方并根据方药组成及用量的配伍特点，可以辨治寒痰夹热重证；辨治要点是寒热交作，头痛，胸胁烦闷。

【组成】

柴胡桂枝干姜汤：柴胡半斤（24 g）　桂枝去皮,三两（9 g）　干姜二两（6 g）天花粉四两（12 g）　黄芩三两（9 g）　牡蛎熬,三两（9 g）　甘草炙,二两（6 g）

截疟七宝丹：常山　陈橘皮白不去　槟榔　草果仁　甘草炙　厚朴去粗皮　生姜汁制,各等分（各12 g）

【用法】水煎服，每日分3次温服。

【功效】清热调气，温阳化饮，燥湿化痰。

辨治疟疾、黑热病、回归热、细菌性感染、病毒性感染、原因不明性发热、血液性疾病属于寒痰夹热证，以寒热交作、胸胁烦闷为基本特征。

【适用病证】

主要症状：寒热交作，头痛。

辨证要点：胸胁烦闷，舌质淡红、苔黄白夹杂，脉弦或紧。

可能伴随的症状：面暗，或口腻，或胸闷，或腹胀，或口不渴，或口渴不欲饮，或胃脘痞满，或身热，或热则周身汗出，或头汗出，或小便短赤，或大便不畅等。

【解读方药】方中用清热药 2 味，柴胡偏于辛散透热，黄芩偏于苦寒降热；辛温化饮药 3 味，桂枝偏于通阳，干姜偏于温阳，生姜偏于辛散开胃；益阴药 2 味，天花粉偏于清热，牡蛎偏于敛阴；化痰药 2 味，常山偏于苦寒清热化痰，草果仁偏于苦温燥湿除痰；理气药 3 味，厚朴偏于下气，陈皮偏于行散，槟榔偏于导滞；甘草益气和中。又，方中用清热药配伍辛温药，以治寒热夹杂，兼以化饮；清热药配伍益阴药，以治郁热伤阴；清热药配伍化痰药，以治痰热郁结；化痰药配伍理气药，以治痰气郁结；清热药配伍益气药，以防清热药伤胃，方药相互为用，以清热调气，温阳化饮，燥湿化痰为主，兼以益阴。

【配伍用药】若热甚者，加大黄芩用量，再加栀子，以清泻郁热；若寒甚者，加大干姜用量，再加附子，以温阳散寒；若胃脘痞满者，加枳实、砂仁，以行气除满；若头汗出者，加大牡蛎用量以收敛止汗；若腹胀者，加大厚朴、槟榔用量，再加木香，以行气消胀；若不思饮食者，加山楂、麦芽，以消食和胃等。

蜀漆散(《伤寒杂病论》)

运用蜀漆散并根据方药组成及用量的配伍特点，可以辨治阳郁牡疟证；辨治要点是寒热交作，头痛，口腻。

【组成】蜀漆洗,去腥　云母烧二日夜　龙骨各等分　（各 3 g）

【用法】水煎服，每日分早、中、晚 3 次服。

【功效】通阳化痰，除疟安神。

辨治疟疾、黑热病、回归热、细菌性感染、病毒性感染、原因不明性发热、血液性疾病属于阳郁牡疟证，以寒热交作、汗出则热解为基本特征。

【适用病证】

主要症状：寒热交作，头痛。

辨证要点：口腻，舌质红、苔黄腻，脉弦。

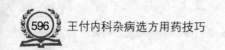

可能伴随的症状：寒多热少，或口渴，或发热恶寒，或胸闷，或脘痞，或神疲体倦，或全身酸困等。

【解读方药】方中用蜀漆宣泄化痰；云母潜阳涤痰安神；龙骨清热化痰，重镇安神。又，方中用宣泄药配伍安神药，以治心神郁结；潜阳药配伍化痰药，以治痰气胶结，方药相互为用，以通阳化痰，除疟安神为主。

【配伍用药】若热甚者，加黄芩、柴胡，以清透郁热；若痰甚者，加大云母用量，再加贝母，以清热涤痰；若口渴者，加天花粉、麦冬，以生津止渴等。

大柴胡汤(《伤寒杂病论》)与蜀漆散(《伤寒杂病论》)合方

运用大柴胡汤与蜀漆散合方并根据方药组成及用量的配伍特点，可以辨治郁热痰浊证；辨治要点是寒热交作，头痛，胸胁脘腹痞满。

【组成】

大柴胡汤：柴胡_半斤_（24 g）　黄芩_三两_（9 g）　芍药_三两_（9 g）　半夏_洗,半升_（12 g）　生姜_切,五两_（15 g）　枳实_炙,四枚_（4 g）　大枣_擘,十二枚_（12 枚）　大黄_二两_（6 g）

蜀漆散：蜀漆_洗,去腥_　云母_烧二日夜_　龙骨_各等分_（各3 g）

【用法】用水 840 mL，煮取药液 210 mL，每日分 3 次温服。

【功效】清泻郁热，通阳化痰。

辨治疟疾、黑热病、回归热、细菌性感染、病毒性感染、原因不明性发热、血液性疾病属于郁热痰浊（瘴疟）证，以寒热交作、胸胁脘腹痞满为基本特征。

【适用病证】

主要症状：寒热交作，头痛，胸胁脘腹痞满。

辨证要点：口苦，口腻，舌质红、苔黄腻，脉弦数。

可能伴随的症状：口渴，或热多寒少，或肢体烦痛，或身热，或呕吐，或发热恶寒，或胸闷，或神疲体倦，或全身酸困，或小便短赤，或大便干结，或神昏，或谵语等。

【解读方药】方中用清热药 2 味，柴胡偏于辛散透热，黄芩偏于苦寒降热；

大黄泻热通下；枳实理气导滞；宣降药 2 味，生姜偏于宣散，半夏偏于降泄；芍药益血泻胆；蜀漆宣泄化痰；云母潜阳涤痰安神；龙骨清热化痰，重镇安神；大枣益气和中。又，方中用清热药配伍理气药，以治气郁热蕴；清热药配伍化痰药，以治痰热；清热药配伍安神药，以治热扰心神；泻热药配伍理气药，以治热遏气机，方药相互为用，以清泻郁热，通阳化痰为主。

【配伍用药】若头痛甚者，加大柴胡、白芍用量，再加桂枝，以通阳止痛；若胸胁痞闷者，加大柴胡用量，再加薤白、全瓜蒌，以宽胸行气；若呕吐者，加陈皮、竹茹，以降逆止呕等。

【临证验案】慢性胰腺炎、原因不明性头痛低热

孙某，女，62 岁，郑州人。有多年慢性胰腺炎病史，1 年前又出现头痛低热，多次检查未发现明显器质性病变，服用中西药但未能有效控制症状，近由病友介绍前来诊治。刻诊：脘腹胀痛，胁下拘急，头痛，发热（体温 37.8℃左右），大便干结，倦怠乏力，口苦口腻，不思饮食，舌质淡红、苔腻黄白夹杂，脉沉弱。辨为郁热痰夹气虚证，治当清泻郁热，益气化痰，给予大柴胡汤、蜀漆散与桂枝新加汤合方：柴胡 24 g，黄芩 10 g，白芍 12 g，生半夏 12 g，生姜 15 g，枳实 4 g，大枣 12 枚，大黄 6 g，蜀漆 3 g，浙贝母 3 g，龙骨 3 g，桂枝 10 g，红参 10 g，炙甘草 6 g。6 剂，每日 1 剂，水煎服，第 1 次煎药水开后文火煮 40 min，第 2 次煎药水开后文火煮 30 min，合并每日分早、中、晚 3 次服。

二诊：体温 37.6 ℃，头痛略有减轻，仍有大便不通，以前方变大黄为 10 g，6 剂。

三诊：体温 37.5 ℃，头痛较前又有减轻，大便通畅，脘腹胀痛好转，以前方 6 剂继服。

四诊：体温 37.1 ℃，仍不思饮食，以前方加生山楂 24 g，6 剂。

五诊：体温 36.9 ℃，头痛基本消除，脘腹胀痛明显好转，以前方 6 剂继服。

六诊：体温 36.7 ℃，胁下拘急消除，以前方 6 剂继服。

七诊：诸症基本消除，以前方 30 余剂继服。随访 1 年，一切尚好。

用方体会：根据脘腹胀痛、口苦辨为郁热，再根据大便干结、不思饮食辨为郁热内结，因苔腻黄白夹杂辨为痰郁，又因倦怠乏力辨为气虚，更发热、脉沉弱辨为热夹虚，以此辨为郁热痰夹气虚证。方以大柴胡汤清泻郁热，调理气

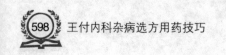

机；以蜀漆散（药房无云母，以贝母代之）清热涤痰；以桂枝新加汤调理营卫，益气固表，方药相互为用，以奏其效。

何人饮（《景岳全书》）

运用何人饮并根据方药组成及用量的配伍特点，可以辨治气血虚夹痰证；辨治要点是寒热交作，头痛，倦怠乏力。

【组成】 何首乌_{三钱至一两}（9～30 g）　当归_{二至三钱}（6～9 g）　人参_{二至三钱}（6～9 g）　陈皮_{二至三钱}（6～9 g）　生姜_{煨,3片}（3片）

【用法】 水煎服，每日分3次温服。

【功效】 益气养血，理气活血。

辨治疟疾、黑热病、回归热、细菌性感染、病毒性感染、原因不明性发热、血液性疾病属于气血虚夹痰（瘴疟）证，以寒热交作、倦怠乏力为基本特征。

【适用病证】

主要症状：寒热交作，头痛。

辨证要点：倦怠乏力，舌质淡、苔黄白，脉沉弱。

可能伴随的症状：面色萎黄，或胸胁脘腹痞满，或神疲体倦，或全身酸困，或短气，或懒言，或自汗等。

【解读方药】 方中用人参大补元气；补血药2味，何首乌偏于生精，当归偏于活血；陈皮理气化痰；生姜调理脾胃。又，方中用益气药配伍补血药，以治气血两虚；补血药配伍理气药，血得气则行；益气药配伍理气药，补不壅滞，兼治气滞，方药相互为用，以益气养血，理气活血为主。

【配伍用药】 若气虚甚者，加大人参用量，再加白术、山药，以补益中气；若血虚甚者，加大当归、何首乌用量，以补血养血；若痰甚者，加大陈皮用量，再加半夏，以燥湿化痰等。

十全大补汤（《太平惠民和剂局方》）

运用十全大补汤并根据方药组成及用量的配伍特点，可以辨治气血虚夹寒证；辨治要点是寒热交作，头痛，面色苍白，倦怠乏力。

【组成】人参　肉桂_{去粗皮}　川芎　地黄_{洗,酒蒸,焙}　茯苓　白术_焙　甘草_炙　黄芪_{去芦}　川当归_{洗,去芦}　白芍药_{各等分}（各 12 g）

【用法】将药研为细散状，每次服 9 g，用水煎时加入生姜 3 片、大枣 2 枚同煎，不拘时候温服。

【功效】温补气血。

辨治疟疾、黑热病、回归热、细菌性感染、病毒性感染、原因不明性发热、血液性疾病属于气血虚夹寒（瘴疟）证，以寒热交作、胸胁脘腹痞满为基本特征。

【适用病证】

主要症状：寒热交作，头晕目眩。

辨证要点：面色苍白，舌质淡、苔黄白，脉虚弱。

可能伴随的症状：倦怠乏力，或胸胁脘腹痞满，或神疲体倦，或全身酸困，或短气，或懒言，或自汗，或大便溏泄等。

【解读方药】方中用补血药 3 味，熟地黄偏于滋阴，属于静补，当归偏于活血，属于动补，白芍偏于敛补缓急；补气药 4 味，人参偏于大补元气，甘草偏于平补中气，黄芪偏于固表，白术偏于健脾燥湿；川芎理血行气；茯苓渗利益气；肉桂辛热温阳。又，方中用补血药配伍补气药，以治气血两虚；补血药配伍理血药，以使血行脉中；补气药配伍辛热药，气以化阳；滋补药配伍渗利药，以防滋补药壅滞气机，方药相互为用，以温补气血为主。

【配伍用药】若气虚甚者，加大人参、白术用量，再加山药，以补益中气；若血虚甚者，加大当归、熟地黄用量，再加阿胶，以补血养血；若寒甚者，加大肉桂用量，再加附子，以温阳散寒等。

【临证验案】**身体灼热**

许某，男，54 岁，郑州人。在 3 年前出现身体灼热，服用中西药但未能控制身体灼热，近由病友介绍前来诊治。刻诊：自觉身体灼热（体温正常），活动后加重，面色不荣，倦怠乏力，头晕目眩，手足不温，怕冷，口淡不渴，不思饮食，舌质淡、苔薄白，脉沉弱。辨为气血虚伤阳证，治当益气补血，化生阳气，给予四逆汤与十全大补汤合方：红参 10 g，白术 10 g，茯苓 10 g，当归 10 g，生地黄 10 g，川芎 10 g，白芍 10 g，肉桂 10 g，黄芪 10 g，干姜 5 g，生

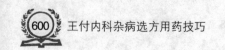

附子 5 g，炙甘草 12 g。6 剂，每日 1 剂，水煎服，第 1 次煎药水开后文火煮 40 min，第 2 次煎药水开后文火煮 30 min，合并每日分早、中、晚 3 次服。

二诊：自觉身体灼热减轻，以前方 6 剂继服。

三诊：自觉身体灼热较前又有减轻，仍有怕冷，以前方变干姜 10 g、生附子 10 g，6 剂。

四诊：自觉身体灼热较前又有减轻，怕冷基本消除，以前方 6 剂继服。

五诊：诸症基本消除，以前方 6 剂继服。

六诊：诸症未再出现，又以前方治疗 12 剂。随访 1 年，一切尚好。

用方体会：根据自觉身体灼热、活动后加重辨为气血虚，再根据手足不温、怕冷辨为阳虚，以此辨为气血虚及阳证。方以十全大补汤温补阳气，生化气血；以四逆汤温阳散寒，益气宁心，方药相互为用，以奏其效。